常 见 病 药 食 宜 忌 丛 书

·总主编　孟昭泉　孟靓靓·

U0652106

中老年常见病药食宜忌

主　编　孟昭泉　路　芳
副主编　刘国慧　卢启秀　卜令标　马　丽
　　　　孙忠亮　孟会会

中国中医药出版社
·北　京·

图书在版编目（CIP）数据

中老年常见病药食宜忌/孟昭泉，路芳主编．—北京：中国中医药出版社，2016.10
（常见病药食宜忌丛书）
ISBN 978 - 7 - 5132 - 3569 - 3

Ⅰ．①中…　Ⅱ．①孟…　②路…　Ⅲ．①中年人 - 常见病 - 药物 - 禁忌　②中年人 -
常见病 - 忌口　Ⅳ．①R592②R155

中国版本图书馆 CIP 数据核字（2016）第 191782 号

中 国 中 医 药 出 版 社 出 版
北京市朝阳区北三环东路 28 号易亨大厦 16 层
邮政编码　100013
传真　010 64405750
北京市泰锐印刷有限责任公司印刷
各地新华书店经销

*

开本 787×1092　1/16　印张 26.5　字数 574 千字
2016 年 10 月第 1 版　2016 年 10 月第 1 次印刷
书　号　ISBN 978 - 7 - 5132 - 3569 - 3

*

定价　65.00 元
网址　www.cptcm.com

如有印装质量问题请与本社出版部调换
版权专有　侵权必究
社长热线　010 64405720
购书热线　010 64065415　010 64065413
微信服务号　zgzyycbs
书店网址　csln.net/qksd/
官方微博　http：//e.weibo.com/cptcm
淘宝天猫网址　http：//zgzyycbs.tmall.com

《常见病药食宜忌丛书》

编 委 会

总主编 孟昭泉 孟靓靓

编 委（以姓氏笔画为序）

卜令标	于 静	山 峰	马 冉	马 丽
马庆霞	马金姿	王 琨	王冬梅	王宇飞
尤文君	方延宁	卢启秀	田 力	冯冉冉
冯明臣	毕 颖	朱 君	乔 森	刘云海
刘国慧	刘厚林	刘奕平	闫西鹏	米亚南
孙 田	孙忠亮	孙谊新	李 丽	李 波
李 峰	李 霞	李文强	杨文红	杨际平
杨宝发	杨慎启	宋丽娟	宋晓伟	张 申
张 会	张 昊	张 波	张文秀	张世卿
张成书	张庆哲	张珊珊	张晓芬	陈夫银
陈永芳	陈晓莉	苑修太	郑 晨	孟会会
孟庆平	孟现伟	胡丽霞	相瑞艳	钟妍妍
班莹莹	贾常金	顾克斌	徐晓萌	徐凌波
高 鹏	高淑红	郭洪敏	常文莉	董 伟
路 芳	谭 敏	魏艳秋		

《中老年常见病药食宜忌》

编 委 会

主　编　孟昭泉　路　芳

副主编　刘国慧　卢启秀　卜令标　马　丽　孙忠亮
　　　　　孟会会

编　委　(以姓氏笔画为序)
　　　　　卜令标　马　丽　卢启秀　毕　颖　刘国慧
　　　　　米亚南　孙忠亮　张成书　孟会会　孟现伟
　　　　　孟昭泉　孟靓靓　高　强

前　言

随着社会经济的发展和人民生活水平的提高，人们对自身保健的意识愈来愈强。一日三餐提倡膳食平衡，不仅要吃得饱，而且要吃得好，吃得科学，同时更注重饮食搭配方法。当患病以后，更要了解中西药物及食物之间的宜忌等知识。

食物或药物宜忌是指食物与食物之间、各种药物之间、药物与食物之间存在着相互拮抗、相互制约的关系。如果搭配不当，可引起不良反应，甚至中毒反应。这种反应大多呈慢性过程，在人体的消化吸收和代谢过程中，降低药物或营养物质的生物利用率，导致营养缺乏，代谢失常而患病。食物或药物宜忌的研究属于正常人体营养学及药理学范畴。其目的在于深入探讨食物或药物之间的各种制约关系，以便于人们在安排膳食中趋利避害。提倡合理配餐，科学膳食，避免食物或药物相克，防止食物或药物中毒，提高食物营养素或药物在人体的生物利用率，对确保身体健康有着极其重要的意义。

当患了某种疾病之后，饮食和用药需要注意什么；哪些食物或药物吃了不利于疾病的治疗，甚至加重病情；哪些食物吃了不利于患者所服药物疗效的发挥，甚至降低药效或发生不良反应；哪些药物不能同时服用，需间隔用药……这些都是患者及家属十分关心的问题。

因此，我们组织长期从事临床工作的专家，查阅海量文献，针对临床上患者及家属经常问到的问题，编写了《常见病药食宜忌丛书》，旨在帮助患者及家属解惑，指导药物与食物合理应用，以促进疾病康复。

患者自身情况各异，疾病往往兼夹出现且有其个体性，各种药食宜忌并非绝对，还需结合临床医生的建议，制定更为个性化方案，以利于疾病向愈。另外，中外专家对药食宜忌的相关研究从未停止，还会有更新的报道出现，我们将及时收录。基于上述原因，本丛书虽经反复推敲，但仍感未臻完善，其中的争议亦在所难免。愿各位读者、同道批评指正，以期共同提高。

本丛书在编写过程中，得到了有关专业技术人员的积极配合与大力支持，在此一并表示感谢。

《常见病药食宜忌丛书》编委会
2016 年 7 月

编写说明

随着社会经济的发展和人民物质生活水平的提高，人们的保健意识逐渐增强。在日常生活中，人们的一日三餐不仅要吃得饱，而且要吃得好，讲究科学饮食，膳食平衡。随着科学饮食的发展和营养卫生知识的普及，人们在注意科学膳食的同时，更注重饮食搭配、药食宜忌。当患病之后，更需了解疾病与药物及食物宜忌等有关知识，这个问题已引起社会有关机构的密切关注，并进行了相关的研究。

食物或药物禁忌，是指食物与食物之间（包括各种药物或营养、化学成分）存在着相互拮抗、相互制约的关系。如果搭配不当，会引起各种不良反应。这种反应大多呈慢性过程，往往在人体的消化吸收和代谢过程中，降低药物或营养物质的生物利用率，从而导致营养缺乏、代谢失常，产生疾病。食物或药物禁忌的研究是属于正常人营养卫生学及药理学范畴，目的在于深入探讨食物和药物之间的各种制约关系，以便于人们在安排膳食中趋利避害。提倡合理配餐，科学膳食，避免食物和药物禁忌，防止食物或药物中毒，提高食物营养素或药物在人体的生物利用率，对确保身体健康有着极其重要的意义。

当患了某种疾病之后，饮食和用药上需要注意什么；哪些食物或药物吃了不利于疾病的治疗，甚或加重病情；哪些食物吃了不利于患者所服药物疗效的发挥，甚至降低药效或发生不良反应；哪些药物不能同时服用，需间隔用药；哪些药物与药物及食物禁忌，这些都是患者、医务工作者及患者家属十分关注的问题。在长期的临床工作中，我们经常采用中西医结合的方法治疗疾病，获得了花费少、见效快的效果。有时我们也经常指导中老年人认识中老年人常见病的临床表现，掌握一些简易方法，配合医生治疗，常能收到良好的疗效。为此，依据人们日常生活的实际需求，我们组织医学、药学、营养学专家及专业技术人员，博采众长，搜集中外，熔铸古今，编写了此书。

本书介绍了中老年常见病，每病按概述（病因、临床表现、辅助检查），饮食宜忌（饮食原则、饮食搭配、药膳食疗方及禁忌）、药物宜忌（中西药治疗及禁忌）进行了详细阐述。本书内容丰富，言简意赅，通俗易懂，科学实用，适合广大医护人员阅读参考，也可作为防治中老年常见病的家庭科普用书。

在编写过程中，曾得到有关专业技术人员的大力支持，在此表示感谢。本书虽经反复推敲，积极努力，但仍感未臻完善，望同仁及广大读者赐教。

编者

目 录

第一章 中老年人的饮食与用药特点及原则

一、中老年人的饮食特点

人由幼年、青年、中年逐步进入老年以至死亡，这是机体生理发展的必然规律。防止或延缓衰老，以求得健康长寿，是人类自古以来的美好愿望。众所周知，人在50～60岁后生理功能衰退，代谢变慢，腺体分泌减少，肌肉活动和抵抗力下降，身体则会逐渐出现某些衰退现象。由于老年人的生理变化特点，对于营养素的要求与成年期基本相同，因此必须供给符合老年人生理状况的各种营养素。

1. 热能供给量应适当降低

由于老年人基础代谢降低，又因活动量日益减少，脂肪性组织增加，因而对热能的需要比成年人少。60岁以上的老年人总热能的供给可减少15%～30%，有6270～8360kJ就足够了。老年人要保持健康壮实，不要过于肥胖。肥胖主要是由于摄入热能过多，转换成脂肪存于体内，且易患动脉硬化和糖尿病等，以至于影响寿命。如果超重，就应减少一些高热能的食品，如肥肉、米饭、糖、面食、油炸食品等。

2. 多供给生理价值高的蛋白质

50岁以上的老年人常常头发脱落，指甲断裂，肌肉松弛，额头出现皱纹，衰老现象逐渐明显，许多人认为这是老年人的必然现象。其实不然，这主要是因为蛋白质摄入量不足。因为头发、指甲、肌肉都由蛋白质构成，要维持它们的弹性和光泽，必须供给适量的蛋白质。一般认为，优质蛋白质应占蛋白质总量的50%左右。虽然中老年人体内代谢过程以分解代谢为主，所需要蛋白质较多，但在"量"的方面不宜过多。这是因老年人消化能力减弱，肾功能减退，而且还可能增加体内胆固醇的合成。每日需要多少蛋白质呢？一般地说，50岁以上的老年人需要的蛋白质，可按每日每千克体重1～1.2g供给，如果低于0.7g就会发生入不敷出的情况。供给食品应以鱼、瘦肉、蛋、奶类、大豆或豆制品为主的优质蛋白质。

3. 适当控制脂肪的摄入量

脂肪供给的热能比蛋白质和糖类高1倍以上，过多的脂肪会沉积在体内使人发胖，而且不利于心血管和肝脏维持正常功能。由于老年人对脂肪的消化吸收能力减退，因此要少吃脂肪多的食物，特别是要少食动物性脂肪。当然，控制脂肪也不必过严，因为如果食物中脂肪过少，一方面会影响营养素之间的适宜比例（一般膳食中的脂肪占总热能的20%～25%），另一方面会影响脂溶性维生素的吸收。

4. 增加含维生素丰富的蔬菜水果供给量

50岁以上的中老年人对热能需要较少，因此维生素 B_1、维生素 B_2、烟酸需要量可适当降低。但维生素 D 对中老年人却非常重要，供给适当量的维生素 D，能促使钙质很好地吸收，从而避免中老年人过早地脱落牙齿。美国的一项调查得出的结论认为，75 岁以上的老年人多数需补充一些维生素，老年妇女应比正常需要量多供给 18% ~ 20%，这就需要在膳食供应上多给些蔬菜和水果。维生素 C 对老年人更为重要，因为它能降低血中胆固醇，防止中老年人血管硬化，增强中老年人的抵抗力，延缓衰老过程。其他，如维生素 B_1、维生素 B_2、维生素 E 也应充分供应。因此，中老年人应多食些绿叶蔬菜、西红柿、鲜枣、橘子等。

5. 注意补充含铁和钙的食物

中老年人缺钙，容易患骨质疏松症，引起腰痛、驼背、内分泌障碍、甲状腺肿大、失眠等，因此要供给足够的钙，可喝牛奶，吃豆制品、虾皮、海带等食物。另外，中老年人循环系统功能较差，体内血流速度和血流量都降低，造血功能衰退，血红蛋白量减少，易出现贫血，故应多供给含铁丰富的绿叶蔬菜及海带、木耳等食品。此外，还应特别注意低盐，以防高血压发生。

6. 供给充足水分

由于中老年人直肠、结肠萎缩，排便能力差，肠道中黏膜分泌减少，容易引起便秘，应适当增加饮水量。中老年人每日可饮水 2000mL 左右，并且吃些粥和汤，可以满足水分的供应。水分太多也不好，会增加心脏和肾脏的负担。

7. 调整中老年人食谱、配制膳食和掌握饮食制度等方面应注意的原则

（1）食物要多样化：人体需要的营养素有多种，各种食物的营养价值不同，任何一种单一的天然食物都不能提供人体所需的全部营养素。因此，适宜的膳食必须由多种食物组成，才能达到平衡膳食的目的。

（2）油脂要适量：要避免吃太多的脂肪，特别是含脂肪酸较多的动物性脂肪。因为对中老年人来说，过多的动物脂肪会使血液中的胆固醇增高，易使动脉发生粥样硬化，从而引起各种心、脑血管疾病。

（3）食盐要限量：这对中老年人来说尤其重要，食盐摄取过多是引起高血压的重要因素之一，合理的用量是每日 5 ~ 6g。

（4）甜食要少吃：多吃糖对牙齿不利，而且食糖只是纯热能食物，几乎不含其他营养素，对于只需低热能的中老年人来说，不要经常食用含大量糖的甜食。热能高对中老年人无益。

（5）饥饱要适当：中老年人消化能力下降，饱食不利于健康，且容易发胖，"食不过饱"的目的就是达到营养适宜的程度。当然，过分节食使身体消瘦下来对健康亦不利。

（6）要养成良好的饮食习惯：中老年人的饮食习惯和健康状况与青壮年相比有很大差异，为使中老年人能充分摄取必需的营养，要尊重中老年人长期以来的饮食习惯，在允许的范围内尽量提供中老人爱吃的食物，除注意其色、香、味以外，饮食环境也很重要，如要避免让老年人单独用餐等。

（7）饮食务求清淡：在保证营养需要的基础上，中老年人的饮食以清淡为宜。清淡与素食是有区别的，平衡膳食、荤素搭配，这样才有利于各种营养素的互补作用。吃荤食以瘦肉为主，并将筋膜和血管剔去，因为这些结缔组织不易消化。肉最好是煮、蒸、炖或做成肉菜汤，而不宜炒食。

（8）食物要易于消化：65岁以上老年人应该与5~6岁的幼儿吃相似的食物较为合适，肥肉、重油点心、油炸糕、油拌凉菜等最好不吃。宜多食入口即溶的软食。

（9）宜少量多餐：为了节食，每餐吃七八分饱即可，但营养必须优质而充足。为了适应中老年人的消化能力，每日可把三餐分成四五餐吃。

（10）多吃新鲜蔬菜、水果：多吃新鲜蔬菜、水果可保证维生素和无机盐的供给，其中纤维素与果胶能促进肠蠕动，可防止粪便在肠内滞留，以预防便秘和肿瘤。

中老年人要健康长寿，除注意饮食营养外，还应适当参加力所能及的体力劳动，坚持适度的体育锻炼，认真地做好自我心身调节，适当辅助以抗衰老中药，是通向健康长寿的成功之道。

二、中老年人用药特点及原则

1. 中老年人用药特点

药物进入人体后受到多重处置，主要包括药物的吸收、分布、代谢和排泄等过程。随着年龄的增长，人体内部环境也逐渐向老化方向发展。乃至生理、药物代谢动力都发生程度不同的变化。

（1）中老年逐渐形成吸收功能的变化，对药物的吸收与青壮年有所不同。这是由于消化道内的吸收面积减少、内脏供血减少、胃pH值增加、胃肠蠕动下降，消化道外的吸收变化表现在老年人皮肤、肌肉血流量减少和毛细血管壁通透性下降等方面。

（2）药物代谢主要在肝脏代谢酶的作用下进行。由于老年人肝脏萎缩，肝脏的容积减小，肝血流量减少。酶的活性与诱导降低，肝脏的解毒功能也随之降低。另外，还表现出排泄功能的变化。药物的排泄主要通过肾脏，老年人的肾脏体积变小，肾脏功能随之减退，肾血流量减少，肾小球滤过率降低，肾小管排泄功能降低。使经肾脏排泄的药物在体内过量滞留，容易产生蓄积中毒。

（3）中老年人常常身患多种疾病，同时病情相对复杂。因此，在治疗某一种疾病时，还要考虑治疗其他病症，这就不可避免地发生药物间的协同作用或者出现拮抗作用，在药效方面会产生毒性或无效。因此，中老年人用药物治疗时，应尽量避免和减少多种药物同时使用。

（4）有些中老年人自认为"久病成良医"，缺乏科学的用药知识，自作主张，或单凭药物说明书使用。岂不知每个人的体质及对药物的反应是不同的，所以往往发生用药不当或错误。例如，有的药物长期服用疗效不确切，但由于对药物的依赖性，甚至因对药物的迷信，有时适得其反。有的中老年人多处就医，以为医生所给药物总是好的，本人思想上也认为"多多益善"，所以难免用药混乱。许多药物性质大同小异，患者不了解，每日大把吞服，这样就容易产生服药过量，导致不良反应。所以，中老年朋友在用药问题上要特别慎重。

2. 中老年人用药原则

（1）选药原则：用药要有明确的指征。了解患者病史及现用药情况，明确诊断和用药指征，选择合理的药物。可用可不用的药物以不用为好。中老年人除急症和器质性病变外，一般应尽量少用药。在充分了解药性和适应证的基础上选择适当的药物。要做到四知：一知，患者疾病情况；二知，药物的治疗效应；三知，药物的不良反应；四知，患者全身其他情况。用药前应认真权衡药物疗效与不良反应的大小。尽可能减少用药种类。中老年人用药，要应用最少药物的最低有效剂量，同时合用的药物以不超过 3~4 种为宜。因为作用类型相同或不良反应相同的药物，常造成中老年人的不良反应。要避免不适合中老年人应用的药物，不可滥用滋补或抗衰老药，中药和西药不能随意合用。

（2）剂量原则：从小剂量开始，逐渐增加至最合适的剂量，中国药典规定 60 岁以上的老年人使用成人剂量的 3/4，这只是一个粗略的比例。老年人剂量范围应为成年人的 3/4~1/2。Freeman 认为，按成人剂量计算，50 岁后每增加 1 岁，药物用量应减少 1%。但口服用药时考虑到老年人胃肠道吸收功能不好，可酌情增量。严格遵守剂量个体化原则，老年人用药后期反应的个体差异比其他年龄组更为突出，所以最好根据患者肾功能降低的情况来调整剂量。严格遵守剂量个体化的原则，这对于主要由肾脏排泄，或其代谢物由肾脏排泄，而治疗指数较小的药物尤为重要。

（3）使用原则：治疗方案应尽量简单，最好每日用药 1 次，这样可以减轻患者负担。选用适合中老年人服用方便的药物剂型，中老年人使用液体剂型较为适宜，服用胶囊剂和大的片剂则相对困难。提倡自我用药和自我监护（毒性较大的药物例外），充分调动自身积极性，重视中老年人用药的依从性。有条件时，应对中老年患者进行血药浓度监测。病情好转后，要及时停药。做好患者病史及用药史的记录。药物的名称、标记（剂量与用法）应简明醒目，并应将用药注意事项、不良反应等向患者或家人交代清楚。

3. 中老年人慎用的药物

（1）中老年人对镇静、催眠、安定类药物较为敏感，特别对巴比妥类药物有时反致兴奋不安、精神不稳定等，所以要尽量少服用安眠药。

（2）要慎用镇痛类药物，如阿司匹林、保泰松、吲哚美辛等，因可引起胃出血或加重溃疡。

（3）降血压药物对中老年人敏感性较高，中枢性降压药（如可乐定、利血平等）可引起抑郁，应慎用；神经节阻滞剂，如胍乙啶最好不用。

（4）治疗心脏病的洋地黄类强心苷药因中毒剂量与治疗剂量接近，使用时要密切观察。

（5）利尿药的持续应用可产生中老年人低血钾，大剂量或快速利尿可导致低血压、血容量减少等，故要慎用。

（6）属于肾原型排出的抗生素易在中老年人体内蓄积中毒（如氨苄西林、羧苄西林、头孢噻啶、庆大霉素、磺胺二甲基噁唑及四环素类等），应严格掌握使用剂量，最好不用。

（7）某些导致耳毒性抗生素，如链霉素、卡那霉素等都应慎用或不用。

（8）降血糖药物，如氯磺丙脲可引起低血糖，最好不用。

（9）泼尼松等激素类药物尽量少用，或短期使用。激素易发生溃疡病，促进骨质疏松，容易发生继发感染和真菌感染。

（10）有麻醉作用的药物，如吗啡、哌替啶、可卡因等应尽量少用。

（11）抗凝血药也要慎用，在中老年人易产生出血等并发症。

（12）肾上腺素类药物、抗抑郁药、引起尿潴留的抗胆碱药、左旋多巴等治疗精神病及作用于中枢神经的药物，都要慎用。

4. 中老年人用药注意事项

（1）在为中老年患者治病时应特别注意，中老年人心血管内环境的稳定性降低，心排血量减少，血容量不足，血管运动的调节能力下降，加上应用多种药物，令药物不良反应发生率升高。因此，在使用利尿药、抗交感神经药物、硝酸酯类药、降压药时，较易引起低血压。中老年人多有动脉硬化，心脑组织的供血已处于临界状态，如血压过低，可能导致脑梗死或心肌梗死。

（2）用药治疗糖尿病时，应避免低血糖反应，因老年人的低血糖易诱发心脑的并发症。

（3）有些药物长期大量的应用，会使人体功能发生改变。如长期大量的使用泼尼松可使内源性糖皮质激素分泌减少，甚至导致肾上腺皮质萎缩。

（4）药物廓清率降低是中老年患者药物不良反应发生率增高的主要原因之一。因中老年人心力衰竭常伴有药物分布容积和药物廓清率的明显降低，因此在使用利多卡因、奎尼丁、茶碱类药时，其负荷量应减少1/3，维持量也宜相应减少。

在治疗中老年人心力衰竭时，应用强心苷类，特别是应用地高辛时，因中老年人肾脏排泄地高辛减少，其半衰期延长，所以应减少用药剂量。

慢性肾盂肾炎急性发作，给予氨基糖苷类抗生素，应注意患者的肾脏功能，避免引起肾脏功能的损害。应用利尿药时要考虑到，中老年人长期低盐饮食导致低钠血症。应用强利尿药可使前列腺增生症的患者发生尿潴留。三环类抗抑郁药可致严重的精神错乱、心力衰竭。肺心病患者在烦躁不安时，应用镇静催眠药不可过多，以免抑制呼吸。

5. 预防药物不良反应的措施

（1）对中老年人用药，必须考虑到用药的危险性及老年人可能多病并存的情况，根据病情的轻重缓急合理用药。

（2）要经常检查中老年患者的用药方案，熟悉老年人的用药情况，在不影响疗效的情况下，减少用药的种类、剂量，缩短用药的疗程。

（3）在用药过程中，应随时注意药物不良反应，正确区分药物不良反应和疾病本身症状，对药物引起的不良反应及时处理。

（4）在使用可能损害肝肾功能的药物期间，应定期检查肝肾功能。

（5）有些中老年人记忆力减退，对所用药物应交代清楚，指导合理用药。家庭护理人员尽可能照顾好中老年人服药，避免多服、少服、误服、漏服。

第二章 内科疾病

一、急性上呼吸道感染

【概述】

急性上呼吸道感染（acute upper respiratory tract infection）是病毒感染人体，局限于鼻腔及咽部的疾病，部分患者有细菌混合感染，急性上呼吸道感染除感冒外，还包括病毒性咽炎和喉炎、疱疹性咽峡炎、咽结膜炎、细菌性咽－扁桃体炎等。感冒包括普通感冒和流行性感冒（简称"流感"）。

1. 病因

（1）普通感冒：感冒大部分是由病毒引起，80% 以上为病毒所致，有 15% ~ 20% 与细菌混合感染有关。病毒与细菌常寄生于人体的鼻咽部，一旦受寒、劳累、雨淋，局部微生物便可繁殖滋生而感染本病。

（2）流行性感冒：流感病毒是引起流行性感冒的病原，根据其内部及外部抗原结构不同，分为甲、乙、丙三型甲型流感病毒可感染多种动物，为人类流感的主要病原。乙型及丙型流感相对较少，且仅感染人类。

2. 临床表现

（1）普通感冒

1）症状：主要是上呼吸道卡他症状，潜伏期为数小时或仅 1 ~ 3 日。自然被感染或试验性感染者，临床表现为鼻腔黏膜充血、流鼻涕。病毒感染者有 2/3 的病例流鼻涕、打喷嚏，其次常见有一半的病例主诉有咽痛，有 1/2 ~ 1/4 的病例有音哑、咳嗽、咽痒等，伴体温升高者并不很常见，约 1% 的病例口表体温在 37.6℃ 以上，除头痛外，常伴上呼吸道症状，冠状病毒引起的感冒也与前者大致相似，如无合并症者，5 ~ 7 日全部症状可自行消退而获痊愈。

2）体征：除少数有低热、咽红外，基本无异常体征。

（2）流行性感冒

1）症状：流感的症状通常较普通感冒重，一般多发生于冬季，潜伏期为 1 ~ 3 日，主要是突然起病，高热、寒战、头痛、肌痛、全身不适，上呼吸道卡他症状相对较轻或不明显。发热 3 ~ 5 日后消退，但患者仍感明显乏力。老年流感患者，原有基础疾病或免疫受抑制者，病情可持续发展，可出现高热不退、全身衰竭、剧烈咳嗽、血性痰液、呼吸急促、发绀等。

2）体征：双肺可有干啰音，X 线检查可发现肺部阴影等。

3. 辅助检查

首先分清是病毒感染或有细菌混合感染。病毒感染者末梢血白细胞一般正常或偏低，咽拭子无重要细菌生长；若有细菌混合感染者白细胞增多，咽拭子培养有致病菌。

（1）病毒分离：收集标本可采用鼻洗液、咽拭子、鼻拭子、痰、血、穿刺标本，一定要在 2～3 小时接种完毕或保存在 –70℃～ –20℃。病毒分离检查方法比较复杂，目前国内尚不能普遍推广应用。

（2）血清反应：主要用患者血清与标准抗原或用从患者分离出的新病毒做抗原进行试验。其主要试验方法有：补体结合实验、血凝抑制试验、中和试验、间接（被动）血凝试验。

【饮食宜忌】

1. 饮食宜进

（1）饮食原则

1）发热时饮食宜清淡易消化：急性上呼吸道感染患者发热期间胃肠功能常受影响，饮食宜清淡易消化，如米粥、米汤、烂面条、蛋汤、藕粉等。

2）多食新鲜蔬菜及水果：因蔬果含丰富的维生素 C，有抗病毒增强抵抗力作用，如白萝卜、芥菜、龙须菜、白菜、油菜、西红柿、苹果、柑橘、枇杷、罗汉果等。

3）风寒型上感者宜食温热性或平性食物：如醋、胡椒、花椒、肉桂、大米粥、砂仁、金橘、柠檬、佛手柑、洋葱、南瓜、青菜、赤小豆、黄花菜、豇豆、杏子、桃、樱桃、山楂等。

4）风热型上感者宜食用寒凉性食物：如苹果、柿霜、枇杷、柑、橙子、猕猴桃、草莓、无花果、旱芹、水芹、苋菜、菠菜、金针菜、莴苣、枸杞、豆腐、面筋、瓠子、红薯、马兰头、菜瓜、绿豆芽、柿子、香蕉、苦瓜、西红柿等。

（2）饮食搭配

1）萝卜与大枣：将白萝卜与大枣煮汤服用。具有辛温解表、止咳化痰之功效，适用于风寒型上感。

2）菊花与芦根：鲜芦根 20g，甘菊花 5g，煎汁代茶饮。适用于风热型上感。

3）西瓜与西红柿：将西瓜适量取瓤去子取汁，西红柿适量用沸水烫后去皮取汁，两汁混合后代茶饮。具有清热解毒、祛暑化湿之功效，适用于暑湿型上感。

4）芫荽与茅根：将新鲜芫荽、鲜白茅根冬各 60g，分别洗净，用温开水浸泡片刻，取出切碎，捣烂取汁，两汁混合后早晚服用。适用于各型上感。

（3）药膳食疗方

1）鲜葱白 10g，豆豉 10g，生姜 10g。水煎服。每日 1 剂，连饮 3～5 日。适于发热恶寒重、无汗、头痛身痛、鼻塞声重、时流清涕，或更有喉痒、咳嗽、口不渴之风寒型流感及普通感冒。见有发热重、恶寒轻、咽痛、口渴、咳嗽痰黄等症状之流感或普通感冒则不宜。

2）白萝卜 250g，甘蔗汁 30g。萝卜洗净，切块，煎汤。取汤加甘蔗汁调匀。每日

1 剂，分 2 次服，连饮 3~5 日。适于恶寒轻而发热重、口渴、咽痛、头痛、鼻塞流涕、无汗，或有咳嗽痰黄等症状之感冒，而不宜于恶寒重而发热轻、口不渴、鼻流清涕、咳嗽痰稀色白的感冒。

3）白菜根 100g，白糖 15g。白菜根洗净，切片，水煎 20 分钟，去菜根，加入白糖调服。每日 2 剂，连饮 3~5 日。适于夏季高热、汗多、口渴引饮、头痛头胀、面目红赤或烦闷喘咳之暑热型流感及普通感冒，而不宜用于夏季恶寒无汗、鼻流清涕、渴不喜饮之感冒。

4）鸭蛋 2 只，冰糖 30g。鸭蛋打开，去蛋黄。冰糖用开水化开，调入蛋清。每日 1 剂，连服 3~5 日。适于发热重而恶寒轻、咽干口燥、咽痛、痰黄之风热型流感，或发热、面目红赤、口唇干燥、干咳无痰或痰中带血之燥热型流感。不宜用于恶寒重、口不渴、鼻流清涕、咳嗽稀痰或无痰之感冒。

5）白扁豆 30g，白菊花 15g，白糖 15g。白菊花煎汤，去菊花，加入白扁豆煎至烂熟，加白糖调服。每日 1 剂，连食 3~5 日。适于发热不扬、恶寒无汗、渴不喜饮、不思饮食、倦怠乏力之暑热夹湿型流感。不宜于高热、口渴引饮、汗多、面目红赤之暑热型感冒。

6）鲜葱白 15g，豆腐 250g。豆腐切块，葱白切粒。豆腐加少量水烧开后，加入葱白，再沸后调味服食。每日 1 剂，连食数日。适于各种感冒的辅助治疗。

7）糯米 50g，连须葱白 10g，生姜 10g，米醋 10mL。糯米淘净与生姜同煮数沸，加入葱白，煮至粥将成，再入米醋再沸，趁热顿食，食后盖被取汗。适于发热轻而恶寒重、头痛、无汗、口不渴等症状的风寒型感冒。不宜用于身热重、不畏寒或恶寒轻、汗多、口渴等症状的春天风热、夏季暑热、秋季燥热等型感冒。

2. 饮食禁忌

（1）忌饮水不足：急性上呼吸道感染以高热、乏力、全身酸痛等中毒症状为特征。目前无特效治疗措施，患者应卧床休息，多饮水，防止继发感染。大量饮水后，可通过多次排尿减少全身中毒症状，缓解病情。

（2）忌食辛辣肥腻食物：急性上呼吸道感染高热期时，部分患者可出现食欲缺乏、恶心、呕吐、便秘或腹泻等胃肠道症状，辛辣（如辣椒、姜、葱蒜等）、肥腻（如肥肉、油炸食品等）食物不易消化，而且还能助湿生热，加重胃肠道症状。因此，急性上呼吸道感染患者应以流质饮食为主，忌食辛辣肥腻食物。

（3）忌食咸寒之物：咸菜、咸带鱼及各种过咸水产品，其性寒、凉，食后会使病变部位黏膜收缩，加重鼻塞、咽喉不适症状。过咸之物还易生痰，引起咳嗽加剧。故本病患者不宜多食咸寒食物，特别是风寒型上感，尤不宜多食。

（4）忌饮咖啡、浓茶：咖啡、浓茶都属兴奋之物，进入人体后会引起兴奋。急性上呼吸道感染患者机体抗病能力低下，需安心静养，这些兴奋之物食入后会使患者休息减少而不利于健康的恢复。此外，茶叶中的茶碱还可降低解热药的作用。故上感期间最好不饮用以上兴奋之物。

【药物宜忌】

1. 西医治疗

（1）当前尚无特异性的有效治疗方法，只限于对症治疗。如发热、头痛可用阿司匹林、复方阿司匹林。

（2）抗生素对无合并症的感冒患者一般不用，如果合并细菌感染或有慢性呼吸道疾病，应给予抗生素治疗，直到咽培养链球菌消失为止，以免继发风湿热及肾小球肾炎，或导致慢性阻塞性肺疾患的急性发作。有干咳者可给予复方合剂喷托维林。若咳嗽特别剧烈致不能入睡者，可用可卡因。痰黏稠不易咳出者可用碘化钾、溴己新、沐舒坦等。或可结合蒸汽吸入、超声雾化吸入等措施，以利痰咳出。鼻塞可用1%麻黄碱滴鼻。

（3）除药物外，一般支持疗法不可忽视。如有发热应卧床休息，给予流质饮食和充足的饮料及饮水，房间空气要流通，并保持一定的温度及湿度。

（4）流行性感冒：对症治疗：高热身痛较重时，给予阿司匹林 0.5g，口服，同时物理降温，并酌情输液；干咳者，可给予喷托维林 25mg，每日 3 次。临床初步应用金刚烷胺或甲基金刚烷胺显示有抑制甲型流感病毒的作用，一般用量为 200mg/d，每疗程5 日；药物有一定的中枢神经系统副作用，如眩晕、共济失调，老年患者剂量应减半。甲基金刚烷胺的副作用较轻，更适合临床应用。

2. 中医治疗

辨证治疗：

1）普通感冒

①风寒感冒

主症：恶寒发热，无汗，头痛，四肢酸痛，鼻塞、清涕、咳嗽、声重，痰吐清稀，舌苔薄白，脉浮紧。

治法：解表散寒，辛温宣肺。

方药：葱豉汤加味。葱白 2 枚，豆豉 10g，防风 10g，桔梗 10g，前胡 10g，杏仁10g，荆芥 10g，羌活 10g，甘草 10g。

加减：如头痛恶寒较甚，肢体酸痛无汗者为风寒较重、肤腠闭塞，可用荆防败毒散：荆芥 10g，防风 10g，羌活 10g，独活 10g，柴胡 10g，前胡 10g，川芎 10g，枳壳10g，茯苓 10g，桔梗 10g，甘草 10g，党参 10g。

用法：水煎服，每日 1 剂。

②风热感冒

主症：发热微恶风，或有汗泄，头痛且胀，咳嗽，咳痰稠黄，喉部猩红作痛，口干欲饮，舌苔薄白微黄，脉浮数。

治法：辛凉解表，宣肺清热。

方药：银翘散加减。金银花 15g，连翘 10g，竹叶 6g，芦根 15g，薄荷 10g，豆豉10g，牛蒡子 10g，桔梗 10g，生甘草 10g。

用法：水煎服，每日 1 剂。

③夹湿感冒

主症：一因冒寒晓行，感受雾露之湿，或远行汗出，淋受凉雨，其湿从外受，病在于表，其特征为恶寒、身热不扬、头胀如裹、骨节疼痛。二因脾胃有湿，复感风邪，其特征为外有风寒表证，内有胸闷、呕恶、纳呆，口淡、苔腻等里证。

治法：疏风散湿。

方药：羌活胜湿汤加减。羌活10g，独活10g，川芎10g，蔓荆子10g，甘草10g，防风10g，藁本10g。

加减：脾湿兼有外感风寒，前方加苍术10g，厚朴10g，半夏10g，茯苓10g。

用法：水煎服，每日1剂。

④夹暑感冒

主症：夏令感冒，往往夹当今暑邪为患，而暑邪又每多夹湿，因此见证较为夹杂，除出现风热本证、夹湿兼证外，并见发热有汗，心烦口渴，小便短赤，舌苔黄腻，脉象濡数。

治法：解表清暑，芳香化湿。

方药：新加香薷饮加减。金银花15g，连翘12g，香薷10g，厚朴10g，扁豆10g，酌加藿香10g，佩兰10g，滑石10g，甘草6g，荷叶10g。

加减：若湿重于暑，寒热汗少，头胀胸闷身痛者，可用藿香正气散：藿香10g，厚朴10g，苏叶10g，陈皮10g，大腹皮10g，白芷10g，茯苓12g 白术10g，半夏10g，桔梗10g，甘草10g，生姜3片，大枣3枚，香薷10g。

用法：水煎服，每日1剂。

⑤气虚感冒

主症：恶寒发热，热势不甚，但觉时时怕冷，自汗，头痛鼻塞，咳嗽，痰白，语声低微，气短，倦怠。舌淡苔白，脉浮无力。

治法：益气解表。

方药：参苏饮合黄芪桂枝五物汤加减。人参10g，茯苓10g，黄芪10g，苏叶10g，葛根10g，前胡10g，桔梗10g，半夏10g，桂枝10g，白芍12g，生姜3片，大枣5枚。

用法：水煎服，每日1剂。

⑥阳虚感冒

主症：阵阵恶寒，甚则蜷缩，寒战，或稍兼发热，无汗或自汗。汗出则恶寒更甚，头痛，骨节酸冷疼痛，面色㿠白，语言低微，四肢不温，舌质淡胖，苔白，脉沉细无力。

治法：温阳解表。

方药：桂枝加附子汤加减。桂枝10g，附子10g，白芍10g，甘草10g，生姜3片，大枣5枚。

加减：如有口干、鼻塞、黄涕，加金银花10g，荆芥6g，防风6g。

用法：水煎服，每日1剂。

⑦血虚感冒

主症：头痛、发热、恶风，无汗或少汗，面色无华，唇淡，指甲苍白，心悸头晕，舌淡，苔白，脉细，或浮而无力，或脉象结代。

治法：养血解表。

方药：葱白七味饮加味。葱白连根 2 根，葛根 10g，豆豉 10g，生姜 3 片，麦冬 10g，熟地黄 15g，黄芪 10g，当归 10g。

用法：水煎服，每日 1 剂。

⑧阴虚感冒

主症：发热，微恶风寒，无汗或微汗，或寐中盗汗，头痛，心烦，口干咽燥，手足心热，干咳少痰，或痰中带血丝，舌质红，苔少，脉细数。

治法：滋阴解表。

方药：加减葳蕤汤加减。玉竹 12g，葱白 3 枚，桔梗 10g，白薇 10g，豆豉 10g，薄荷 10g，炙甘草 10g，大枣 5 枚，麦冬 10g，生地黄 15g，玄参 15g，荆芥 10g，防风 10g。

用法：水煎服，每日 1 剂。

2）流行性感冒：属于中医的时行感冒，发病较急，病情较重，传染较快。

①轻型：临床症状与脉象同普通感冒，可按其 8 种类型去辨证。

②重型

主症：突然发冷发热，有时体温可达 40℃ 左右，周身酸痛不适，或剧烈头痛，舌质红，苔微黄，脉浮数有力。

治法：清瘟解毒，发汗退热。

方药：银翘散加味。金银花 30g，连翘 15g，竹叶 10g，牛蒡子 10g，荆芥 10g，薄荷 10g，豆豉 10g，桔梗 10g，生甘草 10g，芦根 15g，大青叶 15g，板蓝根 15g，羚羊粉 0.5 ~ 1g（冲服）。

用法：水煎服，每日 1 剂。

3. 药物禁忌

（1）忌以果汁或清凉饮料服药：果汁或清凉饮料的果酸容易导致药物提前分解或溶化，不利于药物在小肠内的吸收而大大降低药效，而且治疗上感药物本来对胃黏膜就有刺激作用，果酸则可加剧对胃壁的刺激，甚至造成胃黏膜出血。

（2）复方阿司匹林

1）忌饭前服用：复方阿司匹林对胃黏膜有刺激作用，如饭前空腹服用，药物直接与胃黏膜接触，可加重胃肠反应，故应在饭后服用。

2）忌茶水：因茶叶中含有鞣酸、咖啡因及茶碱等成分，而咖啡有促进胃酸分泌的作用，可加重复方阿司匹林对胃的损害。

3）忌过食酸性食物：因复方阿司匹林对胃黏膜有直接刺激作用，与酸性食物（如醋、酸菜、咸肉、鱼、山楂、杨梅等）同服可增加对胃的刺激。

4）忌饮酒：在应用复方阿司匹林治疗本病时，不应在用药期间饮酒，否则会引起胃黏膜屏障的损伤，以至于胃出血。

5）不宜与苯巴比妥同服：因为苯巴比妥有酶促作用，可降低水杨酸类（如水杨酸钠、阿司匹林等）的药效。

6）忌与甲氨蝶呤合用：甲氨蝶呤能被水杨酸类置换出来，同时又竞争性地从肾脏析出，使水杨酸类在肾脏的排泄率下降，结果引起肝功能障碍、骨髓抑制、胃肠道不适等毒性反应。

7）忌与汞制剂及麻醉药合用：因复方阿司匹林增加汞制剂及麻醉药（阿片制剂）的毒性，服用剂量过大时，有中毒的危险。

8）忌与呋塞米合用：因呋塞米可竞争性抑制水杨酸盐从肾分泌性排泄。故两者合用可导致水杨酸钠蓄积中毒。

9）不宜与氯化铵合用：氯化铵使尿酸化，可减少水杨酸钠的排泄，在大剂量用水杨酸钠时，可增加水杨酸钠中毒的危险。如长期使用这两种药物治疗时，应当监测水杨酸钠的血清浓度。

10）不宜与含酒的中成药同服：水杨酸类（如水杨酸钠、阿司匹林）与含酒的中成药，如风湿酒、国公酒、参茸精、五味子糖浆等同服，能增加消化道的刺激性，严重时可导致胃肠道出血。

11）不宜与降血脂药考来烯胺合用：由于考来烯胺为阴离子型交换树脂，与药品合用可因静电吸附而形成复合物，妨碍其吸收而降低疗效。

12）禁与碳酸氢钠合用：碳酸氢钠能降低水杨酸钠在肠道的吸收，使血中水杨酸钠的浓度较单用时为低，碳酸氢钠还增加肾脏对水杨酸钠的排泄，因此两者合用时血中水杨酸钠的浓度迅速降低，疗效下降。风湿性心脏病患者更不宜合用，因合用可使过多的钠离子进入体内，促发或加重风湿性心脏病的症状。水杨酸钠可与氢氧化铝、碳酸钙或复方氢氧化铝（胃舒平）等合用。

13）忌与抗凝血药合用：因本类药若与抗凝血药（如肝素、双香豆素等）合用，易使后者的抗凝血作用增强，引起出血。

14）不宜与口服降血糖药同服：水杨酸类可竞争性地置换口服降血糖药（如甲苯磺丁脲、氯磺丙脲、格列本脲等），增加后者游离的血药浓度因而使降血糖药作用增强，严重者可使患者出现低血糖休克。

15）不宜与对氨基水杨酸合用：水杨酸类可从血浆蛋白结合部位置换出对氨基水杨酸，导致其毒性增加，同时后者可置换前者，导致水杨酸类的毒性增加。

16）不宜与吲哚美辛合用：吲哚美辛是非甾体镇痛药，实践证明，它可增强阿司匹林致溃疡的作用，故两药不宜并用，胃溃疡病患者更严禁合用。还有报道认为，阿司匹林在肠内可抑制吲哚美辛的吸收，降低吲哚美辛的疗效。

17）不宜与糖皮质激素同服：阿司匹林能提高肝脏微粒酶的活性，加速糖皮质激素（如泼尼松）的代谢，降低其在血浆中的浓度，使糖皮质激素的作用减弱或消失。阿司匹林与糖皮质激素均可能导致畸胎，若两药合用于妇女妊娠早期，其致畸作用协同，可使畸胎发生率增加。如果两者必须合用，其适宜的方法是在停用糖皮质激素前2周加用阿司匹林，持续应用到糖皮质激素停后2~3周。如病情需要，可小量维持2~3个月。

18）不宜与活性炭同服：因为活性炭有吸附作用，可减少阿司匹林的吸收，降低其疗效。

19）不宜与丙磺舒、保泰松合用：水杨酸类能竞争性抑制尿酸的排泄，阻碍保泰松的抗炎作用，并使丙磺舒的作用减弱。

20）忌与苯妥英钠合用：因阿司匹林的水解产物可竞争性地从血浆蛋白的结合部位置换出苯妥英钠，从而增强后者的作用和毒性。

21）不宜与含有硼砂的中成药同服：硼砂含碱性成分，可减少阿司匹林的吸收，使其疗效降低，故阿司匹林忌与含硼砂的中成药如痧气散、红灵散、行军散、通窍散等合用。

22）慎与噻嗪类利尿药合用：阿司匹林与噻嗪类利尿药（如氢氯噻嗪等）都能升高血清尿酸，如合用应注意其用量。

23）不宜与氨茶碱同服：因氨茶碱属碱性药物，能碱化尿液，使阿司匹林排泄加快，疗效降低。

24）不宜与氯化铵合用：阿司匹林对胃黏膜有直接刺激作用，与酸性药物氯化铵合用，可增加对胃的刺激，又可促进胃肠道吸收及肾小管吸收，增加毒性。

25）不宜与乐得胃合用：因乐得胃属碱性药物，可使胃肠道 pH 值升高，减少阿司匹林的吸收。另外，乐得胃尚能碱化尿液，使阿司匹林在肾小管重吸收减少，排泄加快，疗效降低。

26）不宜与咖啡因同服：因咖啡因有促进胃酸分泌的作用，可加重阿司匹林对胃的损害。

（3）对乙酰氨基酚：忌与速效伤风胶囊同服。速效伤风胶囊系由牛黄、咖啡因、氯苯那敏和对乙酰氨基酚等中西药物组成，其中对乙酰氨基酚能影响机体免疫系统，抑制骨髓。如果伤风胶囊再与西药对乙酰氨基酚并用，就会相互增强对骨髓的抑制，导致再生障碍性贫血的发生。

（4）金刚乙胺

1）慎与中枢神经系统药合用：金刚乙胺与中枢神经系统药物，如抗组胺药（苯海拉明、异丙嗪）、吩噻嗪类（氯丙嗪、奋乃静）、抗抑郁药（丙米嗪、阿米替林）及安定药并用时，可使中枢不良反应增强。

2）慎与糖皮质激素合用：金刚乙胺具有显著抑制病毒脱壳的作用，但无杀灭病毒作用；糖皮质激素抑制机体免疫反应，虽可减轻病毒感染的中毒症状，但不利于消除病毒。故两药合用应慎重。

（5）忌用滋补药物：上感开始时，切忌用滋补药物，如人参、党参、黄芪、太子参、生地黄、熟地黄等，以免滞留邪气。

（6）慎用热性药物：风热型上感或风寒型上感出现热象时，要避免使用热性药物，如干姜、附子、肉桂等。

（7）忌滥用抗生素：急性上呼吸道感染主要由病毒引起，治疗以抗病毒为主，如果滥用抗生素，把抗生素作为退热万能药，则可导致耐药或菌群失调等不良反应。

（8）不拘用清热解毒中药：流感属于中医学"时行感冒"范畴，中医学认为，其病因为风邪类时行疫毒侵袭肺卫所致，治疗宜辨证论治，或疏风散寒，或疏风清热，或扶正祛邪，不可拘泥于清热解毒一法。风寒型者用紫苏叶、羌活、白芷等；风热型者用菊花、牛蒡子、金银花等；热毒型者用黄芩、板蓝根、大青叶等。

二、慢性支气管炎

【概述】

慢性支气管炎（chronic bronchitis）是指气管、支气管黏膜及其周围组织的慢性非特异性炎症。

本病在我国是多发病、常见病，据不完全统计，我国有3000多万人患此病，患病率为3%～5%。随着年龄的增长而患病率递增。50岁以上患病率较50岁以下者高3～8倍，50岁以上患病率可高达15%～24%，表明老年慢性支气管炎发病率很高，值得关注。

1. 病因

（1）遗传因素：慢性支气管炎的患者从家族史上分析，患者家族患病率显著高于对照组，有遗传因素的患者，常在童年时期曾患呼吸道感染，如急性支气管炎、肺炎等，虽经治疗常遗留下肺部的永久性损伤，以致到了成年发展为慢性支气管炎或支气管扩张。这种患者血中缺乏免疫球蛋白A（IgA）及丙种球蛋白。

（2）大气污染：化学气体如氯、氧化氮、二氧化硫和烟雾等，对支气管和黏膜有刺激和细胞毒性作用。空气中的烟尘或二氧化硫超过$1000\mu g/m^3$时，慢性支气管炎的急性发作就显著增多。其他粉尘如二氧化硅、煤尘、棉屑、蔗尘等，也刺激支气管黏膜，并引起肺纤维组织增生，使肺清除功能遭受损害，为细菌的入侵创造了条件。

（3）吸烟：现在公认吸烟为慢性支气管炎最重要的发病因素。纸烟所含的焦油和烟碱能抑制气道纤毛的活动，削弱肺泡巨噬细胞的吞噬灭菌作用，引起支气管痉挛，增加气道的阻力。经常吸烟的患者其发病率是不吸烟患者的2倍以上。

（4）感染：患者痰中的细菌有草绿色链球菌、奈瑟球菌、肺炎球菌和流感嗜血杆菌4种。感冒病毒引起的细菌感染占慢性支气管炎复发的半数以上。病毒感染后，致呼吸道柱状纤毛上皮细胞损伤，为细菌继发感染创造了条件。

（5）过敏因素：过敏因素与慢性支气管炎的发病有一定关系。临床上单纯型支气管炎患者服解痉药，有时也有一定疗效。认为细菌致敏可能与慢性支气管炎发病有关，尤其是喘息型与Ⅰ型变态反应有一定关系，其致敏原为螨、细菌、粉尘等。用抗原脱敏药有一定的疗效。

（6）自主神经功能失调：自主神经功能失调是本病病理改变的一种内因。动物实验证明，以毒扁豆碱和二异丙氟磷酸使副交感神经处于持续兴奋状态，可使呼吸道杯状细胞分泌亢进。国内很多单位对慢性支气管炎患者进行临床自主神经功能检查，约半数患者有自主神经失调表现。多数表现副交感神经亢进，相对交感神经功能低下，从而支气管分泌亢进，临床表现为咳嗽、痰多。

除以上外，气候的变化、冷空气刺激支气管黏膜使分泌增多，导致气道阻力增高。老年人性腺及肾上腺皮质功能衰退，喉头反射减弱，呼吸防御功能退化，也可使慢性支气管炎发病增加。

2. 临床表现

（1）症状：慢性支气管炎临床症状按下列分型和分期。

1）分型：可分为单纯型和喘息型两型。单纯型的主要表现为咳嗽、咳痰；喘息型（实际上为慢性支气管炎合并哮喘）除有咳嗽、咳痰外尚有喘息，伴有哮鸣音，喘鸣在阵咳时加剧，睡眠时明显。

2）分期：按病情进展可分为三期。

①急性发作期：指在 1 周内出现脓性或黏液性痰，痰量明显增加，或伴有发热等炎症表现，或"咳""痰""喘"等症状任何一项明显加剧。

②慢性迁延期：指有不同程度的"咳""痰""喘"，症状迁延 1 个月以上者。

③临床缓解期：经治疗或临床缓解，症状基本消失或偶有轻微咳嗽，仅少量痰液，保持 2 个月以上者。

（2）体征：早期可无任何异常体征。急性发作期可有散在的干、湿啰音，多在背部及肺底部，咳嗽可减少或消失。啰音的多少或部位不一定。喘息型者可听到哮鸣音及呼气延长，而且不易完全消失。并发肺气肿时有肺气肿体征。

3. 辅助检查

（1）单纯型慢性支气管炎在无合并症时，血白细胞计数及分类均正常，痰涂片可显示一定数量的白细胞及一些混合菌落。

（2）肺功能检查：在本病初期大气道通气功能在正常范围，仅在小气道功能检查时见到异常。随着病情加重，通气测定也有了改变，第一秒时间用力呼气量（FEV_1）、用力肺活量（FVC）以及 1 秒量/用力肺活量比值亦下降。慢性喘息性支气管炎即使早期也常见肺通气功能异常，甚至两次发作之间亦可见通气功能异常。

（3）X 线检查：单纯型慢性支气管炎 X 线检查呈阴性，或仅见两肺下部纹理增粗，或呈索条状。这是支气管纤维组织增生变厚的征象。并发肺气肿时可兼有肺气肿征。

【饮食宜忌】

1. 饮食宜进

（1）饮食原则

1）宜高蛋白、高维生素饮食：可选用鸡肉、鸡蛋、猪瘦肉、淡水鱼、豆制品等，以补充蛋白质分解代谢的消耗，增强机体免疫功能。临床缓解期在冬季最好吃羊肉、牛肉、狗肉等，以起到温补的功效。还应供给富含维生素 C、维生素 A 及 B 族维生素的食物。维生素 C 能提高人体对传染病及外界有害因素的抵抗力，促进抗体的形成，提高白细胞的吞噬作用。维生素 C 多存在于新鲜水果和蔬菜中，如大枣、酸枣、山楂、柑、橘、西红柿、菠菜、小白菜、大白菜等。维生素 A 能维持上皮细胞，特别是呼吸道上皮组织的健康，对减轻咳嗽、防治哮喘有一定的益处。维生素 A 在动物性食物，如肝、肾、蛋黄、奶油等中含量最丰富。

2）宜选用具有健脾、益肺、理气、止咳、祛痰作用的食物，如梨、橘、枇杷、大枣、百合、莲子、银耳、核桃、蜂蜜，以及猪肺、羊肺、牛肺等，这些食物既能强身又有助于症状的缓解。

3）宜增加液体摄入量：大量饮水有利于痰液稀释，以清洁气管。每日至少应饮水 2000mL。

（2）饮食搭配

1）银耳与黑木耳：有补肾润肺、生津、提神及润肤的功效，对慢性支气管炎和肺心病有明显疗效；黑木耳可益气润肺、养血补血，对久病体弱、肾虚腰痛有辅助治疗作用。两者搭配，疗效更加显著。

2）银耳与雪梨、川贝：银耳和雪梨均有滋阴润肺、镇咳祛痰的功效，川贝亦有润肺止咳的作用，三者搭配，对慢性支气管炎疗效显著。

3）萝卜干与鸡蛋：将萝卜干与鸡蛋同煮后食用，有润肺化痰、养阴滋肝、消谷宽中之功效，可治疗慢性支气管炎、肺心病等。

4）杏仁与百合：杏仁与百合搭配食用有滋阴润肺之功效，适宜于慢性支气管炎阴虚患者。

（3）药膳食疗方

1）白萝卜 500g，杏仁 15g，猪肺 250g。萝卜洗净、切块，杏仁去皮尖，肺洗净、开水余过、切块。同煮烂熟，少量食盐调味，喝汤吃肺和萝卜。每周 2～3 剂，连食 3～4 周。适于咳嗽、痰多、口燥咽干等属痰热型之慢性支气管炎。不宜用于咳嗽痰稀、畏寒怕冷等属虚寒痰盛型之慢性支气管炎。

2）燕窝 3g，银耳 6g，冰糖 15g。燕窝、银耳清水泡发，洗净，加入冰糖。隔水炖酥服食。每日 1 剂，连食 2～3 周。适于咳嗽、痰稠、气短、口渴等属肺虚痰热型之慢性支气管炎。咳嗽、痰多清稀、口不渴、畏寒、便溏之慢性支气管炎不宜食用本方。

3）老雄鸭 1 只，冬虫夏草 15g。老鸭去毛及内脏，洗净。冬虫夏草置腹中，用丝线缝好，放沙锅中慢火炖烂熟，调味分次服食。每周 1 剂，连食 3～4 周。适于咳嗽久虚不复，或带痰血之肺虚痰热型之慢性支气管炎。

4）羊肉 250g，小麦 60g，生姜 10g。共入锅炖成糊状，食盐适量，调味服食。每日 1 剂，分 2 次食，连食 3～4 周。适于咳嗽稀痰、畏寒怕冷等属虚寒痰盛型之慢性支气管炎。不宜用于咳嗽痰稠色黄、口渴咽干属痰热型之慢性支气管炎。

5）胎盘 1 个，怀山药 30g，芡实 30g。红枣 10 枚，生姜 10g，白酒适量。胎盘洗净，擦少量盐，开水烫煮片刻，冷水漂洗数次，切块。入锅加白酒、姜片炒透，与山药、芡实、红枣同入沙锅，加水炖至烂熟。调味分次服食。每周 1～2 剂，连食 10 剂。适于肺肾两虚久咳喘嗽者。不宜用于咳嗽痰多或有发热属实多虚少之慢性支气管炎。

6）雪梨、鲜藕各 250g。梨去皮、核，藕去节、洗净。同捣烂，绞取汁。代茶频服。每日 1 剂，连服 3～4 周。适于咳嗽少痰、舌红、口干属肺阴虚之慢性支气管炎。

不宜用于咳嗽、痰多、畏寒、便溏属虚寒痰盛之慢性支气管炎。

2. 饮食禁忌

（1）忌油煎炸及不发酵的面食：因为这些食物不易消化，食后妨碍脾胃运化，生热胀气，煎耗津液，助湿生痰，以致咳嗽、咳痰症状加重。无论是急性支气管炎，还是慢性支气管炎，都应当忌食煎炸之物。

（2）忌辛辣、油腻或过咸、过甜食品：甜食和咸食摄入过多会刺激咽喉，诱发咳嗽；辛辣食物，如辣椒、姜、葱、蒜等摄入过多，在慢性支气管炎发作期出现黄痰、黏痰等症状时会助热化火，不利于控制炎症；过食油炸食物和肥肉及糖果、奶油等过甜食品等可助湿生热，致痰多黏稠不易咳出。

（3）忌海鲜食物：如黄鱼、带鱼、蟹、虾等应忌食。

（4）忌奶制品：因奶制品易使痰液变稠，感染加重，故应忌食。

（5）忌温补食品：本病常由外邪引起，故急性期禁止食用具有温补作用的食物，如羊肉、狗肉、鹿肉、公鸡肉、麻雀、海马、荔枝等。

（6）忌大量饮酒：慢性支气管炎患者饮用一定量的白酒，尤其是少量葡萄酒或专治气管炎的药酒对本病有一定好处。但如果大量饮酒，不仅易造成肝损伤和脑萎缩，而且会使机体免疫功能降低、抵抗力减弱，容易使本病反复发作，症状逐渐加重，最终可导致肺气肿和肺心病。

（7）忌过酸食品：慢性支气管炎患者不宜多食甘酸性凉食品，如椰子、樱桃等，因甘可以生津、酸可敛津，均可聚生痰湿。《医林纂要》说："多食生寒痰。"支气管炎患者食用则会加重病情。

（8）忌食酱：酱味咸容易积湿生痰，痰浊阻遏肺气，会加重慢性支气管炎的病变，故忌多食。

（9）忌过热、过冷食物：过冷或过热食物可刺激气管引起阵发性咳嗽，应忌食。

【药物宜忌】

1. 西医治疗

（1）抗菌消炎药物：根据病情选择有效抗生素，如有条件在应用抗菌药物前，留痰做细菌培养及药敏试验，作为选药依据。抗生素可选用：

1）青霉素：80万U，肌内注射，每日2次，发作时亦可用160万~240万U静脉滴注。青霉素注射前要先皮试。

2）红霉素：0.3g，每日3~4次，或1.0~1.2g，静脉滴注。

3）麦迪霉素：0.2~0.3g，每日4次，口服。

4）螺旋霉素：0.2~0.3g，每日4次，口服。

5）氨苄西林：2~6g/d，分4次口服或肌内注射，亦可静脉滴注。

6）先锋霉素：静脉注射0.5~1g，每日4次。磺胺类可选用复方磺胺甲噁唑（TMP-SMZ）每次2片，每日2次，首次可加倍。还可用诺氟沙星（氟哌酸）、氧氟沙星（氟嗪酸）等。当感染的症状缓解或减轻时，痰转为白色，白细胞总数、中性粒细胞计数正常时，再用1周即可停用。

以上介绍的抗菌消炎药物，治疗慢性支气管炎并发感染者，基本上可以解决，如果感染非常严重，特别是有铜绿假单胞菌感染者，尤其是老年体虚患者，如使用以上药物仍未能取得明显效果，可使用青霉素及头孢菌素类第二代、第三代、第四代药物。

（2）支气管舒张药：慢性支气管炎尤其是喘息型支气管炎均有不同程度的支气管平滑肌痉挛。要解除平滑肌痉挛，通畅呼吸道，达到改善通气功能及平喘目的，药用：

1）氨茶碱类：氨茶碱：0.1～0.2g，每日3次，少数喘息严重者，静脉注射氨茶碱0.25g加25%葡萄糖40mL，缓慢静脉注射；静脉滴注可用5%葡萄糖500mL加氨茶碱0.5g。每日总量不超过1g。二羟丙茶碱：口服0.2g，每日3次；0.25～0.5g，肌内注射；或加25%葡萄糖40mL静脉注射，或加5%葡萄糖500mL静脉滴注。氨茶碱缓释片：每次1片，每日2次。

2）β肾上腺素受体兴奋药：0.1%肾上腺素0.3～0.5mL，皮下注射。异丙肾上腺素多用气雾吸入；沙丁胺醇2～4mg，每日3次，口服，或雾化吸入0.2～0.4mg；特布他林气雾吸入0.25～0.5mg，或口服5mg，每日3次；氯喘气雾吸入0.3～0.5mg，或口服2.5～5mg，每日3次；氨双氯喘通气雾吸入10～20μg，或口服30μg，每日3次，亦有肛栓剂，每晚睡前肛门1粒；丙卡特罗口服25μg，每日2次。

3）肾上腺皮质激素类：氢化可的松，剂量因病情而异，通常剂量为100～400mg加5%葡萄糖500mL，静脉滴注；待病情初步缓解后，可改用泼尼松10mg，每日3次，1个月后可改用10mg，隔日1次顿服，一般可在0.5～1个月停用。地塞米松，一般对氢化可的松无效者可选用此药，剂量为5～10mg加5%葡萄糖500mL，静脉滴注，用法与氢化可的松相同。待病情缓解后，改为泼尼松口服，方法亦同上。对慢性喘息型支气管炎需服泼尼松者，予20mg隔日顿服，于2～3个月停药。

（3）祛痰药：祛痰与止咳药物应配合服用，如单独使用止咳药抑制咳嗽，痰不易咳出，反而加重病情。祛痰药促进痰液排出，也利于通畅呼吸道及控制感染，并加强抗生素的疗效。控制呼吸道感染是减少痰液形成的重要措施，为了祛痰、排痰应多饮水或蒸汽吸入。常用祛痰止咳药有：

1）溴己新：8～16mg，口服，每日3～4次。

2）沐舒坦：30mg，口服，每日3次。

3）乙酰半胱氨酸：10%～20%浓度1～3mL，雾化吸入，每日3～4次。

4）羧甲司坦：0.5g，口服，每日3次。

5）α-糜蛋白酶：5mg，雾化吸入或肌内注射，每日1～2次。

2. 中医治疗

辨证治疗：

（1）热痰型

主症：咳嗽咳痰，痰性状为黄脓性、黏液脓性或黏浊痰，常不易咳出，伴发热，脓涕，咽痛，口渴，尿黄，便干。舌质红，苔黄，脉弦滑数。

治法：清热宣肺，润肺化痰止咳。

方药：桑杏汤加减。桑叶 10g，杏仁 10g，浙贝母 10g，桔梗 10g，桑白皮 10g，前胡 10g，黄芩 10g，生地黄 10g，沙参 10g，当归 10g，金银花 15g，甘草 6g。

用法：水煎服，每日 1 剂。

（2）寒痰型

主症：咳嗽咳痰，为白色泡沫或黏稀痰，常易咳出，伴恶寒发热，流清涕，口不渴，尿清长。舌苔薄白或白腻，脉弦紧。

治法：祛风散寒，宣肺化痰。

方药：三拗汤合止嗽散加减。麻黄 6g，杏仁 10g，甘草 10g，紫菀 10g，百部 10g，荆芥 10g，桔梗 10g，陈皮 10g，白前 10g，当归 10g，苏子 10g。

用法：水煎服，每日 1 剂。

（3）热喘型

主症：咳嗽胸闷，喉中喘鸣，咳脓痰、黏脓痰或黏浊痰，伴头痛，身热汗出，口渴，便干，尿黄赤。舌质红，苔黄，脉弦滑数。

治法：宣肺化痰，清肺定喘。

方药：麻杏石甘汤加味。麻黄 10g，杏仁 10g，生石膏 15g，甘草 6g，鱼腥草 15g，黄芩 10g，蒲公英 10g，浙贝母 12g，瓜蒌 15g，金银花 15g，生地黄 15g，赤芍 10g。

用法：水煎服，每日 1 剂。

（4）寒喘型

主症：咳喘胸闷，喉中喘鸣，咳白色泡沫或黏稀痰，伴头痛，恶寒发热，无汗，口不渴。舌质淡，舌苔白或白腻，脉弦紧。

治法：温肺散寒，宣肺定喘。

方药：小青龙汤加味。麻黄 10g，桂枝 10g，半夏 10g，细辛 3g，五味子 10g，白芍 10g，赤芍 10g，当归 10g，地龙 10g，干姜 10g。

用法：水煎服，每日 1 剂。

（5）肺气虚型

主症：发作时常以咳为主，咳声清朗，多为单咳或间歇咳，白天多于夜晚，痰量不多，易汗，恶风，易感冒。舌质正常或稍淡，舌苔薄白，脉弦细或缓细。

治法：补益肺气，益气固表，活血化瘀，通络平喘。

方药：生脉散加味。党参 30g，黄芩 10g，麦冬 10g，五味子 10g，当归 10g，赤芍 10g，炙甘草 10g。

用法：水煎服，每日 1 剂。

（6）脾阳虚型

主症：病发作时，常咳嗽声重浊，多为连声咳嗽，夜重日轻，咳黏液或浆黏痰，痰量在（+-）以上，纳差，饭后腹胀，面容虚肿，大便溏软。舌质淡或体胖，有齿痕，苔白或白厚腻，脉濡滑或滑。

治法：健脾化痰，活血止咳平喘。

方药：香砂六君子汤加味。党参 30g，白术 10g，茯苓 15g，陈皮 10g，炙甘草 10g，半夏 10g，木香 10g，砂仁 10g，当归 10g，干姜 10g，赤芍 10g。

用法：水煎服，每日 1 剂。

（7）肾阳虚型

主症：以动则气短、气喘为特征，发病时常咳声嘎涩，多为阵咳，夜多于日，痰量在（+-）。腰酸腿软，咳则遗尿，夜尿多，头昏耳鸣，身寒肢冷，气短语怯。舌质淡胖或有瘀象，舌苔白滑润，脉多细。

治法：温补肾阳，填充精血，平喘止咳。

方药：右归丸加味。熟地黄 20g，山药 15g，山茱萸 15g，枸杞子 15g，杜仲 15g，菟丝子 15g，熟附子 10g，肉桂 10g，仙茅 10g，仙灵脾 10g，当归 10g。

用法：水煎服，每日 1 剂。

（8）肺肾阴虚

主症：干咳无痰或少痰，痰黏稠不易咳出，常动则气短，口干渴，五心烦热，潮热盗汗，便干尿赤。舌质红，少苔或光剥少津，脉细数。

治法：滋阴润肺，活血止咳平喘。

方药：百合固金汤加味。熟地黄 20g，生地黄 20g，麦冬 10g，百合 10g，杭芍 10g，玄参 10g，玉竹 15g，枸杞子 15g，沙参 20g，桔梗 10g，甘草 6g，当归 10g，赤芍 10g。

用法：水煎服，每日 1 剂。

3. 药物禁忌

（1）磺胺药

1）不宜食糖类：因为糖类分解代谢后可产生大量酸性成分，可使磺胺类药物在泌尿系统形成结晶而损害肾脏，降低磺胺类药物的疗效，故服用磺胺类药物时不宜食用糖类。

2）不宜以果汁送服：因为磺胺及其乙酰化物在碱性环境下溶解度增大，对肾脏不良反应减少，而果汁等酸性饮料则易使磺胺药析出结晶，增加对肾脏的损害，引起血尿、少尿、尿闭等，故服用磺胺类药物期间不宜饮用果汁或用果汁送服磺胺类药物。

3）忌饮茶水：因为茶叶中含有鞣酸、咖啡因及茶碱等成分，磺胺类药物与茶水同服可降低其抗菌作用，故服用磺胺类药物期间不宜饮茶或用茶水送服磺胺类药物。

4）忌饮酒及含乙醇饮料：因为磺胺类药物能增加乙醇的毒性，服磺胺类药物期间饮酒或含乙醇饮料容易发生乙醇中毒，故服用磺胺类药物期间不宜饮酒及含乙醇饮料。

5）忌酸性食物：因为磺胺类药物在碱性环境中可增加尿中的溶解度，对肾脏的不良反应减少，而茭白、大头菜、雪里蕻、醋、酸菜、西红柿、咸肉、鱼、山楂、杨梅、柠檬、葡萄、杏、李子等酸性食物易使磺胺类药析出结晶，不良反应增加，故服用磺胺类药物期间不宜过食酸性食物。

6）忌碱性食物：菠菜、胡萝卜、黄瓜、苏打饼干、茶叶、豆制品等碱性食物，可增加磺胺药在尿中的溶解度，减少结晶尿形成对肾脏的刺激性，但同时也影响了磺胺类药物的吸收，从而降低其疗效，故服用磺胺类药物期间不宜过食碱性食物。

7）忌饮水不足：因为磺胺类药物在尿中的溶解度很小，如果饮水不足，尿量减少时，药物在尿中的浓度升高，容易在肾小管、肾盂、输尿管、膀胱处析出磺胺结晶，对肾脏产生机械性刺激，引起腹痛、血尿，甚至阻塞尿道而发生尿闭等，故在服用磺胺类药物期间应大量饮水。

8）不宜与酵母片合用：因为酵母中含有对氨苯甲酸，能对抗磺胺类药物的抗菌效能，故磺胺类药物不宜与酵母片合用。

9）不宜与乳酶生合用：由于磺胺类药物能抑制乳酸杆菌的生长繁殖，磺胺类药物与乳酶生合用既可使乳酶生的疗效降低，同时又可使磺胺类药物自身的有效浓度降低，因此磺胺类药物不宜与乳酶生合用。

10）不宜与对氨苯甲酸衍生物合用：因为对氨苯甲酸（PABA）衍生物（普鲁卡因、普鲁卡因胺、丁卡因、苯佐卡因等）为细菌生长繁殖过程中所需要的生物合成原料，可促进细菌叶酸的生物合成，与磺胺类药物的抗菌作用拮抗，从而使磺胺类药物的疗效降低，故磺胺类药物不宜与对氨苯甲酸的衍生物合用。

11）不宜与吸附收敛药合用：吸附剂（如药用炭、白陶土）、收敛药（如鞣酸、鞣酸蛋白等）与磺胺类药物合用，易导致磺胺类药物被吸附，从而使其疗效降低，故磺胺类药物不宜与吸附收敛药合用。

12）不宜与溴丙胺太林合用：因溴丙胺太林能降低胃排空速率，延缓磺胺类药物的吸收，使其抗菌疗效降低，故临床上磺胺类药物一般不宜与溴丙胺太林合用，如必须合用，应待磺胺类药物的作用消失后，再服溴丙胺太林。

13）不宜与噻替哌、甲氨蝶呤合用：因为磺胺类药物与抗癌药噻替哌、甲氨蝶呤合用，增强胃肠道及骨髓的毒性反应，故磺胺类药物不宜与噻替哌、甲氨蝶呤合用。

14）不宜与硼砂、神曲合用：因硼砂可降低磺胺类药物的疗效，神曲中含有多量的对氨苯甲酸（PABA），可拮抗磺胺类药物的抗菌作用，故磺胺类药物不宜与硼砂、神曲合用。

15）慎与酸化尿液的药物合用：因有的磺胺药（如磺胺噻唑、磺胺嘧啶等）在酸性尿中溶解度降低，易析出结晶，引起肾脏损害，故酸化尿液的药物（如氯化铵、阿司匹林、维生素C等）与磺胺药合用时应慎重，一般应多饮水，并定期做尿常规检查。

16）慎与碱化尿液的药物合用：因碱化尿液的药物（如碳酸氢钠、氢氧化铝等）可增加磺胺药在尿中的溶解度，减少结晶尿的形成和对肾脏的刺激性，但同时也影响了磺胺药的吸收，从而使其疗效降低，所以除了磺胺噻唑、磺胺嘧啶及其乙酰化物外，一般慎与碱化尿液的药物合用。

17）不宜与硫酸镁、硫酸钠和非那西丁合用：因磺胺药与大剂量硫酸镁、硫酸钠在血中会形成硫络血红蛋白，与大剂量非那西丁能形成氧化血红蛋白和硫络血红蛋白，从而引起中毒，故磺胺药不宜与硫酸镁、硫酸钠和非那西丁合用。

18）不宜与含有机酸的中药合用：服用磺胺类药物同时服用乌梅、蒲公英、五味子、山茱萸、山楂等含有机酸的中药，易引起磺胺类药物在尿中的结晶，增加肾脏负担，引起尿闭和血尿，故磺胺类药物不宜与含有机酸的中药合用。

19）不宜与含鞣酸的中药合用：因为磺胺类药物与石榴皮、地榆、酸枣仁、诃子、五倍子等含鞣酸的中药联合应用，可致中毒性肝病，故磺胺类药物不宜与含鞣酸的中药合用。

（2）氨基糖苷类抗生素：避免食用酸化尿液的食物。因为氨基糖苷类抗生素（链霉素、庆大霉素、卡那霉素等）在碱性环境中作用较强，各种蔬菜、豆制品等食物可碱化尿液，能提高氨基糖苷类抗生素的疗效。而肉、鱼、蛋、乳制品与素食混合可酸化尿液，降低其疗效，故在应用氨基糖苷类抗生素期间应避免食用酸化尿液的食物。

（3）不宜长期应用抗生素：因抗生素只能控制支气管或肺部的感染。不能根治慢性支气管炎，因此在急性感染控制后，应立即停药，长期应用抗生素易出现不良反应和使细菌产生耐药性。

（4）忌用镇咳药物：口服磷酸可卡因虽有较好的镇咳作用，但久用易成瘾，麻痹呼吸中枢，不利于痰液排出。镇咳药大都作用于咳嗽中枢，抑制咳嗽反射，若患者痰多时用之，可造成痰液潴留在呼吸道内，阻塞呼吸道，甚至继发细菌感染，故急性、慢性支气管炎痰多的患者不宜用。中药的诃子、罂粟壳也有类似作用，故也禁用。

（5）忌用激素：本病治疗时如未经使用有效的抗生素，不能使用激素，以免炎症扩散。

（6）可卡因：不宜与含氰苷成分的中药合用。含氰苷成分较多的中成药（如通宣理肺丸、桑菊感冒片、清气化痰丸、止咳化痰丸、麻杏止咳糖浆、麻仁丸，止咳橘红丸等），在胃酸作用下可发生水解，释放出氢氰酸，氢氰酸对呼吸中枢有抑制作用，若与可卡因合用，可加重呼吸抑制，并损害肝功能。因此，可卡因不宜与含氰苷成分较多的中药联用。

（7）乙酰半胱氨酸：不宜与青霉素、头孢菌素类抗生素合用。易发生相互作用，而使抗生素失效。

（8）菌苗：不宜与地塞米松、可的松等合用。因能抑制免疫反应，使机体抵抗力减弱，若与菌苗（如气管炎菌苗、卡介苗等）合用，易造成菌苗感染，故菌苗不宜与地塞米松、可的松等合用。

菌苗还应避免与抗生素同用，因抗生素可杀灭各种活菌苗，导致菌苗效价下降或消失。

（9）忌用温补类药物：本病急性期忌用温补类药物（如红参、干姜、丁香、菟丝子、淫羊藿、鹿茸、牛鞭、黄狗肾等），以免助阳生火，致病情加重。即使是慢性支气管炎虚弱者一般也不宜应用。

三、支气管哮喘

【概述】

支气管哮喘（bronchial asthma）简称哮喘，是由多种细胞（如嗜酸性粒细胞、肥大细胞、T 淋巴细胞、中性粒细胞、气道上皮细胞等）和细胞组分参与的气道慢性炎症性疾病。

重症支气管哮喘（refractory bronchial asthma）是指支气管哮喘剧烈发作，呈持续状态，用一般支气管扩张剂治疗 12 小时或 24 小时仍不能缓解，或有意识障碍、呼吸及循环衰竭、脱水、酸碱失衡的一种严重情况。国外对哮喘持续状态的定义为："对拟交感神经胺类药物吸入、注射，或茶碱类药物的口服、直肠或静脉给药均无良好反应的严重哮喘。"据统计，全世界约有 3 亿人患有哮喘。我国多年来进行的几项有关哮喘流行病学调查（包括儿童哮喘病的调查）表明，我国成人发病率为 0.7%～1.5%，儿童为 0.7%～2.03%，亦即全国有 1000 万～2000 万哮喘患者。

1. 病因

（1）个体易感（遗传）因素：调查资料显示，哮喘患者亲属患病率高于群体患病率，亲缘关系越近，患病率越高；患者病情越严重，其亲属患病率也越高。目前，哮喘的相关基因尚未完全明确，但有研究表明存在与气道高反应性、IsE 调节和特应性相关的基因，这些基因在哮喘的发病中起着重要作用。

（2）外源性：花粉、谷物粉尘、屋尘、动物毛屑、鱼、虾、蟹、血清、疫苗、油漆及染料等。

（3）内源性：慢性病灶的细菌或细菌产物，以及寄生虫等。

（4）药物：如阿司匹林、抗生素、细菌疫苗、抗毒血清等化学药物和生物制品常可诱发哮喘，服用普萘洛尔等 β 受体阻滞剂可诱发并加剧哮喘。

（5）其他：对常用治疗哮喘药耐药、精神紧张或并发气胸等。

2. 临床表现

（1）呼气性呼吸困难：吸气浅，呼气延长而费力，发绀，大汗淋漓，面色苍白。因过度疲惫、无力呼气而使肺气肿加重或痰栓阻塞细支气管时，听诊哮鸣者反而减弱或消失，感染者肺部尚有湿性啰音，或出现呼吸衰竭、意识障碍等。哮喘持续发作 24 小时以上或数日数周，应用支气管扩张剂治疗无效。

（2）循环障碍：心率增快常大于 100 次/分，部分患者有奇脉，当循环障碍进一步加重时，由于胸腔内压力增高，使静脉回心血量减少，可使血压降低。

（3）脱水及酸碱平衡失调：由于长时间的哮喘持续状态、张口呼吸、多汗、进食少以及使用氨茶碱而利尿失水等，使体液消耗过多，常有不同程度的脱水。

（4）意识障碍：出现意识障碍是哮喘患者病情极为严重的征象，由于缺氧、二氧化碳潴留，常出现焦虑、不安、定向力障碍、精神错乱、嗜睡以致昏迷。

3. 辅助检查

（1）哮喘发作时，由于过度通气，$PaCO_2$ 常低于正常，气管严重阻塞时，常有不同程度的低氧血症、二氧化碳潴留，如 PaO_2 低于 6.7kPa（50mmHg），$PaCO_2$ 逐渐升高伴有逐渐加重的代谢性酸中毒，提示病情严重。

（2）心电图：窦性心动过速，电轴右偏，顺时针向转位，右束支传导阻滞，ST－T 改变，肺型 P 波。

（3）肺功能测定：用力肺活量（FVC）、第一秒用力呼气量（FEV_1）及呼气流量峰值（PEF）均降低，尤以 PEF、FEV_1 降低明显，PEF、FEV_1/FVC 可降至 70% 以下。当 PEF、FEV_1 低于预计值的 60% 时，提示病情严重；继续降低者，将产生高碳酸血症，患者随时有窒息危险。

【饮食宜忌】

1. 饮食宜进

（1）饮食原则

1）宜富含蛋白质的食物：哮喘消耗蛋白质，为补偿体内的消耗，宜食用鸡蛋、牛奶、猪瘦肉，以及豆制品，如豆浆、豆腐脑、豆腐等。但对上述食物过敏者除外。

2）宜富含维生素 C、维生素 A 的食物：维生素 A 能维持上皮细胞的健康，对因哮喘受到损害的肺泡有修复作用。维生素 C 能增强身体抗病力，可预防上感和治疗哮喘。维生素 C 多存在于新鲜蔬菜和水果中，如柑、橘、橙、柚、西红柿、菠菜、大白菜、小白菜、白萝卜等。维生素 A 在于动物性食物，如肝脏、蛋黄、奶油、黄油等含量较多。

3）宜饮咖啡：咖啡因能扩张支气管，有助于减少或防止支气管哮喘症状，每日喝 3 杯咖啡产生的支气管扩张效果，相当于使用氨茶碱的标准用量，所以适量喝咖啡对支气管哮喘患者有益。

（2）饮食搭配

1）紫苏与粳米：紫苏叶能发散风寒，健胃止吐，理气安胎，解毒除闷。紫苏子可止咳平喘。与粳米搭配，熬制成粥，有平喘作用，适宜支气管哮喘及喘息性支气管炎患者食用。

2）银耳与燕窝、冰糖：用瓷罐或盖碗盛燕窝、银耳、冰糖，隔水炖熟后食用，可用于支气管哮喘、支气管炎、肺源性心脏病。

3）黑木耳与冰糖：黑木耳、冰糖适量，共加水煮熟，每日 2 次，常食适于支气管哮喘。

4）核桃仁与南杏仁：核桃仁与南杏仁适量。共捣碎，加蜂蜜适量蒸食。

（3）药膳食疗方

1）鲜羊胆汁 250g，蜂蜜 500g。混合后隔水蒸 2 小时，每次饮服 15g，每日 2 次，直至喘止。适于呼吸急促、喉鸣痰稠、口苦咽干属痰热犯肺之支气管哮喘。畏寒、口淡、咳喘频作之肺气虚寒之寒哮则不宜服此方。

2）北瓜 1 个，冰糖 50g，蜂蜜 50g。北瓜洗净，切下瓜蒂。冰糖、蜂蜜装入瓜内，仍用蒂盖好。放盘中入锅隔水蒸熟。趁热食瓜瓤和种仁。每日 1 剂，临睡服食，连食 1～2 周。适于喉鸣喘急、口渴咽燥、舌光红属阴虚肺燥型之支气管哮喘。咳喘频作、口不渴、畏寒怕冷之寒哮及痰多、便溏属肺脾虚寒之哮喘不宜应用。

3）白果 15g，粳米 30g。白果肉炒香，研细末。粳米煮粥，将熟时调入白果粉，调味服食。每日 1～2 剂，连食 2～4 周。适于咳喘时作、气短乏力属肺气亏虚之哮喘。适于赤白带下、遗尿等。

4）鲜胎盘 1 个，冬虫夏草 15g。胎盘洗净，切块。与冬虫夏草共入锅炖至烂熟。食盐调味分次服食。每周 1～2 剂，连食 2～3 周。适于哮喘缓解期，可防止复发。咳喘频作、痰多纳呆者不宜应用。

5）蛤蚧10只，焙干，研细末。每次取3g，加冰糖15g，炖服。每日1剂，连服2~3周。适于少气乏力、体虚而哮喘迁延不愈者。哮喘发作期咳喘频剧、痰多气盛者不宜用此。

2. 饮食禁忌

（1）忌辛辣、刺激性食物：热喘患者应忌食热性及辛辣刺激性食物，如羊肉、牛肉、狗肉、韭菜、葱、大蒜、辣椒等；寒喘患者还应忌食梨、荸荠、生菜及海味、咸寒、油腻食物。

（2）忌易过敏食物：过敏性哮喘应忌食易引起过敏的食物，如鱼、虾、牛肉、牛奶、鸡蛋、豆腐乳、公鸡肉、蜂蜜、巧克力、羊肉等。但应经自身反复试验，确实能引起过敏的食物才应忌口，否则禁食过多，会削弱抗病能力。

（3）忌冷饮：中医学认为，哮喘与大量食用生冷食物有关，并有冬病夏治之说。哮喘病程长，夏季以补肺、补肾治疗为主。治疗时，忌食冷饮。秋季是哮喘的好发季节，而寒冷是哮喘的诱因，冷空气和冷饮会导致发作。此外，冷饮还会引起脾胃失调，故应忌食冷饮。

（4）忌过甜食物：过甜食物可使人体湿热蕴积而成痰，哮喘患者自身就多痰，食过甜食物会使痰饮积聚而加重病情。

（5）忌多盐：哮喘患者应限制盐量的摄入，食盐过多会使哮喘发病率增加，或使病情加重。因为过多的钠会增加支气管的反应性。据有关调查资料证明，食盐的销售量与当地支气管哮喘病死亡率成正比。

（6）忌食海鲜：哮喘患者不宜吃海鲜。因为海鲜（如鱼、虾、蟹等）中都含有丰富的蛋白，吃后容易产生过敏加重哮喘。

（7）忌食荠菜：哮喘为支气管平滑肌痉挛、管腔变窄、通气不畅所致的疾病。荠菜有收缩支气管平滑肌的作用，可加重哮喘病患者的病情。

（8）忌食鲥鱼：鲥鱼富含蛋白质，容易引发或加重过敏性哮喘的病情，故应忌多食。

（9）忌食白鳝：英国医学家研究证明，导致哮喘病的真正祸根是一种称为过敏基因的物质，外界因素起诱导作用。白鳝含蛋白质丰富，而蛋白质是一种外界致敏原，食用过多容易加重病情。

【药物宜忌】

1. 西医治疗

（1）氧疗与辅助通气：哮喘急性发作时，应经鼻导管吸入较高浓度的氧气，以及时纠正缺氧，如果缺氧严重，应经面罩或鼻罩给氧，使氧分压大于60mmHg，只有出现二氧化碳潴留时才需低浓度给氧。已行气管插管或切开者，可连人工呼吸器进行辅助呼吸。

（2）输液、纠正酸中毒、纠正电解质紊乱：严重哮喘时可有不同程度的脱水，脱水可使呼吸道分泌物黏稠，导致广泛痰栓嵌塞，而酸中毒可使支气管平滑肌对儿茶酚胺的反应性降低，解痉药物失效。严重的脱水、酸中毒可成为哮喘致死原因之一。静脉补液每日 2000 ~ 4000mL，应遵循补液的一般原则（先快后慢、先盐后糖、见尿补钾）。不能进食者，每日静脉补钾 4 ~ 6g。严重缺氧可引起代谢性酸中毒，一般给予 5%碳酸氢钠 150 ~ 300mL，静脉滴注。用量亦可根据：所需 5% 碳酸氢钠毫升数（mL）=［正常 BE（mmol/L）－测得 BE（mmol/L）］× 体重（kg）×0.4。

（3）解除支气管痉挛

1）β_2 受体激动剂：β_2 受体激动剂能缓解哮喘发作症状，是控制哮喘急性发作症状的首选药物。β_2 受体激动剂有吸入（定量气雾剂吸入、干粉吸入、持续雾化吸入等）口服和静脉三种用法。吸入法为首选，因药物吸入后直接作用于呼吸道，局部浓度高且作用迅速，所用剂量小，全身不良反应少。常用的短效 β_2 受体激动剂有沙丁胺醇定量气雾剂（成人 100 ~ 200μg，每日 3 ~ 4 次）和特布他林定量气雾剂（成人 250 ~ 500μg，每日 3 ~ 4 次），通常吸入后 5 ~ 10 分钟即可见效，疗效维持 4 ~ 6 小时，必要时也可每 20 分钟重复吸入 1 次。长效 β_2 受体激动剂有福莫特罗 4.5 ~ 9.0μg，每日 2 次和沙美特罗 25 ~ 50μg，每日 2 次定量或干粉吸入剂，作用时间可维持 8 ~ 12 小时。持续雾化吸入 β_2 受体激动剂多用于重症或儿童患者，使用方法简单易于配合。如沙丁胺醇 2.5 ~ 5mg，稀释后，每日 2 ~ 4 次雾化吸入。口服短效 β_2 受体激动剂因不良反应多，目前用得较少。β_2 受体激动剂的缓释型及控释型口服制剂疗效维持时间较长，可用于防治反复发作性哮喘和夜间哮喘。常用的口服制剂有丙卡特罗 50μg，每日 1 ~ 2 次，或福莫特罗 40 ~ 80μg，每日 2 次；注射用 β_2 受体激动剂虽然平喘作用较为迅速，但因全身不良反应的发生率较高，已较少使用。

2）抗胆碱药：有短效（异丙托溴铵）和长效（噻托溴铵）两种吸入剂型。异丙托溴铵舒张支气管作用较 β_2 受体激动剂弱，起效也比较缓慢，但不良反应少，与 β_2 受体激动剂联合吸入，支气管舒张作用增强并持久。某些患者应用较大剂量 β_2 受体激动剂不良反应明显，可换用此类药物，尤其适用于夜间哮喘及多痰的患者。一般异丙托溴铵 40 ~ 80μg，每日 3 ~ 4 次吸入，或 250 ~ 500μg. 每日 2 ~ 4 次雾化吸入。噻托溴铵是一种新型长效抗胆碱药，对 M_3 受体有较强的选择性。每日 18μg 一次吸入，疗效持续时间可达 24 小时，不良反应少。前列腺增生、闭角型青光眼以及膀胱颈梗阻者慎用。

3）茶碱类药物：茶碱有口服和静脉注射 2 种剂型。口服茶碱常用的有氨茶碱、控（缓）释茶碱和多索茶碱等，可用于轻至中度哮喘发作，通常氨茶碱为成人每日 6 ~ 8mg/kg。控（缓）释茶碱口服后血药浓度稳定，作用持久，尤其适用于控制夜间哮喘发作，一般缓释茶碱 0.1 ~ 0.2g，每日 2 次，或多索茶碱 0.2 ~ 0.4g，每日 2 次。重症哮喘急性发作时，可用茶碱静脉注射，一般静脉注射氨茶碱首次成人剂量为 4 ~ 6mg/kg，注射速度不超过 0.25mg/（kg·min），静脉滴注维持量为 0.6 ~ 0.8mg/（kg·h），每日用量一般不超过 1.0g。也可用多索茶碱每日 0.2 ~ 0.4g，静脉滴注。由于茶碱类药物血清浓度个体差异较大，治疗窗较窄，有条件应监测茶碱血浓度。茶碱中毒反应有心律失常、血压骤降，严重者可致惊厥，甚至死亡。

4）维拉帕米（异搏定）：可阻止 Ca^{2+} 的内流，使平滑肌兴奋，收缩脱耦联。常用维拉帕米 7.5～10mg 加入 5% 葡萄糖溶液中静脉滴注，或用维拉帕米 7.5～10mg 加氨茶碱 0.25～0.5g，每日静脉滴注 1 次。

5）酚妥拉明：能阻断 α 受体，保留并增强 β 受体作用，并抑制过敏因素释放的组胺、5-HT 的作用，扩张支气管。常用酚妥拉明 30mg 加入 5% 葡萄糖溶液 500mL 中，以 0.1～0.3mg/min 滴速滴入，滴注过快可致低血压、心动过速，故应根据心率、血压适当调整滴速。

6）硫酸镁：可激活低下的肾上腺素能，常用 25% 硫酸镁 10mL 加 5% 葡萄糖溶液 300～500mL 静脉滴注，每日 1 次。

7）山莨菪碱（654-2）：可解除血管平滑肌痉挛，减轻肺淤血，增加肺循环血流速度，减轻黏膜水肿，使 cAMP/cGMP 比值增高，直接解除气管平滑肌痉挛，降低气道阻力，改善肺泡通气。常用山莨菪碱 20～100mg 加入 5% 葡萄糖溶液中静脉滴注。

（4）糖皮质激素：糖皮质激素有吸入（定量气雾剂吸入、干粉吸入、雾化吸入等）口服和静脉 3 种用法。吸入治疗是目前长期治疗哮喘的首选方法。常用吸入激素有丙酸倍氯米松、布地奈德、氟替卡松等，后两种药物生物活性更强，作用更持久。激素通常需规律吸入 1 周以上方能生效。根据哮喘病情，吸入剂量（丙酸倍氯米松或等效量其他糖皮质激素）在轻度持续者一般为 200～500μg/d，中度持续者一般为 500～1000μg/d，重度持续者一般为 1000μg/d（不宜超过 2000μg/d，氟替卡松剂量减半）。口服治疗适用于吸入糖皮质激素无效或短期加强（如急性发作病情较重）的患者。常用的药物有泼尼松和泼尼松龙，一般泼尼松起始剂量 30～60mg/d，症状缓解后逐渐减量至 ≤10mg/d。然后停用，或改用吸入剂型。重度或严重哮喘发作时应及早静脉应用糖皮质激素，如琥珀酸氢化可的松 400～1000mg/d 或甲泼尼龙 80～160mg/d。症状缓解后逐渐减量，然后改为口服和吸入剂型维持。

（5）积极控制感染：重度哮喘发作患者气道阻塞严重，易于产生呼吸道和肺部感染，故应酌情选用广谱抗生素静脉滴注。可根据痰培养＋药敏结果选用敏感药物。

（6）并发症的处理

1）并发张力性气胸：应及时行胸腔闭式引流术。

2）黏液痰栓阻塞气道：可行支气管肺泡灌洗术。

3）呼吸衰竭：可以先试用无创性通气方式，若无效应及时早插管性机械通气。必要时酌情加用呼吸末正压通气（PEEP），对于维持正常通气容积所需压力过高的患者，可试用允许性高碳酸血症通气策略。

2. 中医治疗

（1）辨证论治

1）发作期

①冷哮

主症：喉中哮鸣如水鸡声，呼吸急促，喘憋气逆，胸膈满闷如塞，咳不甚，痰少咳吐不爽，色白清稀而多泡沫，口不渴或渴喜热饮，形寒怕冷，天冷或受寒易发，面色青晦。舌苔白滑，脉弦紧或浮紧。

治法：宣肺散寒，化痰平喘。

方药：射干麻黄汤或小青龙汤加减。射干 10g，麻黄 6g，紫菀 10g，款冬花 12g，半夏 10g，五味子 10g，生姜 10g，芍药 10g，陈皮 10g，干姜 6g，细辛 3g，甘草 6g。

用法：水煎服，每日 1 剂。

②热哮

主症：喉中痰鸣如吼，喘而气粗息涌，胸高胁胀，咳呛阵作，咳痰色黄或白，黏浊稠厚，排吐不利，口苦，口渴喜饮，汗出，面赤，或有身热，甚至有好发于夏季者。舌苔黄腻，质红，脉滑数或弦滑。

治法：清热宣肺，化痰定喘。

方药：定喘汤或越婢加半夏汤加减。白果 10g，麻黄 6g，桑白皮 10g，款冬花 10g，半夏 10g，杏仁 10g，苏子 10g，黄芩 10g，生石膏 30g，生姜 10g，甘草 6g。

用法：水煎服，每日 1 剂。

③寒包热哮

主症：喉中哮鸣有声，胸膈烦闷，呼吸急促，喘咳气逆，咳痰不爽，痰黏色黄，或黄白相兼，烦躁，发热，恶寒，无汗，身痛，口干欲饮。舌苔白腻微黄，舌尖边红，脉弦紧。

治法：解表散寒，清化痰热。

方药：小青龙加石膏汤或麻杏甘石汤。麻黄 9g，桂枝 10g，芍药 10g，半夏 10g，五味子 10g，生石膏 30g，杏仁 10g，甘草 6g。

用法：水煎服，每日 1 剂。

④风痰哮

主症：喉中痰涎壅盛，声如拽锯，或鸣声如吹哨笛，喘急胸满，但坐不得卧，咳痰黏腻难出，或为白色泡沫痰液，无明显寒热倾向，面色青暗，起病多急，常倏忽来去，发前自觉鼻、咽、眼、耳发痒，喷嚏，鼻塞，流涕，胸部憋塞，随之迅即发作。舌苔厚浊，脉滑实。

治法：祛风涤痰，降气平喘。

方药：三子养亲汤加减。苏子 10g，白芥子 10g，莱菔子 10g，茯苓 10g，陈皮 10g，蝉蜕 10g，僵蚕 10g，川贝母 10g，桔梗 10g，甘草 6g。

用法：水煎服，每日 1 剂。

⑤喘脱危证

主症：哮病反复久发，喘息鼻扇，张口抬肩，气短息促，烦躁，昏蒙，面青，四肢厥冷，汗出如油。脉细数不清，或浮大无根，舌质青暗，苔腻或滑。

治法：补肺纳肾，扶正固脱。

方药：回阳急救汤合生脉饮加减。熟附子 10g，干姜 10g，肉桂 10g，人参 10g，茯苓 10g，陈皮 10g，五味子 10g，半夏 10g，麦冬 10g，甘草 6g。

用法：水煎服，每日 1 剂。

2）缓解期

①肺脾气虚

主症：气短声低，喉中时有轻度哮鸣，痰多质稀，色白，自汗，怕风，常易感冒，倦怠无力，食少便溏。舌质淡，苔白，脉细弱。

治法：健脾益气，补土生金。

方药：六君子汤加减。党参 15g，白术 10g，茯苓 10g，陈皮 10g，半夏 10g，前胡 10g，杏仁 10g，五味子 10g，甘草 6g。

用法：水煎服，每日 1 剂。

②肺肾两虚

主症：短气息促，动则为甚，吸气不利，咳痰质黏起沫，脑转耳鸣，腰酸腿软，心慌，不耐劳累，或五心烦热，颧红，口干，舌质红少苔，脉细数。或畏寒肢冷，面色㿠白，舌苔淡白，质胖，脉沉细。

治法：补肺益肾。

方药：生脉地黄汤合金水六君煎加减。人参 10g，麦冬 10g，五味子 10g，山萸肉 10g，山药 10g，茯苓 10g，牡丹皮 10g，泽泻 10g，当归 10g，半夏 10g，熟地黄 10g，陈皮 10g，炙甘草 6g。

用法：水煎服，每日 1 剂。

（2）验方

1）广地龙粉：每日 3 次，每次 3g，可装胶囊吞服，适用于热哮者。

2）紫金丹：每日 1~2 次，每次服 1.5g，重者可服 3g。适用久病肺虚、喘咳不得卧者。

3）竹沥汤：鲜竹沥 10mL，开水冲服，每日 2 次。适用于痰热哮喘者。

3. 药物禁忌

（1）糖皮质激素

1）不宜过食含钙食物：因哮喘患者服用糖皮质激素期间过食含钙的食物，如虾皮、发菜、海带、乳类、豆类及其制品、骨头汤、黑木耳、瓜子、芝麻酱、核桃仁、山楂、大枣、柑、橘及新鲜蔬菜等，会降低疗效。

2）不宜高盐饮食：高盐饮食易引起水肿，因为糖皮质激素有保钠排钾作用。

3）不宜大量食糖：由于糖皮质激素（如氢化可的松、泼尼松、地塞米松等）能促进糖原异生，并能减慢葡萄糖的分解，有利于中间代谢产物，如丙酮酸和乳酸等在肝脏和肾脏再合成葡萄糖，增加血糖的来源，减少机体组织对葡萄糖的利用，从而导致血糖升高。因此，服用糖皮质激素时要限制糖的摄取。

4）不宜与疫苗合用：因糖皮质激素能抑制免疫反应，使机体抵抗力减弱，若与疫苗（如麻疹病毒菌苗、脊髓灰质炎菌苗、天花菌苗、狂犬病菌苗、破伤风类毒素、伤寒菌苗、流行性腮腺炎菌苗等）合用，易造成疫苗感染。

5）不宜与两性霉素合用：合用可加重人体缺钾。

6）不宜与噻嗪类利尿剂合用：噻嗪类利尿剂（如氢氯噻嗪、环戊噻嗪等）能促进钾的排泄，合用易引起低钾血症。

7）不宜与含钙药物联用：含钙药物（如葡萄糖酸钙等）与糖皮质激素，如泼尼松龙联用会降低疗效。

8）不宜与吲哚美辛、阿司匹林合用：糖皮质激素能促进蛋白质分解和抑制蛋白质的合成，并刺激胃酸和胃蛋白酶的分泌，降低胃与十二指肠黏膜组织对胃酸的抵抗力，阻碍组织修复，使溃疡愈合迟缓，与对胃有刺激作用的吲哚美辛等药合用，可诱发或加重消化道溃疡，故应避免合用。如临床必须用时，应间隔投药，并加服氢氧化铝凝胶保护胃黏膜。

9）不宜与药用炭合用：药用炭的吸附作用可使糖皮质激素的吸收减少，疗效降低。

10）不宜与药酶诱导剂合用：药酶诱导剂，如苯妥英钠、苯巴比妥、司可巴比妥、格鲁米特等，能加速糖皮质激素的代谢，降低其血药浓度，从而降低药物作用强度和有效时间。

11）不宜与维生素 A 合用：因与维生素 A 合用，糖皮质激素的抗炎作用将受到抑制。

12）不宜与四环素合用：长期或大剂量应用糖皮质激素，能抑制巨噬细胞对抗原的吞噬作用，从而抑制机体的免疫作用。四环素能打乱肠道内各细菌间相互抑制的平衡，两药合用，易引起二重感染及诱发或加重耐药菌所致的传染病。

13）不宜与利福平合用：利福平有酶促作用，可使糖皮质激素（如氢化可的松等）代谢加快，疗效降低。

14）不宜与免疫抑制合用：糖皮质激素与免疫抑制剂，如硫唑嘌呤、环孢素等合用，可诱发溃疡或加重出血等不良反应。

15）不宜与降血糖药合用：因糖皮质激素能促进糖原异生，升高血糖，与降血糖药甲苯磺丁脲、苯乙双胍、格列本脲等的作用相反。

16）不宜与洋地黄合用：糖皮质激素可引起钾丢失，易导致洋地黄中毒和心律失常。

17）不宜与十灰散合用：十灰散的吸附作用，会减少糖皮质激素在机体内的吸收与利用。

（2）氨茶碱

1）不宜饭前服用：氨茶碱饭前服用对胃肠道有刺激作用，与食物同服或饭后服用，可减轻胃肠道的不适反应。

2）不宜过食酸性食物：服用氨茶碱期间过食酸化尿液的食物，如醋、肉、鱼、蛋、乳制品等，会加快氨茶碱的排泄，降低其疗效。

3）不宜食咖啡、茶叶、可可：氨茶碱与咖啡、茶叶、可可等同时服用，会加重对胃肠黏膜的刺激。

4）不宜过食高蛋白食物：因为高蛋白食物，如黑豆、黄豆、兔肉、鸡蛋、淡菜等，能降低茶碱类药物的疗效。

5）不宜与含生物碱的中药合用：氨茶碱与含有生物碱的中药乌头、黄连、贝母等联合应用，会使药物毒性增加。

6）不宜与含酸性成分的中药或中成药合用：氨茶碱与乌梅、山楂、山萸肉、五味子、金樱子、覆盆子，以及山楂丸、保和丸、五味子丸、冰霜梅苏丸等含酸性成分的中药或中成药合用，会因酸碱中和而降低彼此的疗效。

7）不宜与普萘洛尔合用：因为这两种药物对磷酸二酯酶的作用相反，使两者的作用相互抑制。

8）不宜与氯化铵合用：因氯化铵酸化尿液，减少氨茶碱的重吸收，加快其排泄，因而降低其疗效。

9）不宜与 β 受体兴奋剂合用：药理研究认为，氨茶碱与 β 受体兴奋剂（如特布他林）合用可致室性心动过速、室性纤颤等心脏不良反应。

10）不宜与西咪替丁合用：西咪替丁能与肝脏微粒体细胞色素 P450 氧化酶结合，产生直接的非竞争性酶抑制作用，使氨茶碱依赖 P450 酶氧化代谢受阻，代谢速度减慢，血清消除率降低，其血药浓度因而升高，不良反应增加。

11）不宜与抗癫痫药合用：抗癫痫药苯巴比妥、苯妥英钠等有肝微粒体酶的诱导作用，可使氨茶碱代谢加快，作用降低。

（3）碘化钾

1）不宜与酸性食物同服：与酸性食物，如酸菜、醋、咸肉、山楂、杨梅、果汁等同服，易析出游离碘，对胃黏膜造成较大刺激。

2）不宜与酸性药物合用：碘化钾与酸性药物（如阿司匹林、橙皮糖浆等）同服，能析出游离碘，对胃造成较大刺激，并能抑制胃内酶的活性。

3）不宜与甘汞合用：碘化钾能使甘汞变为碘化汞和可溶性汞盐，使其毒性增加。

4）不宜与三黄片合用：碘化钾能沉淀三黄片中的生物碱，使后者药效降低。

5）不宜与朱砂及含朱砂的中成药合用：碘化钾属还原性药物，与朱砂及含朱砂的中成药合用，可生成有毒性的碘化汞而导致药源性肠炎。

6）不宜与硫酸亚铁合用：硫酸亚铁与碘化钾合用时可发生沉淀，影响铁的吸收，降低疗效。

（4）氯化铵

1）不宜与阿司匹林合用：阿司匹林对胃黏膜有直接刺激作用，与酸性药物氯化铵合用，可增加前者对胃的刺激，促进胃肠道及肾小管重吸收，进而增加毒性。

2）不宜与氢氯噻嗪合用：氢氯噻嗪与氯化铵合用会引起血氨增高，有肝功能障碍的患者易致肝性脑病。

（5）沙丁胺醇：不宜与普萘洛尔合用，因沙丁胺醇的支气管扩张作用（β₂ 受体作用）能被 β 受体阻滞剂普萘洛尔拮抗。

（6）拟肾上腺素药：不宜与单胺氧化酶抑制剂合用。因为单胺氧化酶抑制剂（如左旋多巴、帕吉林、苯乙肼、丙咪嗪、阿米替林、异卡波肼、丙卡巴肼等）可使去甲肾上腺素、多巴胺、5－羟色胺等单胺类神经递质不被破坏而贮存于神经末梢中，与拟肾上腺素药（如麻黄素、异丙肾上腺素、苯丙胺、间羟胺等）合用后可促使内源性去甲肾上腺素释放，而导致高血压危象。

（7）麻黄素

1）不宜与甲基多巴合用：因甲基多巴可减少神经元释放去甲肾上腺素，合用可使麻黄素的作用减弱。

2）不宜与复方罗布麻合用：因两药合用可产生药理性的拮抗作用，使两者疗效均降低。

3）不宜与洋地黄合用：因二者同服易增加洋地黄的毒性反应。

4）不宜与胍乙啶合用：因二者存在相互竞争的拮抗作用，合用可使两者的作用均降低。

5）不宜与利血平合用：麻黄素能促进肾上腺素能神经末梢释放去甲肾上腺素，引起血压上升，与降压药利血平合用，属于药理性配伍禁忌。

6）不宜与甘草合用：麻黄素为多元环的强生物碱，二者合用易产生沉淀，使二者吸收减少而降低疗效。

7）不宜与新斯的明合用：由于麻黄素属拟肾上腺素药，新斯的明属拟胆碱药，两者的作用基本是拮抗的。

8）不宜与氯丙嗪、三氟拉嗪合用：由于氯丙嗪有 α 受体阻断作用，而麻黄素能促进肾上腺素能神经递质的释放，对 α 受体、β 受体都有兴奋作用，二者并用可能会使血压过低，而三氟拉嗪与麻黄素合用有致死的报道。

（8）肾上腺素

1）不宜与单胺氧化酶抑制剂合用：单胺氧化酶抑制剂（如苯乙肼、丙卡巴肼、异卡波肼、帕吉林等）可使肾上腺素破坏减少，二者合用可引起明显的高血压。

2）不宜与可卡因及三环类抗抑郁药合用：可卡因及三环类抗抑郁药（如丙咪嗪、阿米替林等）可阻断肾上腺素能神经元摄取去甲肾上腺素，使肾上腺素的升压作用明显加强，合用可引起严重高血压。

3）不宜与 α 受体阻滞剂合用：α 受体阻滞剂（如酚妥拉明、苄唑林、酚苄明等）与肾上腺素合用，可使肾上腺素的 β 作用占优势，而导致严重低血压。

4）不宜与利血平、胍乙啶合用：利血平、胍乙啶能导致肾上腺素受体发生类似去神经性超敏感现象，从而使有直接升压作用的肾上腺素作用增强。

5）不宜与普萘洛尔合用：普萘洛尔与肾上腺素合用可引起血压明显升高，继之出现反射性心动过缓。普萘洛尔是一种非选择性的 β 受体阻滞剂，可阻止心脏的 β_1 受体和血管 β_2 受体。在应用肾上腺素之前，患者在 3 日内应停服普萘洛尔。如果普萘洛尔不能停用，就不应使用肾上腺素，以防发生高血压反应。

6）不宜与吩噻嗪类药物合用：吩噻嗪类药物（如氯丙嗪、奋乃静、三氟拉嗪等）能使肾上腺素的作用逆转，引起低血压。

7）不宜与氯仿、氟烷、甲氧氟烷、环丙烷合用：氯仿及环丙烷、氟烷、甲氧氟烷等麻醉剂能使肾上腺素对心肌产生敏感，因此不宜与以上药物合用，以免引起心律失常或心房纤颤。

（9）异丙肾上腺素

1）不宜与含糖皮质激素的中药合用：动物实验证明，糖皮质激素可使心肌对异丙肾上腺素的敏感性增加，从而增强其对心脏的毒性。某些哮喘患者在使用异丙肾上腺素时突然死亡，很可能与糖皮质激素摄入有关。中药三七、穿山龙、甘草、何首乌等含有糖皮质激素样物质，不宜合用。

2）不宜与麻黄合用：拟交感神经药异丙肾上腺素对 β 受体有很强的激动作用，可使血压升高。麻黄中的麻黄碱能直接作用于 α 受体、β 受体，发挥拟肾上腺素作用，亦能促使肾上腺素能神经末梢释放递质，间接发挥拟肾上腺素作用。两药合用，对 β 受体的兴奋作用显著增强，易引起心律失常，升压作用相加可致高血压危象。

3）不宜与维拉帕米合用：因异丙肾上腺素可对抗维拉帕米的作用，使维拉帕米的效应减弱。

4）不宜与儿茶酚胺类药合用：间羟异丙肾上腺素、妥洛特罗、甲氧那明、沙丁胺醇、丙卡特罗与儿茶酚胺类药（如肾上腺素、异丙肾上腺素等）合用，有时可引起心律失常。

（10）易致敏药物：哮喘患者大多是过敏体质，故在使用易致敏药物，如磺胺类、呋喃类药物时，需特别注意。

（11）支气管收缩药物：本病的病理是支气管痉挛，故不能应用支气管收缩药物，如吗啡、氯丙嗪等。

四、肺炎

【概述】

肺炎（pneumonia）是指终末气道、肺泡和肺间质的炎症，可由病原微生物、理化因素、免疫损伤、过敏和药物所致。根据世界卫生组织（WHO）1972 年在五大洲约 12 亿人口中的调查资料表明，急性呼吸系统感染死亡患者中约有 75.5% 为细菌性和病毒性肺炎，所以肺炎是呼吸系统感染病死率的主要原因。肺炎的分类有多种方法。按解剖学可分为大叶性（肺泡性）肺炎、小叶性（支气管性）肺炎和间质性肺炎。按病因可分为细菌性肺炎、非典型病原体所致肺炎、病毒性肺炎、真菌性肺炎、其他病原体所致肺炎和理化因素所致肺炎。病因分类虽然有利于治疗，但由于细菌学检查阳性率低，培养结果滞后，病因分类在临床上较为困难。因此，为便于临床经验性治疗，目前常将肺炎按获得环境不同分为社区获得性肺炎（CAP）和医院获得性肺炎（HAP）两类。重症肺炎又称中毒性肺炎或暴发性肺炎，是由各种病原体所致肺实质性炎症。

1. 病因

（1）社区获得性肺炎：常见病原体为肺炎球菌（约占 40%）、流感嗜血杆菌、卡他莫拉菌、非典型病原体。

（2）医院获得性肺炎：G⁻杆菌最常见（铜绿假单胞菌、大肠杆菌、肺炎克雷白杆菌、不动杆菌）、真菌（白色念珠菌、曲霉菌）、病毒（巨细胞病毒），G⁺以MRSA（耐甲氧西林金黄色葡萄球菌）多见。

（3）重症肺炎：最常见的致病菌为肺炎双球菌，其次为化脓性链球菌、金黄色葡萄球菌、铜绿假单胞菌、流感嗜血杆菌、厌氧菌等，还有少见的病毒，如流感病毒、鼻病毒等，这些病原体所分泌的内毒素造成血管舒缩功能障碍及神经反射调节异常，导致周围循环衰竭、血压下降、休克、细胞损伤和重要脏器功能损害等。

2. 临床诊断

（1）社区获得性肺炎（CAP）

1）新近出现的咳嗽、咳痰，或原有呼吸道疾病症状加重，并出现脓性痰；伴或不伴胸痛。

2）发热。

3）肺实变体征和（或）湿性啰音。

4）WBC $>10 \times 10^9/L$ 或 $<4 \times 10^9/L$，伴或不伴核左移。

5）胸部X线检查显示片状、斑片状浸润性阴影或间质性改变，伴或不伴胸腔积液。

以上1~4项中任何一项加第5项，并除外肺结核、肺部肿瘤、非感染性肺间质性疾病、肺水肿、肺不张、肺栓塞、肺嗜酸性粒细胞浸润症、肺血管炎等，则可确立CAP临床诊断。

（2）医院获得性肺炎（HAP）：HAP常见的症状有发热、咳嗽、咳脓痰、呼吸困难和胸痛。对机械通气或危重患者HAP的判断，病史的收集非常重要，因为此时患者的临床症状无明显的特异性，可能只有精神状态的改变。当患者的痰量或痰液的性状发生改变、需氧量增加、胸片出现新的渗出灶或原有的病灶增大、白细胞增高和发热等出现时，常提示可能有HAP的发生。体格检查可有体温升高、心率增快、呼吸急促、发绀，严重时可有呼吸衰竭，有时可见典型的肺实变体征：触觉语颤增强、叩诊呈浊音、闻及粗糙的捻发音和支气管呼吸音，若发生类肺炎性胸腔积液时，可出现胸腔积液的体征。HAP的诊断标准同CAP。但临床表现、实验室和影像学所见对HAP的诊断特异性低，尤其应注意排除肺不张、心力衰竭和肺水肿、基础疾病肺部受累、药物性肺损伤、肺栓塞和急性呼吸窘迫综合征等。粒细胞缺乏、严重脱水患者并发HAP时胸部X线检查可以阴性，卡氏肺孢子虫肺炎有10%~20%的患者胸部X线检查完全正常。

（3）重症肺炎：出现下列征象中1项或以上者可诊断为重症肺炎。

1）意识障碍。

2）呼吸频率≥30次/分。

3）$PaO_2 < 60mmHg$，$PaO_2/FiO_2 < 300$，需行机械通气治疗。

4）动脉收缩压 $<90mmHg$。

5）并发脓毒性休克。

6）X 线胸片显示双侧或多肺叶受累，或入院 48 小时内病变扩大≥50%。

7）少尿：尿量 <20mL/h，或 <80mL/4h，或并发急性肾衰竭需要透析治疗。

（4）不同病原体肺炎诊断特点

1）肺炎球菌性肺炎：起病急，寒战，高热，咳铁锈色痰，胸痛，有肺实变体征，影像学示肺叶或肺段实变。

2）金黄色葡萄球菌肺炎：起病急，寒战，高热，咳脓血痰，有毒血症症状，影像学示肺叶或小叶浸润，早期空洞，脓胸，可见液气囊腔。

3）克雷白杆菌肺炎：咳砖红色胶冻样痰，影像学示肺叶或肺段实变，蜂窝状脓肿，叶间隙下坠。

4）铜绿假单胞菌肺炎：毒血症症状明显，脓痰可呈蓝绿色，影像学示弥漫性支气管炎，早期可出现肺脓肿。

5）厌氧菌肺炎：一般咳腥臭痰，影像学示支气管肺炎，脓胸，脓气胸，多发性肺脓肿。

6）军团菌肺炎：高热，肌痛，偶尔有消化道症状，相对缓脉，患者呈急性病容，出汗，呼吸急促，发绀，肺部啰音或实变体征。影像学示斑片状影或肺段实变，偶尔有空洞形成和胸腔积液，进展迅速。

7）支原体肺炎：起病缓，可小流行，刺激性干咳为本病突出症状，乏力，肌痛，头痛，可无明显体征。影像学示肺叶间质性支气管肺炎，3~4 周自行缓解。

8）传染性非典型肺炎（SARS）：可有接触史，经过潜伏期（2~12 日）。起病急，以发热为首发症状，多为高热，偶有畏寒；伴或不伴有头痛、关节酸痛、全身酸痛、乏力、胸痛、腹泻；可有咳嗽，多为干咳、少痰，偶有血丝痰。严重者出现呼吸加速，气促，或进展为急性呼吸窘迫综合征。肺部体征不明显，部分患者可闻少许干、湿啰音，或有肺实变体征。早期胸片可以无改变，血白细胞计数不升高，或降低。常有淋巴细胞减少，可有血小板降低。部分患者血清转氨酶、乳酸脱氢酶等升高。积极的抗菌药物无效。胸部 X 线或 CT 示：肺部有不同程度的片状、斑片状浸润性阴影或呈网状样改变，少数患者进展迅速，呈大片状阴影；常为双侧改变，阴影吸收消散较慢。

9）高致病性人禽流感病毒肺炎：潜伏期 1~7 日，大多数在 2~4 日。主要症状为发热，体温大多持续在 39℃ 以上，可伴有流涕、鼻塞、咳嗽、咽痛、头痛、肌肉酸痛和全身不适。部分患者可有恶心、腹痛、腹泻、稀水样便等消化道症状。重症患者可出现高热不退，病情发展迅速，几乎所有患者都有临床表现明显的肺炎，常出现急性肺损伤、急性呼吸窘迫综合征、肺出血、胸腔积液、多脏器功能衰竭、休克及瑞氏（Reye）综合征等多种并发症。外周血白细胞不高或减少，尤其是淋巴细胞减少；并有血小板减少。胸部影像学检查可表现为肺内片状影。重症患者肺内病变进展迅速，呈大片状毛玻璃样影及肺实变影像，病变后期为双肺弥漫性实变影，可合并胸腔积液。

10）甲型 H1N1 流感：潜伏期一般为 1~7 日，多为 1~3 日。通常表现为流感样症状，包括发热、咳嗽、咽痛、咳痰、流涕、鼻塞、头痛、全身酸痛、乏力。部分病例出现呕吐和（或）腹泻。约 10% 的病例可不发热。体征主要包括咽部充血和扁桃体肿大。可发生肺炎等并发症。少数病例病情进展迅速，出现呼吸衰竭、多脏器功能不全或衰竭。患者原有的基础疾病亦可被诱发加重，呈现相应的临床表现。病情严重者可以导致死亡。外周血象：白细胞总数一般不高或降低。血生化：部分病例出现低钾血症，少数病例丙氨酸氨基转移酶、天门冬氨酸氨基转移酶升高。影像学示合并肺炎时肺内可见片状影像。

11）侵袭性肺曲霉菌感染：胸部 X 线和 CT 影像学特征为早期出现胸膜下密度增高的结节实变影，数天后病灶周围可出现晕轮征，10～15 日后肺实变区液化、坏死，出现空腔阴影或新月征。

12）肺孢子菌肺炎：胸部 CT 影像学特征为两肺出现毛玻璃样肺间质病变征象，伴有低氧血症。

【饮食宜忌】

1. 饮食宜进

（1）饮食原则

1）宜易消化、富有营养的食物：由于肺炎患者胃肠张力及蠕动均较弱，特别是肺炎伴有高热时，患者的胃肠功能更差，此时患者宜进食易消化、富有营养的流质或半流质饮食，如牛奶、米汤、藕粉、鸡蛋汤、菜汁、水果汁、面条、馄饨、蒸蛋羹等。

2）宜富含优质蛋白质的食物：蛋白质是人体的重要组成成分，也是修复组织的重要原料，患肺炎时蛋白质摄入不足，则使机体抵抗力降低，不利于感染的控制。因此，肺炎患者应进食足够的富含优质蛋白的食物，如鸡肉、鱼类、猪瘦肉、鸡蛋、牛奶、豆类及其制品等。

3）宜富含维生素及微量元素的食物：谷类、豆类、新鲜蔬菜、水果及蛋黄中，含有丰富的维生素 E、维生素 C、B 族维生素及微量元素锌、锡、铜等，有利于炎症的控制，故肺炎患者宜多进食富含维生素及微量元素的食物。

4）宜高热能饮食：摄入足量的糖类和脂肪，以供给人体足够的热能，能减少蛋白质因提供热能的分解，从而利于炎症的控制，故肺炎患者可食用甜薯、芋头、马铃薯、苹果、马蹄粉、怀山药粉、藕粉等。

5）宜大量饮水：每日饮水量至少 2000mL，以利于痰液稀释。

（2）饮食搭配

1）白菜与萝卜：小白菜 200g，白萝卜 1 个。小白菜洗净，白萝卜切成块，加水一起煮汤，调味后食用。有清肺化痰之功效。适用于肺炎，症见咳嗽、痰黄稠难咳者。

2）大蒜水：大蒜 100g，捣烂，加温开水 200mL，浸渍 4 个小时，过滤去渣。每次10mL，4 小时服 1 次，连服 2～3 日。大蒜性温辛辣有小毒，能散寒、祛痰、镇咳，有消毒消肿、宣窍通闭功效。对肺炎患者有益。

3）金银花与蜂蜜：金银花、蜂蜜各 30g，将金银花加水 500mL，煎汁去渣，冷却后加蜂蜜调匀即可，每日 2 次，口服。适用于肺炎患者。

4）生石膏与粳米：生石膏 100～200g，捣碎入沙锅，水煮 30 分钟，去渣取清液，再入洗净的粳米 100g,煮粥至熟烂,待温食用,每日 2~4 次。肺炎患者宜常食用。

(3)药膳食疗方

1)鲜马兰头连根 250g(干品 100g)水煎。每日 1 剂,分 3 次饮服,连服 3 日。鲜者也可煎烂熟后调味服食。适于肺炎发热期咳嗽不已、气急、口渴者。若昏迷、休克、四肢厥冷者则不宜应用。

2)生梨大者 1 个,连须鲜葱 7 根,白糖 10g。水煎饮服。每日 1 剂,连饮 3~5 日。适于肺炎初起发热、咳嗽等症状较轻者。高热持续、咳嗽频剧、气急唇紫或痰中带血者不宜应用。

3)鲜鲫鱼约 120g,豆腐 250g,调味品适量。鲫鱼去鳞、鳃和内脏,洗净。豆腐切块。同放锅中,烧至汤呈乳白色,加调料服食。每日 1 剂,连食 3~5 日。适于肺炎初起及发热期。四肢厥冷、昏迷、抽搐者则不宜食用此剂。

4)鲜枸杞叶 100g,猪肝 100g,葱、姜少许,料酒、精盐、素油适量。枸杞叶洗净。猪肝洗净,切片。素油烧热,放入猪肝,翻炒 3~5 分钟,加入枸杞叶并葱、姜、料酒、精盐。加适量水烧开服食。每日 1 剂,连食 3 日。适于肺炎轻症者和恢复期。高热、咳喘频繁、气急者多不相宜,重症昏厥更不宜应用。

5)鲜梨汁、鲜荸荠汁、鲜藕汁、西瓜汁、甘蔗汁各等量。混匀后,加温。时时适量饮服。适于肺炎恢复期。肺炎急性发作期高热、气急、咳嗽频作者不宜应用。

6)鲜鱼腥草 100g(干者 30g),蜂蜜 15g。鱼腥草洗净。水煎 15 分钟,取煎液加蜂蜜调服。每日 1~2 剂,连饮 3~5 日。适于发热、咳嗽、气急、口渴之肺炎急性期。热已退、气急咳嗽已平者多不相宜,若便溏者更不可饮服。

2. 饮食禁忌

(1)忌辛辣、煎炸及热性食物:如辣椒、胡椒、茴香、花椒、姜、葱、大蒜、油条、烤羊肉、烤鸡、炸鸡翅等辛辣、煎炸食物;牛肉、羊肉、狗肉等和炒瓜子、炒花生、炒香榧子等热性食物,食用后均会助热上火,使内脏热毒蕴结,从而使炎症加重,故肺炎患者应忌食辛辣、煎炸及热性食物。

(2)忌食海鲜发物:腥膻之品,如鲢鱼、带鱼、海虾、河虾、蟹、黄鳝、牡蛎、鲍鱼等水产品可助长湿热,食后不利于炎症的消退,故肺炎患者应忌食海鲜发物。

(3)忌甜腻食物:猪油、猪肥肉、奶油、牛油、羊油、鸡蛋黄、鸭蛋黄等油腻食物,巧克力、糖果、甜点心、奶油蛋糕、八宝饭等高糖食物,有助湿增热的作用,降低治疗效果,故肺炎患者应忌食甜腻食物。

(4)忌饮酒:酒可使支气管扩张,呼吸道黏膜充血、水肿、分泌物增多。酒能助长湿热,会加重炎症充血,不利于治疗,故应当禁忌饮酒。同样,含酒饮料,如酒酿、药酒等均不宜饮用。

(5)忌食蛇肉:蛇肉味甘,性温,助湿、增热,能加重肺炎的病情,故肺炎痰湿内盛者应忌食。

(6)忌食蚬肉:蚬肉味甘、咸,性寒,助湿,《本草拾遗》说:"多食发嗽及冷气。"故肺炎寒痰较甚者忌多食。

（7）忌食蛙肉：蛙肉味甘、咸，性寒，聚湿伤阳助寒，可加重痰湿内盛所致肺炎的病情，故应禁食。

（8）忌食柑：柑味甘、酸，性凉，甘可生津，酸可敛津，均可聚生痰湿，《医林纂要》说："多食生寒痰，故忌多食。"

（9）忌食樱桃：《日用本草》说，樱桃"其性属火，能发虚热喘嗽之疾"。呼吸系统疾病属肺热者食用则会加重病情，故应禁食。

（10）忌食白果：白果敛肺、定喘、止咳，痰湿内盛的肺炎患者应忌食。

（11）忌食胡椒：胡椒味辛，散气劫阴助火。《增补食物秘书》说："多食伤肺，火病尤忌"。肺热者若食用，将会加重病情，故应忌食。

（12）其他禁忌：龙眼肉、糖、葱、韭菜、大蒜等应忌食。

【药物宜忌】

1. 西医治疗

（1）一般支持疗法：卧床休息，注意保暖，发热者可用冰袋敷前额，或物理降温，有气急发绀等缺氧者应给予吸氧，咳嗽剧烈者可用镇咳祛痰药。

（2）抗感染治疗：尽早控制感染可预防休克的发生，在未查清病原体前，要根据临床表现判断最可能的病原，选择 2~3 种抗生素联合应用，然后根据痰培养和药敏结果选用敏感抗生素有针对性治疗。控制感染的原则是早期、足量和联合应用抗生素。尽可能静脉用药。

1）细菌性肺炎的抗感染治疗

①甲氧西林敏感金黄色葡萄球菌（MSSA）：首选苯唑西林（2.0g，静脉滴注，每日 2 次）或氯唑西林（2.0g，静脉滴注，每日 2 次），单用或联合利福霉素（0.5g，静脉滴注，每日 2~3 次）。替代：头孢唑啉（2.0g，静脉滴注，每日 2 次）或头孢呋辛（2.25g，静脉滴注，每日 2 次），克林霉素（1.2g，静脉滴注，每日 1 次），复方磺胺甲噁唑（每次 2 片，口服，每日 2 次），氟喹诺酮类（如左氧氟沙星 0.4g，静脉滴注，每日 1 次；莫西沙星 0.4g，静脉滴注，每日 1 次等）。MRSA（耐甲氧西林金黄色葡萄球菌）首选去甲万古霉素单用（1.0g，静脉滴注，每 12 小时 1 次）或联合利福霉素（0.5g，静脉滴注，每日 2~3 次）；替代（须经体外药敏试验）：氟喹诺酮类（如左氧氟沙星 0.4g，静脉滴注，每日 1 次；莫西沙星 0.4g，静脉滴注，每日 1 次等）、碳青霉烯类（如亚胺培南/西司他丁钠 1.0g，静脉滴注，每 12 小时 1 次等）。

②肠杆菌科（大肠杆菌、克雷白杆菌、变形杆菌、肠杆菌属等）：首选：第二三代头孢菌素（如头孢替安 2.0g，静脉滴注，每日 2 次；头孢呋辛 3.0g，静脉滴注，每日 2 次；头孢噻肟 4.0g，静脉滴注，每日 2 次；头孢曲松 2.0g，静脉滴注，每日 1 次）单用或联合氨基糖苷类（如阿米卡星成人 7.5mg/kg，静脉滴注，每日 2 次）。替代：氟喹诺酮类，氨曲南（2.0g，静脉滴注，每日 2 次），亚胺培南/西司他丁（1.0g，静脉滴注，每 12 小时 1 次），β 内酰胺类/β 内酰胺酶抑制剂（如头孢哌酮舒巴坦 4.0g，静脉滴注，每日 2 次）。

③流感嗜血杆菌：首选：第二三代头孢菌素，大环内酯类（如阿奇霉素 0.5g，静脉滴注，每日 1 次），复方磺胺甲噁唑（每次 2 片，每日 2 次），氟喹诺酮类；替代：β内酰胺类/β内酰胺酶抑制剂（哌拉西林/他唑巴坦 4.45g，静脉滴注，每日 2 次；阿莫西林/克拉维酸 3.6g，静脉滴注，每日 2 次）。

④铜绿假单胞菌：首选：氨基糖苷类（如阿米卡星成人 7.5mg/kg，静脉滴注，每日 2 次），抗假单胞菌 β 内酰胺类（如哌拉西林/他唑巴坦 4.45g，静脉滴注，每日 2 次；替卡西林/克拉维酸 3.2g，静脉滴注，每日 2 次；美洛西林 3.0g，静脉滴注，每日 2 次；头孢他啶 2.0g，静脉滴注，每日 2 次；头孢哌酮/舒巴坦钠 4.0g，静脉滴注，每日 2 次等）及氟喹诺酮类；替代：氨基糖苷类联合氨曲南、亚胺培南/西司他丁。

⑤不动杆菌：首选亚胺培南或氟喹诺酮类联合阿米卡星，或头孢他啶、头孢哌酮/舒巴坦钠。

⑥军团杆菌：首选：红霉素（成人 0.5g，口服，每日 2 次）或联合利福平（0.45g，口服，每日 1 次），环丙沙星（0.2g，静脉滴注，每日 2 次），左氧氟沙星（0.4g，静脉滴注，每日 1 次）；替代：新大环内酯类联合利福平、多西环素（如多西环素 0.1g，口服，每日 2 次）联合利福平、氧氟沙星。

⑦厌氧菌：首选：青霉素（400 万 U，静脉滴注，每日 2 次）联合替硝唑（100mL，静脉滴注，每日 2 次），克林霉素（1.2g，静脉滴注，每日 1 次），β 内酰胺类/β 内酰胺酶抑制剂。替代：氨苄西林（0.5～1.0g，口服，每日 3～4 次），阿莫西林（0.5～1.0g，口服，每日 3 次），头孢西丁（2.0g，静脉滴注，每日 2 次）。

2）病毒性肺炎的抗感染治疗

①利巴韦林：具有广谱抗病毒活性，包括呼吸道合胞病毒、腺病毒、副流感病毒和流感病毒。用法：0.8～1.0g/d，分 3～4 次服用；静脉滴注或肌内注射 10～15 mg/（kg·d），分 2 次；亦可用雾化吸入，每次 10～30mg，加蒸馏水 30mL，每日 2 次，连续 5～7 日。

②阿昔洛韦：具有广谱、强效和起效快的特点。临床用于疱疹病毒、水痘病毒感染。尤其对免疫缺陷或应用免疫抑制剂者应尽早应用。用法：每次 5mg/kg，静脉滴注，每日 3 次，连续给药 7 日。

③更昔洛韦：可抑制 DNA 合成。主要用于巨细胞病毒感染。用法：7.5～15 mg/（kg·d），连用 10～15 日。

④奥司他韦：为神经氨酸酶抑制剂，对甲、乙型流感病毒均有很好作用，耐药发生率低。用法：75mg，每日 2 次，连用 5 日。

⑤阿糖腺苷：具有广泛的抗病毒作用，多用于治疗免疫缺陷患者的疱疹病毒与水痘病毒感染。用法：5～15mg/（kg·d），静脉滴注，每 10～14 日为 1 个疗程。

⑥金刚烷胺：有阻止某些病毒进入人体细胞及退热的作用，临床用于流感病毒等感染。用法：成人量每次 100mg，晨晚各 1 次，连用 3～5 日。

3）真菌性肺炎的抗感染治疗

①两性霉素 B：0.5～1mg/kg，开始先以 1～5mg 或 0.02～0.10mg/kg 给药，视耐

受情况每日或隔日增加5mg，避光缓慢静脉滴注，不短于6小时。两性霉素B去氧胆酸盐及其含脂制剂（两性霉素B脂质复合体为5mg/kg，两性霉素B胶质分散体为3~4mg/kg，两性霉素B脂质体为3~5mg/kg，亦主张从低剂量开始逐渐增量，缓慢滴注，如耐受性良好，滴注时间可缩短至1~2小时）可用于曲霉菌、念珠菌、隐球菌、组织胞浆菌等引起的感染。

②伊曲康唑：第1~2日，200mg，静脉滴注，每日2次；第3~14日，200mg，静脉滴注，每日1次，输注时间不得少于1小时；之后序贯使用口服液，200mg，每日2次，直至症状改善及影像学上病灶基本吸收。主要适于曲霉菌、念珠菌属、隐球菌属和组织胞浆菌等引起的确诊、临床诊断及拟诊侵袭性肺部真菌感染的治疗以及曲霉菌和念珠菌感染的预防治疗［口服液5mg/（kg·d），疗程一般为2~4周］。

③氟胞嘧啶：100~150mg/kg，口服，每日4次；2.5g，静脉滴注，分2~4次给药。滴速4~10mL/min。适于敏感念珠菌和隐球菌所致的严重感染。单独应用易导致耐药，多与两性霉素B联合使用。

④氟康唑：200~400mg/d，口服或静脉滴注，每日1次。适于非粒细胞减少者的深部念珠菌病、艾滋病患者的急性隐球菌性脑膜炎、侵袭性念珠菌病的预防。

⑤伏立康唑：负荷剂量：静脉给予6mg/kg，每12小时1次，连用2次。输注速率不得超过3mg/（kg·h），在1~2小时输完。维持剂量：静脉给予4mg/kg，每12小时1次。治疗不耐受者将维持剂量降至3mg/kg，每12小时1次。适于免疫抑制患者的严重真菌感染，如侵袭性曲霉病、氟康唑耐药念珠菌引起的侵袭性感染、镰刀霉菌感染等。

⑥卡泊芬净：第1日70mg/d，之后50mg/d，输注时间不得少于1小时，疗程依病情而定。适于侵袭性曲霉病。

（3）对症治疗：患者胸痛剧烈者，可酌情用少量镇痛药，如可卡因15mg，临时口服；频繁咳嗽者，可给予止咳药，如可卡因（成人15~30mg，口服，需要时每日3次）、右美沙芬（成人10~20mg。口服，每日3~4次）和喷托维林（成人25mg，口服，每日3~4次）。痰液黏稠不易咳出者，可给予祛痰药，常用的祛痰药有氨溴索（成人30mg，每日3次）、乙酰半胱氨酸（成人200mg口服，每日2次）、羧甲司坦（成人500mg，口服，每日3次）、溴己新（成人8~16mg，口服，每日3次）等。一般发热不主张用阿司匹林或其他解热药，高热患者在物理降温效果不理想情况下，可慎用解热药物，同时注意多饮水。烦躁不安、谵妄、失眠者，可酌情应用地西泮或水合氯醛，禁用抑制呼吸的镇静药。

（4）糖皮质激素的应用：糖皮质激素应用越早越好，在有效抗感染的基础上可以大量、短期使用，可用琥珀酸氢化可的松3mg/kg，每6小时静脉注射1次，或每日用地塞米松5~10mg，一般用1~3日，情况好转后迅速撤停。

（5）并发症的处理

1）并发休克者

①补充血容量：休克的最主要病理生理变化是有效循环容量不足，因此补充有效血容量是治疗的关键。一般选用林格液、葡萄糖生理盐水以及胶体液，最初的1~2小

时可输液 800～1000mL 以晶体液为主，一般 12 小时内输液 2000mL，24 小时总输液量 2500～3500mL，中心静脉压的测定可指导输液量，一般以 0.6～1.0kPa（6～10cmH₂O）为界限。

②纠正酸碱平衡紊乱酸中毒：首选 5% 碳酸氢钠静脉滴注，一般轻度酸中毒静脉滴注 250mL，中度至重度者滴注 500～900mL。亦可根据血气结果灵活应用。

③应用血管活性药物：经过补充血容量、吸氧、纠正酸中毒等综合治疗后，如血压仍未回升，症状未见好转者可用血管活性药物。一般认为，若患者有皮肤湿冷、四肢温暖、冷汗少、尿量少等症状时以血管舒张为主，可选用收缩血管药物。可以用间羟胺 10～40mg 加 5% 葡萄糖溶液 250mL，静脉滴注，也可加入多巴胺 40～80mg 以改善血液量的重新分布。如患者全身发冷、面色苍白、少尿或无尿等以血管痉挛占优势时，可首选 α 受体阻滞剂酚妥拉明 5～10mg 加 5% 葡萄糖溶液 250mL，静脉滴注。

近年来，国内外用纳洛酮治疗休克取得一定疗效，该药为吗啡拮抗剂，可以阻滞 β-内啡肽等物质产生降压作用，还有稳定溶酶体、保护心肌等作用，在休克状态下一般使用 0.4～0.8mg，静脉注射，也可置于 500mL 液体中静脉滴注。

2）并发呼吸衰竭者：应给予相应的处理（具体见呼吸衰竭章节）。

3）并发心力衰竭者：可给予强心（0.9% 生理盐水 20mL + 去乙酰毛花苷 0.2mg，静脉滴注）、利尿（如呋塞米 40mg，静脉滴注）、扩血管（如 0.9% 生理盐水 250mL + 硝酸甘油 5mg，静脉滴注）处理。

2. 中医治疗

辨证治疗：

①邪犯肺卫

主症：发热，微恶风寒，头痛，咳嗽，胸痛，无汗或少汗，口干，有少量白黏痰，不易咳出，或身体酸痛，小便黄，舌边尖红，苔薄白或黄少津，脉浮数。

治法：辛凉解表，清肺化痰。

方药：银翘散加减。金银花 30g，连翘 12g，黄芩 10g，桑白皮 10g，瓜蒌皮 10g，前胡 10g，浙贝母 10g，芦根 30g，淡竹叶 10g，玄参 10g，荆芥穗 10g（后下），薄荷 10g（后下）。

用法：水煎服，每日 1 剂。

②邪遏卫气

主症：身热不扬及身热烦躁，微恶寒，身重疼痛乏力，口不渴，或伴有胸闷脘痞，无汗或汗出不畅，纳呆或大便溏泄，舌淡红，苔白薄腻，脉弦细濡。

治法：宣畅气机，清利湿热。

方药：三仁汤加减。杏仁 10g，滑石 10g，通草 10g，豆蔻仁 10g，竹叶 6g，厚朴 10g，薏苡仁 15g，半夏 10g。

用法：水煎服，每日 1 剂。

③邪壅犯胃

主症：高热，不恶寒，多汗，呼吸气粗，咳嗽剧烈，咳痰黄稠，胸痛，咽干唇燥，口渴喜饮，面色潮红，烦躁不安，大便干燥数日不行，小便黄赤，或头痛，也可见寒战高热、痰中带血或咳铁锈色痰，舌红苔黄燥，脉洪大或滑数。

治法：清肺胃热，解毒化痰。

方药：麻杏石甘汤合千金苇茎汤加减。麻黄6g，杏仁10g，生石膏30e，黄芩10g，芦根30g，冬瓜仁12g，薏苡仁15g，金银花30g，蒲公英30g，浙贝母10g，桃仁10g，桔梗10g，甘草6g。

用法：水煎服，每日1剂。

④热入营血

主症：高热，咳嗽气促，烦躁不安，喉中痰鸣，痰中带血，鼻扇肩抬，口干唇燥，口唇发绀，头痛剧烈，神昏谵语，面色青紫，或衄血，或惊厥抽搐，舌质红绛，舌苔黄厚或少苔而干或黑苔干燥，脉细数。

治法：清营凉血，清心开窍。

方药：清营汤加减。金银花30g，连翘10g，黄连10g，广角（代）5g，生地黄30g，玄参10g，牡丹皮10g，菖蒲10g，生石膏30g，羚羊角粉1g（冲服）。

用法：水煎服，每日1剂。

⑤肺胃阴伤

主症：身热或潮热，自汗或盗汗，口干口渴，手足心热，干咳或咳嗽痰少不易咳出，口渴欲饮，心烦满闷，食欲欠佳，舌红少苔，脉细数。

治法：滋阴养肺胃，泄邪除邪。

方药：竹叶石膏汤加减。竹叶10g，生石膏15g，清半夏10g，麦冬10g，沙参10g，太子参10g，生地黄10g，牡丹皮10g，甘草6g。

用法：水煎服，每日1剂。

⑥正气虚脱

主症：高热骤退，冷汗大出，面色㿠白，汗出淋漓，唇青肢冷，精神淡漠，呼吸急促，喉间痰鸣，鼻翼扇动，或昏愦不语，舌质暗淡，脉微细欲绝。

治法：回阳救逆。

方药：生脉散合参附汤加减。红参10g，附子10g，麦冬10g，五味子6g，山茱萸15g，白芍15g，生龙骨、生牡蛎各30g，甘草6g。

用法：水煎频频灌服，不能服者鼻饲。

3. 药物禁忌

（1）头孢菌素类

1）头孢克洛忌与食物同服：药食同服，血药峰浓度仅为空腹服用时的50%～75%，故宜空腹给药。

2）用头孢菌素类、红霉素、四环素期间禁酒：头孢菌素类抗生素（如头孢唑啉、头孢拉宗、头孢甲肟、头孢匹胺、头孢哌酮钠等）及红霉素、四环素等在应用期间及停药1周内应禁忌饮酒，以免产生或增强不良反应。

3）头孢菌素、红霉素类药物忌以果汁服用：果汁中的果酸易导致药物提前分解或溶化，不利于药物在肠内的吸收，而降低药效。另外，红霉素在酸性液体作用下易被迅速水解，有时甚至与酸性液体反应生成有害物质。

4）不宜与强利尿药（如依他尼酸、呋塞米）合用：因合用会增加对肾脏的毒性，故一般不宜合用。如必须合用时，应减少头孢菌素类的剂量。

5）不宜与多黏菌素 E 合用：头孢菌素类与多黏菌素 E 合用，有可能增加对肾脏的毒性，并降低头孢菌素类的抗菌作用，故联合给药时必须谨慎。如果必须合用时，应反复检查肾功能。

6）不宜与保泰松合用：因保泰松能增强头孢菌素类对肾脏的毒性。

7）忌与四环素合用：因合用能降低头孢菌素类的抗菌作用，故一般不合用。

8）慎与氨基糖苷类抗生素合用：头孢菌素类药均有一定的肾毒性，与氨基糖苷类抗生素合用，在抗菌作用增强的同时肾毒性亦显著增强，甚至发生可逆性肾衰竭，故两者合用应慎重。必须联用时，应分开给药。

（2）红霉素

1）忌过食酸性食物：红霉素用药期间不可过食酸菜、醋、咸肉、鸡肉、鱼肉、山楂、杨梅等酸性食物，否则会发生酸碱中和而降低药效。

2）忌过食海味食物：在应用红霉素期间，不宜过食螺、蚌、蟹、甲鱼、海带等海味食品，因为这些食品中富含的钙、镁、铁、磷等金属离子会和红霉素结合，容易形成一种难溶解又难吸收的物质，降低药物疗效。

3）不宜与溴丙胺太林同服：红霉素与溴丙胺太林同服，前者抗菌疗效降低。因溴丙胺太林为抗胆碱药，具有松弛胃肠道平滑肌的作用，能延长胃排空时间，而红霉素在胃酸影响下易被破坏失效，两药合用延长红霉素在胃中的停留时间，故易使其疗效降低或失效。若必须合用，可在红霉素疗程结束后再服溴丙胺太林，或服红霉素 2 小时后再服溴丙胺太林，也可同时加服碳酸氢钠或胃舒平等碱性药物以中和胃酸。

4）不宜与月桂硫酸钠合用：原因在于后者能促进红霉素在肠道中的吸收，增加对肝细胞的穿透力，使红霉素对肝脏的毒性增加，易导致黄疸及转氨酶升高。

5）不宜与维生素 C、阿司匹林合用：维生素 C、阿司匹林均为酸性药物，而红霉素在酸性条件下呈解离型，不易吸收，而且排泄快，在胃肠道中不稳定，易被破坏，使红霉素疗效降低。

6）不宜与氯丙嗪、保泰松、苯巴比妥等合用：这些药物对肝脏都有毒性作用，会加重肝脏毒性，故肝功能不全者应忌用。

7）不宜与氯霉素、林可霉素合用：因为合用时，都与细菌核糖蛋白体的 50 - S 亚单位结合，使核糖体的构型发生变化，彼此影响疗效。另外，氯霉素在弱酸或中性条件下活性增强，而红霉素在碱性条件下活性较强，两者合用亦可产生拮抗作用。

8）禁与乳酶生合用：因红霉素可抑制乳酸杆菌的活性，使乳酶生药效降低，同时也耗损红霉素的有效浓度。

9）不宜与含鞣质的中成药合用：因红霉素与含鞣质的中成药，如四季青片、虎杖浸膏片、感冒宁、复方千日红片及石榴皮、地榆、酸枣仁、诃子、五倍子等含鞣酸的中药联合应用，可使红霉素失去活性，降低疗效。

10）忌与含有机酸的中药同服：因红霉素在碱性条件下抗菌作用才能得以发挥，而同时服用乌梅、蒲公英、五味子、山茱萸、山楂等含有机酸的中药，会使红霉素的单键水解而失去抗菌作用。

11）不宜与四环素合用：因二者合用会增加红霉素对肝脏的不良反应。

（3）四环素类

1）忌食含金属阳离子化合物的食品：服用四环素类药（四环素、土霉素、多西环素、金霉素）期间，若同时吃含钙、镁、铝、铁等金属阳离子化合物的食品（如豆制品、油条、熟制卤肉、咸鱼、海蜇、海带等），易形成不溶性络合物，妨碍药物的吸收，降低药效。

2）忌碱性食物：因四环素类药物与碱性食物（菠菜、胡萝卜、黄瓜、苏打饼干、茶叶等）同服，可使胃液的盐酸被中和，从而使胃液 pH 值升高，四环素类药物的溶解性降低，进入小肠的吸收率下降，故服四环素类药物期间应避免过食碱性食物。

3）忌饮茶：饮茶有许多益处，但茶叶中含有鞣酸、咖啡因及茶碱等成分，四环素类药物与茶水同服可减低药效。

4）忌饮牛奶：因牛奶中含有大量的钙，可阻碍四环素类药物吸收，故不宜同服。

5）不宜与对肝脏有损害的药物合用：四环素与依托红霉素、异烟肼、氯丙嗪、氯磺丙脲、保泰松、苯妥英钠、甲睾酮、辛可芬、氯噻嗪等对肝脏有损害的药物合用，可使四环素类药物对肝脏的毒性增加，尤其是肾衰竭患者更应注意。

6）不宜与碳酸氢钠合用：四环素与碳酸氢钠合用可使胃液中的盐酸被中和，从而使胃液 pH 值升高，四环素的溶解性降低，进入小肠的吸收率下降，药效降低。

7）不宜与硫酸亚铁合用：因为硫酸亚铁与四环素在消化道内易形成难溶的络合物，影响四环素的吸收，使四环素的血药浓度下降 40% ~ 50%，故四环素不宜与硫酸亚铁合用。如需用硫酸亚铁，两药应间隔 3 小时以上服用，可避免相互影响。此外，亦可停用四环素后再服用硫酸亚铁，或改用其他抗生素。

8）不宜与含钙、镁、铝、铋、锰、锌等金属离子的药物合用：因为这类药物，如氢氧化铝凝胶、氧化锌、碳酸钙、三硅酸镁、枸橼酸铋钾等会在消化道内与四环素结合成难以溶解的络合物，使四环素作用减弱。临床上如需联用，两药的服药时间应间隔 2 小时。

9）不宜与双嘧达莫合用：双嘧达莫除扩张冠状血管外，还具有对抗二磷腺苷（ADP）、降低血小板黏附与聚集、抑制血栓形成的作用。四环素为广谱抗生素，能抑制肠道内正常菌的生长，使肠道内细菌合成维生素 K 的数量减少，而维生素 K 的减少会影响凝血酶原的合成，使凝血时间延长，故两药长期合用将会增加出血倾向。如必须联用时，应定期检查凝血酶原时间，如大于 14 秒时应停药。

10）不宜与药用炭、硅酸银合用：药用炭、硅酸银具有吸附作用，与四环素合用可使四环素的疗效降低。

11）不宜与氨非咖、氨茶碱合用：氨非咖、氨茶碱为碱性，可使四环素疗效降低。

12）不宜与考来烯胺合用：考来烯胺为阳离子交换树脂，其受静电吸附所形成的复合物干扰四环素在肠道的吸收，从而减弱四环素的疗效。

13）不宜与复合维生素 B 合用：因为复合维生素 B 与四环素合用将使四环素的作用降低，甚至失效。

14）不宜与含有硼砂的中成药合用：硼砂为碱性，可使四环素吸收减少、疗效降低，故四环素不宜与含硼砂的中成药（痧气散、红灵散、行军散、通窍散等）合用。

15）不宜与中药降矾丸合用：降矾丸为中医治疗钩虫病的有效成药，以降矾为主药，主含硫酸亚铁、铜、镁、锌等。其铁、镁离子可与四环素类抗生素结合，形成不易被吸收的螯合物，使彼此吸收减少，疗效降低。

16）不宜与牛黄解毒片合用：牛黄解毒片含有石膏，其中的钙离子能与四环素形成络合物，使疗效降低。

17）不宜与含钙、镁、铁等金属离子的中药合用：这些药物有防风丸、解肌宁咳丸、橘红丸、鹭鸶涎丸、清眩丸、追风丸、明目上清丸、牛黄上清丸、黄连清胃丸、胃痛宁、舒胃丸、白金丸、女金丹等。因为这些药物含有的金属离子会与四环素形成螯合物，不易被肠道吸收，从而降低四环素的疗效。

（4）大环内酯类：不宜与茶碱类药合用。因大环内酯类药可抑制茶碱类药的正常代谢，二者合用可使茶碱血浓度升高而致中毒。

（5）庆大霉素

1）不宜与对肾脏毒性强的药物如卡那霉素、链霉素等合用：可增加耳聋、眩晕及肾脏损害等不良反应。

2）不宜与骨骼肌松弛药如氯化琥珀胆碱、氯化筒箭毒碱、戈拉碘铵（三碘季胺酚）等合用：可增加庆大霉素对神经肌肉的阻滞作用，有导致呼吸抑制的危险。

3）不宜与呋塞米、依他尼酸及甘露醇等强利尿剂合用：合用可抑制庆大霉素的排尿，并增加其耳毒性与肾脏毒性，因此不宜合用。

4）慎与酸化尿液的药物合用：因庆大霉素在碱性环境中作用较强，在酸性环境中作用降低，所以凡是酸化尿液的药物（如阿司匹林、维生素 C、氯化铵等）都会降低庆大霉素疗效，临床应慎合用。

（6）卡那霉素：卡那霉素忌与有耳毒性的药物（如紫霉素）合用，会增加对第八对脑神经的损害，可引起耳聋。

（7）林可霉素、克林霉素：忌与大环内酯类抗生素合用。因为大环内酯类抗生素（红霉素、螺旋霉素等）与林可霉素、克林霉素合用并不能增强抗菌效果，反而影响后者的抗菌作用。这是由于二者的作用部位均在菌体蛋白的 50 – S 亚基上，合用后可发生竞争性结合。

（8）环丙沙星等氟喹诺酮类

1）不宜与碱性药物（如氢氧化铝、氧化镁）、抗胆碱药（如苯海索、阿托品、琥珀胆碱）、H_2受体阻滞剂（西咪替丁）等合用：因可降低胃液酸度而使氟喹诺酮类的吸收减少，影响疗效。

2）不宜与氨茶碱、咖啡因及华法林合用：环丙沙星有抑制肝细胞色素 P450 氧化酶的作用，可减少对氨茶碱、咖啡因及华法林的清除，合用可使氨茶碱、咖啡因和华法林的血药浓度升高，引起毒性反应。

3）不宜与利福平合用：利福平可抑制细菌 RNA 合成，氯霉素可抑制细菌蛋白质合成，与氟喹诺酮类合用可使氟喹诺酮类作用降低。

（9）两性毒素 B

1）不宜与有肾毒性的药物合用：氨基糖苷类、多黏菌素、万古霉素及抗肿瘤药等对肾脏有毒性的药物，可增加两性毒素 B 对肾脏的损害。

2）不宜与咪康唑合用：因二者的抗菌作用拮抗，合用可彼此降低疗效。

（10）咪康唑、氟康唑：不宜与香豆素类抗凝血药合用，合用可增强抗凝血作用，易引起出血。

（11）忌大量使用镇咳药和镇静药：肺炎患者气管和支气管内有较多的炎性分泌物，如大剂量使用镇咳药（喷托维林）和镇静药（氯丙嗪、苯巴比妥等），可抑制咳嗽中枢，使咳嗽减少，不利于呼吸道分泌物的排出，使痰液阻塞气道，加重憋喘和呼吸困难，从而加重肺炎病情。

（12）禁用热性温补之品：因为本病由湿热之邪所引起，故患病期间，禁止使用具有温里补阳作用的药物，如红参、附子、干姜、吴茱萸、丁香、细辛、荜茇、高良姜、鹿茸、补骨脂、菟丝子、巴戟天、淫羊藿、牛鞭、仙茅、黄狗肾、锁阳、蛤蚧、肉苁蓉等；中成药，如十全大补丸、右归丸、金匮肾气丸等。

五、慢性阻塞性肺气肿

【概述】

肺气肿（emphysema）分为慢性阻塞性肺气肿、老年性肺气肿、代偿性肺气肿及间质性肺气肿。慢性阻塞性肺气肿（chronic obstructive pulmonary emphysema）在临床上最常见，系指在小气道阻塞的基础上，终末支气管的远端气腔过度充气，持久膨胀，结构破坏，肺组织弹性回缩力降低及肺容积增大。慢性阻塞性肺气肿由于有肺组织结构的破坏，而与老年肺组织生理性退行性变所致的老年性肺气肿有明显区别。

1. 病因

肺气肿的发生与吸烟、大气污染、感染等综合因素有密切的关系。绝大多数的慢性阻塞性肺气肿是由慢性支气管炎发展而来，其次是支气管哮喘，支气管扩张等亦可引起肺气肿。据调查，死于慢性支气管炎与肺气肿的吸烟者是不吸烟者的 10 倍左右。大气污染、空气中含有有害气体及粉尘、呼吸道病毒和细菌的反复感染可能对肺气肿的发生也有一定影响。根据临床观察，肺气肿随着年龄的增长，其发病率也逐步增高。现已发现有些家族血中有 α_1-抗胰蛋白酶减少的遗传因素，严重减少者（纯合子）的血清 α_1-抗胰蛋白酶浓度仅为正常人的 10%～15%。α_1-抗胰蛋白酶严重缺乏者肺弹力纤维被胰蛋白酶破坏而发生水肿，其特点为全小叶性肺气肿。缺乏此酶的患者，当肺部有炎症时，则白细胞、肺巨噬细胞和细菌释放出的纤溶酶，引起肺脏广泛损害和肺气肿的发生。

2. 临床表现

（1）症状：本病发展缓慢，以慢性支气管炎为病因者，有多年的咳嗽、咳痰，常在冬季发作，天暖后缓解。吸烟者常在早晨有阵咳，咳出痰液后咳嗽消失。痰一般不多，呈黏液性，并发感染时痰呈黏液性或脓性。气急发病隐潜，患者难明确回忆起病时日，早期多在劳动时感气急，逐渐感到难以胜任原来的工作，随着肺气肿的进展，气急的程度不断增加，稍一活动乃至完全休息时也感气急。严冬时支气管分泌增加，气道或多或少阻塞，患者常感胸闷，气急也加剧。并发呼吸道感染时，细支气管炎症加重，咳嗽、咳痰和气急明显。重者可有发绀及肺动脉高压征，感染控制后，症状缓解。经一次感染后肺脏病变进一步加重，患者常诉疲乏，体重减轻，上腹部疼痛和膨满，劳动力丧失，冬天经常缺勤。最后可发生呼吸衰竭、心力衰竭。

（2）体征：早期体征仅有呼气延长，甚至没有异常发现。随着肺气肿的进展，胸廓前后径增宽，外观呈桶状，呼吸运动减弱，语音震颤减弱，叩诊呈过度回响，心浊音界缩小或消失，肝浊音界下降。呼吸音减弱，呼气延长，有时在两肺底听到哮鸣音及干湿啰音。心率增快，心音轻远，肺动脉第二音亢进。并发肺心病、心力衰竭时出现颈静脉怒张，肝大和下肢水肿。

3. 辅助检查

（1）X线检查：轻度肺气肿的X线征象不明显。重度肺气肿，肺容积增大，肺野透明度增加，膈下降，穹隆变为扁平。侧位片示胸骨后透明间隙增宽，严重者心影前缘离开胸骨。心影呈垂直狭长，肺野外带血管纹理细而直。

透视有助于观察两肺充气情况、膈活动度和有无胸膜粘连。

（2）肺功能检查：肺功能测验对于阻塞性肺气肿的诊断及估计气管阻塞的程度有很大的价值。

【饮食宜忌】

1. 饮食宜进

（1）饮食原则

1）采用少量多次的进餐方式：过量饮食易使胃肠压力上升、充血、膈肌抬高，从而影响呼吸功能。故宜采用少量多次的进餐方式，每日6~7次，以减轻心脏负担。

2）宜易于消化、吸收的食物：选择优质蛋白质食物，如牛奶、蛋类、猪瘦肉、豆类等。

3）宜选择滋阴生津的食品：肺气肿患者常因肺阴受损见口干舌燥，宜选择滋阴生津的食品，如梨、话梅、山楂、苹果、鳖、蛋类、杏等。

4）宜富含维生素及微量元素的食物：谷类、豆类、新鲜蔬菜、水果及蛋黄中含有丰富的维生素E、维生素C、B族维生素及微量元素锌、铜等，有利于炎症的控制，故阻塞性肺气肿感染的患者宜多进食富含维生素及无机盐的食物。

（2）饮食搭配

1）银耳与燕窝、冰糖：用瓷罐或盖碗盛入燕窝、银耳、冰糖，隔水炖熟后食用，可辅助治疗慢性支气管炎、阻塞性肺气肿、高血压、冠心病等。

2）百合与冰糖、大米：三者搭配熬成百合粥，有润肺、调中、镇静、止咳、清热、养阴的功效。对阻塞性肺气肿患者肺阴受损、肺结核咯血等有辅助治疗作用。

3）羊脂与核桃仁、粳米、白糖：羊脂与核桃仁、粳米及少许白糖煮成稀粥食用，对慢性支气管炎、肺气肿有一定的治疗作用。

（3）药膳食疗方

1）胡桃肉适量。捣如泥，每次9g，加糖适量，开水冲服。每日早晚各1次，连服1~3个月。适于久咳、气喘、肠燥便秘之肺气肿。痰多苔腻与便溏腹胀之肺气肿均不宜食用本品。

2）鲜猕猴桃500g。洗净，去皮，捣烂。加水适量，煎约半小时，加蜂蜜500g，收膏备用。每次饮服约10mL，每日2次，连服数剂。适于肺脾两虚兼有痰热之肺气肿。畏寒肢冷、痰多便溏属脾虚寒盛之肺气肿不宜多食此剂。

3）白果15g，蜂蜜适量。白果去壳，炒黄，打碎，加水煮酥，加蜂蜜调服。每晚临睡服食，连续数周，或时时服食。适于肺肾两虚咳喘久不止之肺气肿。大便干结者尤佳。大便溏薄不宜加蜂蜜调服，可代之以饴糖。

4）燕窝5g，粳米50g，冰糖100g。燕窝浸软，拣去绒毛、污物，再用开水泡发。粳米加水烧至米粒开花后，放入已泡发之燕窝，同炖约1小时，加入冰糖，溶化后服食。每日1剂，连食数日，或时时服食。适于肺阴虚舌红、久咳、气急不已之肺气肿者。痰多便溏苔腻属脾虚之肺气肿则不宜用此方。

5）鲜萝卜250g，蜂蜜30g，蛤蚧一对。蛤蚧烘干研细末。萝卜绞取汁，与蜂蜜调匀，冲服蛤蚧粉。每次1剂，时时服食。适于肺肾两虚兼有痰热咳喘久不止之肺气肿。脾虚便溏之肺气肿多不相宜。

6）冬虫夏草5g，鲜胎盘约100g。共隔水炖酥，调味服食。每日或隔日1剂，连食数周至数月。适于肺肾气阴两虚干咳、口燥、少气乏力、腰酸、眩晕等症状之肺气肿。也可将胎盘烘干，研粉，每次吞服3g，每日2次，同时进食冬虫夏草炖乳鸽（冬虫夏草5~15g，乳鸽1只，炖酥，调味服食）。纳呆、便溏、痰多之肺气肿不宜多食。

2. 饮食禁忌

（1）忌腥膻发物：如黄鱼、带鱼、黑鱼、鳜鱼、虾、蟹等，因其助时邪疫气，酿痰生湿，使肺气肿患者的胸阳受阻，痰浊瘀滞，加重症状，故应忌食。

（2）忌滋腻补益之品：肺气肿的急性感染期，多系外邪所致，表现为咳嗽、咳痰、喘息，治疗以祛痰为主，切忌使用滋腻补益品，如人参、熟地黄、白木耳、川贝母、麦冬、五味子、山茱萸等；否则易留邪或抑制机体正常祛痰能力，使咳痰不畅。

（3）忌过甜食物：如糖果、奶油蛋糕等，因其性腻，都属不易消化食物，会加重脾胃运化失调，易生痰湿。有外邪时，内外之邪相搏结，使邪气留恋不易祛除；无外邪时，内生痰湿阻塞气管而出现咳喘不止，故应忌食。

（4）忌咖啡和浓茶：咖啡所含的咖啡因和茶叶所含的茶碱作用相似，均可松弛支气管平滑肌，使支气管处于舒张状态。咖啡因和茶碱还可引起心搏加快、失眠、兴奋和不安，从而影响休息，并增加心肌耗氧量，故应忌饮浓茶和浓咖啡。

（5）忌烈性酒：烈性酒可引起心肌损害、心搏加快、心肌耗氧量增加，从而加速肺气肿的进程，故应避免饮烈性酒。

（6）忌辛辣、刺激性食物：如辣椒、辣油、辣酱、葱、洋葱、生姜、芥末等，因其易伤肺气，耗心阴，使心肺气阴两亏，从而加重喘咳等症状，故应忌食。

（7）忌油腻食物：肺气肿合并感染时，常有外邪留恋，多进食猪油、牛油、奶油、炸鹌鹑、烤鸡、烤鸭等，易致痰浊内生，内外邪气搏结，胶固黏滞，从而使咳痰不畅、咳嗽难愈，且使水湿运化失司，水饮溢于四肢、胸胁，出现水肿、喘息不能卧等症状。

【药物宜忌】

1. 西医治疗

（1）急性发作期治疗

1）控制感染：及时控制感染是治疗本病的关键。可口服复方磺胺甲噁唑2片，每日2次；红霉素0.3g，每日4次；或头孢氨苄0.25~0.5g，每日4次。重症患者可联合用药，常用的为青霉素和链霉素等，上述药无效时，可根据痰培养和药敏感结果选用抗生素。

2）保持呼吸道通畅：痰黏稠者可用口服祛痰药，如溴己新16mg，每日3次，无效者可用α-糜蛋白加生理盐水雾化吸入；痰干结可用蒸汽吸入、超声雾化吸入或适当补充液体，使痰稀释，易于咳出。缓解支气管痉挛常用沙丁胺醇2.4~4.8mg，每日3次；或氨茶碱0.1~0.2g，每日3次，必要时可用氨茶碱0.5g，加入5%葡萄糖溶液500mL，静脉滴注。

3）吸氧：一般宜用低流量持续给氧，氧浓度以25%~30%为宜。

4）呼吸兴奋剂：适于呼吸表浅，有CO_2潴留，意识模糊而呼吸道通畅者。可用尼可刹米0.375g，每2~4小时肌内注射1次，或与洛贝林3mg交替使用。严重者以尼可刹米3.75g加入5%葡萄糖溶液中静脉滴注。

5）控制心力衰竭：利尿药用氢氯噻嗪25mg，每日3次，或用氨苯蝶啶50mg，每日3次。经利尿、控制感染后心力衰竭仍不能缓解者，才用洋地黄类强心剂，但剂量要偏小。

6）纠正电解质紊乱和酸碱平衡。

（2）缓解期治疗：在肺气肿缓解期时，临床表现人体抵抗力下降，需加强锻炼来提高机体免疫功能。每日做呼吸操，锻炼腹式呼吸以及帮助膈肌运动，增加肺泡通气量，患者取立位，一手放胸前，一手放于腹部，吸气时用鼻吸入，将腹部挺出，呼气时作吹口哨样将气用口呼出，腹部内敛。每日2次，每次10~20分钟，要长期坚持锻炼，本病患者必须把烟戒掉，同时还可以采用冷水擦脸（冬天改用温水）及冷水擦身（部分患者在夏天进行）。

2. 中医治疗

辨证治疗：

（1）肺气虚

主症：咳嗽多年，咳痰，常在冬季发作，天暖缓解，吸烟者晨起有阵咳，咳痰后症状消失，活动后气喘，易汗，恶风，易感冒。舌质淡，舌淡薄白，脉细数。

治法：益气润肺。

方药：生脉散加味。黄芪15g，党参15g，麦冬12g，五味子10g，知母10g，当归10g，赤芍10g，川贝母10g。

用法：水煎服，每日1剂。

（2）脾阳虚

主症：呼吸困难，动则尤甚，食少，怯寒，倦怠，少气懒言，大便溏泄。舌质淡苔白，脉弱无力。

治法：温阳益气，补脾化痰。

方药：香砂六君子汤加味。党参15g，白术10g，茯苓10g，木香10g，砂仁10g，陈皮10g，半夏10g，当归10g，赤芍10g，川贝母10g，干姜10g，肉桂6g，大枣5枚。

用法：水煎服，每日1剂。

（3）肾阳虚

主症：胸满咳嗽，气短，动则喘息更甚，语言低微，腰膝酸软，遗尿不禁，面目浮肿，畏寒肢冷。舌淡苔白或有齿痕，脉沉细。

治法：温肾补肺，纳气平喘。

方药：右归饮加味。熟地黄15g，肉桂10g，附子10g，山萸肉10g，山药15g，杜仲15g枸杞子15g，菟丝子15g，鹿角胶10g，当归10g，赤芍10g，炙甘草10g。

用法：水煎服，每日1剂。

（4）气阴两虚

主症：呼吸困难，心悸气短，活动时更甚，咳嗽、少痰，或痰黏难出，口干思饮，手足心热，潮热盗汗，舌红少苔，脉细数。

治法：补气养阴。

方药：六味地黄汤合生脉散加味。熟地黄15g，生地黄15g，山萸肉10g，山药10g，茯苓10g，泽泻10g，牡丹皮10g，太子参15g，麦冬10g，白术10g，五味子12g，当归10g，赤芍10g。

用法：水煎服，每日1剂。

（5）热痰阻肺

主症：咳嗽、咳痰、伴喘息，一般在冬季，气候突变发作，咳嗽声重，痰黄黏稠，不易咳出，活动时气喘加重，口干喜饮，便干。舌红苔黄而干，脉滑数。

治法：清热化痰，止咳平喘。

方药：麻杏石甘汤加味。金银花20g，连翘12g，蒲公英15g，黄芩12g，全瓜蒌15g，沙参15g，生地黄15g，麦冬15g，浙贝母10g，当归10g，赤芍10g，麻黄10g，杏仁 10g，生石膏 15g，生甘草 10g。

用法：水煎服，每日 1 剂。

（6）寒痰壅肺

主症：咳嗽、咳痰，伴喘息，冬季及气候突变发作，痰多，白痰而稀成泡状，易咳出，活动时气喘加重，口不干，胸满食差。舌淡苔白腻而润，脉滑。

治法：温化痰饮，止咳平喘。

方药：小青龙汤加味。麻黄 10g，桂枝 10g，半夏 10g，白芥子 10g，葶苈子 10g，苏子 10g，白芍 10g，当归 10g，赤芍 10g，五味子 10g，干姜 10g，细辛 3g，甘草 10g。

用法：水煎服，每日 1 剂。

3. 药物禁忌

（1）青霉素

1）慎与磺胺类药物同用：青霉素为杀菌药，仅对繁殖期细菌有效，而磺胺类药为抑菌药，能抑制细菌的生长和繁殖，因而致使青霉素的杀菌作用不能充分发挥，故两者联用时应慎重。但在治疗流行性脑膜炎时，青霉素与磺胺嘧啶合用有协同作用。

2）忌与四环素类药联用：四环素类包括四环素、多西环素、金霉素等。因细菌接触青霉素后，需先形成球形体后才能溶解，而四环素类抑菌药可抑制球形体的形成，所以两者忌联用。据报道，金霉素和青霉素 G 联合应用时，二重感染、继发感染及病死率都增加。

3）忌与红霉素联用：因红霉素通过抑制细菌蛋白质和酶的合成而影响细胞质的形成，从而发挥抑菌作用，此种作用使细菌细胞质生长减慢，并使之对青霉素类杀菌药的细胞溶解作用敏感性降低，故两者一般不宜联用。如需联用，青霉素应在服红霉素前 2 ~ 3 小时给药。

4）不宜与新霉素合用：因新霉素可使青霉素的血药浓度降低 50%，一般停用新霉素 6 日以后，青霉素的血药浓度才能恢复。

5）不宜与氯霉素联用：因为青霉素仅对繁殖期细菌有效，对静止期细菌无效，而氯霉素能使正在活跃生长的菌落成为静止状态，因而使青霉素的疗效降低，故一般应避免联合应用。若必须联用（如在治疗敏感细菌所致的化脓性脑膜炎和流行性脑膜炎时），应先用杀菌药青霉素 2 ~ 3 小时后再用抑菌药氯霉素。

（2）禁用支气管收缩药物：本病为痰液刺激支气管而使支气管痉挛，故不能误用支气管收缩药物。组胺可使气管收缩，阿司匹林、吗啡、吩噻嗪类药物可使组胺受体兴奋而收缩支气管，均可引起呼吸困难，肺气肿患者应慎用或忌用。

（3）禁用镇静药、安眠药：肺气肿主要表现为呼吸功能不全，临床上易出现缺氧和二氧化碳潴留。人在睡眠时通气功能下降，如因失眠、烦躁而服镇静药或催眠药（如氯丙嗪、苯巴比妥、司可巴比妥等）就易发生危险。这是因为镇静或催眠药大部分具有中枢神经系统抑制作用，在催眠的同时也抑制了呼吸中枢，使呼吸变浅或次数减少，加重缺氧和二氧化碳潴留，严重者可发生肺水肿甚或呼吸麻痹。

（4）不宜单独应用止咳药：止咳药可减轻咳嗽，但不能使痰液排出，故有痰者不宜单纯应用。

六、肺源性心脏病

【概述】

慢性肺源性心脏病（chronic cor pulmonale），简称肺心病。肺心病多数是由慢性支气管、肺组织和肺血管及胸廓病变等损害肺组织解剖结构和生理功能，最后导致右心室肥厚扩大、肺动脉高压和右心衰竭的一种疾病。肺心病有急性与慢性之分，临床上多见慢性肺心病。慢性肺心病是我国严重影响机体健康的常见病与多发病，根据全国几次流行病学调查发现，其发病率在 0.46% ~ 0.48%，我国北方地区发病率较高。发病年龄多在 40 ~ 70 岁。肺心病的发病率分布不均匀，干寒的北方、高原地区发病率较高。

1. 病因

（1）慢性支气管疾病：是导致慢性肺心病的主要原因，我国 80% ~ 90% 的慢性肺心病病因为慢性阻塞性肺疾病（chronic obstructive pulmonary disease，COPD）。主要由慢性支气管炎、支气管哮喘、支气管扩张、尘肺、肺结核，以及慢性肺纤维化等疾病的长期影响所导致。

（2）胸廓疾患：胸廓疾患不是引起肺心病的主要原因。脊柱与胸廓畸形、胸膜慢性粘连与纤维化等，均可以引起慢性肺心病，

（3）肺血管疾病：反复发作的肺梗死、结节性肺动脉炎等是肺血管疾病导致肺心病的主要原因。各种肺血管病变可导致低氧血症以及肺动脉高压，最终导致肺心病。此外，原发性肺动脉高压也可导致肺心病。

2. 临床表现

（1）原发疾病症状：主要涉及慢性支气管炎、支气管哮喘等慢性呼吸系统疾病，及其反复感染造成的咳嗽、咳痰、喘息、发热等。同时可以发现阻塞性肺气肿的症状和体征。

（2）肺心病急性发作期：由于病程较久，造成肺组织严重损害，致使肺心功能失代偿，导致严重的缺氧和二氧化碳潴留。在临床上主要表现为呼吸衰竭和心力衰竭。

呼吸衰竭以不同程度的呼吸困难为主，伴有咳嗽咳痰和喘息加重、发绀、心悸，伴有继发感染者可以出现发热等。当缺氧和二氧化碳潴留进一步加重时，可以出现头痛、嗜睡、精神异常，如恍惚、谵妄、抽搐等，严重者转入昏迷，导致肺性脑病。

肺心病发作期有可能以右心衰竭的症状体征为主，表现为心率增快、颈静脉怒张、肝大、肝颈静脉反流征阳性、腹水及下肢水肿等。肺心病患者也可以在发作时出现左心衰竭的临床症状体征。

（3）肺心病缓解期：轻度咳嗽、咳白痰，冬冷季节可以加重。当继发肺炎等细菌感染时，除咳嗽、咳痰加重，而且咳痰可以转变为黄痰、绿痰或脓性痰。除此之外，多数患者存在心悸、气急，活动耐力明显下降。查体可见到颈静脉充盈、双肺可以闻

及干湿啰音、肝大、水肿等。

3. 辅助检查

（1）心电图：肺气肿明显者可以出现 QRS 波群低电压。右心房肥厚者常见肺型 P 波（P 波振幅明显增高 >0.25mV，其时限正常）。右心室肥厚者可见到电轴右偏、显著的顺钟向转位、aVR 和 V_1 导联 R 波增高、V_1 导联 R/S >1 而 V_5 导联 R/S <1。有些患者伴有右束支传导阻滞。由于心肌肥厚、心力衰竭，和严重缺氧等因素的影响，可以诱发各种期前收缩、心房扑动、心房颤动等心律失常。

（2）超声心动图检查：可参考 1980 年修订的诊断标准：①右心室流出道≥30mm；②右心室舒张末期内径≥20mm；③右心室前壁厚度≥5.0mm，或有搏幅增强者；④左心室与右心室内径比值 <2；⑤右肺动脉内径≥18mm；或主肺动脉内径≥20mm；⑥右心室流出道与左心房内径之比值 >1.4；⑦右肺动脉瓣超声心动图出现肺动脉高压征象者。

（3）X 线检查：1977 年全国肺心病专业会议的诊断标准：①右肺下动脉干扩张横径≥15mm；或右下肺动脉横径与气管横径比值≥1.07；或经动态观察较原右肺下动脉干增宽 2mm 以上；②肺动脉段中度凸出或其高度≥3mm；③中心肺动脉扩张和外周分支纤细，两者形成鲜明对比；④圆锥部显著凸出（右前斜位 15°）或"锥高"≥7mm；⑤右心室增大。具有上述五项之一项者即可诊断。

（4）血常规：肺心病日久可以表现为红细胞和血红蛋白计数增高。当出现感染时，其白细胞计数和中性粒细胞计数均可增高。

（5）血液生化指标检查：多年肝淤血可以导致肝功能异常，表现为谷丙转氨酶等肝酶指标增高。病程较久者因心源性肝硬化等原因，还可以出现胆红素和蛋白代谢指标异常。从肾功能检查看，由于严重缺氧，肾组织淤血等原因可以出现血浆尿素氮和肌酐增高。尿中可以见到红白细胞或管型。许多患者由于治疗不当可以反复出现瞬间多变的严重电解质紊乱，常见者为血钠、血氯和血钾偏低等，偶可见高血钾。

（6）血气分析：通过血气检测可以及时发现酸碱代谢紊乱等异常。血气分析要做到及时和反复检查，是指导临床抢救成功的关键。常见指标有 pH 值、氧分压（PaO_2）、二氧化碳分压（$PaCO_2$）、碳酸氢根（HCO_3^-）、碱剩余（BE）等。主要的酸碱平衡紊乱有代谢性酸中毒、呼吸性酸中毒、呼吸性酸中毒合并代谢性酸中毒，以及呼吸性酸中毒合并代谢性碱中毒等。Ⅱ型呼吸衰竭时动脉血 PaO_2 低于 60mmHg，动脉血 $PaCO_2$ 高于 50mmHg。

【饮食宜忌】

1. 饮食宜进

（1）饮食原则

1）宜低盐、高维生素、中等量蛋白质、适量糖的饮食：应少量多餐，以减少餐后胃肠过分充盈、横膈抬高，避免心脏负荷的增加。宜高维生素饮食，小白菜、油菜、柿子椒、西红柿中富含维生素 C，具有抗病毒作用；胡萝卜、苋菜中富含维生素 A，具有保护和增强上呼吸道黏膜功能，抵抗致病因素的侵袭；芝麻、卷心菜、菜花中含维生素 E 较多，能增强抗病能力和防衰老。应多食植物性蛋白质，特别是豆类及其制品，如豆腐、豆浆等。适量食含糖的柑橘、苹果、梨有清热降火的作用。

2）应注意无机盐的摄入：如钙、锰、镁、铬、钒等，对心脏功能有益。

3）宜多食新鲜蔬菜及水果：如白萝卜、芥菜、龙须菜、白菜、油菜、西红柿、苹果、罗汉果等。

（2）饮食搭配

1）鲤鱼与赤小豆：二者煮汤服用，具有祛湿宣肺、利水消肿的作用。适于慢性肺源性心脏病引起的气喘心悸、下肢水肿、纳呆患者。

2）冬虫夏草与胎盘：冬虫夏草 10g，新鲜胎盘 1 个，隔水炖熟服用，每周 2 次。适于肺肾气虚型慢性肺源性心脏病。

3）莲子与百合：莲子、百合各 30g，猪瘦肉 200～350g，共加水适量，煲熟，加食盐。佐餐食用，每周 2 次。有益气养阴的作用，适于肺肾气虚型慢性肺源性心脏病。

2. 饮食禁忌

（1）忌高盐饮食：肺心病患者有右心室肥大，如食盐过多，使血容量增加，从而加剧右心室负荷，引起下肢水肿。控制食盐可减轻血液循环系统的负担，降低血容量，从而帮助缓解右心衰竭。

（2）忌咖啡和浓茶：详见"阻塞性肺气肿"。

（3）忌烈性酒：详见"阻塞性肺气肿"。

（4）忌辛辣、刺激性食物：详见"阻塞性肺气肿"。

（5）忌油腻食物：详见"阻塞性肺气肿"。

（6）忌腥膻发物：如黄鱼、带鱼、鳗鱼、黑鱼、虾、蟹等，可滋痰生湿，故应忌食。

（7）忌生冷食物：如冰淇淋、棒冰、冰镇饮料等，可阻遏胸阳，生痰滋湿，从而使咳喘、咳痰、心悸等症状加重，故应忌食。

【药物宜忌】

1. 西医治疗

（1）一般治疗：应该首先注意在各种传染病，尤其是呼吸道传染病流行期内的预防，因为促进肺心病加重的主要因素与反复肺部细菌等感染密切相关。

1）吸氧：在合并严重肺感染，或出现显著哮鸣音，痰多黏稠难咳出时，患者往往具有不同程度的呼吸困难及发绀，应该予以持续低流量吸氧治疗，吸氧浓度在 24%～28%，直到使 PaO_2 达到 60mmHg 为止。具体吸氧指征可以参考如下标准：在右心室扩大的基础上，$PaO_2 < 55mmHg$，血细胞比容≥50%。

2）呼吸锻炼：通过锻炼达到改善肺功能各项指标的目的。其主要锻炼方式是进行缓慢的腹式深呼吸，呼气与吸气的比例约为 2:1 或 3:1。目前提倡采用膈肌起搏治疗以达到改善与吸气相关肌肉的收缩强度。

（2）抗生素治疗：参见"肺炎"。

（3）支气管扩张药：在肺心病整个治疗过程中应通过支气管扩张药保持呼吸道通畅。临床中常联合应用 β_2 受体激动药和抗胆碱能药物或静脉用茶碱类药物。

1）β_2 受体激动药：可以扩张各级支气管。常用药物：①沙丁胺醇（舒喘灵）：每次 2.4～4.8mg，每日 3 次。②特布他林（博列康尼）：每次 1.25～2.5mg，每日 3 次。③丙卡特罗（procaterol，美喘清），每次 25μg，每日 2 次。沙美特罗及福莫特罗等均为长效制剂。吸入制剂有沙丁胺醇、喘乐宁等。最近国内外诸多指南提倡使用糖皮质激素和长效 β_2 受体激动药组合制剂，其代表性最新制剂为"舒利迭"，为氟替卡松和长效 β_2 受体激动药的干粉吸入剂。

2）胆碱能药物：胆碱能药可以抑制支气管平滑肌 M 受体，扩张支气管、减少黏液分泌。近年来多使用溴化氧托品气雾剂，溴化异丙托品（atrovent）气雾剂。该类药物常与 β_2 受体激动药合用（例如可比特气雾剂含溴化异丙托品及沙丁胺醇）可以提高疗效。

3）茶碱类：茶碱类是使用年代较久的药物，作用较广泛。常用者为氨茶碱（aminophylline，每次 0.1g，每日 3 次）、二羟丙茶碱（喘定，diprophylline，每次 0.2g，每日 3 次），以及长效制剂舒弗美（主要成分为茶碱，theophylline，每次 0.1～0.2g，每日 2 次）等。此类药物可以直接扩张支气管、有轻度兴奋呼吸中枢作用，并具有强心、利尿作用。许多医院开始测定血浆茶碱水平以检测和调整茶碱剂量。茶碱类药物的毒性反应常在血清浓度 15～20μg/mL 时出现；当其 >20μg/mL 时，可能会出现心动过速、心律失常等；当 >40μg/mL 时，会出现发热、失水、惊厥等，严重者导致呼吸心跳骤停。治疗浓度与重度浓度数值交叉或相近。因此，结合临床资料对其进行实时监测实属必要。

（4）祛痰药：痰多咳吐不畅会加重气道通气功能障碍。祛痰药可以使痰液稀释、改善气管黏膜纤毛运动，达到促进排痰作用，此外还有利于感染的恢复。以往多使用氯化铵口服治疗，近年来临床常用药物有溴己新（必嗽平，bromhexine，每次 16mg，每日 3 次）、盐酸氨溴索（沐舒坦、ambroxol、HCl，每次 30mg，每日 3 次）、乙酰半胱氨酸（acetylcysteine，用氯化钠注射液稀释成 10% 溶液喷雾吸入，每次 1～3mL，每日 2～3 次）。α-糜蛋白酶（α-chymotrypsin，每次 5mg，主要通过雾化途径给药）等。对于痰多不易咳出者，可令患者变换体位、拍背等，协助患者排痰；严重者可以定期吸痰。

（5）糖皮质激素：重症患者可以使用氢化可的松等静脉滴注或泼尼松口服治疗。糖皮质激素可消除非特异性炎症，减少渗出等。病情严重者可给予氢化可的松（每日 200～300mg）静脉滴注，或甲泼尼龙（每日 40～80mg）静脉注射。病情缓解后可以换用口服制剂或气雾剂。对于多数患者目前提倡使用气雾剂治疗。常用药物为二丙酸倍氯米松气雾剂（成人：600～800μg/d，分 3～4 次吸入），以后随病情缓解逐渐减量。布地奈德气雾剂（每次 200μg，每日 2 次；严重病例可以每次 200μg，每日 4 次）。前面提过的舒利迭为最新推荐的干粉复方吸入剂。

（6）水电酸碱平衡紊乱的调整：水电解质平衡和营养状况的调整应该贯穿于急性期治疗的始终，即使在缓解期也应该随时检测电解质和酸碱平衡情况。严重时上述紊乱可以造成精神状态失常、影响心肺功能恢复等。常见的电解质紊乱为低血钾、低血钠、低血氯等。酸碱平衡紊乱常见呼吸性酸中毒、代谢性酸中毒、呼吸性碱中毒，并经常见到上述 2 种或 2 种以上的紊乱同时出现。

（7）抗凝治疗：由于肺心病的微循环中存在微血栓的概率较高，除了加重肺动脉高压外，还可以严重影响通气与换气功能。此外肺心病患者的高凝状态也可能促发血栓栓塞。为此近年来提倡对肺心病患者进行积极的抗凝治疗，有些学者认为抗凝治疗应该由辅助治疗转为主要治疗措施之一。除了使用肝素外，近年来特别提倡使用低分子肝素制剂（低分子肝素钙等），它的抗凝效果确切，可以通过皮下途径注射，而且无需检测 PT 及 ATPP 等指标。东菱克栓酶可以直接降低纤维蛋白原，还可升高 t-PA 释放而通过纤维蛋白溶酶达到溶解血栓、改善微循环等目的。詹红等常规治疗的基础上加用巴曲抗栓酶注射液（商品名：东菱克栓酶 DF-521）治疗肺心病。第 1 日 10BU，第 3、5 日各 5BU，分别加入 0.9% 氯化钠溶液 100mL 中静脉滴注 1~1.5 小时。经过多项指标观察，其症状体征的总有效率为 93%。治疗组再住院率显著低于常规组（$P < 0.05$），而再入院间隔延长（$P < 0.05$）。常规组随后出现脑梗死明显多于治疗组（$P < 0.05$）。

活血化瘀治疗对肺心病微循环改善具有较好疗效，最好将其运用于病程全程中。临床常用血府逐瘀汤等加减治疗，同时红花、川芎、当归、丹参等中药及其相应的静脉注射制剂对改善微循环和缓解肺动脉高压具有良效。

（8）免疫增强剂：主要用于提高患者的细胞免疫功能，减少感染机会。常用药物为转移因子、胸腺素等。

（9）白三烯受体拮抗药：白三烯是一种炎症介质，具有使血管收缩、动脉血管平滑肌细胞增殖作用，能促进肺动脉高压形成。白三烯受体拮抗有抗炎、平喘、改善气道阻塞作用，还具有扩张肺血管、降低肺动脉压、逆转右心室肥厚作用。应用口服扎鲁司特（每片 20mg）每次 20mg，每日 2 次，共用 1 周。两组治疗前后自身对比，血流动力学数据均有显著改善（$P < 0.01$），动脉血氧合状态也有明显改善（$P < 0.01$），两组之间治疗后数值相比超声心动图差异显著（$P < 0.01$），动脉血气变化无显著不同。

（10）肺心病心力衰竭治疗中的注意事项：肺心病发作时主要为右心衰竭，较少见左心衰竭。

1）在肺心病心力衰竭中可以使用地高辛，但是由于容易发生过量与中毒，为此其剂量宜小，常用剂量每次 0.125mg，每日 1 次。对于同时存在快速房颤者可以少量使用毛花苷 C 静脉注射。

2）为了缓解水肿和肺动脉高压等，提倡间断经过口服或静脉注射途径使用呋塞米和氢氯噻嗪等利尿药，但是由于肺心病急性发作过程中，特别容易造成电解质紊乱，有可能因此诱发洋地黄中毒，所以应该予以特别关注，随时补充调整。

（11）呼吸衰竭的治疗：对于呼吸衰竭者为增加通气量，促进氧吸入和二氧化碳排放，可以适当短期应用呼吸兴奋药。严重呼吸衰竭者可予以机械通气治疗。意识正常者，使用面罩无创正压通气治疗。进一步严重发展者可以实施机械通气。无创正压通气（NIPPV）是治疗呼吸衰竭的重要手段。NIPPV 除明显改善肺功能外，还明显降低院内获得性肺炎的发病率。因此，重症 COPD 急性加重期首选 NIPPV。在机械通气中可以根据具体情况运用间歇正压呼吸，或加间歇指令通气。伴肺水肿或急性呼吸窘迫综合征者可行呼气终末正压呼吸。

2. 中医治疗

辨证治疗：

（1）急性发作期

1）肺肾气虚兼外感

①外感偏寒

主症：恶寒发热、周身不适、咳嗽白痰，痰稀量多，苔白，脉浮紧。

治法：外散寒邪、内逐水饮。

方药：小青龙汤加减。炙麻黄 10g，杏仁 10g，干姜 10g，细辛 3g，苏子 10g，半夏 10g，当归 10g，桑白皮 15g，陈皮 10g，五味子 10g，金银花 15g，黄芪 30g。

用法：水煎服，每日 1 剂。

②外感偏热

主症：发热气急、咳喘气短不得平卧、痰黄黏稠、口干不欲饮。舌红苔黄腻，脉滑数。

治法：清热化痰平喘。

方药：清气化痰汤加减。炙麻黄 10g，半夏 10g，杏仁 10g，生石膏 30g，黄芩 15g，桑白皮 15g，瓜蒌 15g，丹参 15g，金银花 30g，鱼腥草 30g。

用法：水煎服，每日 1 剂。

2）阳虚水泛

主症：心悸气短不得卧，痰涎上涌，尿少水肿腰下为甚，口唇青紫，汗出肢冷，舌质紫绛，苔白腻，脉细或沉虚数、结代。

治法：温阳利水、益气宁心

方药：真武汤加减。附片（先煎）10g，干姜 6g，茯苓 30g，白术 10g，丹参 15g，桂枝 10g，猪苓 10g，防己 10g，车前子 12g，赤芍 10g，泽泻 10g，红花 10g，黄芪 30g。

用法：水煎服，每日 1 剂。

3）痰浊蒙心

主症：意识朦胧，神昏谵语，重则昏迷抽搐，呼吸急促，喉中痰鸣，舌质紫暗，少津，苔白腻，脉滑数或细数。

治法：清热豁痰，平肝息风。

方药：导痰汤合羚角钩藤汤加减。陈皮 10g，半夏 10g，茯苓 15g，胆南星 10g，枳实 10g，菖蒲 15g，郁金 10g，水牛角（研末分 2 ~ 3 次冲服）30 ~ 60g，贝母 12g，鲜竹沥 10g，钩藤 15g，僵蚕 12g，全蝎 10g，瓜蒌皮 12g，天竺黄 10g。

加减：可以加用醒脑注射液，安宫牛黄丸或至宝丹。

用法：水煎服，每日 1 剂。

4）阴竭阳脱

主症：面色晦暗，大汗淋漓，四肢厥冷，脉沉数，重者脉微欲绝。此证型常与休克状态相关。

治法：回阳救逆，滋气复脉。

方药：参附汤、四逆汤等加减。红参 15g，麦冬 15g，五味子 10g，熟附片（先煎）10g，干姜 10g，甘草 10g。目前许多静脉注射制剂也具有较好疗效，如参附注射液、参脉注射液等。

用法：水煎服，每日 1 剂。

（2）缓解期

1）气虚血瘀

主症：久咳伤肺，肺气虚致气虚血瘀，咳嗽喘息，口面青紫，肝大水肿，舌暗，脉沉细。

治法：益气活血。

方药：补阳还五汤和血府逐瘀汤加减。酌加人参、附子、桂枝等温阳益气。

用法：水煎服，每日 1 剂。

2）脾肾阳虚

主症：缓解期内反复咳嗽咳痰，胸脘痞闷，纳差，喘促，动则尤甚。

治法：温补脾肾、固本纳气。

方药：肾气丸和六君子汤加减。

3）肺肾两虚

主症：喘咳气喘，动则加剧，不能平卧，咳吐泡沫样痰，心悸气促，汗出如油，舌质淡红，苔白，脉沉细或滑数。

治法：补肺益肾，降气化痰平喘。

方药：人参补肺汤合苏子降气汤加减。党参 15g，黄芪 30g，山萸肉 30g，山药 30g，肉桂 10g，泽泻 10g，熟地黄 10g，麻黄 10g，苏子 10g，当归 10g，半夏 10g，桔梗 10g，杏仁 10g，五味子 10g，生姜 3 片，蛤蚧一对，甘草 6g。

用法：水煎服，每日 1 剂。

4）痰浊壅塞

主症：咳嗽白痰、心悸气短、发绀水肿，舌淡苔白腻或黄腻，脉弦滑。

治法：温化寒痰（寒痰咳喘）；清热化痰平喘（热痰咳喘）。

方药：小青龙汤加减（寒痰咳喘）；定喘汤加减（热痰咳喘）。麻黄 10g，白果 15g，款冬花 10g，半夏 10g，桑白皮 15g，苏子 12g，黄芩 10g，浙贝母 15g，杏仁 10g，金银花、连翘、芦根各 30g，甘草 6g。

用法：水煎服，每日 1 剂。

5）水湿内停，心脉瘀阻

主症：心悸喘促、肝大水肿等。此型大致相当于肺心病心力衰竭。

治法：温阳利水化瘀。

方药：真武汤加减。熟附子（先煎）10g，桂枝 10g，肉桂 6g，茯苓 30g，白术 10g，白芍 30g，生姜 15g，赤芍 15g，红花 10g，甘草 6g。

用法：水煎服，每日 1 剂。

3. 药物禁忌

（1）氨基糖苷类抗生素：忌同时食用酸性食物。氨基糖苷类抗生素（如链霉素、卡那霉素、庆大霉素等）在碱性环境中作用较强，各种蔬菜、豆制品等食物可碱化尿液，能提高疗效。而肉、鱼、蛋、乳制品与素食混合可酸化尿液，降低氨基糖苷类抗生素疗效，故应避免食用。

（2）链霉素

1）不宜与其他氨基糖苷类抗生素及具有耳毒作用的药物合用：因链霉素与其他氨基糖苷类抗生素（如庆大霉素、卡那霉素）或具有耳毒作用的抗菌药（如紫霉素）合用，会增加对第八对脑神经的损害，引起耳聋等不良反应。

2）不宜与骨骼肌松弛药合用：因链霉素与骨骼肌松弛药，如氯化琥珀胆碱、氯化筒箭毒碱、戈拉碘铵（三碘季胺酚）等合用，有增加链霉素对神经肌肉的阻滞作用，从而导致呼吸抑制。

3）不宜与强利尿药合用：强利尿药，如呋塞米、依他尼酸及甘露醇等可抑制链霉素的排泄，从而增加其耳毒性及肾脏毒性，故应慎合用。

4）慎与酸化尿液的药物合用：因链霉素在碱性环境中作用较强，故凡是酸化尿液的药物（如氯化钾、维生素 C 等）都会使链霉素抗菌效价降低，临床应避免联合应用。

（3）酚妥拉明：忌与洋地黄类药物合用。酚妥拉明与洋地黄类药（如地高辛、毛花苷 C 等）合用，可增强心动过速的不良反应。

（4）青霉素：详见"阻塞性肺气肿"。

（5）利尿药

1）服排钾利尿药期间不宜多吃味精：味精的主要成分为谷氨酸钠，在服用排钾利尿药期间若过食味精，既可加重钠水潴留，又可协同排钾，增加低血钾的发生率，故应少用味精。

2）服排钾利尿药忌同时饮酒及含乙醇饮料：排钾利尿药可导致体内钾减少，而酒及含乙醇饮料亦可使钾减少，若两者同服可加重低血钾症状。

3）服氢氯噻嗪不宜高盐饮食：因服用氢氯噻嗪期间若食盐过多（如过食咸菜、腌鱼、腌肉等），不利于氢氯噻嗪利尿作用的发挥。

4）服保钾利尿药忌过食含钾高的食物：因保钾利尿药如氨苯蝶啶等可引起血钾增高，若与蘑菇、大豆、菠菜、榨菜、川冬菜等含钾高的食物同用，易致高钾血症。

（6）禁用普萘洛尔：肺心病患者往往有心律失常的表现，但治疗心律失常时，严禁使用普萘洛尔等 β 受体阻滞剂，以免引起支气管痉挛，加重肺部缺氧，危及生命。

（7）忌长期服用糖皮质激素：本病在有效控制感染的情况下，短期大量应用糖皮质激素，可缓解呼吸衰竭和心力衰竭。但是，如果长期应用激素，可导致骨质疏松，引起骨折，同时还会引起消化道溃疡出血和低血钾。

（8）忌长期大量使用氨茶碱：氨茶碱是常用的平喘药，具有扩张血管和支气管的作用。但患者处于缺氧状态时，若大量用氨茶碱，可使心肌耗氧量增加，极易诱发心律失常，甚至心脏停搏而猝死。

（9）忌大量使用镇咳药和镇静药：肺心病患者常出现咳嗽、躁动，但因其气管及支气管内常有较多的炎性分泌物，如大量使用镇咳药（如喷托维林）和镇静药（如氯丙嗪、苯巴比妥等）可抑制咳嗽中枢，使咳嗽减少，不利于分泌物的排出而加重病情。此外，镇静药还有抑制呼吸作用，可加重呼吸衰竭，甚至可因无力排痰而窒息死亡。

（10）忌长期使用损伤肾脏的药物：肺心病患者长期缺氧，可出现肾小动脉收缩，肾血流量减少，肾功能损害而少尿、无尿或蛋白尿，如长期大量使用对肾脏有损害的药物（如链霉素、庆大霉素等），可使药物排泄减慢，诱发肾衰竭。

（11）忌峻下之品：患者多为痰饮多湿之体，由于身体虚弱，应慎用峻下之品，如大黄、巴豆、番泻叶、芒硝等。

七、肺癌

【概述】

原发性支气管肺癌（lung cancer），简称肺癌。现代医学根据肺癌的病理类型及其生物行为又将肺癌分为非小细胞肺癌（NSCLC）和小细胞肺癌（SCLC）两类型，前者约占80%。80%以上肺癌患者目前初诊时病情已处于中晚期，失去手术根治的机会。肺癌的高发病率及高病死率已成为近年来全球关注的大问题。

1. 病因

（1）吸烟：是目前公认的肺癌最重要的致病因素之一，吸烟者患肺癌为不吸烟者的8~20倍以上。

（2）放射线：肺是对放射线敏感的器官之一。铀、萤石、氡气等都是肺癌的致癌因素。

（3）化学致癌物质：3，4-苯并芘（简称苯芘）具有强烈的致癌作用，其他的化学物质如砷、铬、石棉、镍、煤焦、芥子气、二甲醚等都在一定程度上与肺癌的发生有关。

（4）肺部疾病：不少资料表明，在肺内结核瘢痕处易发生肺癌。如肺结核、慢性气管炎、硬皮病患者易患肺泡癌，间质性肺纤维病患者易并发小细胞肺癌。

（5）营养因素：目前引起广泛重视另一领域是营养与肺癌的关系。据估计，在全部的癌症中有1/3是由于营养因素造成的，特别是维生素A和它的类似物（通称维A类）与上皮细胞分化有关。此外，土壤中硒、锌等微量元素含量与癌的发生亦呈负相关。

2. 临床表现

肺癌的症状与体征可因肿瘤部位、大小、病理类型，对邻近器官浸润、压迫程度、有无转移，有无并发症等情况的不同而有所差别。咳嗽、血痰、胸痛、发热和气急、局部喘鸣常是患者来医院就诊时的主诉，此外，消瘦、乏力、食欲减退、声音嘶哑也是较多见的症状。早期患者可无症状，特别是周围型肺癌。

（1）咳嗽：咳嗽是肺癌常见的症状，较早期主要表现为轻度阵发性干咳，易与伤风、感冒或咽炎相混淆，不易引起患者注意。当肿瘤长大影响支气管引流时就有黏液状痰液，如有继发感染，可出现脓样痰液，量也增多。如果平时咳嗽的性质或规律突然改变，应警惕是否有肺癌的可能。

（2）血痰：血痰也是肺癌常见和较早出现的症状之一。这是因为肿瘤表面遭受损伤或坏死溃疡引起血管破裂，由于血管损伤多少和大小不同，可产生不同程度的血痰。

（3）胸痛：约半数病例出现胸痛症状。剧烈、持续、尖锐的胸痛常提示胸膜或胸壁（肋骨）受到侵犯，但较多见的轻度胸痛并不表明胸膜已受侵犯。

（4）发热：肿瘤增大，影响或阻塞支气管腔，使分泌物不易排出，继而引起感染发热。经抗感染治疗这种发热有时可以消退，但因阻塞继续存在，发热可以反复发作。此外，由于肿瘤坏死、毒素吸收而引起的发热，抗生素治疗常无效，这种发热多半是较晚期的症状。

（5）呼吸困难：当肿瘤阻塞、压迫较大支气管常引起气促、喘鸣、局限性肺炎等因气道阻塞而引起的间接表现，不少患者常因此就诊，如不重视易引起误诊，心包受侵多表现为心包积液，临床上除有气急、心悸外，常见颈面部肿、静脉怒张等症状。

（6）其他症状和体征：当肿瘤接近胸膜时可引起刺激性反应性胸腔积液，当胸膜转移或受侵时常产生血性胸腔积液。肺癌浸润膈神经可引起膈肌麻痹，侵犯喉返神经引起声音嘶哑，特别进流食时引起呛咳，侵犯迷走神经可使心率加速，压迫上腔静脉可引起面、颈和上胸部水肿和颈及胸前静脉怒张。肺尖部肿瘤除侵犯胸膜、肋骨引起Pancoast综合征（肩部和肩胛骨内侧缘的顽固性剧痛，并常向上臂和肘的尺侧延伸，最后达前臂尺侧与手的小指和无名指，严重者伴有皮肤感觉异常和不同程度的肌萎缩），颈交感神经受侵时则可见Hornet-Bernard综合征（患侧眼球内陷，上睑下垂、瞳孔缩小及患侧颜面无汗）。肺癌的淋巴结转移最常转移到锁骨上、颈部和同侧腋下，多为较坚硬的单个或多个结节。远处常见转移到骨骼、肝脏、脑及皮肤等处，随之出现相应的症状。

肺外表现如骨关节疼痛、棘皮症等是近年来十分引人注意的问题，肺癌可产生某些特殊的激素——抗原和酶，可解释一部分肺外表现的发生机制，可能与细胞癌变后某些已关闭的基因重新开放表达有关。但尚有许多肺外临床表现目前尚难解释。

3. 辅助检查

（1）肿瘤标志物：在常见肿瘤中肺癌的标志物最多，其中包括蛋白质、内分泌物质、酶、肽类和各种抗原物质。应用相关抗原（如CEA）及可溶性膜抗原（如CASO、CA125、CA199），某些酶如神经烯醇酶（NSE）、抗胰蛋白酶（AAT）、胎盘碱性磷酸酶（PAKP）、淀粉酶、芳香烃羟化酶（AHH）、唾液酸、磷酸己糖异构酶（PH1）和乳酸脱氢酶的同工酶（LDH-5、LDH-3）以及谷胱甘肽S-转移酶等虽然都有一定价值，但因缺乏特异性只能作为观察判断预后的参考指标。

（2）痰细胞学检查：肺癌痰细胞学检查阳性率超过50%。

（3）其他细胞学或病理检查：肺癌的诊断有时还可通过对其他组织的细胞学检查证实，如胸腔积液、胸膜、淋巴结、骨髓等的活检。肝及肾上腺病灶也可通过针刺活检确诊。

（4）X线检查

1）中心型肺癌的X线检查征象：发生于较大支气管的早期肺癌常可引起不同程度的气道狭窄，以致发生一系列继发改变，如局限性肺气肿、阻塞性肺炎、肺不张、肺段实变等。

2）周边型肺癌的X线检查征象：早期周边型肺癌在胸片上比较容易发现。

3）细支气管肺泡癌的X线检查征象：结节型表现为孤立的球形阴影，与周边型肺癌不能鉴别。浸润型表现与一般肺炎的浸润性实变相似，轮廓模糊。

（5）CT扫描及磁共振（MRI）检查：具有独特的效果。

（6）PET：是一种新型的能检测肿瘤和正常组织代谢差异的功能性影像学技术，目前已被广泛应用于恶性肿瘤诊断、治疗和随访各个方面，常用的用于标记放射性核素有^{18}F、^{11}C、^{15}O和^{12}N等。根据示踪剂不同，可以检测到肿瘤组织和正常组织间的糖代谢、氨基酸转运活性和DNA复制能力的差异性，是一种重要的功能性检测手段，在判断肺癌纵隔淋巴结转移准确性及参与放疗计划设计等方面，PET均显著优于CT。

（7）支气管镜检查：纤维支气管镜可在局麻下进行，操作方便，患者痛苦较少。可视范围大，主支气管、叶支气管、段和次段支气管的病变均可看到，并可取活检、刷片、照片。不但可确诊肺癌，对癌前病变也可确定性质和范围。在肺癌的诊治方面已成为常规的方法之一。

【饮食宜忌】

1. 饮食宜进

（1）饮食原则

1）宜多食富含蛋白质的食物：肺癌消耗蛋白质多。为补偿体内的消耗，增强机体免疫力，宜多食用含优质蛋白质较多的食品，如鸡蛋、牛奶、猪瘦肉、鱼肉，以及豆制品（如豆浆、豆腐脑、豆腐等）。

2）宜多食新鲜蔬菜及水果：富含维生素类的食物应充分摄入，可以增强机体抗癌能力，新鲜蔬果具有一定抗癌功效，因此肺癌患者应多食新鲜蔬菜及水果，如白萝卜、芥菜、龙须菜、白菜、油菜、西红柿、苹果、罗汉果等。

3）宜多食含微量元素硒多的食物：微量元素硒具有调整细胞分裂、分化及癌基因表达，使癌行为向正常转化，因此肺癌患者宜多食含微量元素硒多的食物，如海产品、肉、谷物、芦笋、蘑菇、芝麻等。

4）宜多食具有抗癌作用的食物：肺癌术后放疗、化疗期间，宜多选用具有防护作用，有助升白细胞、提高免疫力功能的食物。常用的具有抗癌作用的食物有牛奶、蛋羹、鸡汤、鱼汤面、西红柿、无花果、橘子、甘蔗汁、生姜、话梅、人参、大枣、猕猴桃、沙丁鱼、猴头菇、牡蛎、海参、鸽蛋、鹌鹑、猪肝、鲍鱼、海马、甲鱼、鲨鱼、乌贼、山药、金针菜、淡菜、藕、卷心菜、荠菜、扁豆、薏苡仁、香菇、蘑菇、白木耳、葵花子等。

5）宜食用具有软坚、化痰、散结作用的食品：中医学认为，癌症坚硬如石，与痰凝气滞有关，故宜食用具有软坚、化痰、散结作用的食品。

6）宜食用具有活血化瘀消积作用的食品：癌症的病机多与气滞血瘀有关，故宜食用具有活血化瘀消积作用的食品。

7）宜食用具有清热解毒作用的食品：癌症的发病也与热毒有关，故宜食用具有清热解毒作用的食品。

8）宜食用具有养阴补气、滋补强身的食品：中医学认为："邪之所凑，其气必虚。"对癌症患者宜扶正祛邪，故宜食用具有养阴补气、滋补强身的食品。

9）术后宜进补气养血食物：肺癌患者手术后，会出现气短乏力、胸闷盗汗等症状，饮食宜以补气养血为主。可食用山药、藕、大枣、瘦肉、龙眼肉、苹果等。

10）放疗时宜进滋阴养血食物：肺癌患者做放射治疗时，会引起口燥咽干、咳嗽少痰、皮肤灼痛等症状，宜吃滋阴养血的食物，并以新鲜蔬菜和多汁水果为主，如杏仁露、荸荠、白梨、柿子、枇杷、甜橙、罗汉果、香蕉、核桃仁、银耳、百合、西红柿、菠菜、蜂蜜、海蜇、银鱼等。

11）化疗时宜进生血食物：用抗癌药物治疗时，可出现全身乏力、食欲缺乏、恶心呕吐等症状，甚至出现骨髓抑制、白细胞减少等症状，可多吃一些脊骨汤、排骨汤、鲤鱼汤、香菜鲫鱼汤、燕窝、香菇、木耳、大枣、葵花子、花生（带衣）、阿胶、猪皮制成的菜肴和蛋类、奶类等有帮助生血的食物。

（2）饮食搭配

1）芦笋与海参：芦笋有明显的抗癌效果，海参亦有抑癌作用，二者搭配，适用于各种癌症患者的辅助治疗。

2）芦笋与百合：芦笋营养丰富，是理想的保健食品，能有效地抑制癌细胞的生长、繁殖，并能降血压、降血脂，若再配以能润肺止咳、清热解毒的百合，则能清热去烦、镇静安神。适用于肿瘤、高血压、高脂血症、冠心病、糖尿病等辅助治疗。

3）胡萝卜与牛肉：中医学认为，牛肉具有补中益气、滋养脾胃、强筋健骨、化痰息风之功效，与胡萝卜同食，可防病抗癌、强身健体。

4）香菇与毛豆：香菇为高蛋白、低脂肪食物，具有益气补虚、健脾和胃等功效；毛豆含优质蛋白和多种无机盐，营养价值高，两者搭配适宜于癌症、高血压、高脂血症、糖尿病、肥胖症等患者食用。

（3）药膳食疗方

1）大白萝卜500g，饴糖15g，柿霜9g，川贝粉6g。将白萝卜绞汁，加入饴糖，置焖锅中，隔水蒸化，临服时将柿霜、川贝粉调入，趁热缓缓呷下。功能为滋阴祛痰。适用于肺癌阴虚内热、咳嗽气逆、痰液黏滞，或干咳无痰者。

2）天门冬、麦门冬各 6~9g，蜂蜜适量。前 2 味均剖开去心，各取 6~9g，置保温杯中，用沸水冲泡，盖焖 15 分钟，再加蜂蜜 10~20g，代茶频饮，每日 1 剂。功能为滋阴清热、生津止渴。适用于肺癌阴亏燥热、咽干口渴、痰黏滞难以咳出者。

3）鸭 1 只，冬虫夏草 30g。将鸭去毛及内脏，洗净，如常法放入沙锅内，加酒、调料，煮至半烂，加入冬虫夏草，继续煮至可供食用。冬虫夏草滋补肺肾、抗癌，鸭肉有滋阴之功效，故适用于肺癌阴虚、乏力、盗汗者。

4）百合枇杷藕羹：百合（鲜者良）30g，枇杷（去核）30g，鲜藕（洗净切片）30g，淀粉适量，白糖少许。先将百合、枇杷果肉和鲜藕片同煮，临熟时加入适量淀粉和少量白糖，调匀成羹，亦可加入少许桂花，更显清香可口，不拘时间进食之。适用于肺癌放疗后口舌干燥、乏力或咳痰带血者。

5）甲鱼 1 只（重 500g 以上），生地黄 10g，地骨皮 10g，火腿片 3 片，水发香菇若干，葱、姜、盐、味精等适量。将甲鱼宰杀，去内脏后洗净，置生地黄、地骨皮于甲鱼肚内。将甲鱼放入碗内，然后将火腿整齐地放在碗中间，水发香菇排在两旁，撒上葱、姜、盐、味精后，上蒸笼旺火蒸半小时，出笼，覆扣在汤盘内，淋上麻油即可食用。功能为活血化瘀、滋阴。适用于肺癌化疗、放疗期间滋补食用。

6）人参、冬虫夏草、胡桃仁各 30g，蛤蚧（去头足）1 对，酒 500mL。将上药置陶瓷或玻璃容器中，加酒 500mL，密封浸泡 3 星期，滤取上清液待用，药渣可再加适量白酒浸泡一次再用。用时早晚各空腹服 10~20mL。功能为补肺益肾、益精助阳、纳气平喘。适用于肺癌肺肾气虚所致的干咳气短、动则喘息、自汗、腰酸膝软、四肢无力、形体羸瘦等症。

7）天门冬、知母各 30g，冰糖少量，粳米 100g。将天门冬、知母加水适量煎半小时，去药渣取汁，再加粳米和水适量，煮粥，熟时加冰糖少量调匀，一次食用。功能为滋阴润燥、清肺降火。适用于肺癌患者并发热者。

8）百合 30g，薏苡仁 10g，莲子 10g，冰糖或蜂蜜适量。将薏苡仁、莲子用清水洗净，加水煮烂后，加入百合，文火煮 10~20 分钟即可。随意服食。百合味微苦而甘，性平，有润肺止咳、清心安神的作用；薏苡仁清热利湿、健脾补肺；莲子味甘涩，性平，养心益肾、清心去热、止血补脾；三味合用，功能为健脾益肺、养心滋阴。适用于肺癌症见脾失运化，兼见胸水者。

2. 饮食禁忌

（1）忌辛辣食物：肺癌主要症状为热毒、阴虚，辛辣食物（如辣椒、胡椒等）性温热，有耗伤阴津、助热生痰的作用，食之会加重阴虚，使病情恶化。

（2）忌食糖过多：糖具有致癌的催化作用。因为糖，尤其是精白糖，不但缺乏维生素及无机盐，而且会无情地消耗体内本来就不多的无机盐、B 族维生素，这就削弱了机体的抗癌能力。另外，过多的糖还会对机体的免疫系统产生直接影响，会使白细胞的吞噬功能降低，使机体的抗病能力减弱。

（3）忌饮酒及咖啡：酒中所含的乙醇可以刺激垂体激素的分泌，从而增强恶性肿瘤的易感性；而咖啡中的咖啡因是对人体具有毒性的物质，它可使体内 B 族维生素被破坏，而缺乏 B 族维生素与癌的发生有密切的关系。

（4）忌腐烂的食物：几乎所有的食物当其腐烂时，都会产生乙醛，这种物质有恶臭及致癌率相当高，故应禁食腐烂食物。

（5）不宜多吃酸菜、腌菜、腌肉：因为它们在制作过程中容易发霉，其中常含有致癌性真菌及致癌物质亚硝胺，有极强的致癌作用。

（6）忌烟熏烧烤食物：烟熏烧烤之品如烟熏香肠、熏肉、烤羊肉等含有 3，4 - 苯并芘，为致癌物质，食用该类食物过多，癌症患病率较高。

（7）忌高脂肪食物：肥胖者有 50% 以上易患癌症。食入过多脂肪可导致体重增加，过多脂肪导致机体激素发生变化，限制机体免疫监视的效能，影响细胞的代谢方式，增加体内镁的排出，这些因素都会促使肿瘤发生。猪肥肉、黄油等均属此类食物。

（8）忌过食盐：盐食入的多少与癌症的发生率存在着一定关系，过多的钠盐致癌可能是钠会抑制免疫系统，如白细胞减少等，故现在有专家提出抗癌食谱就是要求严格控制食盐摄入量。

（9）忌腥膻发物：癌症患者应忌腥膻之品，如鲑鱼、黄鱼、蟹、公鸡、狗肉、老鹅、香椿头、茄子、荞麦、芫荽、雪里蕻等，这类发物可助时邪疫气，酿痰生湿，瘀阻心络，从而加重临床症状，不利于疾病的治疗。

【药物宜忌】

1. 西医治疗

药物治疗：

1）化学药物治疗（简称化疗）：小细胞肺癌对于化疗有高度的反应性，有较多的化疗药物能提高小细胞肺癌的缓解率，如依托泊苷（VP - 16，足叶乙苷）、替尼泊苷（VM - 26，鬼臼噻吩苷）、卡铂（CBP）及异环磷酰胺（IFO）等，其单药的缓解率为 60% ~77%；还有洛莫司汀（CCNU，环己亚硝脲）、顺铂（DDP）、长春地辛（VDS，长春花碱酰胺）、表柔比星（EPI）、甲氨蝶呤（MTX）等亦均被认为对小细胞肺癌有效，使小细胞化疗有新的发展，缓解率提高到 50% ~90%。因此，化疗成为治疗小细胞肺癌的主要方法，尤其对Ⅳ期小细胞肺癌的价值更大。

对小细胞肺癌有活力的化疗药物，要求它们对未用过化疗患者的缓解率为 20%，已治者要求 >10%，以往经常采用的环磷酰胺（CTX）＋多柔比星（ADM）＋长春新碱（VCR）组成的 CAV 方案，其缓解率高达 78.6%，也有用 CVA + VP - 16 者；对病变超过同侧胸腔和所有 N_2 患者，即广泛期患者有较好作用。VP - 16 取代 CAV 方案的 ADM，广泛期患者的中数缓解期得到改善。对未经治疗的小细胞肺癌患者 CAV + VP - 16 + 顺铂［剂量 20mg/m^2 ×（3 ~4 日）］较 CAV + VP - 16 为优，二者的缓解率分别为 53% 和 48%，近年国外在研究 VM - 26 或 CBP 为主的联合治疗方案。

国内几种对小细胞肺癌比较有效的治疗方案：

①EP 方案：VP - 16 100mg/（m^2 · d）静脉滴注第 1 ~3 日；DDP 100mg/（m^2 · d）静脉滴注第 1 ~3 日。每 3 周为 1 周期。

②CAV 方案：CTX 1000mg/m² 第 1 日静脉注射；ADM 40～50mg/m² 第 1 日静脉注射；VCR 1mg/m² 第 1 日静脉注射。每 3 周为 1 周期。

③VP－CP 方案：VP－16 120mg/m² 静脉注射，第 1～3 日；CBP 100mg/m² 静脉注射，第 1～3 日。每 4 周为 1 周期。

④CAVP－16 方案：CTX 1000mg/m² 第 1 日静脉注射；ADM 45mg/m² 第 1 日静脉注射；VP－16 50mg/（m²·d）静脉注射，第 1～5 日。每 3 周为 1 周期。

⑤NP 方案：NVB 长春瑞滨（去甲长春花碱）25～30/（m²·d）第 1、8 日静脉注射；DDP 40mg/（m²·d）静脉注射，第 1～3 日。每 3 周为 1 周期。

非小细胞肺癌治疗方案：

①CAP 方案：CTX 400mg/m² 第 1 日静脉注射；ADM 40mg/m² 第 1 日静脉注射；DDP 40mg/m² 第 1 日静脉滴注。每 4 周为 1 周期。

②MVP 方案：MMC（丝裂霉素）6～8mg/m² 第 1 日静脉注射；VDS 3mg/（m²·d）第 1、8 日静脉注射；DDP 50mg/（m²·d）第 3、4 日静脉滴注。每 3 周为 1 周期。

③EP 方案：VP－16 120mg/（m²·d）第 1、3、5 日静脉滴注；DDP 60mg/m² 第 1 日静脉滴注。每 4 周为 1 周期。

④NP 方案：NVB 25mg/（m²·d）第 1、8、15 日静脉注射；DDP 60～80mg/（m²·d）第 1 日静脉滴注。每 4 周为 1 周期。

⑤TP 方案：TXL（紫杉醇）135mg/m² 第 1 日静脉滴注；DDP 60mg/（m²·d）第 3 日静脉滴注。每 3 周为 1 周期。

⑥ICE 方案：IFO 1.2g/（m²·d）第 1～3 日静脉注射；CBP 300mg/m² 第 1 日静脉滴注；VP－16 80mg/（m²·d）第 1～3 日静脉注射。每 4 周为 1 周期。

⑦GC 方案：吉西他滨（gemcitabine）1000mg/m² 第 1、8、15 日静脉滴注，DDP 100mg/m² 第 2 日静脉滴注。每 4 周为 1 周期。

2）手术治疗：非小细胞癌早期应采用手术治疗。

3）放射治疗（简称放疗）：放射线对癌细胞有杀伤作用。

4）其他局部治疗方法：近几年来用许多局部治疗方法来缓解患者的症状和控制肿瘤的发展。如经支气管动脉和（或）肋间动脉灌注加栓塞治疗、经纤支镜用电刀切割瘤体、激光烧灼及血卟啉衍生物（HPD）静脉注射后，用 Nd：YAG 激光局部照射产生光动力反应，使瘤组织变性坏死。此外，经纤支镜引导腔内置入放疗做近距离照射也取得较好的效果。

5）生物缓解调解剂（BRM）：BRM 为小细胞肺癌提供了一种新的治疗手段，如小剂量干扰素（2×10⁶U）每周 3 次间歇疗法。转移因子、左旋咪唑、集落刺激因子（CSF）在肺癌的治疗中都能增加机体对化疗、放疗的耐受性，提高疗效。

2. 中医治疗

辨证治疗：

1）**肺热阴虚型**：多数为中心型肺癌，喉返神经受侵或合并感染。

主症：干咳或呛咳，无痰或少痰而黏，偶有痰血，伴有低热、盗汗、胸闷、咽干、声哑、心烦失眠、口干口渴。舌质红或红紫，苔薄黄或薄白，脉细数。

治法：益气健脾，化痰祛湿。

方药：党参 15g，白术 12g，茯苓 12g，甘草 3g，车前子 12g，山药 15g，半夏 9g，陈皮 9g，前胡 9g，苦杏仁 9g，川贝母 9g，泽泻 6g，薏苡仁 18g，紫菀 10g，芡实 15g。

用法：水煎服，每日 1 剂。

2）痰湿蕴肺型：多见于中心型支气管肺癌或伴支气管感染、上腔静脉压迫综合征。

主症：咳嗽痰多，色白且稀，腹胀纳减，四肢乏力，大便稀或正常，头面胸部水肿或胸颈部皮下血管扩张。舌质淡白，苔白腻，脉滑或滑数。

治法：滋阴润肺，清热抗癌。

方药：北沙参 15g，麦冬 12g，天冬 10g，地骨皮 12g，百合 12g，黄芪 12g，石斛 12g，川贝母 10g，白花蛇舌草 24g，半枝莲 24g，鱼腥草 18g，绞股蓝 15g，山药 15g，茯苓 12g，芡实 15g，随症加减。

用法：水煎服，每日 1 剂。

3）血瘀热毒型：肺癌晚期，合并感染，伴胸膜、肋骨或远处转移，有时出现胸腔积液及肺不张。

主症：咳嗽不畅，痰黄或带血，脘闷胸痛，或伴有周身固定或不固定位疼痛，时有发热、便秘、口干，舌质暗绛，伴有瘀点，苔黄厚或薄黄，脉弦紧、细涩。

治法：解毒化瘀，清热养阴。

方药：金银花 10g，七叶一枝花 15g，赤芍 12g，茯苓 15g，麦冬 15g，石斛 12g，知母 12g，山药 30g，太子参 15g，白毛藤 10g，白花蛇舌草 20g，鱼腥草 20g，全瓜蒌 18g。

用法：水煎服，每日 1 剂。

4）脾肾两虚型：病至晚期，久病体虚，肺部通气功能低下，出现肺心系症状。

主症：胸闷气短，动则喘咳加剧，咳痰无力，面色灰白，腰腿酸软，纳食少，有时潮热自汗。脉细，舌淡红或暗淡，苔薄黄或薄白。

治法：补肾益肺，扶正抗癌。

方药：太子参 15g，茯苓 15g，枸杞子 12g，黄芪 15g，白术 12g，五味子 6g，山茱萸 9g，人参（或西洋参）6g，黄精 12g，苦杏仁 9g，甘草 3g，陈皮 9g，川贝母 9g，白花蛇舌草 20g。

用法：水煎服，每日 1 剂。

3. 药物禁忌

（1）环磷酰胺

1）忌与氯霉素合用：因氯霉素阻止环磷酰胺在体内转变成有效产物，可对抗环磷酰胺的抗癌作用，并可加重骨髓抑制。

2）忌与巴比妥类合用：因巴比妥类药物（苯巴比妥、戊巴比妥等）能干扰环磷酰胺的代谢，合用可增强环磷酰胺的毒性。

3）不宜与别嘌醇、氯喹合用：别嘌醇、氯喹可增强环磷酰胺的骨髓毒性，故一般不宜合用。

4）不宜应用于长春新碱之前：环磷酰胺与长春新碱合用时，应先用长春新碱，反之则降低环磷酰胺的作用。

5）忌与丹参合用：动物实验证明，复方丹参制剂以不同途径给药均能促进恶性肿瘤转移，且当其与环磷酰胺合用时，在抑制肿瘤生长方面未显示明显的增效作用，故应避免合用。

6）不宜与地高辛合用：环磷酰胺、长春新碱、丙卡巴肼等可损害小肠黏膜，使地高辛吸收速度减慢和吸收量减少。两药联用时应监测地高辛的血药浓度。

7）不宜与吗啡、哌替啶合用：因吗啡、哌替啶可使环磷酰胺的毒性增加。

（2）长春新碱：不宜与谷氨酸、辅酶 A 同用，因谷氨酸和辅酶 A 可拮抗长春新碱的抗癌作用，故不宜同时使用。

（3）应用化疗药物时忌饮酒和服用含乙醇的中药：化疗药物大多有肝毒性，当与酒同服时会使肝毒性增加，转氨酶升高。因此，用药期间禁饮酒或服用中药药酒。

（4）慎用攻下法：有人认为患有肿瘤是体内有毒，应攻下以排毒，但临床并非如此，用攻下法的存活率并不比用调补法的人高。因此，除火毒内盛者用攻下法外，其他类型患者应慎用攻下法，以免重伤元气。

（5）避免应用丹参等活血药：因丹参赤芍、红花、当归等活血药及其复方制剂可促进恶性肿瘤转移，故本病患者应避免使用。

八、高血压

【概述】

高血压病又称原发性高血压，是一种以动脉压升高为特征，可伴有心脏、血管、脑和肾脏等器官功能性或器质性改变的全身性疾病。

1. 病因

本病病因不明，目前认为是在一定的遗传易感性基础上由多种后天因素作用所致。

（1）遗传：本病双亲均有高血压的正常血压子女（儿童或少年）血浆去甲肾上腺素、多巴胺的浓度明显较无高血压家族史的对照组高，以后发生高血压的比例亦高。

（2）精神、神经作用：中枢神经系统功能紊乱，精神紧张可促进肾上腺素释放，大脑皮质兴奋与抑制失调，引起皮质下血管舒缩中枢功能紊乱，交感兴奋和外周血管持续性收缩，导致血压升高。

（3）肾素－血管紧张素－醛固酮（RAA）系统平衡失调：肾缺血时刺激肾小球入球动脉上的球旁细胞分泌肾素，肾素可对肝脏合成的血管紧张素原起作用形成血管紧张素Ⅰ，而后者经过肺、肾等组织时在血管紧张素转化酶（ACE，又称激肽酶Ⅱ）的活化作用下形成 ATⅡ，ATⅡ再经酶作用脱去天冬氨酸转化成 ATⅢ。在 RAA 系统中 ATⅡ是最重要的成分，有强烈的收缩血管作用，刺激肾上腺皮质球带分泌醛固酮促使水钠潴留，亦作用于心肾、中枢和自主神经系统，从而加强它的使水滞留和周围血管收缩作用，最终产生高血压。

（4）钠摄入过多。

（5）高胰岛素血症：人们早已认识到，患糖尿病的患者高血压和冠心病的发病率大大提高。

2. 临床表现

原发性高血压分 2 型：缓进型和急进型。前者又称良性高血压，绝大部分患者属此型；后者又称恶性高血压，仅占本病患者的 1% ~ 5%。

缓进型高血压，多见于中、老年，其特点是起病隐匿、进展缓慢，病程长达十多年至数十年，因此初期很少显症状，约半数患者因体检时查出高血压。高血压的症状，有头晕、头胀、失眠、健忘、耳鸣、乏力、多梦、易激动、视物模糊、无原因紧张、早晨头痛等。有 1/3 ~ 1/2 的高血压患者因头痛、头胀或心悸而就医，也有不少患者直到出现高血压的严重并发症和靶器官功能性或器质性损害，出现相应临床表现时才就医。

（1）靶器官损害症状

1）心脏：血压长期升高增加了左心室的负担，左心室因代偿而逐渐肥厚、扩张，形成了高血压性心脏病。最先受影响的是左心室舒张期功能，而收缩功能正常。如测左心室射血分数（EF）、心排出量（CO）、心脏指数（CI）和左心室内径缩短率（SF）常无明显降低，表明心脏收缩功能基本处于正常水平。而心脏舒张功能已有异常表现，表现心室舒张时压力下降速率（－dP/dV）降低，压力下降时间常数值（r）增大，舒张早期充盈量降低，高峰充盈率（DFR）下降，高峰充盈时间（TPFR）延长和心房收缩期充盈量增加，压力－容量曲线（dP/dV）向左上移位。M 型超声心动图检测舒张期二尖瓣活动曲线 A 峰增高（代表心房代偿性收缩力增强）；应用脉冲多普勒超声心动图检测舒张期二尖瓣跨瓣血液速度常有异常改变，及等容舒张期延长等。随着高血压性心脏病病情加重，可出现心功能不全的症状，如心悸、夜间阵发性呼吸困难、咳粉红色泡沫样痰、肺底出现水泡音等急性左心衰和肺水肿的征象。心衰反复发作，左心室可产生离心性肥厚，心腔扩大，此时，左心室收缩舒张功能均明显损害，甚至可发生全心衰竭。

2）肾脏：原发性高血压肾损害主要与肾小动脉硬化有关，病情进展可见夜尿增多伴尿电解质排泄增加，表明肾脏浓缩功能已开始减退。继之出现蛋白尿、管型、红细胞，肾功能明显减退时尿比重固定在 1.010 左右，由于肾小管受损可见尿内 β_2 微球蛋白增多。

高血压有严重肾损害时出现慢性肾衰竭症状，可见恶心、呕吐、厌食、代谢性酸中毒和电解质紊乱的症状，又因氮质潴留和尿毒症，常伴贫血和神经系统症状。严重时出现嗜睡、谵妄、昏迷、抽筋、消化道出血等。原发性高血压死于尿毒症者在我国仅占高血压死亡病例的 1.5% ~ 5%，且多见于急进型高血压。

3）脑：高血压可导致脑小动脉痉挛产生头痛、眩晕、头胀、眼花等症状。当血压突然显著升高时可产生高血压脑病，出现剧烈头痛、呕吐、视力减退、抽筋、昏迷等脑水肿和颅内高压症状，若不及时抢救可以致死。

（2）持续性高血压：可使脑小动脉硬化，微动脉瘤形成，常因血压波动，情绪激动，用力等情况下突然破裂出血，部分病例无先兆的情况下破裂出血。临床上以大脑中动脉的豆纹动脉，基底动脉的旁正中动脉和小脑的齿状动脉等动脉出血最常见。

（3）高血压引起脑梗死：多见于60岁以上伴有脑动脉硬化的老人，常在安静或睡眠时发生。一般而言，脑梗死发病比脑出血相对缓慢，意识障碍和肢体瘫痪程度较轻。部分原发性高血压人脑出血与脑梗死可同时发生或相继发生，这种混合型的脑血管意外近年来似有增多趋势，可导致治疗上的困难，应做脑 CT 检查，才能鉴别。

3. 辅助检查

（1）尿常规：早期患者尿常规正常，肾浓缩功能受损时尿比重逐渐下降，可见少量蛋白尿，红细胞，偶见管型。随肾病变进展，尿蛋白量增多，在良性肾硬化者如 24 小时尿蛋白在 1g 以上时，提示预后差。红细胞和管型也可增多，管型主要是透明和颗粒者。

（2）肾功能：以血尿素氮和肌酐来估计肾功能，成人肌酐 >114.3μmol/L，老年人和妊娠者 >91.5μmol/L 时提示有肾损害。酚红排泄试验，尿素廓清率、内生肌酐廓清率等可低于正常。

（3）胸部 X 线检查：可见主动脉，尤其是升、弓部纡曲延长，其升、弓或降部扩张。出现高血压性心脏病时有左心室增大，当左心衰竭时左心室增大更明显，全心衰竭时即可左右心室都增大，并有肺淤血现象。肺水肿时则肺门明显充血，呈蝴蝶形模糊阴影。

（4）心电图：左心室肥厚时显示左心室肥厚劳损图形。由于左心室舒张期顺应性下降，左心房舒张期负荷增加，心电图可出现 P 波增宽、切凹，$PtfV_1$（V_1 导联终末向量）的终末电势负值增大等。

（5）超声心动图：是诊断左心室肥厚最敏感可靠的手段。在二维超声定位基础上记录 M 型超声曲线或直接从二维图进行测量，室间隔和（或）左心室后壁厚度 >13mm 者为左心室肥厚。高血压时左心室肥大多是对称性的，但有 1/3 左右以室间隔肥厚为主（室间隔和左心室后壁厚度比 >1.3），室间隔肥厚常于上端先出现，提示高血压时最先影响左心室流出道。出现左心衰竭后，超声心动图检查可发现左心室、左心房心腔扩大，左心室壁收缩活动减弱。

（6）行血脂、血糖及肾素活性测定等。

【饮食宜忌】

1. 饮食宜进

（1）饮食原则

1）宜高蛋白质饮食：医学研究证明，高蛋白饮食能增加尿钠排泄，改善动脉壁弹性，有直接降血压作用。

2）宜食植物油：在高血压状态下，动脉硬化的发生与脂肪的摄入量有直接关系，应尽量使用含不饱和脂肪酸的植物油，如菜籽油、豆油、香油等。

3）宜食芹菜：具有降血压、镇静、利尿作用。取鲜芹菜 250g，洗净，用沸水浸泡约 3 分钟，捣碎取汁饮用，每次 1 小杯，每日 2～3 次。

4）宜食菠菜：将鲜菠菜洗净，置沸水中浸泡约 3 分钟，以香油拌食，每日 2～3 次。

5）宜食大蒜：大蒜含大蒜苷，有降血压作用。每日清晨空腹吃糖醋大蒜 1～2 个，同时喝些糖醋汁。连服半个月，可使血压下降。

6）宜食西红柿：有清热平肝、凉血降血压作用。每日早晨空腹吃西红柿 1～2 个。

7）宜食食用菌：如草菇、香菇、平菇、蘑菇、黑木耳、银耳等，最好做成汤食用，不仅营养丰富，味道鲜美，而且对防治高血压、脑出血、脑血栓等有较好的效果。

8）宜食橘子：含大量维生素 C，对高血压患者有益，宜常食。

9）宜食含钙食物：用钙治疗高血压可以使收缩压平均下降 19.5mmHg，舒张压平均下降 6.8mmHg。如果在饮食中每日增加 1000mg 钙，高血压的患病率便可以降低。含钙较丰富的食物有葵花子、核桃、花生、牛奶、鱼、虾、大枣、柿子、韭菜、芹菜、蒜苗、大豆及其制品等。

10）宜食海带：含有褐藻氨酸，是一种降血压的有效成分。用 50℃～60℃ 的水浸泡海带后，把浸液给高血压患者服用，可使血压降低。另外，海带还含有一种甘露醇，有很好的利尿作用，通过利尿，也能达到降血压的目的。食用海带，不要将海带上那层"白霜"洗去，否则效果就会大减。

11）宜食洋葱：美国民间一直有吃洋葱防治高血压的习惯。因洋葱含的前列腺素 A 具有降低血压效果，因此高血压患者宜多吃洋葱。

12）宜食胡萝卜、荷叶：胡萝卜含有一种叫琥珀酸钾盐的降血压有效成分；鲜荷叶能直接扩张血管，有降血压作用。

13）宜食西瓜：其配糖体具有降血压作用。高血压患者宜多吃常吃西瓜。

14）宜食香蕉：含有大量的钾，能促进体内钠和水分的排泄，减少全身血容量而使血压降低；香蕉所含的维生素 C、维生素 P、维生素 E 等，可增加血管壁的弹性，促进胆固醇代谢，预防动脉硬化等。一般可每日吃 3～5 个。

15）宜食苹果：据报道，在高血压高发地区，常吃苹果的人很少发生高血压。究其原因，就在于苹果含有大量的钾。故经常食用苹果对高血压患者有一定好处。

16）宜食山楂：有降胆固醇、软化血管、降血压的作用。山楂（鲜者尤佳）10 个，捣碎，加白糖适量，水煎服。

17）宜食葵花子：除含有 B 族维生素、维生素 E 和钙、铁、钾、磷等外，还含有能维持心血管健康的亚油酸，能降血压，对孕妇的高血压特别有效。必须强调要生吃才有效，因为一经加热后，营养成分会被破坏。

18）宜食醋浸花生仁：醋有降血脂、软化血管、活血化瘀的功效，能使血管保持一定的弹性，维持血液循环的正常压力；花生米含有丰富的蛋白质、不饱和脂肪酸及锌、钙、铬等，能直接或间接地改善心血管功能。而且花生仁经过醋的浸渍后，其营养成分更易被人体吸收。

（2）饮食搭配

1）萝卜与羊肉：萝卜含有丰富的维生素C、芥子油、胆碱、氧化酶、木质素等多种成分，能降低胆固醇，减少高血压和冠心病的发生，且有顺气消食、化痰止喘、利尿补虚及抗癌等作用；羊肉性味甘温，能助元阳，补精血，益虚劳，是良好的滋补壮阳食品。二者同食，补而不滞，具有减少心脑血管疾病的发生及助阳、补精、顺气、消食之功效。适宜于高血压肾虚体弱者食用。

2）菜花与西红柿：菜花中含较多的维生素C、维生素A、维生素E、核黄素、胡萝卜素等，能清血健身，增强抗毒能力；西红柿能健胃消食，对高血压、高脂血症患者尤为适宜。二者搭配，营养丰富，效能协同，适宜于高血压患者食用。

3）大蒜与黄瓜：二者同食能抑制糖类转变为脂肪，降低胆固醇，适宜于高血压、肥胖及心脑血管病患者食用。

4）芹菜与西红柿：芹菜有降血压作用，西红柿可健胃消食。二者搭配，营养更丰富均衡，适宜于高血压、高脂血症及冠心病患者食用

5）芹菜与花生：芹菜具有清热平肝、明目降压的作用；花生可止血润肺、和胃降压、调节血脂。二者搭配，可改善心脑血液循环，抗衰老，适宜于高血压、高脂血症、动脉硬化患者食用。

6）荸荠与冬瓜、黑木耳：三者搭配食用，有利尿消肿、降压、调脂作用，适宜于高血压、高脂血症及心脑血管疾病患者食用。

（3）药膳食疗方

1）荸荠30g，海蜇头30g。荸荠洗净，去皮，切片。海蜇洗净，切碎。同放锅中烧开，再煮10分钟。温服。每日1剂，连服2~3周，或时时服食。适于阴虚阳亢、痰热内盛、头目眩晕、大便燥结之高血压患者。便溏、畏寒、肢冷之高血压患者不宜多食。

2）菊花6g，绿茶3g。开水冲泡，频频饮服，连饮数周至数月。适于肝阳上亢型头昏头痛、面目红赤之高血压患者。多汗、畏寒肢冷者不宜饮服。

3）淡菜10g，旱芹50g。同煎汤。适当调味服食。每日1剂，连食2~3周。适于腰酸、眩晕、口渴、面赤属肝肾阴虚、肝阳上亢之高血压患者。腰酸肢冷者不宜多服。

4）带衣花生米适量，醋适量，桂花少量。同浸泡7日备用。每日清晨及临睡前各嚼食10粒，直至血压下降。适于时时眩晕、胸闷心悸、肢冷乏力等属气血两虚、血脉瘀滞型高血压患者。口渴面赤、头昏、头痛属肝阳亢盛者不宜多食。

5）山楂30g，白扁豆30g，红糖50g。山楂和扁豆同炖酥，红糖调味服食。每日1剂，连食3~4周。适于肝旺脾虚见有眩晕、心悸、纳少、便溏等症状之高血压患者。嘈杂、泛酸、便艰者不宜食用。

6）黑白木耳各50g。水发，洗净，加水适量文火炖烂，加适量冰糖。分10次服食，每日1次，连续服完。适于肝肾阴虚见有五心烦热、眩晕、面赤、大便秘结等症状之高血压患者。纳少、便溏等脾虚患者不宜食用。

7）苦瓜1个，绿茶2g。苦瓜洗净，切片，晒干。与茶叶同煎浓汁，代茶频服。每日1剂，时时饮服。适于夏令口渴面赤眩晕之高血压患者。脾虚便溏、形寒者不宜饮服。

2. 饮食禁忌

（1）忌高盐饮食：如咸蟹、咸鱼、咸肉、咸菜等盐制食物要忌食。世界卫生组织建议每日合理摄盐量为3～5g。

（2）忌暴饮暴食：经常暴饮暴食可损伤脾胃，致使脾胃失调痰湿内生，而肝阳上亢的患者易中风，故应忌暴饮暴食。

（3）忌高热能食物：经常进食油腻食物，可致消化不良，痰浊内生，气血阻滞。经研究发现，平时喜食油腻食物者，其高血压患病率为8.1%，明显地高于清淡饮食者的2.4%。

（4）忌饮酒：高血压病患者能否饮酒一直是人们关心和争论的问题。现代研究证明，少量饮酒有扩张血管、活血通脉、增进食欲、消除疲劳等功效，有利于高血压的治疗。但是，长期大量饮用烈性酒，则会损伤动脉壁，加速动脉硬化，使高血压难以控制，忌酗酒。

（5）忌饮浓茶：所含的茶碱量高，可引起大脑兴奋、不安、失眠、心悸等，从而使血压上升，故应忌饮浓茶，尤其是浓红茶。而饮清淡绿茶则有利于高血压病的治疗。

（6）忌运动饮料：是继汽水、可乐、果汁饮料之后的一种饮料，是以矿泉水为主，加入糖、多种维生素和钠、钾、钙等，同时加入滋补性抗疲劳物质，如蜂蜜、花粉、猕猴桃汁、门冬氨酸、麦芽油、卵磷脂、沙棘等。运动饮料能供给运动员机体一定的营养物质，可预防运动引起的低血糖和疲劳，但高血压患者饮用运动饮料会使血压升高，因为运动饮料含钠量较高。

（7）忌食芋头：高血压和心脏病患者应选择含钾高的食物，但高血压并发肾功能失调时，食用含钾多的食物则会因小便不畅使体内钾积蓄，导致高钾血症。芋头含钾量高，故高血压肾功能失调者不宜食用。

（8）忌食火腿：火腿中的脂肪和胆固醇含量均较高，故应忌食。

（9）忌食狗肉：高血压病因虽多，但大部分属阴虚阳亢性质，狗肉温肾助阳，食用能加重阴虚阳亢型高血压的病情。其他类型的高血压，或为肾虚阳上扰、痰火内积、瘀血阻络等，食用狗肉则躁动浮阳或加重痰火、助火燥血，故应忌食。

（10）忌食蟹：蟹黄含胆固醇较高，高血压患者忌多食。

（11）忌食泥鳅：高血压并发肾功能失调，应忌食含钾量高的泥鳅。

（12）忌甜食：多吃糖会使糖转化为脂肪，使血脂上升，身体肥胖，容易发生糖尿病或冠心病，故忌多食。

（13）忌食花椒：花椒味辛，性热，气味浓烈，食用可助阳生火劫阴，升血压，故不宜食用。

【药物宜忌】

1. 西医治疗

降压药物治疗：

1）利尿药

①氢氯噻嗪：每次 12.5～25mg，每日 1 次。

②氯噻酮：每次 50mg，每日 1 次。

③吲达帕胺：每次 1.25～2.5mg，每日 1 次，降压作用缓和。

④螺内酯：20～100mg，每日 1 次；氨苯蝶啶 50～100mg，每日 1 次；阿米洛利每日 5～10mg。

⑤呋塞米：20～100mg，每日 2～3 次，利尿、降压作用均较其他利尿药强而迅速，适用于高血压并有充血性心力衰竭，其他原因引起的水肿及肾功能不全等。

2）β 受体阻滞剂：阿替洛尔每次 25～100mg，每日 1～2 次；美托洛尔每次 25～100mg，每日 1～2 次；比索洛尔每次 2.5～20mg，每日 1 次。主要治疗轻中度高血压患者的首选治疗药，尤其是伴有劳力型心绞痛、心肌梗死或伴有快速性心律失常者。

3）α 受体阻滞剂：多沙唑嗪每次 1mg，每日 1 次，以后逐渐增加剂量；特拉唑嗪每日 1～10mg；哌唑嗪每次 0.5mg，每日 3 次；2 周内可增至每次 2mg，每日 2～3 次；酚苄明每次 10～30mg，每日 1～2 次。哌唑嗪和特拉唑嗪主治轻中度高血压。

4）α、β 受体阻滞剂：阿罗洛尔每次 5～10mg，每日 2 次；卡维地洛每次 6.25～25mg，每日 1～2 次；拉贝洛尔每次 100～200mg，每日 2 次。降压缓慢，副作用与 β 受体阻滞剂相似，对各种高血压均有效。

5）中枢神经和交感神经抑制药：盐酸可乐定每次 0.075～0.15mg，每日 3 次，以后可增至每次 0.15～0.30mg；甲基多巴每次 250mg，每日 4 次，最多不宜超过每日 3g。主治中重度高血压，尤适用伴有肾功能不全和血浆肾素活性增高者。

6）萝芙木类：利血平每次 0.25mg，每日 2～3 次，降压缓和而持久，一般用药一周后下降，2～3 周达最低水平。主治轻度高血压，与其他降压药合用于中重度高血压。尤适用心率快、精神紧张，血浆肾素活性高的患者。

7）节后交感神经抑制药：硫酸胍乙啶：开始时每日 10mg，每日 1～2 次，逐渐增至每日 60mg，作用快速，服药后 24～36 小时起作用，停药后作用尚可持续 3～4 日，降低坐、立位血压尤为显著。主治中重度高血压患者。

8）钙拮抗药

①二氢吡啶类：硝苯地平每次 10～30mg，每日 3 次；或缓（控）释片每次 30～60mg，每日 1 次；氨氯地平每次 2.5～10mg，每日 1 次；非洛地平缓释片每次 5～10mg，每日 1 次；拉西地平每次 4mg，每日 1 次；尼群地平每次 10mg，每日 2 次；尼索地平每次 5mg，每日 1 次；尼卡地平每次 10～20mg，每日 3 次；或缓释片 40mg，每日 1 次；伊拉地平每次 5～10mg，每日 2 次；尼莫地平每次 20～40mg，每日 3 次。

②非二氢吡啶类：地尔硫䓬每次 30～60mg，每日 3 次或缓释片每次 90～180mg，

每日 2 次；维拉帕米每次 40～80mg，每日 3 次或缓释片每次 120～240mg，每日 1 次。

9）血管紧张素转换酶抑制药（ACEI）：卡托普利每次 12.5～25mg，每日 3 次，依那普利每次 10mg，每日 1～2 次；西拉普利每次 2.5～10mg，每日 1 次；贝那普利每次 10～30mg，每日 1 次；培哚普利每次 2～8mg，每日 1 次；雷米普利每次 2.5～10mg，每日 1 次；福辛普利每次 10～40mg，每日 1 次；赖诺普利每次 5～40mg，每日 1 次。

10）血管紧张素 II 受体拮抗药：氯沙坦每次 25～100mg，每日 1 次；缬沙坦每次 80～160mg，每日 1 次；依贝沙坦每次 150mg，每日 1 次。

2. 中医治疗

辨证治疗：

（1）肝阳上亢

主症：头目胀痛、眩晕耳鸣、急躁易怒、失眠多梦、腰酸腿软、头重足轻、面红、舌红、脉弦有力。

治法：平肝潜阳。

方药：天麻钩藤饮加减。1 号方：天麻 10g，钩藤（后下）18g，菊花 12g，桑叶、白蒺藜、青葙子、夏枯草、地龙、决明子、牛膝、桑寄生各 9g。2 号方：天麻 10g，钩藤（后下）18g，石决明（先煎 30 分钟）15g，黄芩、栀子、益母草、牛膝、杜仲、桑寄生、茯神、夜交藤各 10g。

加减：常加生代赭石 10g，生龙骨（先煎半小时）15g，生牡蛎（先煎半小时）15g，以增加平肝潜阳之力，必要时加羚羊角。

用法：水煎服，每日 1 剂。

（2）肝火上炎

主症：头痛头晕、耳鸣、面红目赤、口苦口干、胸胁灼痛、急躁易怒、寝少多梦、便秘尿黄、舌红苔黄、脉弦数。

治法：清肝泻火，清利湿热。

方药：龙胆泻肝汤加减。龙胆草、栀子、黄芩、柴胡、泽泻、车前子、生地黄、当归、甘草各 10g。

加减：常加磁石 10g，生龙骨（先煎半小时）15g 以加强平肝潜阳之力。如失眠加珍珠母（先煎半小时）15g，琥珀（冲）2g，清肝热且安心神；肝火化风，肝风内动、肢体麻木，震颤、欲发中风者，加全蝎 5g，蜈蚣 1g，地龙 10g，僵蚕 10g，以平肝息风、清热止痉。

用法：水煎服，每日 1 剂。

（3）痰湿壅盛

主症：眩晕头重，胸闷心悸，恶心吐痰、食少多寐，肥胖、苔白腻，脉滑。

治法：燥湿祛痰，健脾和胃。

方药：半夏白术天麻汤加减。陈皮、半夏、茯苓、白术、天麻、甘草各 10g。

加减：如头晕、多寐苔腻者，加藿香、佩兰、石菖蒲各 10g，以醒脾化湿开窍。

用法：水煎服，每日 1 剂。

（4）瘀血阻络

主症：眩晕头痛，兼见健忘、失眠、心悸、精神不振、耳鸣耳聋，面唇紫暗，苔薄白，舌瘀点或瘀斑，舌下脉络紫粗、脉弦涩。

治法：活血化瘀通络。

方药：血府逐瘀汤加减。药用桃仁、红花、川芎、赤芍、牛膝、枳壳、当归、生地黄、天麻各 10g。

加减：若病久气虚乏力、自汗者，重用黄芪 15g，党参 15g，以补气固表益气行血。

用法：水煎服，每日 1 剂。

（5）肝肾阴虚

主症：眩晕头痛，腰膝酸软、耳鸣健忘、两目干涩，五心烦热，心悸失眠、舌红少苔，脉弦细。

治法：滋养肝肾。

方药：杞菊地黄丸加减。熟地黄、泽泻、山药、茯苓、山茱萸、牡丹皮、枸杞子、菊花各 10g。

加减：如肝肾阴虚而肝阳亢盛者加天麻 10g，钩藤 15g，石决明 15g。

用法：水煎服，每日 1 剂。

（6）阴阳两虚

头晕眼花，心悸，神疲乏力，腰膝酸软，面色少华，夜间多尿，自汗肢冷，下肢浮肿，阳痿遗精，耳鸣耳聋，舌质淡红，脉细或沉。

治法：育阴助阳。

方药：偏阴虚者，左归丸加减；偏阳虚者，右归丸加减。左归丸药用熟地黄、枸杞子、山茱萸、龟甲胶（烊化）、鹿角胶（烊化）、菟丝子、牛膝、山药各 10g。右归丸药用肉桂 10g，附子（先煎 1 小时）5g，鹿角胶（烊化）10g，熟地黄、山茱萸、山药、菟丝子、枸杞子、杜仲、当归各 10g 等。

用法：水煎服，每日 1 剂。

3. 药物禁忌

（1）利血平

1）忌饮茶：茶叶中含有鞣质，与利血平发生反应，降低其药效。

2）忌食含酪胺食物：如奶酪、青鱼、蚕豆、鸡肝、葡萄酒等与利血平同服，可使其的降血压作用减弱。

3）慎与氯丙嗪合用：由于氯丙嗪具有中枢抑制作用，并能直接抑制交感神经，使血管扩张，血压下降。故二药合用，降压作用增强，精神抑郁症状也加重。

4）慎与双氧丙嗪（克咳敏）合用：镇咳平喘药双氧丙嗪可使利血平等降压药作用减弱或失效，故二药不宜同用。

5）慎与氟烷合用：氟烷等麻醉药可使患者对利血平降血压作用的敏感性增加，二者合用可显著增强利血平的降血压作用。

6）服利血平前不宜服甲基多巴：因服甲基多巴后再用利血平可加剧彼此的不良

反应。

7）慎与甘草及甘草制剂同用：甘草中含甘草次酸，易与利血平发生反应而降低药效。另外，甘草具有去氧皮质酮样作用，能引起水肿、血压升高，拮抗利血平的降血压作用。

8）不宜与丙米嗪、阿米替林合用：因后者能阻碍交感神经末梢对去甲肾上腺素的摄取，从而提高受体区域去甲肾上腺素的浓度，使利血平降血压作用减弱。

9）慎与泼尼松龙合用：由于泼尼松龙可引起水钠潴留并促进排钾，导致血压升高。

10）慎与去甲肾上腺素、肾上腺素合用：由于合用可引起突触前膜对去甲肾上腺素等的摄取受抑制，受体敏感化，升压作用明显增强。

11）禁与单胺氧化酶抑制药合用：利血平与单胺氧化酶抑制药（如呋喃唑酮、苯乙肼、丙卡巴肼、帕吉林等）合用，会延缓体内去甲肾上腺素的灭活而引起蓄积，导致血压上升，兴奋狂躁，病情加重。另有报道，先用单胺氧化酶抑制药后再用利血平，可引起血压上升，将顺序颠倒后用药，则无此现象。

12）不宜与拟交感神经药同用：因利血平能耗竭递质，使间接作用的拟交感神经药物尼可刹米、麻黄碱等的效应降低，具有拮抗作用。

13）慎与奎尼丁合用：两者合用可引起心律失常。

14）慎与间羟胺合用：因利血平能使间羟胺的升血压作用减弱，同时利血平的降血压作用亦降低。

15）利血平、胍乙啶不宜与洋地黄合用：因两药合用易造成心律失常，甚至传导阻滞。

16）利血平、胍乙啶、帕吉林慎与含抗组胺的中成药合用：因抗组胺药可对抗肾上腺素神经元阻断药，使利血平等疗效降低。

（2）帕吉林

1）忌饮酒：在服用帕吉林期间或停药2周内，应禁饮酒或含乙醇的饮料，否则会增强帕吉林的不良反应。

2）忌食含酪胺食物：酪胺具有升压效应。天然酪胺存在于扁豆、蚕豆、啤酒、红葡萄酒、乳酪、青鱼、鸡肝、香蕉等食物中。正常情况下，人吃进这些食物后，其酪胺可被肝和肠内的单胺氧化酶所破坏。因帕吉林为单胺氧化酶抑制药，能降低体内单胺氧化酶的活性，所以若服帕吉林后，再食用含酪胺的食物，就会造成酪胺在体内大量蓄积，诱发高血压危象、脑出血、心律失常及惊厥等，甚至死亡。

3）忌与麻黄类制剂同服：据临床报道，麻黄及含麻黄的中药制剂（如大活络丹、人参再造丸、止咳定喘丸等）和帕吉林同时服用，可出现严重头痛、视力障碍和听觉异常。其原因是，二者同时服用可使去甲肾上腺素、多巴胺、5-羟色胺等单胺类神经递质免于破坏而储存于神经末梢中的去甲肾上腺素大量释放导致高血压危象，甚至死亡。

4）忌与萝芙木及其生物碱制剂同服：萝芙木及其生物碱制剂（利血平、降压灵等）的降压机制是通过影响肾上腺素能神经递质的摄取、储存和释放而使递质耗竭，产生降压作用。而帕吉林是单胺氧化酶抑制药，与之合用可使肾上腺素能神经递质去甲肾上腺素大量释放。因此，若与帕吉林联合应用，血压不但不降，反而会急剧升高，甚至出现高血压危象。

5）忌与酵母片同服：因酵母片中含有酪胺，能从去甲肾上腺素贮存部位取代不能被单胺氧化酶所破坏的去甲肾上腺素，使血压升高，不良反应增加。

6）慎与噻嗪类利尿药同服：由于噻嗪类利尿药（如氢氯噻嗪等）可抑制帕吉林在体内的代谢，出现蓄积，增强降血压作用，但同时亦加重毒性反应。

7）忌与三环类抗抑郁药合用：帕吉林与三环类抗抑郁药（如丙米嗪、阿米替林、去甲替林等）合用，可产生严重的毒性反应，如痉挛、昏睡、高热、眩晕、呕吐及循环衰竭，甚至死亡。

8）不宜与甲基多巴、胍乙啶合用：帕吉林与甲基多巴、胍乙啶合用，可抑制单胺氧化酶，引起中枢神经强烈兴奋，血压升高，出现头痛、幻觉等症状。

9）不宜与中成药羊肝丸、鸡肝散同服：因羊肝丸、鸡肝散中含动物肝脏，而动物肝脏中含有丰富的酪胺。如同服，会引起高血压反应。

10）忌与含乙醇的中成药同服：在服用帕吉林期间或停药2周内，服用含乙醇的中成药（如风湿酒、国公酒、参茸精等），可产生恶心、腹痛、头晕、呼吸困难等不良反应。

11）不宜与苯丙胺、哌甲酯合用：帕吉林与具有中枢兴奋作用的苯丙胺、哌甲酯合用，可引起血压升高，产生严重的头痛、心律失常等不良反应。

（3）可乐定

1）不宜与三环类抗抑郁药合用：三环类抗抑郁药（如丙米嗪、阿米替林等）具有阻断 α 受体的药理活性，可对抗可乐定的降压作用。

2）不宜与 α 受体、β 受体阻滞剂合用：因 α 受体、β 受体阻滞剂（如柳胺苄心定）与可乐定合用，可使可乐定的降压作用减弱。

3）不宜与普萘洛尔合用：二者合用可相互增强作用，故对一般高血压患者应慎合用，严重高血压患者只宜短期合用。另有两者合用致死的报道。

4）慎与乙醇、镇静和抗组胺药合用：可乐定与乙醇、镇静药和抗组胺药合用，其中枢抑制作用相互增加，故应慎用。

（4）甲基多巴

1）不宜与利血平同服：因二者并用可加重中枢神经抑制作用，使心率变慢，导致抑郁、阳痿等。

2）忌与碳酸锂合用：因甲基多巴能使锂从体内排出减少，二者并用可增强锂的毒性。

3）忌与三环类抗抑郁药合用：因三环类抗抑郁药（如丙米嗪、阿米替林等）能阻断 α 受体，使甲基多巴失去降血压作用。

4）忌与氟烷合用：因二药对肝脏均有毒性，并用可加剧对肝脏的损伤。

5）慎与帕吉林合用：因甲基多巴与帕吉林合用，可出现头痛、血压升高等症状。

6）慎与普萘洛尔合用：因二者合用可引起血压升高，原因可能是周围血管 α 受体兴奋所致。

（5）胍乙啶

1）忌与烟酰胺合用：因烟酰胺可使胍乙啶的降血压作用逆转，引起高血压。

2）不宜与哌甲酯合用：因能阻滞胍乙啶的吸收，使其降血压作用减弱。

3）忌与苯丙胺合用：因苯丙胺可使胍乙啶的降血压作用逆转，引起高血压。

4）慎与含乙醇的中成药同用：含乙醇的中成药（如风湿酒、国公酒、参茸精等）与具有扩张血管作用的胍乙啶合用，可加重直立性低血压。

5）慎与酚苄明、可卡因并用：酚苄明、可卡因均能阻止胍乙啶摄入神经元，从而拮抗其降血压作用。

6）慎与利血平合用：二者合用虽可增强作用，但同时也可加重精神抑郁、心动过缓及直立性低血压，故合用应酌情减量。

7）忌与拟肾上腺素类药物合用：因胍乙啶与拟肾上腺素类药物（如肾上腺素、去甲肾上腺素、多巴胺等）合用可阻滞去甲肾上腺素释放，引起 α 受体过度敏感，产生强烈的升压作用。

（6）胍乙啶、胍那决尔

1）忌与三环类抗抑郁药合用：三环类抗抑郁药有丙咪嗪、阿米替林、去甲替林等。胍乙啶能被"胺泵"摄入囊泡内影响去甲肾上腺素再摄入而引起降血压作用，而三环类抗抑郁药亦同样能被"胺泵"摄入而阻滞其降血压作用；胍乙啶可与膨体细胞膜结合抑制其正常活动，使神经冲动时不能释放去甲肾上腺素而三环类抗抑郁药在这种转运机制中能与胍乙啶竞争，从而阻碍胍乙啶进入肾上腺素能神经末梢。这两种竞争作用均可使胍乙啶及胍那决尔的降血压作用减弱，因此应避免合用。

2）慎与氯丙嗪同用：氯丙嗪与胍乙啶、胍那决尔同用，可使后者的降血压作用减弱。

3）不宜与帕吉林并用：胍乙啶及胍那决尔与帕吉林并用，会抑制神经末梢胞质内的去甲肾上腺素被单胺氧化酶破坏，易引起高血压危象。

4）不宜与麻黄碱同用：麻黄碱能阻滞交感神经末梢对胍乙啶和胍那决尔的吸收，并能从神经末梢吸收部位置换胍乙啶，从而使胍乙啶等的降血压作用减弱，故两者不宜同用。如确需合用，应间隔给药。

（7）哌唑嗪、多沙唑嗪：忌与肾上腺素合用。因两者合用可致升血压作用翻转，产生严重低血压。

（8）吲哚拉明：不宜与单胺氧化酶抑制药合用。服用单胺氧化酶抑制药（如帕吉林）的患者不能再服用吲哚拉明，以免引起或加重不良反应。

（9）喷布洛尔、阿替洛尔：忌与维拉帕米同用。因喷布洛尔、阿替洛尔与钙拮抗剂（维拉帕米）合用，可增加心肌传导阻滞的发生。

（10）阿替洛尔：忌与氨苄西林同用。因氨苄西林可降低阿替洛尔的作用。

（11）噻吗洛尔：不宜与其他 β 受体阻滞剂合用。噻吗洛尔与其他 β 受体阻滞剂（如普萘洛尔等）有协同作用，故不宜合用。

（12）柳胺苄心定：不宜与利尿药合用。因两者并用易引起直立性低血压。

（13）贝那普利：不宜与保钾利尿药或补钾药合用。贝那普利与保钾利尿药（如螺内酯等）或补钾药（氯化钾）合用，易导致高钾血症。

（14）曲帕胺：不宜与巴比妥类及生物碱类麻醉药合用，因合用易引起直立性低血压。

（15）氨苯甲噻二嗪：不宜与噻嗪类利尿药合用。氨苯甲噻二嗪与噻嗪类利尿药（如氢氯噻嗪）合用，可使氨苯甲噻二嗪的不良反应（高糖血症、高尿酸血症）加剧。

（16）克罗卡林：忌与磺脲类降血糖药合用。克罗卡林与磺脲类降血糖药（如格列吡嗪等）合用，可引起药物拮抗作用。

（17）吲哚美辛：不宜与前列腺素合用。人体的前列腺素有扩张周围血管及冠状动脉的作用，前列腺素中有一类具有增加肾血流量、促进体内水钠排出作用的物质。吲哚美辛能抑制前列腺素的合成，使血管痉挛，外周阻力增高，降低肾血流量及水钠排泄，从而导致血压升高。

（18）慎用具有升压作用的药物：枳实、陈皮、玉竹、生姜等中药有升压作用，在应用中药治疗本病的药物配伍中应慎用。肾上腺素、去甲肾上腺素、多巴胺等具有升压作用的西药则属忌用之品。

（19）忌睡前服降压药：某些高血压患者入睡后心率减慢，血流速度降低，如睡前服降压药物，可使血压降低，血流过缓，导致冠状动脉和脑部供血不足，诱发心绞痛、心肌梗死和脑血栓。

（20）忌用水钠潴留药物：糖皮质激素，如泼尼松、地塞米松、氢化可的松、醛固酮等药物可引起水钠潴留，长期使用可致恶性高血压。

（21）忌过量使用降压药：高血压患者如果血压降得过低，易导致中风发生。所以高血压患者在降血压的同时，应注意改善血管弹性，不能超量服用降压药，以防导致靶器官缺血而诱发他病。

（22）慎用复方制剂：关于复方制剂的问题，越来越多的学者认识到其缺点，认为其在降血压的同时升高了血脂，因此在整体上并不延长寿命。20 世纪 90 年代后，复方降压药物在逐渐被淘汰。所以选用降压药物应尽量避免复方制剂。

（23）忌用损肝肾阴精之品：如附子、肉桂、鹿角、麻黄、细辛等，均属燥热之品，可伤及肝肾阴精，致肝阳上亢，而使血压难以控制。

九、动脉粥样硬化

【概述】

动脉硬化（atherosclerosis）是一组称为动脉硬化的血管病中常见且最重要的一种。各种动脉硬化的共同特点是动脉发生了非炎症性、退行性和增生性的病变，导致管壁增厚变硬，失去弹性和管腔缩小。由于在动脉内积聚的脂质外观呈黄色粥样，因此称为动脉粥样硬化。

其他常见的动脉硬化类型还有小动脉硬化（arteriolosclerosis）和动脉中层钙化（monckeberg arteriosclerosis）。鉴于动脉粥样硬化仅是动脉硬化的一种类型，因此习惯上简称为"动脉硬化"，而将说明其特点的"粥样"两字简化掉，极不妥当。

1. 病因

本病病因尚未完全确定，对常见的动脉粥样硬化——冠状动脉粥样硬化所进行的广泛而深入研究表明，本病是多病因的疾病，即多种因素作用于不同环节所致，这些因素称为危险因素或易患因素。主要的危险因素为：

（1）年龄：本病多见于 40 岁以上的中、老年人，49 岁以后进展较快，但在一些青壮年人的尸检中，也曾发现他们的动脉有早期的粥样硬化病变，提示这时病变已开始。

（2）性别：本病男性多见，男女比例约为 2∶1，女性患病常在绝经期之后，此时雌激素减少，血高密度脂蛋白（high density lipoprotein HDL 即 α 脂蛋白）也减少。

（3）血脂：血液脂质含量异常，总胆固醇、三酰甘油、低密度脂蛋白（low density liprotein，LDL 即 β 脂蛋白，特别是氧化的低密度脂蛋白）或极低密度脂蛋白（very low density lipopotien，VLDL 即前 β 脂蛋白）增高，高密度脂蛋白尤其是它的亚组分 II（HDL II）减低，载脂蛋白 A（apoproteinA，ApoA）的降低和载脂蛋白 B（ApoB）的增高都被认为是危险因素。新近又认为脂蛋白（α）［Lp（a）］增高是独立的危险因素。

（4）血压：血压增高与本病关系密切。冠状动脉粥样硬化患者 60% ~70% 有高血压，高血压患者患本病者较血压正常者高 3 ~4 倍。收缩压和舒张压增高都与本病密切相关。

（5）吸烟：吸烟者与不吸烟者比较，本病的发病率和病死率增高 2 ~6 倍，且与每日吸烟的支数成正比。

（6）糖尿病：糖尿病患者中本病发病率较无糖尿病者高 2 倍，本病患者糖耐量减低者颇常见。

次要的危险因素尚有：①超标准体重的肥胖者（超重 >10% 为轻度，>20% 为中度，>30% 为重度），尤其是体重迅速增加者。②从事体力活动少，脑力活动紧张，经常有紧迫感的工作者。③西方的饮食方式：常进较高热量、含较多动物性脂肪、胆固醇；糖和盐者。④遗传因素：家族中有在较年轻时患本病者，其近亲得病的机会可 5 倍于无这种情况的家族。常染色体显性遗传所致的家族性高脂血症常是这些家庭成员易患本病的因素。⑤微量元素铬、锰、锌、钒、硒的摄入量增加。⑥性情急躁、进取心和竞争性强、工作专心而休息不抓紧、强制自己为成就而奋斗的 A 型性格者。⑦存在缺氧、抗原 - 抗体复合物、维生素 C 缺乏、动脉壁内酶的活性降低等能增加血管通透性的因素。

近年发现的危险因素还有：①饮食中缺少抗氧化剂；②体内铁贮存增多；③存在胰岛素抵抗；④血管紧张素转换酶基因过度表达；⑤血中一些凝血因子增高；⑥血中

同型半胱氨酸增高等。

半个世纪以来，本病在欧美发病率逐渐明显地增高，至20世纪60年代后期成为流行性常见病，且在有些国家和地区，由冠状动脉粥样硬化引起的心脏病已成为人群中首位的死亡原因。自70年代以来，由于注意采取防治措施，其死亡率在有些国家中已有下降趋势。

以往本病在我国不多见，近年来由于人民卫生事业的发展，许多传染病得到控制，人民平均期望寿命延长，生活水平提高，本病相对和绝对增多，现已跃居于导致人口死亡的主要原因之列。

2. 临床表现

主要是有关器官受累后出现的病象。

（1）一般表现：脑力与体力衰退，触诊浅表动脉、桡动脉、肱动脉等可发现其增粗、变长、迂曲和变硬。

（2）主动脉粥样硬化：大多数无特异性症状。叩诊时可发现胸骨柄后主动脉浊音区增宽；主动脉瓣区第二音亢进而带金属音调，并有收缩期杂音。收缩期血压升高，脉压增宽，桡动脉触诊可类似促脉。X线检查可见主动脉结向左上方凸出，主动脉影增宽与扭曲，有时可见片状或弧状钙质沉着阴影。

主动脉粥样硬化还可形成主动脉瘤，以发生在肾动脉开口以下的腹主动脉处为最多见，其次在主动脉弓和降主动脉。腹主动脉瘤多在体检时查见腹部有搏动性肿块而发现，腹壁上相应部位可听到杂音，股动脉搏动可减弱。胸主动脉瘤可引起胸痛、气急、吞咽困难、咯血、声带因喉返神经受压而麻痹引起声音嘶哑、气管移位或阻塞、上腔静脉或肺动脉受压等表现。X线检查可见主动脉的相应部位增大；主动脉造影可显示梭形或囊样的动脉瘤。二维超声、X线或磁共振显像可显示瘤样主动脉扩张。主动脉瘤一旦破裂，可迅速致命。动脉粥样硬化也可形成动脉夹层分离，但较少见。

（3）冠状动脉粥样硬化：将在下节详述。

（4）脑动脉粥样硬化：脑缺血可引起眩晕、头痛和昏厥等症状，脑动脉血栓形成或破裂出血时引起脑血管意外，有头痛、眩晕、呕吐、意识丧失、肢体瘫痪、偏盲或失语等表现。脑萎缩时引起痴呆，有精神变态，行动失常，智力和记忆力减退以至性格完全变态等症状。

（5）肾动脉粥样硬化：临床上不常见，可由于肾动脉狭窄而引起顽固性高血压，年龄在55岁以上而突然发生高血压者，应考虑本病的可能。如有肾动脉血栓形成，可引起肾区疼痛、少尿和发热等。长期肾脏缺血可致肾萎缩并发展为肾衰竭。

（6）肠系膜动脉粥样硬化：可引起消化不良、肠道张力减低、便秘和腹痛等症状。血栓形成时，有剧烈腹痛、腹胀和发热。肠壁坏死时，可引起便血、麻痹性肠梗阻和休克等症状。

（7）四肢动脉粥样硬化：以下肢较为多见，尤其是腿部动脉，由于血供障碍而引起下肢发凉、麻木和间歇性跛行，即行走时发生腓肠肌麻木、疼痛以至痉挛，休息后消失，再走时又出现；严重者可持续性疼痛，下肢动脉尤其是足背动脉搏动减弱或消失。动脉管腔如完全闭塞时可产生坏疽。

3. 辅助检查

本病尚缺乏敏感而又特异性的早期实验室诊断方法。部分患者有脂质代谢失常，主要表现为血总胆固醇增高、LDL 胆固醇增高、HDL 胆固醇降低、三酰甘油增高，ApoA 降低，ApoB 和 Lp（a）增高，其中90%以上患者表现为Ⅱ或Ⅳ型高脂蛋白血症。X 线检查除前述主动脉粥样硬化的表现外，选择性数字减影法动脉造影可显示冠状动脉、脑动脉、肾动脉、肠系膜动脉和四肢动脉粥样硬化所造成的管腔狭窄或动脉瘤病变，以及病变的所在部位、范围和程度，有助于确定外科治疗的适应证和选择施行手术的方式。多普勒超声检查有助于判断颈动脉、四肢动脉和肾动脉的血流情况和血管病变。肢体电阻抗图、脑电阻抗图、脑电图、X 线、CT 或磁共振显像有助于判断四肢和脑动脉的功能情况以及脑组织的病变情况。放射性核素心脏检查、超声心动图检查、心电图检查和它们的负荷试验所示的特征性变化有助于诊断冠状动脉粥样硬化。血管内超声显像和血管镜检查是最新的检查方法。

【饮食宜忌】

1. 饮食宜进

（1）饮食原则

1）宜食富含植物蛋白食物：多食富含植物性蛋白食物，特别是豆类蛋白质，有利于胆酸的排出，使胆固醇的合成减少。

2）宜食含微量元素食物：摄入微量元素，如钙、锰、镁、铬、钒等，对心脏功能有益。

3）宜食新鲜水果和蔬菜：含丰富的维生素、无机盐和纤维素。纤维素可减低胆固醇的生成。

4）宜食橄榄油：宜多吃，因其含有单链不饱和脂肪酸。

5）宜食含水溶性纤维素的食物：可降低人体的胆固醇含量，对于防治冠心病有非常重要的意义。含水溶性纤维素的食物有柠檬、大麦、燕麦、大豆和豌豆等，其中以燕麦和大豆中的含量最高。

6）宜食含铜食物：微量元素铜的充分供应可明显减少冠心病的发病。一般成人每日从食物中应摄入铜2mg。但以目前普遍情况来看，有75%的人每日从饮食中只摄取正常需要量的一半，有些地区每日摄取量仅为0.8mg。含铜丰富的食物有牡蛎、向日葵籽、核桃仁和果仁等。

7）宜食酸奶：酸奶是经过发酵的牛奶，不仅含有牛奶的营养素，而且胆固醇含量很低，每100g酸奶仅含胆固醇12mg，是鸡蛋胆固醇含量的1/57，是鸡蛋黄胆固醇含量的1/142。

8）宜食山楂：山楂含有多种维生素和丰富的钙、铁、果糖、黄酮类等。有散瘀、止血、提神、消积、化痰等作用。近年来又发现，山楂在强心、抗心律失常、增加冠状动脉血流量、降血脂方面均有一定功效。临床生常用山楂及山楂制品作为冠心病的辅助治疗，并取得了一定疗效。

9）宜食大蒜油：医学家曾做过试验，选择 20 名身体健康者每日服用一定量的大蒜油，6 个月后检验发现血清胆固醇平均下降了 17%。在另一组研究中，医生把 62 名冠心病患者分为 A、B 两组，A 组每日服用一定量的大蒜油，B 组则不服用。8 个月后，A 组患者的病情普遍减轻，动脉粥样硬化程度下降，血清中对心脏有保护作用的高密度脂蛋白胆固醇升高，对心脏不利的低密度脂蛋白胆固醇下降。而 B 组则几乎没有什么变化，证明大蒜油对冠心病有独特的疗效。为了减少大蒜的气味，可先用开水浸泡几分钟，待刚烫透心时食用，就能减少其气味。

（2）饮食搭配

1）冬瓜与海带：冬瓜能延年益寿，减肥美容。海带祛脂降压，清热利尿。二者搭配，适宜高血压、动脉粥样硬化、冠心病及肥胖症患者食用。

2）冬瓜与芦笋：芦笋有降压、降脂作用，若配以甘淡微寒，利尿生津的冬瓜，不仅清凉爽口，而且有良好的保健效果，适宜动脉粥样硬化、高血压、高血脂及肥胖症患者食用。

3）荠菜与瘦肉：二者搭配，有补心脾，益肾气，降血压，止血凉血的作用。适宜动脉粥样硬化、高血压、慢性出血等患者食用。

4）蘑菇与油菜：蘑菇和油菜富含纤维素，可缩短食物残渣在消化道的停留时间，减少胆固醇的吸收，适宜高血脂、动脉粥样硬化、高血压、肥胖症及心脑血管疾病患者食用。

（3）药膳食疗方

1）海带松：浸发海带 250g，香油、白糖、精盐适量。海带洗净，煮透，捞出，沥干后切丝。锅中放入香油，烧至七成热时加入海带丝，煸炒后焙炸，至海带丝变松脆时捞出。加白糖、精盐拌匀。时时服食。有预防和辅助治疗冠心病之效。消瘦者不宜多食。

2）生鱼腥草：鲜鱼腥草根茎适量。洗净，每次用 1～2 寸于口中生嚼，每日 3 次，连食数日。可缓解冠心病心绞痛。

2. 饮食禁忌

（1）忌油腻厚味食物：高脂血症是冠心病的主要危险因素。多食黄油、奶油、冰淇淋等，血清脂质升高，尤其是胆固醇的上升，可损伤动脉的内皮细胞，引起粥样改变；同时由于脂质升高，血液变得黏滞，容易诱发心肌缺血、缺氧。

（2）忌富含胆固醇的食物：动物的脑、脊髓、内脏及蛋黄，少数鱼类（如墨鱼、鱿鱼）、贝壳类（如蚌、螺、蛙、蚬、蟹黄）、鱼子等，均富含胆固醇，经常摄取则使血液胆固醇升高。

（3）忌饮浓茶：茶叶所含的茶碱可兴奋中枢神经，引起心跳加快、心律失常、心肌耗氧量上升，易引起心绞痛。

（4）忌高盐：限制盐的摄入可使血压降低、心脏负荷减轻，从而使心肌耗氧降低，有利于冠心病的防治。

（5）忌高糖饮食：多食巧克力、糖果、甜点心等，可使血糖升高，又可使三酰甘油酶合成增加，引起血脂升高。此外，血糖升高，可使血液呈黏滞状态，流动速度变慢，引起心肌缺血、缺氧。

（6）忌暴饮暴食：进食过饱可使体重增加，超重或身体肥胖使冠心病发病率上升。暴饮暴食易使胃肠压力增加、充血，横膈抬高，致冠状动脉供血不足，引起心肌缺血、缺氧。晚餐暴食，更易引起心绞痛和心肌梗死的发生。

（7）忌多食菜籽油：菜籽油为不饱和脂肪，若食用量多，很容易在人体内被氧化，形成过氧化脂质，其积存过多，能引起心肌梗死。

（8）忌多食花生仁：花生仁可缩短凝血时间及再钙化时间，提高血浆中肝素的耐受能力，增加血栓形成与凝血酶原活性，多食会加重病情。

（9）忌饮咖啡：咖啡可使胆固醇增高，致动脉硬化的低密度脂蛋白胆固醇增多。

（10）忌大量饮水：在炎热的夏季，人们在烦渴之时，常大量饮水，这对健康人无多大妨碍，但对冠心病患者却是有害的。

【药物宜忌】

1. 西医治疗

首先应积极预防动脉粥样硬化的发生。如已发生，应积极治疗，防止病变发展并争取逆转。已发生并发症者，及时治疗，防止其恶化，延长患者寿命。

（1）一般防治措施：①发挥患者的主观能动性配合治疗；②合理的膳食；③适当的体力劳动和体育锻炼；④合理安排工作和生活；⑤积极治疗与本病有关的一些疾病。

不少学者认为，本病的预防措施应从儿童期开始，即儿童也不宜进食高胆固醇、高动物性脂肪的饮食，亦宜避免摄食过量，防止发胖。

（2）药物治疗

1）扩张血管药物：较常用的有：①双嘧达莫（dipyridamole）为常用而有争论的冠状动脉扩张剂。因它静脉注射后能减少侧支循环的血液量，引起所谓"冠状埃及窃血"现象，反而使心肌缺血加重引起心绞痛。但本药有减少血小板黏附和聚集的作用而有助于预防血栓栓塞。故口服制剂目前仍在临床上应用。25～50mg，3次/日。②吗多明（molsidomine，脉导敏）1～2mg，2～3次/日，副作用有头痛、面红、胃肠道不适等。其他尚有：奥昔非君（oxyfedrine，麻黄苯丙酮）8～16mg，3～4次/日；氨茶碱或二羟丙茶碱0.1～0.2g，3～4次/日；腺苷类如三磷腺苷（ATP）、环磷腺苷（cAMP）和双丁酰环磷腺苷（DBC）和罂粟碱类（如盐酸罂粟碱30～60mg，3次/日）等。后者属麻醉药不宜长期服用，以免成瘾。

2）调节血脂药

①氯贝丁酯（clofibrate）类：氯贝丁酯（氯贝丁酯）口服0.5g，3～4次/日，以后酌情减量维持。现多用其同类药物非诺贝特（fenofibrate）100mg，3次/日，其微粒型制剂200mg，1次/日；益多酯（etofylline clofibrate）250mg，2次/日；吉非贝齐（gemfibrozil）600mg，2次/日；苯扎贝特（bezafibate）200mg，2～3次/日；环丙贝特

（ciprofibrate）50～100mg，1次/日等。

②烟酸（nicotinic acid）类：烟酸口服3次/日，每次剂量由0.1g逐渐增加到最大1.0g。有降低血三酰甘油和总胆固醇，增高GDL以及扩张周围血管的作用。同类药物有阿昔莫司（acipinox），口服250mg，3次/日；烟酸肌醇（inositol hexnicotinate），口服0.4g，3次/日。副作用均较少。

③羟甲基戊二酸单酰辅酶A（HMG－CoA）还原酶抑制剂类：常用制剂有洛伐他汀（lovastatin）20～40mg，1～2次/日；普伐他汀（pravastatin）5～10mg，1次/日；辛伐他汀（simvastatin）5～20mg，1次/日；氟伐他汀（fluvastatin）20～40mg，1次/日；我国人用量宜从小剂量开始，往往小剂量已经足够。弹性酶口服10～20mg，3次/日。仅降低血三酰甘油或总胆固醇的药物，糖酐酯（dextran sulfate）200～400mg，3次/日。考来烯胺（cholestyramine，消胆胺）4～5g，3次/日；考来替泊（colestipol）4～5g，3～4次/日；普罗布考（probucol）口服500mg，2次/日。

④其他调节血脂药还有：不饱和脂酸（unsaturated fatty acid）类，包括从植物油提取的亚油酸、亚油酸乙酯等和从鱼油中提取的多价不饱和脂酸如20碳5烯酸（EPA）和22碳6烯酸（DHA）。后两者用量为3～4g/d；维生素类，包括维生素C（口服至少1g/d）、维生素B_6（口服50mg，3次/日）、泛酸的衍生物泛硫乙胺（pantethine，口服200mg，3次/日）、维生素E（口服100mg，3次/日）等。谷固醇（β－sitosterol）20%混悬液20～30mL，3次/日，饭前服。异去氢胆酸（byodeoxycholic acid）150～300mg，3次/日等。

3）抗血小板药物：抗血小板黏附和聚集的药物，可防止血栓形成，可能有助于防止血管阻塞性病变病情发展，用于心肌梗死后预防复发和预防脑梗死及血栓栓塞。可选用：①阿司匹林0.05～0.3g，1次/日或磺吡酮（sulfinpyrazone）0.2g，3次/日，抑制TXA_2的生成，较少影响PGI_2的产生而起作用。②双嘧达莫（dipyridamolum，潘生丁）50mg，3次/日，可使血小板内环磷酸腺苷增高，抑制Ca^{2+}活性，可与阿司匹林合用。③噻氯匹定（ticlopidine）250mg，1～2次/日或氯吡格雷（clopidogrel）75mg/d，抑制血小板内Ca^{2+}活性，并抑制血小板之间纤维蛋白原桥的形成。④芬氟咪唑（fenflumizole）50mg，2次/日，抑制TXA2合成酶。⑤血小板糖蛋白ⅡbⅢa受体阻滞剂，能使血小板聚集和功能受抑制，已开始在临床试用，口服制剂有xemilofiban 5～20mg，2次/日等，静脉注射制剂有阿昔单抗（abciximab）0.25mg/kg，然后静脉滴注10μg/（kg·h），共12小时等。

4）溶血栓和抗凝药：对动脉内形成血栓导致管腔狭窄阻塞者，可用溶解血栓制剂。

（3）手术治疗：包括对狭窄或闭塞的血管，特别是冠状动脉、肾动脉和四肢动脉施行再通、重建或旁路移植等外科手术，以恢复动脉的供血。

2. 中医治疗

（1）辨证治疗

1）心血瘀阻

主症：胸部疼痛如针刺状，固定不移，入夜更甚，时而心悸不宁。舌质紫暗，脉沉涩。

治法：活血化瘀，通络止痛。

方药：血府逐瘀汤加减。柴胡 6g，当归、川芎、赤芍、桃仁、红花各 10g，枳壳 12g，生地黄 15g。

加减：若血瘀轻者，可用丹参饮治疗；胸痛甚者加郁金、延胡索、丹参各 12g；若兼寒凝，加熟附子 6g，细辛 3g。

用法：水煎服，每日 1 剂。

2）痰浊壅塞

主症：胸闷如窒而痛，或痛引肩背，气短喘促，厌食，肢体沉重，形体肥胖。舌苔浊，腻或白滑腻，脉滑。

治法：通阳宣痹，化痰泄浊。

方药：瓜蒌薤白半夏汤加减。瓜蒌、半夏各 12g，枳壳、茯苓各 10g，桂枝 6g。

加减：若脾虚痰浊较重者，酌加白术 12g，陈皮、白蔻仁各 10g；若痰浊与瘀血同时并见者，可加活血之品，如丹参 15g，郁金、延胡索各 10g；若兼寒阻心阳者，可加桂枝 6g。

用法：水煎服，每日 1 剂。

3）阴寒凝滞

主症：胸痛彻背，感寒痛甚，天冷发作频繁，胸闷气喘，心悸，重则喘息，不能平卧，面色苍白，四肢不温或厥冷。舌苔白，脉沉细。

治法：辛温通阳，开痹散寒。

方药：瓜蒌薤白白酒汤加减。瓜蒌、薤白、枳壳各 10g，熟附子、桂枝、檀香各 6g，丹参 15g，白酒 10mL。

加减：若痰湿内盛，胸痛伴有咳唾痰涎者，可加法半夏、竹茹、茯苓各 12g；若症见心痛彻背，背痛彻心，痛剧而无休止，身寒肢冷，喘息不得卧，脉象沉紧，此为阴寒极盛，胸痹之重证者，宜用乌头赤石脂丸和苏合香丸以芳香酝通而止痛。

用法：水煎服，每日 1 剂。

4）气血两虚

主症：胸部闷胀不适，隐隐作痛，时作时止，气短心悸，倦怠乏力，面色无华，头晕目眩，遇劳则甚，心烦口干。舌淡红或红，苔薄或少津，脉细无力，或细数。

治法：益气养阴，活血通络。

方药：生脉散合人参养营汤加减。人参（或西洋参）10g，黄芪、白术、茯苓、白芍、当归、五味子、远志各 12g，麦冬、地黄各 15g，大枣 7 枚。

加减：若胸闷胸痛为瘀血者，可加丹参、郁金、五灵脂各 12g；若阴虚甚者，可加沙参、太子参各 15；若脉结代，为气血虚少，血不养心所致者，可合炙甘草汤以益气养血，滋阴复脉。

用法：水煎服，每日 1 剂。

5) 阳气虚衰

主症：心痛气短，甚则胸痛彻背，心悸自汗，畏寒肢冷，肢酸乏力，面色苍白，唇甲淡白或青紫。舌淡白或紫暗，或胖淡，脉沉细无力或沉微欲绝。

治法：益气温阳，活血通络。

方药：参附汤合右归饮加减。人参10g，熟附子、肉桂各8g，熟地黄、山茱萸、杜仲、枸杞子各12g。

加减：若阳虚瘀阻者，可加法半夏、瓜蒌各10g；阳虚血瘀者，可加丹参、红花各10g；若兼中气虚弱者，可加炙黄芪、党参各15g；若见面色唇甲青紫，大汗出，四肢厥冷，脉沉微欲绝，乃心阳欲脱之危候者，可重用人参（或用高丽参）、熟附子，并加龙骨、牡蛎各30g，以回阳救逆固脱；若阳损及阴，阴阳两虚者，可再加麦冬、五味子各10g，以酝阳滋阴并用。

用法：水煎服，每日1剂。

6) 痰浊头痛

主症：头痛昏蒙，困重如裹，胸脘痞闷，呕恶痰涎，食少多寐。苔白腻，脉濡滑或弦滑。

治法：化痰降逆。

方药：半夏白术天麻汤加减。

半夏、白术、茯苓、陈皮各12g，石菖蒲15g，天麻、生姜各10g。

加减：若痰浊重者，可加竹茹、胆天南星各10g，若痰浊郁久化热，症见口苦，大便不畅，苔黄腻，脉滑数者，可去白术，加黄芩10g以清热。

用法：水煎服，每日1剂。

7) 肾精亏虚

主症：头痛且空，每兼眩晕，腰痛酸软。舌胖淡，脉沉迟或细弱。

治法：养阴补肾，填补精髓。

方药：地黄饮子加减。人参、当归各10g，熟地黄、山药、杜仲、枸杞子、肉苁蓉、菟丝子各12g。

用法：水煎服，每日1剂。

若病情好转者，可常服杞菊地黄丸。本病还可参考心绞痛等病的辨治内容治疗。

(2) 验方

1) 何首乌片，每次5片，每日3~4次。

2) 瓜蒌片，每次4片，每日3~4次。

3) 泽泻，每日15~30g，水煎服。

4) 山楂、麦芽、玉竹各30g，水煎服。

5) 苏冰滴丸（苏合香酯，冰片），每次2~3丸，每日2次。

6) 冠心苏合丸（苏合香油、檀香、朱砂、冰片、乳香、青木香），每服1粒，痛时服用或每日2~3次。

3. 药物禁忌

（1）烟酸（尼古丁酸）

1）不宜与降压药、吩噻嗪类合用：烟酸可使其作用加剧。

2）不宜与胍乙啶合用：胍乙啶与烟酸扩张血管有协同作用，可产生体位性低血压（烟酰胺无扩张血管作用，可代用）。

3）不宜与纤维蛋白酶合用：烟酸可使其失活。

（2）非诺贝特（苯酰降脂丙酯，普鲁脂芬，立平脂）：忌与抗凝药合用，非诺贝特可加强醋硝香豆素的抗凝血作用，两药联用时应将抗凝药剂量降低约1/3，否则可能发生出血。机制不清。

（3）吉非贝齐（二甲苯氧戊酸，吉非罗齐，吉非洛齐，博利脂，诺衡）

1）不宜与抗凝剂合用：吉非贝齐能加强双香豆素、苯茚二酮和华法林的抗凝作用，两药联用时应减少抗凝剂用量约1/3。

2）不宜与考来替泊同服：同时服用两药，考来替泊可降低吉非贝齐的吸收达30%。机制：可能是考来替泊在肠道中与吉非贝齐结合，从而降低其吸收。

3）不宜与车前子联用：车前子可降低吉非贝齐的吸收约10%。

4）不宜与洛伐他汀联用：洛伐他汀与吉非贝齐联用有可能引起肌病，其机制可能与个体特异性有关。只要肾功能正常，并限制洛伐他汀用量（<20mg/d）则可避免此种不良反应。

（4）考来烯胺（消胆胺，降胆敏，消胆胺脂）

1）不宜与胺碘酮：胺碘酮在肠道可与考来烯胺结合减少吸收，使胺碘酮的血药浓度降低50%，疗效相应下降。两药避免同时服用，分别服用也不能完全避免这种相互作用，因为胺碘酮可大量从胆汁中分泌。

2）不宜与抗凝药合用：苯丙香豆素和华法林的抗凝作用可被考来烯胺降低，分开服用可能有助于降低相互作用。机制：考来烯胺在肠道内同胆酸和抗凝药结合，阻滞抗凝药吸收。考来烯胺也减少脂溶性维生素，如维生素 K 的吸收，可造成一定的低凝血酶原血症效应，这样可以弥补它同抗凝药相互作用的影响程度。长期服用考来烯胺影响脂溶性维生素的吸收，应补充脂溶性维生素（最好以肠道外给药途径）。

3）不宜与 β 受体阻滞剂合用：考来烯胺和考来替泊（colestpol）均可降低普萘洛尔的吸收，使其血清峰浓度降低约25%，药物曲线下面积（AUC）减少约13%，但未明显影响疗效。机制：可能考来烯胺和考来替泊在肠道可与普萘洛尔结合，减少其吸收。

4）不宜与强心苷合用：强心苷与考来烯胺联用时，地高辛、洋地黄毒苷的血药浓度均可下降，但临床意义不明显。机制：考来烯胺可能与洋地黄毒苷在肠道结合，从而降低其生物利用度、干扰肠肝循环，故半衰期缩短。考来烯胺与地高辛的相互作用机制不清。考来烯胺应在洋地黄给药后至少 1.5～2 小时服用，可使该相互作用减少到最低限度。应用地高辛胶囊可使此相互作用的影响减少。

5）不宜与吡罗昔康、替诺昔康合用：考来烯胺可增加口服吡罗昔康清除率达

52%，增加静脉注射替诺昔康清除率达 15%。机制：考来烯胺在肠道能与其他药物结合，并阻止重吸收。两药分别给药仍不能避免相互作用，联用时可增加药量，或用其他非甾体抗炎药代替。

6）不宜与对乙酰氨基酚合用：对乙酰氨基酚与考来烯胺同时服用，可减少吸收 60%（30%~98%）。当对乙酰氨基酚给药后 1 小时再给考来烯胺，吸收仅减少 16%。机制：药物在肠道相互结合减少吸收。

7）不宜与环孢素合用：考来烯胺和各种饮料增加环孢素的吸收。

8）不宜与甲氨蝶呤合用：甲氨蝶呤不论口服或静脉输入药物均参与肠肝循环，口服考来烯胺可与甲氨蝶呤在肠道紧密结合，防止重吸收，可使甲氨蝶呤的血清浓度下降约 50%。

9）不宜与甲硝唑合用：甲硝唑如果与氢氧化铝或考来烯胺同服，甲硝唑吸收略微减少，其生物利用度下降 21.3%。

10）不宜与甲状腺素合用：用考来烯胺可降低甲状腺提取物、左甲状腺素和碘塞罗宁的肠道吸收，两药应分开 4~5 小时使用。

11）不宜与螺内酯合用：老年肝硬化患者使用考来烯胺，联用螺内酯后产生高氯血代谢性酸中毒。两药联用时应监测体液电解质浓度。

12）不宜与洛哌丁胺合用：考来烯胺可降低洛哌丁胺的作用。两药应尽可能分开使用。机制：考来烯胺作为一种离子交换树脂，在肠道中与洛哌丁胺结合，降低其活性。

13）不宜与萘普生合用：考来烯胺能推迟，但不减少萘普生的吸收。

14）不宜与噻嗪类利尿药合用：噻嗪类利尿药与考来替泊或考来烯胺联用时，氢氯噻嗪等利尿药自胃肠道吸收量分别减少 1/3 和 2/3，利尿效果亦相应减弱。如将噻嗪类药物与考来烯胺分开 4 小时服用，可以减弱但不能完全消除这一相互作用。机制：氢氯噻嗪在胃肠道内与这些不被吸收的非离子型交换树脂结合，吸收减少。

15）不宜与多塞平合用：多塞平联用考来烯胺后，导致多塞平的血清浓度和抗抑郁作用明显降低。机制：可能是两药在肠内结合，使多塞平的吸收减少。

16）不宜与 X 线造影剂合用：碘番酸（Iopanoic acid）和考来烯胺在肠道内的相互作用，使其不被吸收，几无胆汁分泌，因此胆囊显影不佳。

（5）氯贝丁酯：不宜与呋塞米合用，可出现尿量明显增加、肌肉僵硬、腹痛、腰疼及全身不适。

（6）阿司匹林（醋柳酸，乙酰水杨酸，acetylsalicylic acid）

1）不宜与噻嗪类利尿药合用：联用可加剧机体电解质紊乱，以及诱发水杨酸中毒。

2）不宜与甲氨蝶呤联用：阿司匹林可增高其血药浓度，加剧不良反应。

3）不宜与呋塞米联用：可降低阿司匹林的排泄，诱发水杨酸中毒。

4）不宜与口服降血糖药联用：中小剂量阿司匹林具有一定降血糖作用，两药联用能增强疗效，但也可能致低血糖昏迷。

5）不宜与吗啡、可卡因、喷他佐辛、达而丰联用：联用可增强镇痛效应，联用时镇痛作用增强。

6）不宜与苯巴比妥联用：联用可增强抗癫痫作用，但因胃肠反应严重而无实用意义。苯巴比妥为强酶诱导剂，可加速阿司匹林代谢而使其疗效降低。

7）不宜与非那西丁联用：联用可增强肾毒性。

8）不宜与咖啡因联用：联用可增加胃刺激性。

9）不宜与双嘧达莫、维拉帕米联用：双嘧达莫、维拉帕米与阿司匹林有协同性抗血栓作用，但联用时应减少双嘧达莫用量，以减轻降压作用。在防治脑血管疾病中，小剂量阿司匹林与其他心血管药物（双嘧达莫、钙拮抗剂、美托洛尔）联用较为理想，可预防血栓形成和避免药物副作用。维拉帕米与阿司匹林联用，改善血流变性呈协同效应。

10）忌饮酒：服用阿司匹林期间，饮酒可增加胃刺激反应及胃肠道潜出血量，亦可诱发胃出血。

11）不宜与维生素 B_1 合用：维生素 B_1 可促进阿司匹林分解为乙酸和水杨酸，加重对胃黏膜的刺激性；两药可间隔 2 小时以上服用。

12）不宜与卡托普利合用：阿司匹林可降低卡托普利抗高血压效应。

13）不宜与苯磺唑酮合用：联用可降低心肌梗死发生率和死亡率。

14）不宜与对氨基水杨酸钠合用：联用增加水杨酸中毒反应。

15）不宜与丙戊酸钠合用：阿司匹林可使丙戊酸钠血药浓度增高，诱发毒性反应（手震颤、嗜睡、共济失调等）。

16）不宜与异烟肼合用：阿司匹林可减慢异烟肼吸收。阿司匹林在体内可促使异烟肼转化为乙酰异烟肼，降低血药浓度，同时增加毒性反应。两药不宜同时服用。

17）不宜与红霉素合用：在酸性环境中易被破坏失效，故与阿司匹林联用可降低红霉素的药效。

18）不宜与 β 受体阻滞剂、血管紧张素转化酶抑制剂、利尿剂合用：这三类药物的作用机制均与前列腺素有关，而阿司匹林可抑制前列腺素的合成及释放，故联用可减弱这些药物的药理活性。

19）不宜与去甲肾上腺素合用：阿司匹林可抑制或完全阻断去甲肾上腺素的血管收缩作用，两药应避免同时应用。

20）不宜与吲哚美辛、保泰松、羟基保泰松合用：与阿司匹林联用时血药浓度降低，而不良反应加剧。

其他非甾体抗炎药，均可增加阿司匹林对前列腺素的抑制，因而诱发或加重对胃黏膜的损害。

21）不宜与萘普生合用：联用可提高疗效，降低毒副作用。

22）不宜与对乙酰氨基酚合用：对乙酰氨基酚可减轻阿司匹林对胃黏膜的损害作用，联用可增强解热效应；但阿司匹林可降低对乙酰氨基酚的吸收速率。

23）不宜与糖皮质激素合用：糖皮质激素与阿司匹林的胃肠道反应有相加作用，

使出血加剧，故两药不宜常规联用。

24）不宜与双香豆素类、醋硝香豆素合用：阿司匹林 >1g/d 时，可增强抗凝作用引起出血危险，联用时两药均应减量。

25）不宜与布美他尼合用：阿司匹林可降低其利尿效应。

26）不宜与螺内酯（安体舒通）合用：阿司匹林可抑制其排钠作用。两药联用时血中尿酸浓度升高，可使痛风发作。

（7）慎用血管收缩药：肾上腺素类药物收缩血管，致心脏缺血。动脉粥样硬化患者血管腔变窄，血流量减少，慎用对防止血流减少有意义。

（8）不宜用补益药物：本病患者属气滞血瘀，不宜使用补益药，如人参、十全大补丸等。

十、高脂血症

【概述】

高脂血症是指各种原因导致的血浆中胆固醇或三酰甘油水平升高或两者都升高的一类疾病。按照主要增高的血脂成分，可将高脂血症分为高胆固醇血症和高三酰甘油血症。由于大部分脂质与血浆蛋白结合成脂蛋白而运转代谢，故高脂血症常反映于高脂蛋白血症。

1. 病因

就病因而言，有的是由多个遗传基因缺陷与环境因素相互作用所致，例如家族性高胆固醇血症、家族性载脂蛋白 B100 缺陷症、多基因家族性高胆固醇血症、家族性混合型高脂血症、家族性异常 β 脂蛋白血症、家族性脂蛋白（a）过多症、家族性高三酰甘油血症、家族性脂质异常性高血压等即是。有的是由进食饱和脂肪酸过高、进食过量、吸烟、运动量少、肥胖、某些药物等引起；有的则是继发于其他疾病，如糖尿病、肾脏疾病、甲状腺功能减退、高尿酸血症、系统性红斑狼疮等疾病。所以高脂血症不是一种特定的疾病，而是一组疾病。

2. 诊断要点

高脂血症的主要危害是引起动脉粥样硬化，对血液流变学产生的不良影响主要表现为：①红细胞膜微黏度增高；②红细胞变形能力降低；③微循环障碍；④血液黏度增高；⑤血栓形成增加；⑥增强血小板聚集。

（1）主要依靠空腹血脂化验

1）以总胆固醇水平衡量，血总胆固醇水平可定为 3 个范围：理想值：<5.2mmol/L(<200mg/dL)；边缘升高值：5.23 ~ 5.69mmol/L（201 ~ 219mg/dL）；升高值：>5.72mmol/L（ >220mg/dL）。

2）以血中 LDL 胆固醇（而非总胆固醇含量）水平衡量，也分为 3 个范围：理想值：<3.12mmol/L（ <120mg/dL）；边缘升高值：3.15 ~ 3.61mmol/L（121 ~ 139mg/dL）；升高值：>3.64mmol/L（140mg/dL）。

3）以血三酰甘油水平衡量，分为 2 个范围：理想值：＜1.70mmol/L（150mg/dL）；升高值：＞1.70mmol/L（150mg/dL）。

（2）注意临床症状与体征

1）黄色瘤：原发性高脂血症早期没有症状，所以不易早期发现，当出现黄色瘤时，提示患有高脂血症。

黄色瘤是一种异常的局限性皮肤隆起，其颜色可为黄色、橘黄色或棕红色，多呈结节、斑块或丘疹形状，质地一般柔软。根据黄色瘤的形态、发生部位，一般可分为：

①肌腱黄色瘤：是一种特殊类型的结节状黄色瘤，发生在肌腱部位，常见于跟腱、手或足背伸侧肌腱、膝部股直肌和肩三角肌肌腱等处，为圆或卵圆形质硬皮下结节，与皮肤粘连，边界清楚。这种黄色瘤常是家族性高胆固醇血症较为特征性的表现。

②掌皱纹黄色瘤：是一种发生在手掌部的线条状扁平黄色瘤，呈橘黄色轻度凸起，分布于手掌及手指间皱褶处。

③结节性黄色瘤：发展缓慢，好发于身体的伸侧，如肘、膝、指节伸侧以及髋、踝、臀等部位，为圆形结节。其大小不一，边界清楚，早期质地较柔软，后期由于损害纤维化，质地变硬。

④结节疹状黄色瘤：好发于肘部四肢伸侧和臀部，皮损常在短期内成批出现，呈结节状，有融合趋势，疹状黄色瘤常包绕着结节状黄色瘤。瘤上皮肤呈橘黄色、常伴有炎性基底。

⑤疹性黄色瘤：表现为针头或火柴头大小丘疹，橘黄或棕黄色伴有炎性基底。有时口腔黏膜也可受累。主要见于高三酰甘油血症。

⑥扁平黄色瘤：见于眼睑周围，又有睑黄色瘤之称，是较为常见的一种黄色瘤。表现为眼睑周围处发生橘黄色略高出皮面的扁平丘疹状或片状瘤，边界清楚，质地柔软。泛发的可波及面、颈、躯干和肢体，为扁平淡黄色或棕黄色丘疹，几毫米至数厘米大小，边界清楚，表面平滑。此种黄色瘤常见于各种高脂血症，也可见于血脂正常者。

高脂血症时黄色瘤的发生率并不十分高，所以多数高脂血症患者并无黄色瘤发现。

2）视力下降：高脂血症可引起视网膜血栓形成。

3）头晕：头晕可以出现在很多疾病中，是各种高脂血症的常见症状之一。产生的主要原因是长期的脑动脉硬化及血液黏稠度增高导致的脑部缺血缺氧。

4）心绞痛：心绞痛是高脂血症合并冠心病时的常见症状之一。产生的主要原因是长期的冠状动脉硬化及血液黏稠度增高导致的心肌缺血缺氧。

5）腹痛：反复发作的饱餐后短暂的腹痛可见于高脂血症导致的肠系膜动脉硬化性胃肠缺血；高脂饮食后急性发作的持续性中上腹痛多为急性胰腺炎。

6）肢体乏力疼痛：肢体乏力或伴活动后疼痛，可见于长期高脂血症导致的闭塞性动脉硬化。

3. 分型

高脂血症根据胆固醇和三酰甘油的高低组合不同可分为以下 5 种类型：

（1）Ⅰ型高脂蛋白血症：主要是血浆中乳糜微粒浓度增加所致。

（2）Ⅱa型高脂蛋白血症：血浆中 LDL 水平单纯性增加。血浆外观澄清或轻度混浊。

（3）Ⅱb型高脂蛋白血症：血浆中 VLDL 和 LDL 水平均有增加。血浆外观澄清或轻度混浊。

（4）Ⅲ型高脂蛋白血症：又称为异常 β 脂蛋白血症，主要是由于血浆中乳糜微粒残粒和 VLDL 残粒水平增加。

（5）Ⅳ型高脂蛋白血症：血浆中 VLDL 水平增加。

【饮食宜忌】

1. 饮食宜进

（1）饮食原则

1）由于年龄、性别、体重、工作与体力劳动负荷、生理条件等差异，对膳食的需要也各不相同。合理的膳食能量供应通常可按下列生理需要计算：①基础代谢所必需的能量（指清醒、静卧、空腹和无情绪紧张状态下所需能量），基础代谢所需能量计算公式为：基础代谢能量 = 体重（kg）×24kcal/d；②食物的特殊动力作用能量消耗（指食物消化、吸收、代谢过程中的能量消耗）约占食物提供总热卡的10%；③补充活动时的额外消耗，坐着工作需要在基础代谢基础上增加30%，中度和重度体力活动分别需要增加40%和50%，相应的能量需要又与体重成比例。

2）治疗高胆固醇血症，仍将血清 LDL-c 视为降低胆固醇治疗的主要目标。根据血清 LDL-c 水平、要达到的降低 LDL-c 的目标以及是否患有冠心病，选择饮食疗法的标准与目标也不同，分如下3类：

①无冠心病或其他动脉粥样硬化症，伴有两种以下其他冠心病危险因素者，开始饮食疗法的血清 LDL-c 水平为≥4.1mmol/L，达到降低目标为 <4.1mmol/L。

②无冠心病，伴有两种及两种以上其他冠心病危险因素者，选择血清 LDL-c 标准为≥3.4mmol/L，达到降低目标为 <3.4mmol/L。

③患有冠心病者，选择血清 LDL-c 标准为≥2.6mmol/L，达到降低的目标为 <2.6mmol/L。

3）对已患冠心病或其他动脉粥样硬化症患者，一开始就采用饮食治疗第二级方案，如能达到治疗目标，可维持此种方案，否则应考虑药物治疗。

①饮食治疗高胆固醇血症的第一级控制方案：总脂肪 <30% 总热卡。其中饱和脂肪酸占总热卡8%～10%；多不饱和脂肪酸占7%～10%总热卡；单不饱和脂肪酸占总热卡10%～15%。碳水化合物占总热卡50%～60%。蛋白质占总热卡10%～20%。胆固醇摄入量 <300g。总热卡达到和保持理想体重。

②饮食治疗高胆固醇血症的第二级控制方案：总脂肪 <30% 总热卡，其中饱和脂肪酸 <7% 总热卡；多不饱和脂肪酸7%～10%总热卡；单不饱和脂肪酸占总热卡10%～15%。碳水化合物占总热卡50%～60%。蛋白质占总热卡10%～20%。胆固醇摄入量 <

200g。总热卡达到和保持理想体重。

4）宜低胆固醇食物：一般来讲，植物类食品均为低胆固醇食品。在动物类食品中，每100g食品所含胆固醇在100mg以下的有：海蜇、人乳、鲜牛乳、酸奶、脱脂牛乳粉、海参、牛蹄筋、蛤蜊、火腿肠、瘦牛肉、兔肉、小泥肠、瘦羊肉、全脂牛乳粉、海鳗、带鱼、蛇肉、瘦猪肉、鸡肉松、盐水鸭、鲤鱼、田鸡腿、熟猪蹄、草鱼、大黄鱼、北京烤鸭、猪油、广东香肠、鸭、鲢鱼。

5）宜降血脂食物：下列食品具有一定的降低血中胆固醇的作用，因此，在制作药膳时，可根据自己的病情、经济状况选择使用。

①豆类：豆类包括大豆（黄豆、黑豆、青豆、红豆等）、蚕豆、豌豆、赤豆、绿豆等，它们含有丰富的营养物质，是蛋白质的良好来源。尤其是大豆，每100g中约含蛋白40g，其他豆类如蚕豆、绿豆、赤豆等，每100g中也有20～25g。研究表明，经常食用豆类及其制品，可使血中胆固醇含量显著降低。

②蕈类：香菇、木耳自古以来被我国人民视为素食佳品。据实验研究，香菇、木耳可降低动物血清和肝脏胆固醇含量，防止动脉壁脂质沉积和动脉粥样硬化斑块的形成。但应注意，木耳的有效成分主要在水溶性部分；香菇的作用，菌帽大于茎部。

③洋葱、大蒜：每日食用1头中等大小的洋葱，即能降低血中胆固醇，是防治心血管疾病的好办法。大蒜也可使血中胆固醇含量降低，使主动脉脂质沉着减少。由于大蒜对胃有刺激作用，对合并有胃及十二指肠溃疡或慢性胃炎、胃酸过多者最好少吃或不吃。

④海鲜：华盛顿大学马丁·契尔兹教授证实，低脂肪的海鲜食品（如海蜇、螃蟹、海参、牡蛎、蛤肉等）能使人体血中胆固醇的含量降低9.0%左右。

⑤海鱼：鱼类，特别是海鱼含有大量多不饱和脂肪酸，可降低血中胆固醇含量。普查资料表明，冠心病患病率最低者，首推沿海渔区居民，这无疑与他们长期吃海鱼有关，生活在格陵兰岛上的爱斯基摩人的食品以海豹肉，鲸鱼和其他海鱼为主，患心脏病患者极少。鱼油还能被人体中的酶分解成多种化学物质，在人体内起到止痛、消炎、抗高血压和抗凝血的作用。不过，只有生活在温度较低的海水中的沙丁鱼、鲭鱼、蛙鱼、鲱鱼、马鲛鱼、大马哈鱼和金枪鱼等才含有这种能降低胆固醇的鱼油。

⑥植物油：含有不饱和脂肪酸，能降低血中胆固醇，尤以芝麻油、玉米油为佳，花生油、椰子油次之。

⑦玉米麸皮：临床试验发现，玉米麸皮可使受试者血液中的三酰甘油降低，胆固醇也可降低。

⑧脱脂牛奶、酸乳酪：许多人担心喝了牛奶会增加血中胆固醇，其实这是没有科学根据的。牛奶本身虽含有一定的胆固醇，但又含有能降低胆固醇的物质，这种物质摄入人体内，便能有效地抑制胆固醇生物合成，远远超过了由牛奶本身所带入人体内的胆固醇量。医学家们发现，一个长期饮用脱脂牛奶或酸乳酪的人，其胆固醇含量比一般人少50.0%。

⑨冬瓜：由于其含水量大，热能低，既能减肥，又能降低血中胆固醇，促进体内

脂肪消耗。而体内积存的过量水分也因冬瓜利尿的作用而能被及时排出，所以冬瓜对中老年肥胖者尤其有益。

⑩苹果、葡萄：它们也含有降胆固醇物质。曾有人做过这样的观察：30 位中年男女在 1 个月中每日吃两三个苹果，结果 80.0% 人血中胆固醇降低，有一半人降低 10.0% 以上。

此外，近年来科学家们在大麦、玉米，胡萝卜、茄子、橄榄油等食物中也发现了有助于降低胆固醇的化学物质。

（2）药膳食疗方

1）蘑菇青菜：鲜蘑菇 250g，青菜心 500g。将蘑菇和青菜心拣洗干净后切片，油锅煸炒，并加入精盐、味精等调料后食用。具有清热平肝，降脂降压功能，适用手高脂血症、高血压以及冠心病等。

2）荠菜冬笋：冬笋 300g（去壳、根，切片），荠菜 150g（拣洗干净）。油锅煸炒，并加入精盐等调料。该方清热利水、降脂降压，适用于高脂血症、高血压、水肿、便血、尿血等症。

3）竹笋莲子：干竹笋 25g，鲜莲子 50g。先将竹笋水发后切成斜块，鲜莲子去皮衣，再入油锅一起煸炒。本方降脂、降压，健脾清心，适用于高血压、高脂血症及五心烦热、头晕神疲等症。

4）柏子仁烧香菇：水发香菇 250g，柏子仁 100g，入油锅翻炒并加入盐、味精等调料。本方有降脂降压、养心安神作用，适用于高脂血症、冠心病、高血压等病。

5）玉米须豆腐汤：玉米须 100g，豆腐 300g，水发香菇 50g。先将玉米须煮汤取汁，再将豆腐、香菇放入，加盐、味精等调料一起煮汤后食用。具有清热利水、降脂平肝作用，适用于高脂血症、高血压、水肿、黄疸等病。

6）芦笋冬瓜汤：芦笋 250g，冬瓜 300g，再加入盐、味精等调料一起煮汤后食用。具有降脂降压、清热利水、抗癌解暑等作用。适用于高血压、高脂血症以及各种肿瘤、夏季发热、口渴尿少等病症。

7）西湖莼菜汤：水浸莼菜 200g，水发香菇 50g，竹笋 250g（去皮、根），再加适量的盐、味精等调料一起煮汤食用。可降脂降压、利水抗癌，适用于高血压；高脂血症以及各种肿瘤等病。

8）荸荠烧香菇：荸荠 250g（去皮，切片），水发香菇 100g，入油锅翻炒，并加入盐、糖、味精等调料即成。具有和血化痰、降脂理气作用，适用于冠心病、高脂血症、高血压病等。

2. 饮食禁忌

（1）少食或禁食的食物

1）每 100g 动物类食品含胆固醇量超过 100mg 的有：甲鱼、大马哈鱼、鸡爪、鸡肥猪肉、鲜贝、海虾、火腿、海蟹、黄鳝、鲫鱼、肥牛肉、牛油、肥羊肉、田螺、鸡腿、猪肚、奶油、鸡肫、河鳗、对虾、炸鸡。

2）每 100g 动物类食品含胆固醇量超过 200mg 的有：蝎子、扒鸡、墨鱼、河虾、鲍鱼、河蟹、鱿鱼、黄油。

3）每 100g 动物类食品含胆固醇量超过 300mg 的有：干贝、猪肾、鸡肝。

4）每 100g 动物类食品含胆固醇量超过 400mg 的有：虾皮、鲜蟹黄、猪肝、鸡肝（肉鸡）、淡菜。

5）每 100g 动物类食品含胆固醇量超过 500mg 的有：熟鹌鹑蛋、鸡蛋、白水羊头肉。

6）每 100g 动物类食品含胆固醇量超过 600mg 的有：松花蛋（鸭）、咸鸭蛋。

7）每 100g 动物类食品含胆固醇量超过 1500mg 的有：鸭蛋黄、鸡蛋黄、猪脑。

（2）忌暴饮暴食：暴饮暴食后，胃内容物骤增，胃扩大、横膈肌上提，可妨碍心脏的收缩功能。胃内过多的食物又可刺激迷走神经兴奋，抑制心脏窦房结的起搏作用，使心率减慢，引发心脏急症。

（3）忌摄入过多含铅食物：据资料表明，铅摄入过多的人群本病发生率较高，因此推测本病的发生与铅有关。

（4）忌经常摄入过多的动物性脂肪和含饱和脂肪酸的植物油：这些食物有肥肉、奶油、骨髓等，长期食用，可引起高脂蛋白血症，促使脂质沉积，形成动脉粥样硬化，加重病情。

（5）忌长期食用高热能食物：高热能食物（如巧克力、葡萄糖等）可致肥胖，引起脂质代谢紊乱，诱发动脉粥样硬化。

（6）忌食入水果、蔬菜不足：水果、蔬菜中含有大量维生素，可使胆固醇氧化为胆酸排出体外，起到软化血管的作用。因此，本病患者应多食水果、蔬菜，调节膳食，否则不利于身体康复。

（7）忌喝鸡汤：鸡汤具有很高的营养保健价值，但本病患者不宜服用。因患者血液中胆固醇含量较高，鸡汤中的脂肪易被吸收，多喝鸡汤会促使胆固醇进一步升高，加重动脉硬化的程度。

【药物宜忌】

1. 西医治疗

（1）常用降脂药用法

1）洛伐他汀（美降脂、乐瓦停、洛之达、洛特、美维诺林、美降脂、脉温宁）：口服，开始剂量 1 次 20mg，每日 1 次，晚餐后服用。必要时于 4 周内调整剂量。最大剂量 1 日 80mg，1 次或分 2 次服。

2）普伐他汀（普拉司丁、萘维太定、帕伐他丁、普拉固、美百乐镇、帕瓦停）：口服，每日 10mg，分 2 次服，可根据情况增量至日 20mg。

3）辛伐他汀（斯伐他汀、舒降之、舒降脂、塞瓦停）：口服，1 次 10mg，每日 1 次，晚餐后服，必要时于 4 周内增量至每日 1 次 40mg。

4）阿昔莫司（吡莫酸、氧甲吡嗪、乐脂平）：口服，1 次 250mg，每日 2~3 次。

5）氯贝丁酯（氯苯丁酯、氯贝特、降脂乙酯、安妥明、祛脂乙酯、冠心平）：口服 1 次 0.25 ~ 0.5g，每日 3 次，饭后服。

6）吉非贝齐（二甲氧戊酸、吉非罗齐、吉非洛齐、诺衡、洁脂、博利脂）：口服，1 次 100mg，每日 2 ~ 3 次。

7）苯扎贝特（必降脂、康脂平、必降脂缓释片）：口服，每次 0.2g，每日 3 次。

8）泛硫乙胺（潘托新、潘特生）：口服，1 次 30 ~ 60mg，每日 3 次。

9）海鱼油（多烯康、脉络康、鱼油烯康）：口服，每次 2g，每日 3 次。

10）血脂康：每次 2 粒，每日 2 次，早晚饭后服用；或每日 3 粒，晚饭后一次服用。血脂正常后可用维持剂量，每日 2 粒，晚饭后服用，疗程 4 ~ 8 周。

11）考来烯胺（消胆安、降胆敏、硝胆胺脂）。每次服粉剂 4 ~ 5g，1 日 3 次。

12）谷维素：谷维素用量为每次 100mg，每日 3 次，2 周为 1 个疗程。

13）亚油酸：每次 1 ~ 2 丸，每日 3 次，饭后服。

（2）血浆净化疗法：血浆净化法是非药物降胆固醇方法，亦称血浆分离法，意指移去含高浓度脂蛋白的血浆，所以也称为血浆清除法。

（3）手术治疗：可采用部分回肠末端切除术、门 - 腔静脉分流吻合术。

2. 中医治疗

（1）辨证治疗

1）痰浊阻滞

主症：身重乏力，形体肥胖，胸闷或痛，纳呆腹胀，咳嗽有痰。舌红苔腻，脉弦滑。

治法：化痰浊，健脾运，调血脂。

方药：温胆汤加减。法半夏 12g，茯苓 10 ~ 15g，陈皮、山楂、竹茹各 10g，甘草 6g，白金丸（分服）、胆南星、白术各 6 ~ 10g。

用法：水煎服，每日 1 剂。

2）湿浊困脾

主症：头身沉重，脘腹胀闷，肢体倦怠，纳呆恶心，尿少便溏，甚或水肿，面色青黄。舌体胖大，边有齿痕，苔腻，脉沉缓。

治法：利湿降浊，健脾调脂。

方药：胃苓汤加减。陈皮、厚朴、苏叶各 6g，苍术、猪苓、车前子各 10g，茯苓 15 ~ 20g，泽泻 12g，甘草 3g。

加减：偏于湿热者，加薏苡仁 15g，荷叶 10g；偏于寒湿者，加藿香或桂枝 6g。

用法：水煎服，每日 1 剂。

3）气滞血瘀

主症：胸闷憋气，胸背疼痛，痛处固定，两胁撑胀或痛。舌质暗或紫暗有瘀点。苔薄，脉弦或涩。

治法：化瘀理气调脂。

方药：血府逐瘀汤加减。当归、生地黄、山楂、丹参各 15g，川芎、赤芍、白芍、桃仁、枳实、牛膝、桔梗、蒲黄各 10g，柴胡 3 ~ 10g，甘草、红花各 6g，大黄 6 ~ 10g。

用法：水煎服，每日1剂。

4）脾肾两虚

主症：体倦乏力、腰酸腿软。苔薄白，脉沉细或迟。

治法：健脾补肾调脂。

方药：清脂汤加减。何首乌、女贞子、生地黄各15g，菟丝子、黑芝麻各12g，淫羊藿、杜仲、泽泻、党参、白术各10g。

用法：水煎服，每日1剂。

5）肾阴虚

主症：体倦乏力，腰膝酸软，头晕耳鸣，目涩口干，五心烦热。舌红苔少，脉沉细或数。

治法：滋肾养肝调脂。

方药：一贯煎合杞菊地黄丸加减。枸杞子、生地黄、山药各15g，麦冬12g，当归、沙参、山萸肉、黄精、茯苓各10g，菊花12g，牡丹皮5～10g，川楝子3～6g，泽泻6～10g。

用法：水煎服，每日1剂。

6）肝郁化火

主症：烦躁易怒，面红目赤，头痛头晕，口燥咽干，尿黄便干。舌红苔黄或腻，脉弦数。

治法：清肝泻火调脂。

方药：龙胆泻肝汤加减。龙胆草3～6g，炒山栀子、木通各6～10g，黄芩、生地黄各15g，柴胡、车前子、泽泻、当归、甘草、决明子各10g。

加减：兼湿者，加茵陈15g，薏苡仁15g。

用法：水煎服，每日1剂。

7）胃热腑实

主症：形胖体实，大便常秘结，消谷善饥，喜食厚味，口渴欲饮。舌红苔黄厚腻，脉弦有力。

治法：通腑泄热。

方药：大承气汤加减。生大黄、厚朴、枳实、生甘草各10g，芒硝6g，全瓜蒌10～20g，生地黄、生何首乌各15g。

用法：水煎服，每日1剂。

高脂血症往往虚实夹杂，以上证型常常兼而有之。邪实者，易痰瘀互结，故临床需痰瘀同治。此外有少数患者并无自觉症状，应辨病施治。

（2）验方

1）降脂灵片：含何首乌、泽泻、荷叶、金樱子、山楂、草决明、桑寄生、木香等。每片含生药1.17g。每次2片，每日3次，3个月为1个疗程。有降TG和TC作用。对肝肾阴虚、肝阳偏亢型疗效较好。

2）降脂合剂：何首乌、丹参、茵陈、桑寄生、山楂、草决明各30g，每日1剂，服用 1～2 个月，对 Ⅱa、Ⅱb、Ⅲ、Ⅳ 型高脂蛋白血症均有一定疗效。有腹泻、肠鸣不良等反应。

3）降脂汤：何首乌 15g，枸杞子 10g，草决明 30g，水煎，分 2 次服，疗程 2 个月。降 TC 作用最好，而对降三酰甘油作用不明显。

3. 药物禁忌

（1）阿司匹林

1）忌饭前服用：阿司匹林对胃黏膜有刺激作用。如饭前空腹服用，药物直接与胃黏膜接触，可加重胃肠反应。因此，应在饭后服用。

2）忌用茶水服用：因茶叶中含有鞣酸、咖啡因及茶碱等成分，而咖啡因有促进胃酸分泌的作用，可加重阿司匹林对胃的损害。

3）忌果汁冲服：果汁中的果酸易导致药物提前分解或溶化，不利于药物在小肠内的吸收，而大大降低药效，并且阿司匹林对胃有刺激性，而果酸则可加剧阿司匹林对胃壁的刺激，甚至可造成胃黏膜出血。

4）忌过食酸性食物：因为阿司匹林对胃黏膜有直接刺激作用，与酸性食物（醋、酸菜、咸肉、鱼、山楂、杨梅等）同服可增加对胃的刺激。

5）忌饮酒：在应用阿司匹林治疗本病时，不应在用药期间饮酒，否则会引起胃黏膜屏障的损伤，以致胃出血。

（2）氯贝丁酯：不宜与呋塞米合用。氯贝丁酯与呋塞米合用，可出现尿量明显增加、肌肉僵硬、腹痛、腰部疼痛及全身不适。其机理尚不清，多尿可能由于氯贝丁酯竞争性取代呋塞米而与血浆白蛋白结合，使血浆中游离呋塞米浓度增高所致；肌肉综合征偶见于氯贝丁酯的不良反应，也可能由于利尿后失钾钠所致。两药合用后，氯贝丁酯半衰期由 12 小时增至 36 小时，药物在体内蓄积可能是加重不良反应的原因。

（3）非诺贝特：慎与抗凝血药同服。非诺贝特、环丙贝特、苄氯贝特有增强抗凝血药的作用，当与抗凝血药如香豆素及其衍生物、维生素 K 等药物合用时，抗凝血药的剂量应适当减少，否则易引起出血。

（4）环丙贝特：忌与单胺氧化酶抑制剂及有肝脏毒性的药物同用。单胺氧化酶抑制剂如去甲肾上腺素、帕吉林、麻黄素、胍乙啶、甲基多巴等及有肝脏毒性的药物如哌克昔林应避免与环丙贝特同用，以免引起或增加环丙贝特的副作用。

（5）烟酸类药：慎与神经节阻断药合用。因烟酸类药物能增强神经节阻断药（如美卡拉明、樟磺咪芬等）的降压作用，故二者应避免合用，以防产生体位性低血压。

（6）洛伐他汀

1）忌与免疫抑制剂、吉非贝齐、烟酸合用：因洛伐他汀与免疫抑制剂（如环孢素等）、吉非贝齐及烟酸合用可引起肌病。

2）慎与红霉素合用：因二者同时应用可能引起肾功能损害。

余参见"动脉粥样硬化"。

十一、心律失常

【概述】

（一）过早搏动

过早搏动，亦称期前收缩、期外收缩或额外收缩，简称早搏，是起源于异位起搏点而与当时的基本心律中其他搏动相比在时间上过早发生的心脏搏动，故实际上是"过早异位搏动"的简称。早搏按其起源部位可分为室性、房性和房室交接处性，其中以室性最为多见，房性次之。

1. 病因

早搏可发生于正常人，但心脏神经症与器质性心脏病患者更易发生。情绪激动、精神紧张、疲劳、消化不良、过度吸烟、饮酒或喝浓茶等均可引起发作；亦可无明显诱因；洋地黄、钡剂、奎尼丁、拟交感神经类药物、氯仿、环丙烷麻醉药等毒性作用，缺钾以及心脏手术或心导管检查均可引起；冠心病、心肌炎、晚期二尖瓣病变、甲亢性心脏病、二尖瓣脱垂等常易发生早搏。心脏扩大者易发生室性心律失常。室早后的代偿间歇使舒张期延长导致成对室早，心肌梗死后瘢痕组织在收缩期向外凸出所形成的牵张是引起室性心律失常的原因。

2. 诊断要点

（1）临床表现特点：早搏可无症状，亦可有心悸或心跳暂停感，频发的早搏可致乏力、头晕等症状（因心排血量减少所致），原有心脏病者可因此而诱发或加重心绞痛或心力衰竭，听诊可发现心律不规则，早搏后有较长的代偿间歇。早搏的第一心音多增强，第二心音多减弱或消失，早搏呈二或三联律时，可听到每 2 或 3 次心搏后有长间歇；早搏插入 2 次正规心搏间，可表现为 3 次心搏连续。脉搏触诊可发现间歇脉搏缺如。

（2）心电图特点

1）房性早搏：①提早出现的 P′波。其形态与窦性 P 波略有不同（须注意辨别隐藏在 T 波中的 P′波）。②P′R 间期 >0.12 秒，若 P′波后不继以 QRS 波群即为房早未下传（阻滞性房性早搏）。需与窦性心律不齐或窦性静止鉴别；在前一次心搏 ST 段或 T 波上找到畸形提早 P′波的，可确诊为阻滞性房性早搏。③早搏后的 QRS 波与正常窦性相同，或因伴差异传导而变形，需与室早鉴别。④房性早搏激动常侵入窦房结，使后者提前除极，窦房结自发除极再按原周期重新开始，形成不完全性代偿间歇，偶见房早后有完全性代偿间歇。

2）房室交接处性早搏：①提早出现的 QRS 波群形态与窦性 QRS 波相同，亦可伴差异性传导而发生畸形。②逆行 P′波可出现在 QRS 波群之前、之中、之后，其 P′－R < 0.12 秒或 R－P′< 0.20 秒；但若交接处性早搏兼有逆向或前向传导阻滞时，P′－R 或 R－P′时间延长。③交接处性早搏逆向和前向同时出现完全性传导阻滞时，心电图上无 P′－QRS－T 波群而表现为一长间歇，称为传出阻滞型交接处性早搏。该次早搏可发生隐匿性传导，使其后

的窦性搏动 P-R 间期延长或 P 波不能下传。④早搏激动侵入窦房结的形成不完全性代偿间歇，不干扰窦房结自发除极的则形成完全性代偿间期。

3）室性早搏：①提早出现的畸形 QRS 波群，其时限大多 >0.12 秒，其前后无相关的 P 波，T 波与 QRS 波主波方向相反，ST 段随 T 波方向而移位；发生束支近端处的室早，其 QRS 波群可不增宽。②室早后大多有完全性代偿间歇。③室早与基本心律的关系可呈配对型、平行收缩型和间位型。配对型：即所有早搏和其前一个 QRS 波有固定距离，此型多见。单源性室早其配对间期恒定，若配对间期恒定，仅 QRS 波形状不同，谓之多形性室早；若同一导联上有 2 种以上形态的室早且配对间期不同，谓之多源性室早；夹在连续 2 个窦性搏动之间的，不打乱窦性节律的室早之间位性室早（插入性早搏），通常在窦性心律缓慢和早搏发生过早时出现；若室早的配对间期不恒定，且室早彼此间的间距相等或有恒定的整倍数关系，为平行收缩型室早，常出现室性融合波。若室早的激动逆传到心房，在室早 QRS 波群之后出现一个逆行 P′波，此 P′波又再次传入心室产生 QRS 波，形成 QRS-P′-QRS 的组合，称为心室回头心搏。若室早发生在前一次心搏的 T 波上，称为 ROnT 型室早，既往认为此型室早落在心室易损期，易诱发室速或室颤；发生在舒张晚期重叠在 P 波上的室早，称为 RonP 型室早。

3. 治疗

应参考有无器质性心脏病，是否影响心排血量，以及发展成为严重心律失常的可能性而决定治疗原则。

（1）室上性早搏的治疗：房性早搏较为常见，大多数发生于无明显其他症状的患者，随年龄增长而更多见，一般不需要特殊治疗，无明显心脏病而有较重自觉症状者可选用以下药物治疗：①洋地黄制剂：适用于有心功能不全时。②β 受体阻滞剂：适用于劳动、情绪激动或窦性心律增快时易发的早搏。常用普萘洛尔（心得安）10～20mg，口服，每日 2～3 次；或美托洛尔 25mg，口服，每日 2 次。③维拉帕米（异搏定）40～80mg，口服，每日 2～3 次。④胺碘酮 0.1～0.2g，口服，每日 2～3 次；或普鲁卡因胺 0.25～0.5g，每日 3～4 次，口服。但这几种药物较少应用。

（2）室早的治疗

1）需紧急处理的室早：发生于 AMI、不稳定型心绞痛、心跳骤停复苏后或体外循环术后、洋地黄或奎尼丁或锑剂等药物中毒、急性心肌炎，严重低血钾、Q-T 间期延长等所致的室早，谓之电不稳定性室早，应紧急处理，常用药物有：

①利多卡因：50～100mg 缓慢静脉注射，必要时每 5～10 分钟重复 1 次，直至室早消失或总量达 300mg。若无效，不必再用此药；若有效，应改为 1～3mg/min 静脉滴注维持 12～48 小时。以后改用口服药物。肝功能不全及充血性心衰者适当减量。

②普鲁卡因胺：50～100mg，缓慢静脉滴注，每 5～10 分钟重复 1 次，直至有效或总量达 1000mg。有效后以 1～4mg/min 静脉滴注维持，也可改为肌内注射或口服。用药期间应注意血压有无下降和 QRS 波是否增宽。

③胺碘酮：静脉注射负荷量 150mg（3～5mg/kg），静脉注射 10 分钟，10～15 分钟后可重复 1 次，继以 1mg/min，静脉滴注 6 小时，以后依病情逐渐减量，24 小时总量

一般不超过 1.2g。

2）室早治疗的口服药物

①美西律：化学结构与利多卡因相似，是治疗室早的首选药物之一。常用口服量为 0.1～0.2g，每日 3～4 次。

②胺碘酮：尚有扩张冠状动脉作用，尤适用于冠心病患者。无明显负性肌力作用，很少诱发或加重心衰。0.1～0.2g，口服，每日 3 次。

③普罗帕酮：常用 0.3～0.15g，口服，每日 3～4 次。

④妥卡尼（室安卡因，妥卡律）：常用 0.4～0.6g，口服，每日 3～4 次。

⑤美托洛尔：25mg，口服，每日 2 次。

⑥阿替洛尔：25～50mg，口服，每日 1～2 次。用于冠心病（心绞痛）或与交感神经兴奋有关的室早。

⑦阿托品：可用于心室率缓慢伴发的室早，尤其是并行收缩型室早。

（3）病因治疗：无器质性心脏病者，应稳定情绪、保证充足的睡眠、勿过劳等；必要时用小剂量镇静剂如地西泮 2.5mg 或氯氮䓬 10mg，口服，每日 3 次。有病因者应针对病因治疗，如停用洋地黄、奎尼丁，纠正电解质紊乱，治疗冠心病等。

（二）室上性心动过速

室上性心动过速（SVT）简称室上速，系指发作和维持需要心房、房室结或二者共同参与的快速性心律失常。临床上，SVT 包括房性心动过速（房速）、心房扑动（房扑）、窦房折返性心动过速、房室结折返性心动过速（AVNRT）及房室折返性心动过速（AVRT）等。

1. 病因

房速和房扑多见于器质性心肺疾病患者，如慢性阻塞性肺病、心瓣膜疾病等，可发生于心、胸外科手术后，也见于无明确器质性心脏病者。AVNRT 和 AVRT 则多见于无器质性心脏病者。SVT 发作的频繁程度和持续时间在不同患者中有很大变异，同时患者的症状和临床表现与患者是否合并器质性心肺疾病及疾病的性质和严重程度密切相关。

2. 诊断要点

（1）临床表现特点：心动过速的起始和终止常较突然，其诱发因素多为情绪激动、体位突然改变、猛然用力或饱餐，有时并无明显诱因。发作时症状与心动过速所致血流动力学功能障碍程度密切相关，而后者又受患者年龄、有无器质性心脏病基础、基础心功能状态、心动过速频率以及重要器官基础血供状态等因素影响。发作在无器质性心脏病的年轻患者，频率 <200 次/分，且持续时间较短的，大多仅有突然心悸感，有时伴恐惧、不安和多尿。在有器质性心脏病基础的患者，频率 >200 次/分，且持续时间较久的，可引起心脑等器官供血不足，导致血压下降、头晕、黑蒙、心绞痛、心力衰竭等。脉搏细弱，听诊可闻快速、规则而匀整的心律，颈静脉搏动与心率一致。

（2）心电图特征：一系列快速、规则的 QRS 波群，频率大多在 160～220 次/分，平均在 200 次/分左右。QRS 波群大多不增宽畸形，保持窦律时形态，ST 段压低和 T 波倒置常见；但若伴有束支传导阻滞、室内差异传导或预激综合征时则 QRS 波可增宽变形。P 波多重合于 QRS 波群内而看不到（AVNRT）；若能看到时，则多为逆行 P 波，$P'R/RP' > 1$（AVNRT 或 AVRT）；少数 P 波为非逆行性，$P' - R \geqslant 0.12$ 秒，$P'R/RP' < 1$，P 波形态可与窦性 P 波相同（SANRT），也可与窦性 P 波不同（IART 或 AAT）。

3. 治疗

（1）抗心律失常药

1）普罗帕酮（心律平）：$1 \sim 1.5 mg/（kg \cdot 次）$，常用 70mg 加入 25% 葡萄糖注射液 $20 \sim 40 mL$，静脉注射，$10 \sim 20$ 分钟后无效重复 1 次，一般注射总量不超过 280mg。由于普罗帕酮有负性肌力作用及抑制传导系统作用，且个体间存在较大差异，对有心功能不全者应禁用，对有器质性心脏病、低血压、休克、心动过缓者等慎用或禁用。

2）维拉帕米（异搏定）：为钙离子拮抗剂，对 AVN 前向传导有显著抑制作用。对正常 QRS 波群的 PSVT 效果好，转复成功率高达 90% ~ 100%，曾被认为是治疗室上速的首选药物。静脉注射后 $1 \sim 5$ 分钟起效，10 分钟作用达高峰，持续 15 分钟以上。用法：5mg 稀释于 25% 葡萄糖注射液 20mL，静脉注射 5 分钟推完；15 分钟后仍未能转复者可重复 1 次。一般总量不超过 15mg 为安全。

3）毛花苷 C（西地兰）：起效缓慢，一般复律时间需 30 分钟以上，但作用温和，是 PSVT 合并心力衰竭的首选药物。用法：如 2 周内未用过洋地黄制剂可用 $0.4 \sim 0.8 mg$ 加入 10% ~25% 葡萄糖注射液 $20 \sim 40 mL$，缓慢静脉注射；$1 \sim 2$ 小时后无效可再给 $0.2 \sim 0.4 mg$，总量不超过 1.2mg。WPW 伴逆向型 AVRT 患者禁用。

4）β 受体阻滞剂：美托洛尔 $1 \sim 2 mg/min$，静脉注射，用量可达 5mg。间隔 5 分钟，可再给 5mg，直到取得满意的效果，总剂量不超过 10 ~ 15mg。伴有高血压或心绞痛的 SVT 患者宜首选 β 受体阻滞剂。但有 SSS、支气管哮喘等病史者禁用。

5）特殊情况下药物选择：伴有 COPD 者，可用钙拮抗剂维拉帕米或地尔硫䓬，禁用腺苷、ATP 等。SSS 合并 SVT，应先置入临时心室起搏电极，再静脉用药，以策安全。

6）其他药物：胺碘酮 150mg 加入 20mL 葡萄糖，10 分钟内静脉注射，若无效间隔 $10 \sim 15$ 分钟可重复静脉注射 150mg，之后使用 1mg/min，维持 6 小时；随后以 0.5mg/min 维持 18 小时。第一个 24 小时内用药一般为 1200mg，最高不超过 2000mg。

（2）电学治疗：①直流电复律；②电转复治疗；③射频消融治疗；④抗心动过速起搏器。

（3）预防复发：症状不严重且无器质性心脏病的患者，以及偶然发作的患者无需长期服药预防。对反复发作、症状严重或有器质性心脏病的患者，发作控制后可根据患者心功能状况，可选用下列药物长期口服：普罗帕酮 $0.1 \sim 0.2 g$，每日 $3 \sim 4$ 次，口服；普萘洛尔 $10 \sim 20 mg$，每日 $3 \sim 4$ 次，口服；维拉帕米 $40 \sim 80 mg$，每日 $3 \sim 4$ 次，口服；美托洛尔 25mg，每日 2 次，口服。

（三）心房颤动

心房颤动（房颤，Af）是指心房丧失了正常的、规则的、协调的、有效的收缩功能而代之以 350～600 次/分的不规则颤动，是最常见的基本异位节律。绝大多数见于器质性心脏病患者。

1. 病因

（1）心血管疾病：多数房颤发生在心血管疾病基础上，其中以风湿性心瓣膜病、冠心病和高血压性心脏病最为常见。

（2）非心血管疾病：包括：①代谢性疾病：如甲亢、甲减、低血糖等。②电解质紊乱：如低钾血症、低镁血症等。③呼吸系疾病：肺心病、肺栓塞、阻塞性睡眠呼吸暂停综合征等。④风湿性疾病：如风湿热、系统性红斑狼疮、强直性脊椎炎等，由于其累及心肌传导系统，可产生 Af。⑤乙醇：是引起阵发性房颤的常见原因之一。⑥低温和拟交感类药物等。

（3）其他：包括：①家族性房颤：约占 5%。最早 Af 的基因定位于染色体10q22～q24，但陆续发现其他基因位点，表明家族性 Af 可能是多基因。②自主神经性房颤：自主神经系统通过提高迷走神经或交感神经张力可以触发易感患者发生 Af，许多患者 Af 发作都是出现在迷走神经和交感神经张力增强的时候。③特发性房颤：也称孤立性房颤，是一种排除性诊断，即房颤无原因可查。一般认为此种房颤是良性的、功能性的、不合并器质性心脏病。

2. 诊断要点

（1）临床表现

1）症状：与原有心脏功能和心室率快慢有关。轻者可仅有心悸、气促、乏力、胸闷；重者可致急性肺水肿、心绞痛、心源性休克甚至昏厥，尤其 WPW 合并房颤或原有严重心脏病的患者。阵发性房颤者自觉症状常较明显。房颤伴心房内附壁血栓者，可引起栓塞症状。

2）体征：主要是心律完全不规则、心音强弱不等，心室率多快速，在 120～180 次/分。当心室率 <90 次/分或 >150 次/分时，节律不规则可不明显。排血量少的心搏不能引起桡动脉搏动，因而产生脉搏短绌（脉搏次数少于心搏次数），心率愈快则脉搏短绌愈明显。

（2）心电图特点：①P 波消失，代之以形态、间距及振幅均绝对不规则的心房颤动波（f 波），频率 350～600 次/分，通常在 Ⅱ、Ⅲ、AVF 或 AVR、V_1～V_2 导联上较明显。②R–R 间期绝对不规则，心室率较快；但若并发完全性房室传导阻滞或非阵发性交接处性心动过速时，R–R 可规则，此时诊断依靠 f 波的存在。③QRS 波群呈室上性，时限正常。但若合并预激综合征、室内差异性传导和束支传导阻滞时，QRS 波增宽、畸形，此时心室率又很快时，极易误诊为室速，食管导联心电图对鉴别诊断很有帮助。④在长 R–R 间期后出现的短 R–H 间期，其 QRS 波群呈室内差异传导（常为右束支传导阻滞型）称为 Ashman 现象；差异传导连续发生时称为蝉联现象。

3. 治疗

（1）控制心室率

1）毛花苷 C（西地兰）：是伴有心力衰竭、肺水肿的快速 Af 首选药物，但必须首先排除 WPW 并发 Af，并问清患者近期内有无用过洋地黄类药物。用法：0.2~0.4mg，静脉注射，必要时 2~6 小时内可重复使用，24 小时内总量一般不超过 1.2mg。若近期内曾口服洋地黄制剂，可在密切观察下给毛花苷 C 0.2mg。

2）钙拮抗剂：地尔硫草常采用"15 法则"，即 2 分钟静脉注射 15mg，必要时 15 分钟后重复 1 次，继以 15mg/h 静脉滴注维持，调整输液速度，使心室率达到满意的控制；或维拉帕米，每 10 分钟静脉注射 5~10mg，必要时 30~60 分钟后重复 1 次。应注意这两种钙拮抗剂均有一定的负性肌力作用，可导致低血压，维拉帕米更明显，一般伴有明显心力衰竭者不用维拉帕米。

3）β 受体阻滞剂：美托洛尔 5mg，5 分钟内静脉注射，必要时 5 分钟可重复，最大剂量 10~15mg；或艾司洛尔 0.25~0.5mg/kg，静脉注射（>1 分钟），续以 50μg/（kg·min）静脉滴注维持。

（2）长期心室率控制：心室率控制目标是静息时 60~80 次/分，日常活动时 90~100 次/分或中度活动后 90~115 次/分；AFFIRM 研究中认为，满意心室率控制目标为静息时≤80 次/分，6 分钟步行运动试验最大心室率≤110 次/分，或 24 小时平均心室率<100 次/分。常用的药物有 β 受体阻滞剂（如美托洛尔 25~50mg，口服，2 次/日；普萘洛尔 60~80mg/d，分 3~4 次，口服）、地尔硫草（120~360mg/d，分 3~4 次，口服）、维拉帕米（120~360mg/d，分 3~4 次，口服）和地高辛（0.125~0.25mg/d）等。

（3）特殊情况下房颤的药物治疗

1）预激综合征（WPW）伴房颤：控制心室率避免使用 β 受体阻滞剂、钙拮抗剂、洋地黄和腺苷等药物，因这些药物阻断房室结的传导，房颤通过旁路下传使心室率反而增快。对心功能正常者，可选用胺碘酮、普罗帕酮、普鲁卡因胺或伊布利特（ibutil-ide）等抗心律失常药物，使旁路传导减慢从而降低心室率，恢复窦律。胺碘酮：静脉注射负荷量 150mg（3~5mg/kg），静脉注射 10 分钟，10~15 分钟后可重复 1 次，继以 1mg/min，静脉滴注 6 小时，以后依病情逐渐减量，24 小时总量一般不超过 1.2g。应注意监测血压和心率，尤其是用于心功能明显障碍或心脏明显扩大者时。WPW 伴 Af 室率显著增快引起血压降低，甚至晕厥，或伴有心衰、肺水肿时应紧急处理，首选同步直流电复律，无条件时只有胺碘酮可以选择。

2）急性心肌梗死伴房颤：提示左心功能不全，可静脉注射毛花苷 C 或胺碘酮以减慢心室率改善心功能。如伴有严重血流动力学障碍或难治性心绞痛，应尽快同步电复律。

3）甲亢伴房颤：首选针对病因予积极的抗甲亢药物治疗，由于甲状腺素对 β 阻滞剂的刺激作用，应选用非选择性的 β 受体阻滞剂如卡维地洛等。

4）心脏病手术并发房颤：术前给予口服 β 受体阻滞剂可以预防术后 Af 的发生。术后伴发 Af 以 β 受体阻滞剂为首选。

（4）依据病情轻重及病程长短选择药物或电转复律，有条件亦可进行射频消融或起搏器治疗。

（四）室性心动过速

室性心动过速（ventricular tachycardia）是指起源于希氏束以下心室内各个部位的心动过速。在心电图上只要连续快速出现 3 次或 3 次以上的宽大畸形的与 P 波无关的 QRS 波群，即可诊断为室性心动过速。

1. 病因

（1）器质性心脏病：冠心病、高血压性心脏病、风心病、肺心病、心肌炎，以及各种心肌病等，尤其在器质性心脏病晚期心肌产生了严重而广泛的损害后，很容易通过多种机制诱发阵发性室性心动过速。

（2）药物过量与中毒：洋地黄制剂的过量与中毒，以及不适宜地使用某些抗心律失常药物或驱虫药等，均有可能产生致心律失常作用。

（3）电解质紊乱：严重的电解质紊乱也是阵发性室性心动过速的诱因或直接原因，其中低血钾和高血钾引起者最为危险。

（4）特殊心电图现象：近年来发现下述心电图现象常可以因异常心电活动促发 PVT，或通过诱发恶性室性期前收缩导致 PVT，甚至直接诱发心室颤动。这些特殊心电图现象是：巨大 T 波、QT 间期延长综合征、QT 间期缩短综合征、QT 离散度（QTd）异常、具有逆传性折返的 WPW 综合征、Brugada 综合征、VLP（心室晚电位）阳性、HRV（心率变异性）异常等。

2. 临床表现

（1）一般症状：心悸、胸闷、头晕、黑蒙，严重时可以突然晕厥，甚至诱发急性心力衰竭、休克或猝死。室性心动过速很容易直接诱发心室颤动，一旦出现室颤就会出现心跳骤停的各种症状和体征。

（2）发作特征：在心电图上阵发性心动过速也显示突然发作，其终止往往也是突然终止，然而这种心动过速在临床症状方面的突然发作、突然终止的特征不像阵发性室上性心动过速那样明显。严重患者常伴有血压下降、心排出量显著下降等严重血流动力学异常的症状和体征。

3. 治疗

（1）原发病的治疗：对于 PVT 重在预防，首先要积极治疗原发器质性心脏病和相关因素，对可能发生 PVT 的个体进行严密监护，早期发现，早期治疗。

（2）紧急处理

1）利多卡因：紧急情况下可以给予 50～100mg，静脉注射，无效者于 5～10 分钟后可以重复使用，静脉注射的最大剂量最好不要超过 200mg；其后以 1～4mg/min 的速度静脉滴注。

2）普罗帕酮（心律平）：注意普罗帕酮不适合用于急性心肌梗死以后与心功能显著减退患者的治疗中。静脉注射剂量为 1～1.5mg/kg，必要时 20 分钟后可以重复使用，总量不要超过 350mg。可以用于 QT 间期正常的扭转性室速。

3）胺碘酮：是最常用的Ⅲ类广谱抗心律失常药物。静脉注射后可以作用可以持续 20 分钟到 4 小时。静脉注射剂量每次 150mg，一般开始剂量为 5mg/kg，稀释后 20 分钟注射完毕，然后以 2～2.5mg/min 速度静脉滴注 12 小时，以后减为 0.7mg/min 持续约 36 小时。具体应用时应该结合临床情况酌减。

4）苯妥英钠：主要用于洋地黄制剂中毒引起的 PVT 患者。该药物可以直接抑制洋地黄中毒所的触发活动，还可以加快降解洋地黄的毒性。一般以 50～100mg 静脉注射，无效者 5～10 分钟后可以重复使用，有效后口服维持。

5）维拉帕米：可以用来治疗联律间期极短的与触发激动密切相关的扭转性室速。

6）异丙肾上腺素：主要通过加速心率和缩短 QT 间期，用来治疗伴有 QT 间期延长的扭转性室速。在治疗中必须使心率维持在 80～90 次/分方可生效。使用中要严密检测心电图和血压，防止诱发新的心律失常和血压过高。

（3）维持和预防再发作：主要用ⅠA类和Ⅲ类抗心律失常药物。可以口服美西律、普罗帕酮、莫雷西嗪、胺碘酮、索他洛尔等治疗。用药剂量请参考室性期前收缩。

（4）同步直流电复律治疗：对于 PVT 的电击复律的成功率为 97%。首次电击可以选择 50～150J 的能量，首次未成功者可以加大能量再次电击。一般每次治疗中电击不宜超过 4 次。

4. 置入自动复律除颤器（implantable cardioverter defibrillator，ICD）或采用射频消融术

目前极少采用，为疗效较差的手术治疗。

（五）房室传导阻滞

房室传导阻滞（AVB）是由于各种器质性心脏病、药物抑制等因素导致心电激动在房室交接区内出现传导延长或阻断的现象。根据阻滞的特征，将其分为一度、二度和三度（完全性）房室传导阻滞。

1. 病因

（1）器质性心脏病：较常见于心肌炎、心肌梗死、冠心病慢性心肌供血不足、心肌病、风心病、肺心病。

（2）药物过量与中毒：最常见的导致房室传导阻滞的药物是洋地黄类药物，其次是各种抗心律失常药物。潘春华等报道了 1 例 50 岁女性患者连续 2 次服用含有细辛的药酒后出现流涎、呕吐、头昏等，心电图显示三度房室传导阻滞，经积极救治后好转。

（3）Lenegre 病与 Lev 病：Lenegre 病实际上是特发性房室束支退化症（idiopathic degeneration of peripheral bundle branches），主要系因房室束以下的传导纤维逐渐被脂肪浸润、纤维化等代替。Lev 病又称左心骨架硬化症（left cardiac skeleton sclerosis），其主要病理变化为进行性硬化，硬化主要发生在主动脉根部、二尖瓣环、室间隔膜部为主的纤维三角区域。可能系长期高压引起支架组织纤维化，从而使得房室束及其分支产生硬化，导致传导阻滞。

2. 临床表现

房室传导阻滞往往是通过其原发病检查过程中偶然发现，也可以因其自身的症状和体征而被发现。主要表现为心悸、气短、头晕等，严重者会出现心源性脑缺血而突然晕厥。严重的二度或三度房室传导阻滞的心室率会极度缓慢，严重时仅仅 20 次/分左右。在三度房室传导阻滞时，由于 P－R 期长短不一，在心律整齐的前提下心音和脉搏强度会忽强忽弱。

3. 辅助检查

（1）常规心电图诊断：在使用常规心电图诊断 AVB 时最好进行同步 12 导联记录，或 Holter 记录等。这些检查对某些疑难心电图的鉴别诊断大有裨益。

1）一度房室传导阻滞：主要表现为固定程度的 P－R 间期延长现象，从始至终不出现 QRS 波群脱落现象

2）二度房室传导阻滞：大部分心房的激动可以经过房室交界区传人心室，少部分被阻断不能进入心室，从而造成二度房室传导阻滞的特征性心电图现象，即间断出现 QRS 波群脱落。在二度房室传导阻滞中，P 波与 QRS 波群的传导比例多为 3：2、4：3、5：4 等，也可以出现 2：1 的传导比例。根据其下传心室过程中的传导特点，又可以将二度房室传导阻滞分为下述两种类型。

①二度 I 型房宣传导阻滞：此型又称为二度文氏型房室（Wenchebach）传导阻滞。典型者表现为在 P－P 间期规律的基础上，P－R 间期逐渐延长之后（P－R 间期逐渐延长的幅度减小），于某一个 P 波后出现一次 QRS 波群脱落；存在 QRS 波群脱落的较长 P－P 间期的长度短于其前任何两个 P－P 间期之和。

②二度 II 型房室传导阻滞：典型者表现为 P－P 间期彼此相等，P－R 间期彼此相等（没有逐渐延长），间断出现 QRS 波群脱落。伴有 QRS 波群脱落的长 P－P 间期是基本窦性心律 P－P 间期的 2 倍。国内将 3：1 以上房室传导比例者诊断为高度房室传导阻滞（这种情况往往系因隐匿性房室传导所导致）。

3）三度房室传导阻滞：典型者为 P－P 间期彼此相等，R－R 间期彼此相等，P－P 间期明显短于 R－R 间期。P 波与 QRS 波群之间没有任何关联。

（2）电生理诊断：电生理诊断的最大目的是通过希氏束心电图检测分清传导阻滞的具体部位，结上者往往属于真正意义上的房室传导阻滞，结下者应该属于室内传导阻滞的范畴。前者预后较好，后者预后差。

4. 治疗

AVB 尤其是二度 AVB 以上者的治疗原则是治疗原发病，提高心室率，起搏器治疗。

（1）病因治疗：如用抗生素治疗急性感染，阿托品解除迷走神经张力增高，停用导致 AVB 的药物，纠正电解质紊乱等。各种急性心肌炎、心脏直视手术损伤或急性下壁心肌梗死等引起的 AVB，可用氢化可的松 200～300mg 或地塞米松 10～20mg，加入 5% 葡萄糖注射液 500mL，静脉滴注，取得疗效后改用泼尼松（强的松）10～20mg，口服，每日 3 次；待传导阻滞程度减轻或消失后，逐渐减量，最后停药。

（2）提高心室率：一度与二度Ⅰ型AVB，心室率≥50次/分，无明显症状者，一般无须特殊处理。二度Ⅱ型和三度AVB从未发生过阿-斯综合征者，可酌情选用下列药物或措施提高心室率，促进传导，以防阿-斯综合征发作，尤其是心室率<50次/分，有明显症状者。

1）阿托品：可解除迷走神经对心脏的抑制作用，使心率加快，一般情况下不增加心肌的耗氧量。适用于希氏束分支以上的阻滞。可用阿托品0.3～0.6mg，口服，皮下或肌内注射。但应注意，阿托品虽能加速房室传导纠正文氏现象，但它加快心房率，可使二度Ⅱ型AVB加重，尤其QRS波宽大畸形者不宜应用，亦可选用山莨菪碱等药物。

2）异丙肾上腺素：0.5～1.0mg加入5%葡萄糖注射液500mL，持续静脉滴注，控制滴速使心室率维持在60～70次/分；过量不仅可明显增快心房率而使房室阻滞加重，而且还能导致严重室性异位心律。

3）碱性药物（5%碳酸氢钠）：有改善心肌细胞应激性，促进传导系统心肌细胞对拟交感神经药物反应的作用，尤适用于高血钾或伴酸中毒时。可用5%碳酸氢钠60～125mL，静脉滴注。

（3）起搏器治疗：二度Ⅱ型AVB有明显缺血症状或经上述药物治疗病情不好转者，或三度AVB有晕厥及阿-斯综合征发作者应置入起搏器。

（六）病态窦房结综合征

病态窦房结综合征（SSS），简称病窦，是心源性昏厥的原田之一，是一组由多种病因引起的窦房结本身及其周围组织病变，造成起搏和传导功能失常，以致产生一系列的心律失常、血流动力学障碍和心功能受损，严重者可发生阿-斯综合征或猝死。虽然病窦任何年龄均可发病，但以老年人多见。

1. 病因

窦房结组织纤维性退化是导致病窦最常见的内在因素，一些外源性因素也可导致窦房结功能障碍。病窦综合征的常见病因包括冠心病、窦房结退行性变、心肌病、代谢性疾病、结缔组织病、外伤、肿瘤及家族性遗传性疾病等，均可损害窦房结，导致窦房结起搏与窦房传导功能障碍。

2. 临床表现

发病年龄以老年人居多，但家族性病窦患者却可在婴儿或儿童时期就发病。病窦患者出现临床症状的平均年龄约为65岁。病窦病程较长，发展缓慢，可持续5～10年或更长，早期起搏传导组织受损较少、较轻，可无症状或间歇出现症状，临床表现不典型、早期诊断困难。随着病程进展，窦房结细胞不断减少，纤维组织不断增加，可呈严重而持久的窦性心动过缓、较长的窦性停搏、频发窦房传导阻滞，可出现重要脏器供血不足的表现。

（1）中枢神经系统症状：表现为头晕、健忘、反应迟钝、瞬间记忆障碍，进一步发展可有黑矇、眩晕（6%～11%）晕厥（40%～80%），甚至阿-斯综合征。一般均由严重的窦性心动过缓或停搏所致，慢 – 快综合征者的晕厥半数是由心动过缓的转变过程中伴有长间歇所致，缘于快速心律对窦房结的超速抑制。

（2）心血管系统症状：主要表现为心悸。无论过缓、过速或不齐，患者均可感到心悸。过缓者由于每搏量增加，有心跳沉重感。过速者因心率加快而感到心悸。有冠心病基础者，可诱发心绞痛。一般规律显示，过速转为过缓，停搏时间长者，可发生晕厥、阿 – 斯综合征。过缓转为过速，则可出现心悸、心绞痛、心力衰竭加重。

（3）肾脏和胃肠道症状：由于过缓 – 过速性心律失常，导致心排血量降低，以致肾血流量降低，可表现尿量减少，胃肠道供血不足表现为食欲不振、吸收不良、胃肠道不适等。

3. 辅助检查

（1）心电图特点：病窦患者可有各种异常的心电图表现，主要包括：①窦性心动过缓最常见，占病窦的 60% ~ 80%。心率多数 < 50 次/分，尤其是 < 40 次/分伴有黑蒙、晕厥者，应高度怀疑病窦。②频发的窦房传导阻滞约占病窦的 20%，以二度 Ⅱ 型较为多见等。

（2）动态心电图监测：病窦可表现为间歇或持久的窦房结功能异常。

（3）窦房结功能测试：临床应用评价窦房结功能的方法，其目的为：①对可疑病窦患者进一步确诊。②结合临床症状，判断其病变的严重程度。③对置入或选择不同类型永久性起搏器提供依据。④估计该患者迷走神经张力影响的程度，以指导临床应用抗迷走神经药物。

1）阿托品负荷试验：心率 < 90 次/分。心率增加 < 基础心率 20% ~ 50%。出现房室交界区心律，尤其是房室交界区心律持续存在者。窦性心率反而减慢，甚至出现窦房传导阻滞、窦性停搏。诱发心房颤动可能是病态窦房结综合征的严重表现。心率 > 90 次/分且有昏厥者，提示迷走神经功能亢进。

2）窦房结恢复时间（SNRT）测定：正常值 < 1200 毫秒。> 2000 毫秒具有诊断意义。

4. 治疗

（1）药物治疗：提高心率的药物缺乏长期治疗作用，仅能作为暂时性的应急处理，为起搏治疗争取时间，常用的药物如下：①阿托品主要为抗胆碱能作用，消除迷走神经对窦房结的抑制，使心率增加，对窦房结起搏细胞本身自律性并无作用。其增加心率幅度有限，特别是较长时间应用后，口干、视力模糊、影响排汗等副反应明显而心率的增加不甚明显，也不适用于前列腺肥大患者，其临床应用仅限于紧急状态下作为过渡性治疗。阿托品 0.3 ~ 0.6mg，2 ~ 6 小时 1 次；必要时可肌内注射，0.5 ~ 1mg/次；紧急情况下可静脉注射 1 ~ 2mg，每 1 ~ 2 小时 1 次。②异丙肾上腺素是非选择性 β 肾上腺素能受体激动剂，主要作用于心肌 β_1 受体，使心率增加，对窦房结细胞本身自律性并无作用，增加心率次数有限，或仅使房室交接区或心室节奏点自律性增强。不宜长期使用，多用于临时性处理，或作为安置起搏器前的过渡性治疗。紧急情况下，可用 1mg 溶于 0.9% 氯化钠溶液 250 ~ 500mL，静脉滴注，其滴注速度以 1 ~ 2μg/min 为宜。

（2）起搏治疗：病窦患者窦房结功能呈缓慢的进行性损害，属不可逆病变，但从心率减慢到出现症状，可长达 10 年之久，目前尚无合适的治疗能持久地提高心率并逆转其病理过程。因此，病窦唯一长期有效的治疗为置入永久起搏器。

【饮食宜忌】

1. 饮食宜进

（1）饮食原则

1）宜摄入微量元素：有些微量元素对心脏功能有益，如钙、锰、镁、铬、钒等，应注意摄入。

2）宜食新鲜水果和蔬菜：它们可以使人体获得丰富的维生素、无机盐和纤维素。纤维素可减低胆固醇的生成，有助于人体对食物的消化、吸收。

（2）饮食搭配

1）山楂与菊花：近年医学研究证明，山楂能明显降低胆固醇，降低血压，软化血管，增加冠脉血流；与有清热解毒、凉血之功效的菊花同食，对心律失常患者有益。

2）茼蒿与猪心：茼蒿营养丰富；尤其胡萝卜素含量较高，可增强机体免疫力，还含有挥发油及胆碱，有降压补脑作用，亦可和脾胃、利二便。若配以养血补虚、镇静安神的猪心，则可补心安神。适用于心律失常、烦躁不安、失眠、神经衰弱等症。

3）薇菜与猪肉：薇菜性微寒，味甘，有清热祛湿、活血祛瘀等功效。猪肉滋阴润燥、补中益气。二者搭配可为机体提供丰富营养，有滋阴健中、活血利湿的作用。适用于治疗心律失常。

2. 饮食禁忌

（1）慎食辛辣刺激性食物：辛辣刺激性食物（如大蒜、浓茶、咖啡等）可加重心动过速或诱发心律失常。但对于心动过缓或伴房室传导阻滞者，这类食物可以加快其心率。

（2）忌饮酒：大量饮酒可导致心律失常，心功能差的患者大量饮酒后可引发心力衰竭。

（3）忌饱食：饱餐后胃内容物过多，导致膈肌上抬压迫心脏，影响心脏正常搏动，易诱发或加重本病。

（4）忌饮醋过量：根据临床报道，一次大量喝醋可诱发期前收缩。

【药物宜忌】

1. 西医治疗

参见前文各疾病下治疗。

2. 中医治疗

（1）辨证治疗

1）心脾两虚

主症：心悸不安，怔忡，健忘，失眠，头晕目眩，面色无华，神倦气短或自汗，舌淡红，脉细弱。

治法：补血养心，益气安神。

方药：归脾汤（《济生方》）加减。当归 10g，龙眼肉 15g，黄芪 15g，党参 15g，白术 15g，炙甘草 6g，茯神 10g，远志 6g，枣仁 5g，木香 10g。

加减：若气血亏损，血不养心，心脉不畅而见"脉结代，心动悸"者，用炙甘草汤（《伤寒论》）。

用法：水煎服，每日 1 剂。

2）心阴亏虚

主症：心悸易惊，心烦失眠，口干微热，五心烦热，盗汗，舌红少津，脉细数。

治法：滋养阴血，宁心安神。

方药：天王补心丹（《摄生秘剖》）或朱砂安神丸（《医学发明》）化裁。天王补心丹：生地黄 15g，当归 12g，天门冬 12g，麦门冬 12g，柏子仁 12g，酸枣仁 12g，党参 15g，玄参 15g，丹参 15g，茯苓 15g，远志 6g，桔梗 6g，五味子 6g。朱砂安神丸：朱砂 0.3g（冲），黄连 6g，甘草 6g，生地黄 12g，当归 12g。

加减：若心肾不交，阴虚火旺者，可用黄连阿胶汤（《伤寒论》）加减。

用法：水煎服，每日 1 剂。

3）心阳不振

主症：心悸不安，胸闷气短，面色苍白，形寒肢冷，舌质淡白，脉象虚弱或沉细而数。

治法：温补心阳，安神定悸。

方药：桂枝甘草龙骨牡蛎汤（《伤寒论》）化裁。桂枝 10g，炙甘草 10g，生龙骨 15g，生牡蛎 15g，人参 10g，附子 6g。

加减：若心中空虚而悸，脉沉迟，形寒肢冷尤甚，此为心肾阳气皆虚，阴寒内盛，可用麻黄附子细辛汤（《伤寒论》）加党参、炙甘草治之。

用法：水煎服，每日 1 剂。

4）气阴两虚

主症：心悸，怔忡，胸闷气短，面色不华，头晕，自汗或盗汗，两颧暗红，或咳痰带血，舌红，苔少，脉细数。

治法：益气养阴。

方药：炙甘草汤（《伤寒论》）合生脉饮（《千金方》）加减。西洋参 12g（单煎），麦冬 15g，五味子 9g，生地黄 15g，阿胶 12g（烊化），炙甘草 9g，桂枝 9g，生姜 3 片。

加减：若夹肝火者，可酌加龙胆草、牡丹皮、栀子以清火宁心；若热象明显者，可酌加黄连；若阴不敛阳者，可用三甲复脉汤（《温病条辨》）合生脉饮（《千金方》）加减。

用法：水煎服，每日 1 剂。

5）痰火扰心

主症：心悸时发时止，受惊易作，胸闷，烦躁，失眠，噩梦纷纭，口干苦，大便秘结，小便黄赤，舌苔黄腻，脉象弦滑。

治法：清化痰热，宁心安神。

方药：黄连温胆汤（《千金方》）加减。黄连6g，半夏10g，橘红10g，茯苓15g，枳实10g，竹茹10g，甘草6g。

加减：一般可加山栀、黄芩、胆南星、贝母、全瓜蒌，以加强清火化痰之功；痰火互结、大便秘结者，加全瓜蒌、生大黄；惊悸不安，酌加珍珠母、龙齿、牡蛎、石决明；火郁伤阴、舌红少津，加生地黄、天冬、麦冬、玉竹。

用法：水煎服，每日1剂。

6）水饮凌心

主症：心悸、眩晕，胸脘痞满，形寒肢冷，小便短少，或下肢浮肿，渴不欲饮，恶心吐涎，舌苔白滑，脉象弦滑。

治法：振奋心阳，化气行水。

方药：苓桂术甘汤（《金匮要略》）化裁。茯苓15g，桂枝10g，白术10g，炙甘草6g。

加减：如水饮上逆，恶心呕吐者，加半夏、陈皮、生姜以和胃降逆；如肾阳虚衰，不能制水，水气凌心，症见心悸喘咳，不能平卧，小便不利，浮肿较甚者，宜用真武汤（《伤寒论》）。

用法：水煎服，每日1剂。

7）心血瘀阻

主症：心悸不安，胸闷不舒，心痛时作，或见唇甲青紫，舌质紫暗或有瘀斑，脉涩或结代。

治法：活血化瘀。

方药：血府逐瘀汤（《医林改错》）加减：当归10g，生地黄10g，桃仁10g，红花10g，赤芍10g，枳壳10g，柴胡10g，川芎10g，牛膝10g。

加减：若因气滞血瘀者，可酌加延胡索、香附、青皮以理气通脉；若因气虚血瘀者，可加党参、黄芪以益气活血；若因阳虚寒凝致瘀者，可加桂枝、附片、干姜等以温阳活血；若夹有痰浊，胸满闷痛、苔浊腻者，可加瓜蒌、薤白、半夏等。

用法：水煎服，每日1剂。

8）肝气郁结

主症：心悸每因精神情绪的好坏而增减，活动后减轻，伴胸闷、胁胀、脘痞、腹胀、嗳气、咽梗等，舌质暗；脉沉弦。

治法：疏肝解郁。

方药：柴胡疏肝散（《景岳全书》）加减：柴胡10g，白芍15g，枳壳10g，制香附12g，旋覆梗15g，功劳叶10g，炒枣仁5g，川芎10g，甘草6g。

加减：若气郁化火者，加黄芩、栀子、牡丹皮，以清火宁心；火热伤阴者，加生地黄、麦冬、桑寄生，以养阴清热；肝气犯胃者，加代赭石、陈皮、清半夏，以泄肝和胃；肝脾不和者，加白术、茯苓、党参，以调肝和脾。

用法：水煎服，每日 1 剂。

9）心虚胆怯

主症：心悸，善惊易恐，坐卧不安，多梦易醒，恶闻声响，舌苔薄白，脉虚数或弦细。

治法：镇惊定志，养心安神。

方药：安神定志丸（《医学心悟》）加减。人参 10g，菖蒲 10g，远志 6g，茯神 10g，磁石 30g，龙齿 30g，琥珀 2g（冲）。

加减：心胆气虚，神不自主而心悸者，加炙甘草；兼心阴不足加柏子仁、五味子、玉竹、天冬、枣仁或天王补心丹（《摄生秘笈》）。

用法：水煎服，每日 1 剂。

（2）验方

1）平律合剂：含黄芪、丹参、苦参、葛根、防己。治疗频发房早加补中益气丸；治疗阵发性室上性心动过速加归脾丸，治疗心房纤颤加天王补心丹；治疗房室传导阻滞加失笑散。

2）敛心煎：药物组成为麦冬、玉竹、沙参各 20g，炒枣仁 30g，珍珠母、柏子仁各 35g，夜交藤 25g，合欢皮 30g，炙甘草 20g，龙骨、牡蛎、磁石、苦参各 25g，何首乌 30g，淫羊藿 25g。用以辨证治疗快速型心律失常。

3. 药物禁忌

（1）阿托品

1）忌饭后服用：因为阿托品对腺体分泌有抑制作用，饭后服用会影响食物消化，故阿托品不宜饭后服用。

2）不宜同服蜂王浆：蜂王浆中含有两种类似乙酰胆碱的物质，实验证明，这两种物质所产生的作用可被抗胆碱药物阿托品所对抗，若与抗胆碱药物同时使用则会明显降低抗胆碱类药物的疗效。因此，蜂王浆不宜与抗胆碱类药物同时应用。

3）不宜食富含鞣酸的食物：核桃仁、柿子、茶叶等食物中含有大量鞣酸，而鞣酸易使阿托品失去活性或产生沉淀，从而降低其疗效，故在服用阿托品期间不宜饮茶，亦不宜食用富含鞣酸的食物。

4）忌与含有生物碱成分的中药同服：中药乌头、黄连、贝母等含有一定量的生物碱，与西药生物碱类药物阿托品、氨茶碱，咖啡因等联合应用，会使药物毒性增加，容易造成药物中毒。

5）不宜与吩噻嗪类药物合用：因吩噻嗪类药物（如氯丙嗪、奋乃静、三氟拉嗪等）有阿托品样作用，与阿托品合用可加重口干、视物模糊、尿闭等症状，并有诱发青光眼的可能。

6）不宜与苯海拉明合用：因苯海拉明具有阿托品样作用，合用时不良反应增加。

7）不宜与含鞣酸的中药及其制剂同服：因为含鞣酸的中药及其制剂如五倍子、虎杖片、四季青片、紫金锭等易使阿托品失去活性或产生沉淀，不易被吸收而降低疗效。

8）不宜与维生素 C 合用：因维生素 C 可加速阿托品的清除，从而减弱阿托品的作用。

9）不宜与抗酸药同服：阿托品与抗酸药（如氢氧化铝、西咪替丁等）联合应用有协同作用，但因抗酸药能干扰阿托品的吸收，故二者联用时应分开服用。

10）阿托品、溴丙胺太林不宜与甲氧氯普胺并用：甲氧氯普胺是中枢性止吐药，有促进胃肠道蠕动、排空及增进消化功能的作用，而阿托品、溴丙胺太林属于抗胆碱药，能抑制胃肠道蠕动及分泌，两药呈现拮抗作用，合用时两药的作用均减弱。

（2）奎尼丁

1）忌食碱化尿液的食物：在应用抗心律失常药奎尼丁时，应忌食或限食椰子、栗子、杏仁等能使尿液碱化的食物，因为它们可致药物浓度增高而发生中毒。

2）忌过食酸化尿液的食物：因奎尼丁属弱碱性药，在服药期间若过食酸化尿液的食物（如肉、鱼、蛋、乳制品、醋、酸菜等），则排泄加快，作用减弱。

3）不宜同服含胆汁药物或促进胆汁分泌的药物：因这些药物（如蛇胆川贝散、利胆片等）均能增加胆汁含量，而胆汁的阴离子与奎尼丁易生成不溶性络合物，从而影响奎尼丁的吸收，降低其生物利用度。

4）忌与氯化铵同服：奎尼丁属弱碱性药，若同时用氯化铵，则尿液酸化，奎尼丁的重吸收减少，排泄加快，作用降低。

5）忌同时服用利血平、甲基多巴、胍乙啶：这些药物易耗竭儿茶酚胺，使奎尼丁产生舒张血管的作用。同时，与这些药物同用可使心肌抑制，易诱发奎尼丁毒性。

6）不宜与胺碘酮合用：因为两药同用，奎尼丁的血浆浓度升高，同时出现 Q－T 间期延长，这是非典型室性心动过速的先兆。

7）不宜与乙酰唑胺、氢氯噻嗪合用：因奎尼丁是弱碱性药物，后者亦能使尿液呈碱性，使奎尼丁离解度降低，脂溶性增加，在肾小管的重吸收增加，排泄减慢，因而作用持久，同时毒性也增加。

8）不宜与乐得胃、碳酸氢钠、复方氢氧化铝同用：乐得胃、碳酸氢钠、复方氢氧化铝服后尿液呈碱性，在碱性尿液中能增加肾小管对奎尼丁的重吸收，降低奎尼丁的排泄，使奎尼丁血药浓度增加而引起中毒。

9）不宜与碱性中成药并用：碱性中成药如健胃片、红灵散、通窍散等能碱化尿液，增加肾小管对奎尼丁的重吸收而减少奎尼丁的排泄，使其血药浓度增加而引起中毒。

10）奎尼丁、利多卡因忌与骨骼肌松弛药合用：奎尼丁及利多卡因与骨骼肌松弛药（如筒箭毒碱）合用可增强肌肉松弛作用，甚至引起呼吸麻痹。

11）忌与氯丙嗪或普尼拉明合用：因二者合用可导致严重室性心动过速或室颤。

12）慎与苯巴比妥、苯妥英钠、利福平合用：因苯巴比妥、苯妥英钠、利福平可加速奎尼丁在肝内代谢而缩短作用时间。

（3）苯妥英钠

1）忌饮酒：乙醇能使人体肝脏内代谢苯妥英钠的肝微粒酶系统兴奋，使苯妥英钠代谢加速，从而降低其作用。

2）忌食味精：味精主要成分为谷氨酸钠，而苯妥英钠可促进谷氨酸钠急速吸收，故应用苯妥英钠时吃味精易引起碱血症，低血钾等中毒反应。

3）慎与异烟肼合用：异烟肼系药酶抑制药，能明显抑制苯妥英钠对位羟基化，使苯妥英钠代谢受阻，生物半衰期延长，作用增强，同时其毒性亦增强。

4）慎与氯贝丁酯合用：氯贝丁酯能抑制苯妥英钠在体内的代谢，使苯妥英钠的半衰期延长，血药浓度增高，作用增强，但毒性亦增大，故不宜同用。

5）慎与氯霉素合用：由于氯霉素是药酶抑制药，可使苯妥英钠代谢受阻，因而使苯妥英钠血药浓度增加 4～5 倍，半衰期延长 1 倍，使其作用增强，同时也增加了苯妥英钠中毒的危险性。

6）慎与氯丙嗪、保泰松、氯氮䓬及雌激素合用：因后者具有酶抑作用，可抑制苯妥英钠的代谢，使血药浓度增加，因而苯妥英钠的作用与毒性均增加。

7）不宜与苯巴比妥并用：苯巴比妥具有酶促作用，并用时可使血中苯妥英钠的浓度降低，半衰期缩短，作用降低。

8）慎与对氨基水杨酸合用：对氨基水杨酸可减少苯妥英钠的代谢，二者合用可使苯妥英钠血药浓度增加，作用增强，同时毒性也增加。

9）不宜与哌甲酯合用：因后者可抑制肝微粒酶对苯妥英钠的代谢，使苯妥英钠血药浓度提高，合用易引起苯妥英钠中毒。

10）不宜与四环素合用：因两者都有损害肝脏的作用，合用后可引起肝脏毒性作用增强。

11）不宜与含有乙醇的药酒合用：如虎骨酒、国公酒含有乙醇。因为乙醇是一种药酶诱导剂，能使肝脏药酶活性增强，苯妥英钠代谢加速，半衰期缩短，因而使其药效下降。

12）慎与西咪替丁合用：因二者合用可使苯妥英钠总清除率降低，血药浓度增加，作用和毒性均增强，故合用时必须适当减少苯妥英钠的用量，以防发生药物中毒。

13）不宜与苯二氮䓬类药合用：苯二氮䓬类药有地西泮、硝西泮等，与苯妥英钠合用后可使苯妥英钠血药浓度增高，作用和毒性均增加。

14）不宜与呋喃妥因、氨苯蝶啶同服：因为苯妥英钠有酶促作用，可使药酶的活性增高，药物代谢加快，血药浓度降低，从而使后者的疗效减弱。

15）不宜与三环类抗抑郁药合用：三环类抗抑郁药（丙米嗪、阿米替林、多虑平等）可使苯妥英钠作用减弱，故二者不宜合用。

16）不宜与卡马西平合用：卡马西平系肝药酶诱导药，苯妥英钠也是弱的肝药酶诱导药，两药合用可因肝微粒体羟化酶活性升高而使苯妥英钠代谢加快，血药浓度降低，作用减弱。

17）慎与磺胺类药合用：因磺胺类药（如复方新诺明、磺胺嘧啶、磺胺异噁唑）与苯妥英钠合用，可使苯妥英钠代谢减慢，血药浓度升高，毒性增加。

18）慎与苯唑西林同服：因苯唑西林与苯妥英钠同服可使苯妥英钠血药浓度明显降低，作用减弱。

19）慎与醋硝香豆素和双香豆素合用：因醋硝香豆素和双香豆素均有酶抑作用，可抑制酶对苯妥英钠的代谢，使苯妥英钠活性增强，毒性也增加。

（4）利多卡因

1）不宜与溴苄胺合用：因二者合用可引起直立性低血压。

2）不宜与美托洛尔同用：降压药美托洛尔可延缓利多卡因的排泄，二者同用时利多卡因的毒性比单独使用时更易产生。

3）不宜与哌替啶、异丙嗪、哌甲酯（利他林）、普鲁卡因胺、西咪替丁合用：因合用可增加利多卡因的毒性。

4）不宜与苯妥英钠合用：因合用可引起心动过缓或心搏骤停。

5）不宜与苯巴比妥合用：苯巴比妥具有酶促作用，合用可加速利多卡因的代谢，使其血药浓度降低，作用减弱。

（5）溴苄胺：不宜与含钙的药物合用。含钙的药物（如乳酸钙、葡萄糖酸钙）可能与溴苄胺有拮抗作用，故二者不宜合用。

（6）普萘洛尔

1）不宜与氨茶碱同服：因普萘洛尔与氨茶碱对磷酸二酯酶的作用相反，同服可使两者的作用部分地相互抵消。

2）不宜与单胺氧化酶抑制药合用：普萘洛尔与单胺氧化酶抑制药（如呋喃唑酮、苯乙肼、丙卡巴肼、帕吉林等）合用，可引起严重的中枢兴奋反应，导致高血压，故在这些药停用 2 周内，不宜用普萘洛尔。

3）忌与洋地黄同用：因普萘洛尔有增加洋地黄毒性的作用，故二者一般不宜同用。对已洋地黄化的患者则当禁忌同用。

4）不宜与噻嗪类利尿药（氢氯噻嗪）同用：有研究资料表明，二者并用可引起血浆极低密度脂蛋白、三酰甘油、磷脂及胆固醇浓度增高，有潜在增加冠心病的危险。

5）禁与可乐定同服：普萘洛尔属 β 受体阻滞剂，与降压药（可乐定）同服，可加重停用可乐定的反跳现象，并有致死的报道。

6）慎与甲基多巴同服：因普萘洛尔可增强甲基多巴的代谢产物 α 甲基去甲肾上腺素的升压作用，故两药同时服用时，普萘洛尔应减少剂量，以免发生脑血管意外。

7）忌与西咪替丁同用：西咪替丁可使肝微粒体酶系对普萘洛尔的代谢减慢，使肝脏对普萘洛尔的首次通过效应减弱，故二者合用可延长普萘洛尔的半衰期，使血药浓度升高 2～3 倍，还可增加普萘洛尔抑制心率的作用，导致严重的心动过缓，血压下降。

8）忌与维拉帕米合用：两药都有钙离子拮抗作用，维拉帕米可抑制钙离子通过细胞膜，而阻滞钙离子在肌浆网中贮存，因此两药同用可导致心肌收缩力显著减弱，甚至心搏骤停，因而应避免同用。

9）忌与酶促药物同用：普萘洛尔与具有酶促作用的药物（如卡马西平、苯巴比妥、苯妥英钠等）同用，可发生酶促效应，使普萘洛尔疗效降低。

10）不宜与氯苯那敏及含氯苯那敏的中成药并用：氯苯那敏能阻止肾上腺素能神

经摄取递质，使普萘洛尔的阻断肾上腺素能 β 受体作用减弱，疗效降低。含普萘洛尔的中成药（如感冒清等）亦有类似作用，故临床均不宜合用。

11）忌与利血平合用：利血平可使心脏的儿茶酚胺耗竭并能增强普萘洛尔的。受体阻断作用，从而减弱心脏的交感神经冲动，造成心脏过度抑制。

12）忌与奎尼丁合用：奎尼丁为全心抑制药，与普萘洛尔合用，有使心脏骤停的危险。

13）禁与氯仿、氟烷、乙醚合用：因与这些药合用，心肌可明显受到抑制，易引起心律失常或停搏。

14）禁与氢氧化铝合用：因氢氧化铝可延迟胃的排空速率，使普萘洛尔吸收降低，疗效减弱。

15）慎与胺碘酮合用：因普萘洛尔与胺碘酮（乙胺碘呋酮）合用，可能会引起心动过缓、窦性停搏及房室传导阻滞。

（7）胺碘酮

1）慎与地高辛同用：胺碘酮与地高辛同用，可使地高辛的血清水平增高，甚至发生洋地黄中毒，故地高辛的用量应酌减。

2）慎与受体阻滞剂合用：因胺碘酮与受体阻滞剂（甲氧氯普胺、普拉洛尔、氧烯洛尔、阿普洛尔等）合用，可导致心动过缓、传导阻滞和心脏停搏。

（8）维拉帕米

1）不宜与普萘洛尔合用：因普萘洛尔的代谢途径和方式与维拉帕米一致，两药合用有可能引起两药的代谢发生竞争性抑制，甚至导致心搏骤停。

2）不宜与奎尼丁合用：因二者合用易引起心脏过度抑制。

3）不宜与地高辛合用：与地高辛合用可使之血药浓度增高而毒性增强。

4）慎与苯巴比妥、利福平联用：因苯巴比妥可增加维拉帕米的清除，利福平可显著降低维拉帕米的生物利用度。

（9）普鲁卡因胺

1）忌与氯化琥珀胆碱合用：因普鲁卡因胺可增强氯化琥珀胆碱的神经肌肉阻滞作用，易引起肌无力和呼吸暂停。

2）慎与利多卡因合用：因二者合用易引起幻觉、谵妄等精神症状。

（10）丙吡胺

1）慎与 β 受体阻滞剂（普萘洛尔等）合用：丙吡胺与 β 受体阻滞剂合用可发生严重低血糖，在摄入糖减少的情况下尤易发生，临床应予警惕。

2）慎与奎尼丁类、恩卡尼类抗心律失常药合用：因丙吡胺与奎尼丁、普鲁卡因胺、恩卡尼、氟卡尼、普罗帕酮等合用，易产生严重的负性肌力作用，加重心功能不全或延长传导时间。

（11）莫雷西嗪：慎与西咪替丁同服。二药同时服用，可使莫雷西嗪的清除率降低49%，致使血药浓度增加 1.4 倍。故两者合用莫雷西嗪应减量。

（12）美西律：慎与药酶诱导药同用。药酶诱导药（如苯妥英钠、利福平）可使美西律血药水平降低，故二者应慎同用。

（13）妥卡尼：忌与利多卡因同用。妥卡尼与利多卡因的药理及药代动力学基本相同，因此同用易产生不良反应。

（14）恩卡尼：不宜与奎尼丁、丙吡胺合用。因恩卡尼可抑制心室内传导，与奎尼丁、丙吡胺合用易产生不良反应。

（15）氟卡尼：慎与普萘洛尔合用。两药合用，其血药浓度同时增高，因此联合使用时须谨慎。

（16）普罗帕酮：慎与地高辛同用。鉴于两药均有负性肌力作用，故二者合用应定时监测地高辛血药水平及适当减少地高辛剂量。

（17）新斯的明：慎与颠茄类药合用。因颠茄类药（如阿托品）可掩盖新斯的明过量引起的中毒症状，使人丧失警觉，应尽量避免合用。

（18）索他洛尔：不宜与有延长 Q－T 间期作用的药合用。已知抗心律失常药（奎尼丁、普鲁卡因胺、丙吡胺），三环类抗抑郁药（丙米嗪、阿米替林），吩噻嗪类药（氯丙嗪）等都有延长 Q－T 间期作用，因索他洛尔的主要不良反应之一就是引起 Q－T 间期过分延长，故应避免与以上药物合用。

（19）病窦综合征患者禁用减慢心率的药物：病窦综合征患者的窦房结起搏功能低下，传导功能障碍，如再用减慢心率的药物，极易导致心脏停搏而危及生命。一些常用的降压药、抗心律失常药、强心药、β 肾上腺素能阻滞剂及钙拮抗药等均有减慢心率的作用。

（20）慎用具有抗胆碱作用的药物：具有抗胆碱作用的药物（如洋金花酊、天仙子、莨菪叶等）有阻断迷走神经效应，与迷走神经抑制药（如阿托品）合用有相加的迷走神经阻滞效能；相反，如与迷走神经兴奋药（如新斯的明）合用，则有相互拮抗作用。

（21）忌长期服用抗心律失常药物：因抗心律失常药物并未改变心律失常的病理组织，仅使病变区心肌细胞电生理性能得以改善。如长期服用此类药，可产生许多不良反应，严重者可导致室性心律失常、传导阻滞等。所以，临床上应用此类药应严格掌握适应证和疗程。

十二、心力衰竭

【概述】

心力衰竭不是一个独立的疾病，是各种病因心脏病的严重阶段，是多数器质性心脏病患者几乎不可避免的结局，传统的定义为在循环血量与血管舒缩功能正常时，由于心脏做功不正常而使心排血量不能够满足全身代谢对血流的需要，即称为心功能不全或心力衰竭。

1. 临床类型

（1）按发病的缓急：分为慢性和急性心力衰竭，前者称为充血性心力衰竭。在疾病发生发展过程中，慢性心力衰竭可急性加剧，同理，急性心力衰竭经治疗后亦可演变为慢性心力衰竭；

（2）按主要受累部位：可分为左、右心和全心衰竭。左心衰竭的特征是肺循环瘀血；右心衰竭是以体循环瘀血为主要表现；

（3）按心力衰竭时收缩与（或）舒张功能的改变：分为收缩功能不全性心力衰竭与舒张功能不全性心力衰竭，但有的患者可两种功能不全同时存在，成为混合性；

（4）根据心排血量属于绝对降低或相对不足：可分为低排血量性心力衰竭和高排血量性心力衰竭；

（5）按心力衰竭时病理生理变化：分为原发性心肌收缩力减损性心力衰竭、负荷过度性心力衰竭及负荷量不足性心力衰竭。

2. 心功能分级

（1）NYHA 心功能分级：Ⅰ级：体力活动不受限，一般体力活动不引起过度或不相适应的乏力、心悸、气促和心绞痛；Ⅱ级：轻度体力活动受限，静息时无不适，日常体力活动可致乏力、心悸、气促和心绞痛；Ⅲ级：体力活动明显受限，静息时无不适，但低于日常活动量即致乏力、心悸、气促和心绞痛；Ⅳ级：不能无症状地进行任何体力活动，休息时可有心力衰竭或心绞痛症状，任何体力活动都可加重不适。

（2）急性心肌梗死并发泵功能障碍按照 Killip 分级法进行分级，该分级法是以临床症状及体征来判定。Ⅰ级：无心力衰竭症状征象；Ⅱ级：轻～中度心力衰竭，心尖部舒张期奔马律，肺部啰音在肺野 50% 以下；Ⅲ级：肺部啰音在肺野 50% 以上；Ⅳ级：心源性休克。

3. 病因

（1）基本病因：心力衰竭的基本病因很多，从病理生理角度可把心衰的病因分为下列三个方面：

1）原发性心肌收缩功能障碍

①心肌病变：包括心肌病、心肌炎、心肌梗死等。

②心肌代谢障碍：常见于冠心病、慢性肺心病、高原病、休克和严重贫血等各种疾病所致心肌缺血、缺氧引起的心肌能量代谢障碍。

2）心脏负荷过重

①压力负荷过重：又称后负荷过重。肺或体循环高压，左、右心室流出道狭窄，主动脉或肺动脉瓣狭窄等，均能使心室收缩时阻力增高、后负荷加重，引起继发性心肌收缩力减弱而导致心力衰竭。

②容量负荷量过重：又称前负荷过重。瓣膜关闭不全、心内或大血管间左至右分流等，使心室舒张期容量增加，前负荷过重，也可引起继发性心肌收缩力减弱和心力衰竭。

3）心脏舒张受限：主要影响左心室松弛性的疾病：如高血压性心脏病、肥厚性心肌病、主动脉瓣狭窄、老年人心脏和糖尿病。这些疾病通过延缓左心室的主动松弛而影响左心室充盈。主要影响左心室僵硬度的疾病，如心肌淀粉样变性、血红蛋白沉着症、原发性限制性心肌病、心肌间质纤维化和心内膜心肌纤维化。这些病变早期常有左心室松弛性减退，晚期则左心室僵硬度增加，进而影响左心室充盈。

（2）诱发因素：约有80%~90%心衰的发生是有明确诱因的。常见的有感染、心律失常、妊娠和分娩、体力活动和情绪激动、输血输液过多或过快、出血与贫血、电解质紊乱和酸碱平衡失调、使用抑制心肌收缩力的药物等。

4. 临床表现

（1）无症状性心力衰竭（silent heart failure，SHF）：近年来有人提出无症状性心力衰竭的概念，多发生在心力衰竭的早期，可以通过超声心动图、核素检查等予以确诊。在其中也牵涉到舒张功能不全与心室重塑。无症状性心力衰竭与症状性心力衰竭可以交替出现。

（2）收缩功能不全与舒张功能不全：既往仅认为心衰与心肌收缩功能减退有关，然而近年来的研究发现心衰时舒张功能减低——舒张性心力衰竭（diastolic heart failure，DHF）的发生率也较高。后者往往早于前者单独发生，但是某些患者的舒张性心力衰竭也可继发于收缩性心力衰竭，收缩性心力衰竭与舒张性心力衰竭常同时存在。

1）左心室功能不全

①左心室收缩性心力衰竭：主要表现为疲乏无力，活动耐力逐渐下降。劳累后呼吸困难、端坐呼吸、阵发性夜间呼吸困难，发作时常伴有发绀，严重时可以出现急性肺水肿。其中阵发性夜间呼吸困难和急性肺水肿特别危重，在临床工作中要特别注意其早期识别，尤其是经常由于年轻医生的经验不足而耽误了大好抢救时机。两者都是由于出入量紊乱、停药、活动量掌握不当等因素，导致左心室输出量突然严重下降。使肺循环压力骤升，液体渗出到肺泡内，严重者可以渗到肺间质和气道其他部分。主要表现：患者突然烦躁、辗转不安、严重气急、口唇发绀、大汗淋漓、咳吐大量粉红色泡沫痰，双肺快速渐增的大水泡音；同时可以发现心率加快、血压升高。一些患者在出现上述症状的早期仅表现为双肺干鸣或哮鸣音，容易误诊为支气管痉挛或哮喘。

②左心室舒张性心力衰竭：左心室舒张功能障碍的患者运动耐量也会减退。左心室舒张性心力衰竭时主要表现为不同形式的呼吸困难，主要为劳累性呼吸困难，也可以出现类似于收缩功能不全时的端坐呼吸或夜间阵发性呼吸困难。为此两者的鉴别诊断不能依靠症状表现，从体征看，主要为无心脏扩大的基础上，闻及第四心音和（或）舒张早期奔马律和肺部的湿性啰音。

2）右心室功能不全：主要表现为发绀、颈静脉充盈或怒张、肝脏肿大、肝颈静脉反流征阳性、胸腹水、心包积液，及下垂性水肿等，右心衰竭时也可以出现不同程度的呼吸困难。在左心衰竭的基础上，一旦发生右心衰竭，由于使其肺瘀血程度减轻，其呼吸困难程度亦会有所减轻。

5. 辅助检查

心力衰竭的诊断主要依靠临床症状和体征。有些实验室检查对诊断有帮助。

（1）X线检查：左心衰竭早期即肺静脉充盈期时仅见肺上叶静脉扩张、下叶静脉较细，肺门血管影清晰。在肺间质水肿期可见肺门血管影增粗、模糊不清，肺血管分支扩张增粗，或肺叶间淋巴管扩张。两肺下野侧可形成水平位的 Kerley B 线。在肺泡水肿阶段，开始可见密度增高的粟粒状阴影，继而发展为云雾状阴影。急性肺水肿时可见自肺门伸向肺野中部及周围的扇形云雾状阴影。此外，左心衰竭有时还可见到局限性肺叶间单侧或双侧胸水。慢性左心衰竭患者还可有叶间胸膜肥厚，左心房或左心室增大。右心衰竭继发于左心衰竭者，X 线检查显示心脏向两侧扩大。单纯右心衰竭者，可见右心房及右心室扩大，上腔静脉阴影增宽，可伴有单侧或双侧胸水。由慢性肺心病引起的右心衰竭，有肺气肿、肺纹理粗乱及支气管感染征象。单纯舒张性心衰，X 线胸片显示正常心影和肺瘀血。

（2）心电图：心电图上 V_1 导联的 P 波终末向量（Ptf）是反映左心功能减退的良好的指标，研究表明：Ptf－V_1 与肺毛细血管楔压有一定关系，可间接反映左心房及左心室的负荷及功能状态，在无二尖瓣狭窄时，若 Ptf－V_1 小于－0.03（mm·s），提示早期左心衰竭的存在。

（3）实验室检查：可有水电解质紊乱及酸碱平衡失调。可有肝肾功能异常。

（4）心功能检查：对收缩功能及舒张功能进行评价。可行心导管及多普勒超声心动图检查。

（5）脑钠肽检查。

【饮食宜忌】

1. 饮食宜进

（1）饮食原则

1）宜补充蛋白质：康复期和慢性心力衰竭应保持各种氨基酸和蛋白质的摄入量，蛋白质以动物性、植物性各半为宜。

2）宜食半流质饮食或软食：心力衰竭（心功能不全）患者胃肠道充血，消化能力差，应予患者进食易消化、富有营养的流质或半流质饮食，如牛奶、米汤；藕粉、鸡蛋汤、菜汁、水果汁、面条、馄饨、蒸蛋羹等。进食不宜过饱；当少食多餐。

3）宜食新鲜水果和蔬菜：可以使人体获得丰富的维生素、无机盐和纤维素。纤维素可减低胆固醇的生成，有助于人体对食物的消化、吸收。

4）应供给一定量铬、锰、镁、碘、钾等无机盐：考虑从谷类、豆类、坚果、茶叶、绿叶菜、食用蕈类、海产品、土豆、番茄等中吸取。

5）当辨证用膳：据证酌情选食具有益气、补血、温阳、滋阴、强心、健脾、益肾、通阳、利水、活血、化痰等功能之食品。如红枣、龙眼、生姜、牡蛎肉、猪心、赤豆、鲫鱼，冬瓜、桃仁等。

（2）饮食搭配

1）冬瓜与芦笋：芦笋营养丰富，含有的门冬酰胺能有效地抑制肿瘤生长，且有降血压、降血脂作用，若配以甘淡微寒、清热利尿、解毒生津的冬瓜，不仅清凉爽口，而且有良好的保健效果，适宜于心力衰竭患者食用。

2）荠菜与瘦肉：二者搭配，营养丰富，有补心脾、益肾气、降血压、止血凉血的作用，适宜于心力衰竭患者食用。

3）蘑菇与油菜：蘑菇和油菜富含纤维素，可缩短食物残渣在消化道中的停留时间，减少有害物质及胆固醇的吸收，适宜于心力衰竭患者食用。二者搭配，亦可防老、抗衰、润肤。

（3）药膳食疗方

1）鲫鱼1条（约200g），茶叶6~9g（绿茶、花茶均可）。鱼洗净，去内脏、将茶叶装入鱼腹中，用线缝好，加水煮熟。饮汤食鱼肉。每日1~2剂，连食数日，适于心力衰竭康复期或慢性心力衰竭。濒于昏迷者不可服食。

2）西瓜皮100g（干者30g），冬瓜皮100g（干者30g），赤小豆30g。同煮汤，代茶频服。每日1剂，连饮1~2周。适于心力衰竭心悸、喘咳、肢肿较著者，也可用于肾炎水肿。畏寒、胸痛无明显水肿之心力衰竭不宜饮服。

3）新鲜椰子浆不拘量。频频饮服。适于心力衰竭见神疲乏力、肢肿、纳少者。心胸闷痛、喘咳较著之心力衰竭不宜多饮。

4）山楂50g，瘦猪肉250g，姜、葱、糖、醋、花椒、黄酒适量。山楂与瘦肉同煮至七成熟时取出，肉切片，与各调料拌匀，腌1小时，沥干，入烧热菜油中炸至微黄，再将山楂与肉片同炒至熟，淋上香油，加少许味精、白糖服食。每日分2次食，时时服食。适于慢性心力衰竭见神疲乏力、气短、纳差者及高血压、冠心病患者等。咳喘较著、肢肿明显者不宜多食。

5）红枣10枚，羊心1只。羊心洗净，切片。红枣洗净，与羊心同煮沸，撇去沫，加入适量料酒、葱花、姜末，煨至烂熟，精盐、味精少许调味，并淋上麻油。佐餐食用，每日1剂，时时服食。适于各型慢性心力衰竭。急性期及严重心力衰竭则不宜多食。

6）鲜牡蛎肉200g，鸡蛋2只。牡蛎肉洗净，加料酒、姜末、葱花，烧熟，打入蛋糊，再煮沸，调味服食。每日1剂，时时服食。适于口渴、纳少、心悸失眠属心阴亏虚之慢性心力衰竭。急性心力衰竭咳喘较甚或肢肿显著者不宜食用。

2. 饮食禁忌

（1）忌空腹大量饮酒：酒中的乙醇对人体的神经、消化、循环系统都有一定的损害作用。空腹饮酒，乙醇的吸收量是平时饮酒的几十倍。乙醇被吸收后，就会刺激中枢神经，引起心搏加快，血液循环量增加，心肌耗氧量增加，从而加重心力衰竭症状。

（2）忌大量饮用咖啡、茶叶等刺激性饮料：这些液体进入人体后，可引起兴奋、烦躁，呼吸加快、心搏加快、心律失常等，不利于本病症状的控制。因此，本病患者应当禁忌饮用刺激性饮料。

（3）忌大量饮水：大量饮水可使有效循环血容量增加，加重心脏负担，从而加重病情。

（4）忌暴饮暴食：过量的饮食会迅速使胃充盈，膈肌抬高，压迫心脏，增加心脏负担。心功能不全的患者往往不能适应这种变化，常导致病情加重甚至死亡。

（5）忌过食香蕉：因香蕉中含有丰富的钠，过食香蕉会增加钠在体内的潴留，导致水肿，对心力衰竭患者病情不利。

【药物宜忌】

1. 西医治疗

（1）一般治疗

1）体位：静息明显呼吸困难者应半卧位或端坐位，双腿下垂以减少回心血流量。

2）氧气：可给氧治疗低氧血症（$SPO_2 < 90\%$），低氧与短期死亡率风险增高相关。对非低氧血症的患者，不应常规给氧，因为它可引起血管收缩并降低心输出量。

3）出入量管理：无明显低血容量的患者每日的液体摄入量应在1500mL之内，不应超过2000mL，保持每日水出入量负平衡为500mL，3～5日后，水肿、淤血明显消退，应减少水负平衡，逐渐过渡到出入水量平衡。

（2）药物治疗

1）利尿剂：大多数因肺水肿引起呼吸困难的患者，经静脉注射利尿剂，由于其即刻的静脉扩张作用和随后的液体消除，可迅速缓解症状。首选呋塞米，先静脉注射20～40mg，继以静脉滴注5～40mg/h，其总剂量在起初6小时不超过80mg，起初24小时不超过200mg。亦可应用托拉塞米10～20mg或依他尼酸25～50mg静脉注射。襻利尿剂疗效不佳、加大剂量仍未见良好反应以及容量负荷过重的急性心衰患者，应加用噻嗪类和（或）醛固酮受体拮抗剂：氢氯噻嗪25～50mg，每日2次，或螺内酯20～40mg/d。临床研究表明，利尿剂低剂量联合应用，其疗效优于单一利尿剂的大剂量，且不良反应也更少。

2）吗啡：吗啡对某些急性肺水肿的患者可能是有用的，因为其可减轻焦虑和缓解与呼吸困难相关的痛苦。吗啡还被认为是血管扩张剂，可降低前负荷，还可减少交感神经输出。用法为2.5～5.0mg静脉缓慢注射，亦可皮下或肌内注射。不宜应用大剂量，可促进内源性组胺释放，使外周血管扩张导致血压下降。应密切观察疗效和呼吸抑制的不良反应。伴明显和持续低血压、休克、意识障碍、COPD等患者禁忌使用、老年患者慎用或减量。亦可应用哌替啶50～100mg，肌内注射。

3）血管扩张剂：虽然血管扩张剂如硝酸甘油可降低前负荷和后负荷并增加搏出量，可降低左、右心室充盈压和全身血管阻力，也使收缩压降低，从而减轻心脏负荷，缓解呼吸困难。

①硝酸酯类药物：急性心衰时此类药在不减少每搏心输出量和不增加心肌氧耗情况下能减轻肺淤血，特别适用于急性冠状动脉综合征伴心衰的患者。临床研究已证实，硝酸酯类静脉制剂与呋塞米合用治疗急性心衰有效；还证实应用血流动力学可耐受的最大剂量并联合小剂量呋塞米的疗效优于单纯大剂量的利尿剂。静脉应用硝酸酯类药物应十分小心滴定剂量，经常测量血压，防止血压过度下降。硝酸甘油静脉滴注起始剂量5～10μg/min，每5～10分钟递增5～10μg/min，最大剂量100～200μg/min或舌下含服0.3～0.6mg/次。硝酸异山梨酯静脉滴注剂量5～10mg/h，亦可舌下含服2.5mg/次。

②硝普钠：适用于严重心衰、原有后负荷增加以及伴心源性休克患者。临床应用宜从小剂量 10μg/min 开始，可酌情逐渐增加剂量至 50～250μg/min，静脉滴注，疗程不要超过 72 小时。由于其强效降压作用，应用过程中要密切监测血压，根据血压调整合适的维持剂量。停药应逐渐减量，并加用口服血管扩张剂，以避免反跳现象。

③rhBNP：该药近几年刚应用于临床，属内源性激素物质，与人体内产生的 BNP 完全相同。国内制剂商品名为新活素，国外同类药名为奈西立肽。应用方法：先给予负荷剂量 1.500μg/kg，静脉缓慢注射，继以 0.0075～0.0150μg/（kg·min），静脉滴注；也可不用负荷剂量而直接静脉滴注。疗程一般 3d，不超过 7d。

④乌拉地尔：该药具有外周和中枢双重扩血管作用，有效降低血管阻力，降低后负荷，增加心输出量，但不影响心率，从而减少心肌耗氧量。通常静脉滴注 100～400μg/mL，可逐渐增加剂量，并根据血压和临床状况予以调整。伴严重高血压者可缓慢静脉注射 12.5～25.0mg。

4）正性肌力药：正性肌力药如多巴酚丁胺通常应保留用于心输出量严重降低以至于重要器官受损的患者。这样的患者几乎总是低血压的（休克）。正性肌力药引起窦性心动过速并可诱发心肌缺血和心律失常。长期使用可增高死亡率。必要时可用左西孟旦（或磷酸二酯酶抑制剂如米力农）来对抗 β 受体阻滞剂的作用，用法：首剂 12～24μg/kg 静脉注射，大于 10 分钟，继以 0.1μg/（kg·min）静脉滴注，可酌情减半或加倍。对于收缩压 <100mmHg 的患者，不需要负荷剂量，可直接用维持剂量，以防止发生低血压。

5）升压药：具有显著外周动脉血管收缩作用的药物如去甲肾上腺素有时用于显著低血压的重症患者。用这类药目的在于升高血压并使心输出量从四肢重新分布到重要器官。然而，这类药可增加左心室后负荷，并有类似于正性肌力药那样的不良反应（去甲肾上腺素和肾上腺素是其中最常用的药，具有正性肌力活性）。

6）多巴胺：大剂量，5μg/（kg·min）多巴胺有正性肌力和血管收缩活性。小剂量 <3μg/（kg·min），多巴胺可选择性地扩张肾动脉并促进尿钠排出，但这是不确定的。多巴胺可引起低氧血症。应监测血氧饱和度，必要时给氧。

7）其他药物治疗：应当用肝素或其他抗凝药预防血栓栓塞，除非有禁忌证或不必要（如目前在用口服抗凝剂治疗）。

（3）稳定后的治疗

1）ACEI/ARB：对 EF 降低还没用 ACEI 或 ARB 的患者，只要血压和肾功能允许，应尽快启动这种治疗。在患者出院前，剂量尽可能上调，并计划在出院后完成剂量上调。

2）β 受体阻滞剂：对 EF 降低还没有用 β 受体阻滞剂的患者，在病情稳定后，如血压和心率允许，应尽快启动这种治疗。

3）盐皮质激素受体拮抗剂：螺内酯对 EF 降低的患者，如肾功能和血钾允许，应尽快启动这种治疗因为用于治疗心衰的 MBA 剂量对血压只有轻微影响，故在入院时即使血压相对较低的患者也可启动这种治疗。

4）地高辛：对 EF 降低的患者，可用地高辛控制房颤时的心室率，尤其是在还不可能上调 β 受体阻滞剂的剂量时。对严重收缩性心衰患者，地高辛还可缓解症状并降低因心衰住院的风险。

2. 中医治疗

（1）辨证治疗

1）心脾气虚，瘀饮阻肺

主症：心悸，怔忡，失眠，多梦，气短，胸闷，头晕，多汗，下肢轻度浮肿，两颧暗红或咳痰带血，脉细数或结代，苔薄舌淡或红。

治法：补脾养心，活血化饮。

方药：养心汤（《证治准绳》）加减。太子参 30g，黄芪 20g，甘草 6g，肉桂 6g，五味子 6g，当归 30g，丹参 18g，茯苓 30g，泽泻 20g，远志 12g，酸枣仁 16g。

加减：若喘咳明显，加葶苈子 15g，杏仁 8g，桑白皮 30g；若心悸明显，加生龙牡（各）30g，麦冬 20g；若反复感冒体虚，加玉屏风散。

用法：水煎服，每日 1 剂。

2）脾肾阳虚 水湿泛滥

主症：心动悸、气短、下肢水肿明显，甚则腰骶及周身浮肿，腰酸膝冷、恶寒、乏力或伴有腹水、腹胀、纳少、尿少、大便溏，脉沉弱结代，苔白，舌淡暗或紫暗。

治法：补脾温肾，化气利水。

方药：实脾饮（《济生方》）加减。黄芪 30g，附子 15g，茯苓 30g，干姜 6g，白术 9g，木瓜 15g，大腹皮 15g，猪苓 30g，泽泻 20g，车前子 15g。

加减：若脘腹胀满纳少，加苏叶 9g，陈皮 9g，厚朴 9g；若浮肿尿少明显，加肉桂 5g，冬瓜皮 30g；若咳喘、夜难平卧、阳虚水泛，加桂枝 9g，甘草 10g，五加皮 9g，桑白皮 30g，生龙牡（各）30g。

用法：水煎服，每日 1 剂。

3）肺肾两虚，水气上泛

主症：咳喘，心悸不宁，气短动则尤甚，端坐倚息，不能平卧，痰白而稀，面白，唇青，尿少，脉虚数或滑数，舌苔白或白润，舌淡暗。

治法：补肺益肾，纳气利水。

方药：济生肾气丸（《济生方》）与生脉饮（《内外伤辨惑论》）加减。干地黄、山茱萸各 20g，茯苓 30g，泽泻 20g，丹参 18g，肉桂 6g，附子 15g，茯苓 30g，车前子 30g，牛膝 9g，人参 6g，麦冬 15g，五味子 6g。

加减：若咳喘明显，加葶苈子 15g，生龙牡（各）30g，桑白皮 30g；若脘腹胀明显，加苏叶 9g，木瓜 12g，焦槟榔 15g。

用法：水煎服，每日 1 剂。

4）心肾气阴两虚，瘀饮壅塞三焦

主症：心悸，气短，动则喘息，多汗，口干，心烦，头昏，耳鸣，少寐，腰酸腿软，脘腹胀满，胁下痞块，下肢浮肿，脉细数结代，舌红苔腻。

治法：益气养阴，通利三焦。

方药：生脉饮（《内外伤辨惑论》）加味。人参 9g，玉竹 15g，麦冬 15g，五味子 6g，黄芪 30g，制附子 12g，生熟地（各）20g，丹参 30g，泽泻 20g，茯苓 30g。

加减：若口干、心烦内热明显，加连翘 15g，玄参 30g；若胸闷胸痛，加川芎 9g，瓜蒌 15g，薤白 12g；若胁痛肝大，加三棱 9g，赤芍 30g，牡蛎 30g；若心悸明显，加生龙牡（各）30g，紫石英 20g。

用法：水煎服，每日 1 剂。

5）心肝气虚，水血瘀阻

主症：面色暗、唇绀，胸闷、胸痛，心悸怔忡，胁下痞块；脘腹胀，腹水，下肢肿，大便秘结，脉沉涩，舌暗有瘀点。

治法：调气活血，泻下利水。

方药：补阳还五汤（《医林改错》）加减。生黄芪 30g，生地黄 20g，柴胡 6g，当归 9g，赤芍 15g，泽泻、泽兰各 15g，丹参 30g，三棱 10g，苏叶 9g，木瓜 12g，焦槟榔 15g。

加减：若气阴虚明显，加太子参 30g，玉竹 15g，玄参 30g；喘憋、气短明显，加肉桂 6g，山茱萸 20g，补骨脂 20g；腹水、尿少，加冬瓜皮 30g，葶苈子 15g，黑白丑 9g。

用法：水煎服，每日 1 剂。

6）心阳虚脱，湿浊壅盛

主症：喘憋，心悸，烦躁不安，端坐倚息、咳吐痰涎或粉色痰，尿少。脉疾数，舌淡。

治法：回阳救逆，填精固脱。

方药：六味回阳饮（《景岳全书》）合生脉饮（《内外伤辨惑论》）加减。麦冬 15g，人参 9g，五味子 6g，附子 20g，炮姜 9g，当归 12g，熟地黄 20g。

加减：若喘憋、淋漓汗出，加山茱萸 30g，生龙牡（各）24g，浮小麦 30g；尿少，加茯苓 30g，泽泻 20g，车前子 15g。

用法：水煎服，每日 1 剂。

（2）验方

1）心力生丸：黄芪 4 份，人参、党参、当归、萹蓄、炒枣仁、甘草各 3 份，麦冬、大冬、五味子、熟地黄、制附子、玄参、三棱、槟榔、泽泻、桂枝各 2.5 份，以上药按比例，加蜜等量炼制为丸，每丸重 6g，每次 1 丸，日 2 次，适用于慢性心衰缓解期心肾阴阳两虚。

2）薯蓣丸：薯蓣 30 份，神曲、当归、桂枝、生地黄、黄豆卷各 10 份，人参、阿胶各 7 份，茯苓、柴胡、桔梗各 5 份，杏仁、防风、白术、麦冬、白芍、川芎各 6 份，丹参、干姜各 3 份，甘草 28 份，白蔹 2 份，大枣 100 枚。大枣为膏，合以上药炼蜜为丸，每丸 10g，每次 1 丸，每日 3 次，黄酒或温水送服。适用于多种虚劳疾病的康复治疗，慢性心脏病心功能不全缓解期康复治疗。

3）强心栓：葶苈子、桑白皮、赤芍、生黄芪、汉防己，按 1∶2∶1∶1∶1 比例配制而成的药膏，药膏占生药的 10.5%，制成锥型栓剂，每粒重 2g，含生药 1g，每次 1 粒，每日 2 次，重证每日 3 次，肛门纳入，深 4cm。适用于慢性心衰急性发作期。

4）参附强心汤：党参 30g；麦冬 10g，五味子 10g，玉竹 20g，制附子 10g，白芍 15g，葶苈子 20g，车前子 20g，制附子先煎 20 分钟后人其余诸药水煎，头两煎合并浓缩成 200mL 为 1 日量，早晚 2 次分服。适用于慢性心衰气阴两虚停水。

5）参赭镇气汤：野台参 10g，赭石 18g，生芡实 15g，生山药 15g，山萸肉 18g，生龙骨（捣细）18g，生牡蛎（捣细）18g，生杭芍 12g，炒苏子 6g，水煎服，每日 1 剂。适用于肺心病，阴阳两虚。

3. 药物禁忌

（1）利尿药

1）排钾利尿药（呋塞米、氢氯噻嗪、依他尼酸）

①不宜多吃味精：味精的主要成分为谷氨酸钠，服用味精后既可加重钠水潴留又有协同排钾的作用，增加低血钾的发生率。故服用排钾利尿药期间应少食或不食味精。

②忌同时饮酒及酒制品：排钾利尿药可导致体内钾减少，而酒及酒制品（药酒、含乙醇饮料等）亦可使钾减低，加重低血钾症状，从而使心肌对洋地黄类强心药敏感性增高，发生中毒反应。另外，依他尼酸等与酒所含的乙醇均有抑制中枢神经、扩张血管的作用，若二者合用可加重直立性低血压。

③不宜高盐饮食：因服用氢氯噻嗪期间，若食盐过多（如过食腌鱼、腌肉等），不利于利尿作用的发挥。

2）服保钾利尿药不宜食用含钾高的食品：因保钾利尿药（如螺内酯、氨苯蝶啶、阿米洛利）可引起血钾增高，若与含钾高的食物（如蘑菇、大豆、菠菜、川冬菜等）同用，易致高钾血症。

3）不宜与二氮嗪合用：因降压药二氮嗪与利尿药合用可使后者的利尿作用减弱。

4）呋塞米不宜与苯妥英钠或苯巴比妥合用：因两药合用可使呋塞米利尿作用减弱，尿量减少 50%。这是由于苯妥英钠干扰了呋塞米的吸收。

5）呋塞米不宜与氯贝丁酯合用：因两药合用可出现尿量明显增加，肌肉僵硬、酸痛，腰背疼痛及全身不适。多尿可能是由于氯贝丁酯竞争性取代呋塞米而与血浆白蛋白结合，使血浆中游离呋塞米浓度增高所致。肌肉综合征偶见于氯贝丁酯的不良反应，也可能由于利尿后失钾、失钠所致。两药合用后，氯贝丁酯的半衰期从 12 小时增至 36 小时，药物在体内的蓄积可能是加重不良反应的原因。

6）呋塞米、氢氯噻嗪不宜与环孢素合用：呋塞米、氢氯噻嗪可竞争性抑制尿酸的分泌排出，与免疫抑制药环孢素合用，可使肾小管重吸收尿酸增加，血清尿酸浓度增高，从而诱发痛风。

7）呋塞米、氢氯噻嗪不宜与肌肉松弛药合用：因呋塞米、氢氯噻嗪易致低血钾，而低血钾可增强肌肉松弛药如筒箭毒碱的肌松和麻醉作用。

8）呋塞米、氢氯噻嗪慎与洋地黄制剂同服：因为呋塞米、氢氯噻嗪排钠的同时，也增加尿钾的排出，易引起低血钾，而低血钾可使心肌对洋地黄敏感化，导致洋地黄中毒，出现严重心律失常。必须合用时，应补充氯化钾或摄入含钾丰富的食物，如橘子、西红柿等。

9）呋塞米、依他尼酸忌与氨基糖苷类抗生素合用：因呋塞米、依他尼酸与氨基糖苷类抗生素（如链霉素、庆大霉素、卡那霉素、新霉素等）对第八对脑神经均有刺激作用，可使耳毒性增加，导致听力减退或暂时性耳聋。

10）呋塞米、氢氯噻嗪、依他尼酸不宜与糖皮质激素合用：因为糖皮质激素（如泼尼松、地塞米松、氢化可的松）有从组织中动员钾并使其从肾脏排泄的作用，而呋塞米等亦可促进钾排泄，使钾的排泄量显著增加。所以两药一般不宜合用，若确需合用，应加服氯化钾。

11）氢氯噻嗪慎与普萘洛尔同用：有资料表明，氢氯噻嗪与普萘洛尔并用时可引起血浆极低密度脂蛋白、三酰甘油，磷脂及胆固醇浓度增高，有潜在增加冠心病的危险。因此，对伴有冠心病的患者，不宜将该两药同用。

12）氢氯噻嗪不宜与阿司匹林合用：因两药均可轻度增加血尿酸含量，并用易诱发痛风。

13）氢氯噻嗪不宜与碳酸锂并用：由于两者都能抑制肾小管对 Na^+ 的重吸收，合用易引起血钠降低，促使组织对锂摄取，导致锂中毒，出现心力衰竭。

14）氢氯噻嗪不宜与氯化铵合用：因两药合用会引起血氨增高，肝功能障碍患者易致肝性脑病。

15）噻嗪类利尿药忌与甘珀酸合用：由于甘珀酸具有糖皮质激素样作用，可使血压升高、水钠潴留及氢钾排泄，它与噻嗪类利尿药（如氢氯噻嗪）的排钾作用相加，可使血钾明显降低。

16）噻嗪类利尿药忌与吲哚美辛合用：因噻嗪类利尿药（如氢氯噻嗪）与吲哚美辛合用可使高血压患者卧位血压平均升高 13/9mmHg，坐位血压平均升高 16/9mmHg。心力衰竭患者如果合用可加重其症状。

17）保钾利尿药不宜与含钾高的中药合用：保钾利尿药与含钾高的中药，如萹蓄、泽泻、白茅根、夏枯草、金钱草、牛膝、丝瓜络等合用易引起高血钾等不良反应。

18）螺内酯、氨苯蝶啶和阿米洛利不宜合用：三药均为保钾利尿药，合用易致高钾血症。

19）螺内酯不宜与阿司匹林同服：两药合用可使螺内酯利尿作用减弱。

20）保钾利尿药不宜与氯化钾合用：保钾利尿药（如螺内酯、氨苯蝶啶等）有排钠贮钾的作用，与氯化钾合用易致高钾血症，严重者可引起心率减慢、传导阻滞及心律失常等。尤其对肾功能障碍患者更应注意。

（2）洋地黄

1）慎与含钾高的中药及汤剂同用：含钾量高的中药有昆布、墨旱莲、青蒿、益母草、五味子、茵陈、牛膝等，汤剂有人参养荣汤、柴朴汤等。这些药物与洋地黄类药物合用时，能降低洋地黄效力，影响治疗效果，故应尽量避免同时应用。

2）慎与中药药酒同用：含有乙醇的药酒种类很多，常见的有舒筋活络酒、胡蜂酒、风湿酒、国公酒等。因大量乙醇可降低血钾浓度，增加心肌对洋地黄类药的敏感性，易诱发中毒，所以洋地黄类药物应避免与药酒同时服用。

3）慎用钙剂及含钙量高的中药：患者用洋地黄类药治疗时，不宜同时服用钙剂（如乳酸钙、葡萄糖酸钙）和含钙量多的中药（如石决明、珍珠母、虎骨、牡蛎、石膏、瓦楞子等）及其汤剂（白虎汤、竹叶石膏汤等）。因钙离子对心脏的作用与洋地黄类似，能加强心肌收缩力，抑制 $Na^+ - K^+ - ATP$ 酶，增强洋地黄的作用，同时也使之毒性增强，引起心律失常和传导阻滞。

4）慎与蟾酥、罗布麻及其制剂合用：蟾酥、罗布麻具有与洋地黄相似的强心作用，与洋地黄类药物合用易引起中毒反应。

5）慎与人参同用：人参的部分分子结构类似洋地黄毒苷，其强心作用主要是直接兴奋心肌。人参与地高辛合用，有相互增强作用，易发生地高辛中毒反应。故服用地高辛治疗期间应慎用人参，如需联合应用应适当调整用药剂量。

6）慎与甘草及甘草制剂同用：甘草的主要成分是甘草酸，经水解后可得甘草次酸，可能出现水肿、低血钾等，增加心肌对洋地黄类药的敏感性，易诱发中毒。

7）慎与枳实同用：枳实主要含昔奈福林和 N - 甲基酪胺，具有兴奋 α 受体和 β 受体的作用，可增强心肌收缩力，增强洋地黄类药物的作用，同时增加其毒性，引起心律失常，所以应避免洋地黄类药物与枳实同用。

8）慎与麻黄及其制剂同用：麻黄中有麻黄碱，若与洋地黄同时服用，可产生对心脏的毒性反应。服用洋地黄药的患者，应慎用麻黄及含麻黄的中成药制剂。

9）慎与含鞣酸的中药同用：五倍子、桂皮、狗脊、侧柏等中药含有大量鞣酸，不宜与洋地黄类药联合应用，否则相互作用易产生沉淀并失去活性从而影响药效。

10）不宜与含鞣质的中成药合用：含鞣质的中成药有四季青片、虎杖浸膏片等，洋地黄苷类易与鞣质结合产生沉淀，不易被吸收利用，故二者不宜合用。

11）慎与六神丸（通窍散）合用：六神丸的主要成分中有蟾酥，其水解物为蟾毒配基，基本结构与蟾酥相似，如与洋地黄合用，极易发生中毒反应。

12）慎与乙酰琥珀胆碱同用：因为乙酰琥珀胆碱可使洋地黄化的患者出现心律失常或心搏停止。

13）服洋地黄期间或服药后 7 日内禁止用肾上腺素及其类似药物：因两者合用易引起心动过速而导致心力衰竭。

14）慎与 β 受体阻滞剂合用：因两者合用可使心力衰竭恶化。

15）忌与苯妥英钠同用：苯妥英钠具有酶促作用，能促进洋地黄的代谢，降低洋地黄的血药浓度，导致疗效降低，故合用时应增加洋地黄用量。

16）不宜与溴丙胺太林及含有颠茄类生物碱的药合用：因溴丙胺太林及含有颠茄类生物碱的药（如胃痛散等）可使胃排空和胃肠的蠕动减慢，使洋地黄吸收增加，易致洋地黄中毒。

17）不宜与降压灵合用：两药均能兴奋迷走神经，合用易导致心动过缓，早期发生房室性期前收缩，甚至房室传导阻滞。

18）不宜与利福平合用：因两药合用可对肝脏多功能氧化酶起诱导作用加速洋地黄分解，使洋地黄血浆浓度降低，疗效减弱。

19）不宜与萝芙木碱拟交感药合用：因两药合用可增加洋地黄中毒的危险，易诱发心律失常。

20）不宜与两性霉素 B 合用：两性霉素 B 可引起低钾血症，两药合用易发生洋地黄中毒。

21）不宜与考来烯胺合用：考来烯胺是阴离子型交换树脂，其静电吸附作用可使之与洋地黄形成复合物，妨碍洋地黄的吸收，降低洋地黄血药浓度而使疗效降低。故当洋地黄中毒时，可以加用考来烯胺，使之与洋地黄生成复合物，减少肝肠循环而达到排毒的目的。

22）不宜与巴比妥类药物合用：巴比妥类药（如苯巴比妥、戊巴比妥等）可促进洋地黄的代谢，降低洋地黄在血中的浓度，从而降低疗效。

23）不宜与普鲁卡因合用：因为普鲁卡因吸收后，可降低心肌收缩力，抑制心脏的房室传导，降低洋地黄的强心作用，增加其毒性反应。

24）不宜与利血平合用：因两者均能兴奋迷走神经，合用易导致心率过缓，诱发异位心搏，甚至发生不同程度的心室传导阻滞，因而不宜合用。

25）不宜与糖皮质激素合用：由于糖皮质激素（如泼尼松、氢化可的松等）可引起钾丢失，易导致洋地黄中毒和心律失常。

（3）地高辛

1）忌与胍乙啶合用：胍乙啶可增强地高辛对心脏的毒性，故不宜同时应用。

2）不宜与新霉素、对氨基水杨酸合用：新霉素和对氨基水杨酸能干扰地高辛的吸收，所以在应用地高辛时应尽量避免应用新霉素及对氨基水杨酸。

3）不宜与奎尼丁同服：地高辛与奎尼丁合用时，地高辛血药浓度升高易致洋地黄中毒，所以二者必须联用时应将地高辛剂量减半。

4）不宜与硫酸镁合用：因为硫酸镁可加快肠道蠕动，两药合用可使地高辛血药浓度降低，作用减弱。

5）慎与碱性药物合用：碱性药物（三硅酸镁、碳酸镁、枸橼酸铋钾、氢氧化铝凝胶、复方氢氧化铝、泌乐得胃等）与地高辛合用时可减少地高辛的吸收，故合用时应注意地高辛的用量。

6）慎与维拉帕米合用：因合用可使地高辛总清除率降低，引起地高辛的生物半衰期延长，所以即使地高辛在正常剂量内，临床上两药合用也易引起地高辛中毒。因此，临床上两药合用时应适当减少药物剂量。

7）不宜与硝苯地平合用：硝苯地平可干扰地高辛的药物动力学，使地高辛的肾脏清除率降低，血药浓度增高，毒性增大。因此，合用硝苯地平时必须注意监测并随时调节地高辛的剂量。

8）不宜与活性炭同服：因活性炭具有吸附作用，两药同服将影响地高辛的疗效。

而先服地高辛 2~3 小时，再服活性炭则无明显影响。

9）不宜与胺碘酮合用：两药合用可引起血浆地高辛浓度增高，致机体中毒。这可能是因为胺碘酮置换了与心肌组织结合的强心苷，或者阻止地高辛从肾脏排出的缘故。

10）不宜与四环素、红霉素等抗生素合用：因为一部分地高辛是由肠道内的细菌代谢的，抗生素引起肠道内菌群变化时，可使地高辛代谢减少，其血药浓度上升，导致地高辛中毒。

11）不宜与甲氧氯普胺合用：因为地高辛主要在十二指肠部位吸收，而甲氧氯普胺促进胃肠道蠕动，加强胃肠排空，使地高辛在十二指肠吸收部位停留的时间缩短，吸收减少，血药浓度降低，疗效相应减弱。

12）慎与氢氯噻嗪合用：因为地高辛剂量较大时，能抑制 $Na^+ - K^+ - ATP$ 酶，使酶的构象变化而抑制 $Na^+ - K^+$ 交换，使细胞膜内 Na^+ 增加而 K^+ 减少，心肌细胞内 Na^+ 增多，K^+ 或 Mg^{2+} 降低均能增加心肌对地高辛的敏感性。氢氯噻嗪能引起血中电解质紊乱，如低镁、高钙及低钾。高钙能加强心肌收缩力，低钾时心肌对强心苷敏感性增强，可导致心率加快、心律失常等毒性反应。因此，两者合用时应检查肝、肾、心脏功能及水电解质平衡，对血钾低者应补充氯化钾。

（4）多巴胺

1）慎与氯丙嗪及氟哌啶醇合用：氯丙嗪和氟哌啶醇可阻断心、肾等脏器血管上的多巴胺受体，从而拮抗多巴胺对这些部位血管的作用。

2）慎与普萘洛尔合用：因普萘洛尔可拮抗多巴胺对心脏的兴奋作用。

3）忌与环丙烷或卤代烃类麻醉药合用：因合用易因心肌应激性增加而诱发心律失常。

4）忌与单胺氧化酶抑制药、三环类抗抑郁药及麦角生物碱合用：多巴胺与单胺氧化酶抑制药（如呋喃唑酮、苯乙肼、丙卡巴肼、异卡波肼、帕吉林等），三环类抗抑郁药（如丙米嗪、阿米替林等）及麦角生物碱（如麦角胺、麦角新碱）合用，易致升压作用增强和外周血管强烈收缩，故应避免合用。

5）忌与苯妥英钠合用：因二者合用可引起严重低血压。

（5）多巴酚丁胺

1）忌与β受体阻滞剂合用：β受体阻滞剂（普萘洛尔、普拉洛尔等）可拮抗多巴酚丁胺强心作用，故应避免合用。

2）忌与氟烷、环丙烷合用：二者合用可诱发心律失常。

（6）氨力农：慎与丙吡胺合用，二者合用易导致血压过低。

（7）硝普钠：慎与可乐定、甲基多巴合用，二者合用易导致血压急剧下降。

（8）卡托普利

1）不宜与吲哚美辛合用：因二者合用可降低卡托普利的疗效。

2）卡托普利、依那普利不宜与保钾类利尿药合用：因卡托普利和依那普利均有保钾作用，若与保钾利尿药（螺内酯、氨苯蝶啶等）或含钾盐的药物合用，可使血钾升高。

（9）肼屈嗪：不宜与异烟肼合用，因两药均经乙酸化代谢失活，合用可使不良反应增加。

（10）忌饭前服氯化钾：氯化钾对胃肠道有刺激作用，空腹服用可加重胃肠道反应，而饭后食物可以起到屏障作用，保护胃肠道黏膜，减少或避免药物的不良刺激。因此，心力衰竭患者利尿后补充氯化钾时，应在饭后服用。

（11）忌长期应用水钠潴留药：肾上腺皮质激素如泼尼松、地塞米松、氢化可的松、醛固酮等药物可引起水钠潴留，长期使用可加重心功能不全而致死亡。

（12）慎用具有升血压作用的药物：枳实、陈皮、玉竹、生姜等中药有升血压作用，在应用中药治疗本病的药物配伍中应慎用上述药物。肾上腺素、去甲肾上腺素、多巴胺等具有升血压作用的西药则属忌用之品。

十三、心绞痛

【概述】

心绞痛是指由于冠状动脉粥样硬化狭窄导致冠状动脉供血不足、心肌暂时缺血与缺氧所引起的以心前区疼痛为主要临床表现的一组综合征。

1. 病因

冠心病的病因不十分清楚，一般认为是多因素综合引起的结果。心绞痛的主要病理改变是不同程度的冠状动脉粥样硬化。目前认为引起的冠状动脉粥样硬化的危险因素有血脂代谢紊乱、高血压、糖尿病、吸烟、肥胖、高原酸血症、高纤维蛋白原血症、遗传因素等。此外男性、老年、不爱运动者多发。其中前五项在我国发病率高、影响严重，是我们主要控制的对象。

2. 临床表现

临床上常将心绞痛分为稳定型心绞痛和不稳定型心绞痛两种类型。

（1）稳定型心绞痛：是指在一段时间内的心绞痛的发病保持相对稳定，均由劳累诱发，发作特点无明显变化，属于稳定劳累性心绞痛。心绞痛以发作性胸痛为主要临床表现，疼痛的部位主要在心前区，有手掌大小范围，界限不很清楚。常放射至左肩、左臂内侧达无名指和小指，有时也可发生颈、咽或下颌部不适；胸痛常为压迫、发闷或紧缩性，也可有烧灼感，但不尖锐，不像针刺或刀扎样痛，发作时，患者往往不自觉地停止原来的活动，直至症状缓解；发作常由体力劳动或情绪激动（如愤怒、焦急、过度兴奋等）所激发，饱食、寒冷、吸烟、心动过速等亦可诱发；典型的心绞痛常在相似的条件下，早晨多发；疼痛一般持续 3~5 钟后会逐渐缓解，舌下含服硝酸甘油也能在几分钟内使之缓解。可数天或数星期发作一次，亦可一日内发作多次。

体检常无特殊发现，发作时常见心率增快、血压升高，表情焦虑、皮肤凉或出汗，有时出现第四或第三心音奔马律。

（2）不稳定型心绞痛：包括初发性心绞痛、自发性心绞痛、梗死后心绞痛、变异性心绞痛和劳力恶化性心绞痛。主要的特点是疼痛发作不稳定、持续时间长、自发性发作危险性大易演变成心肌梗死。不稳定型心绞痛与稳定型心绞痛不同，属于急性冠状动脉综合征，和非 ST 段抬高性心肌梗死的共同表现特点为心前区痛，但是疼痛表现形式多样，发作诱因可有可无，可以劳力性诱发，也可以自发性疼痛。发作时间一般比稳定型心绞痛长，可达到 30 分钟，疼痛部位和放射部位与稳定型心绞痛类似，应用硝酸甘油后多数能缓解。但是也经常有发作不典型者，表现为胸闷、气短、周身乏力、恶心、呕吐等，尤其是老年女性和糖尿病患者。

和非 ST 段抬高性心肌梗死的体征经常不明显，缺乏特异性。一般心脏查体可发现心音减弱，有时可以听到第三或第四心音以及心尖部的收缩期杂音，严重者可发现伴随的周身异常改变。

3. 辅助检查

（1）心电图检查：是诊断冠心病最有价值的检查手段。其中常规 12 导联心电图是发现心肌缺血、诊断心绞痛最方便、最经济的检查方法。

（2）超声心动图：稳定型心绞痛患者的静息超声心动图大部分无异常表现，进行该项检查的主要目的在于评价心脏功能和发现其他类型心脏病，有助于鉴别诊断。

（3）放射性核素检查：这种检查主要有 ^{201}Tl – 心肌显像或兼做负荷试验，在冠状动脉供血不足部位的心肌，可显示灌注缺损。

（4）冠状动脉 CT 检查：这项检查是近几年刚刚广泛用于诊断冠心病的方法，属于无创性，也需要应用对比剂显像。可以直接显示冠状动脉血管壁和腔内的情况，准确性稍差于冠状动脉造影。

（5）冠状动脉造影：目前仍然是诊断冠心病冠脉病变最准确的方法，因为它是有创性检查方法，通常在上述方法不能确诊时或者是对于诊断明确者需要介入治疗时才进行。

（6）心脏生化标志物的检查：肌钙蛋白 I（cTnI）肌钙蛋白 T（cTnT）是心肌损伤最敏感和特异的指标，比 CPK – MB 具有更高的特异性敏感性。目前认为 cTnI 或 cTnT 检查超过正常范围提示非 5r 段抬高性心肌梗死、但是要排除继发性的其他个别原因。

（7）其他实验室检查：包括血脂、血糖、尿酸、肝肾功能、血清离子、高敏感 CRP 有助于对患者的危险因素评估和指导下一步的处理。

【饮食宜忌】

1. 饮食宜进

（1）饮食原则

1）宜高营养素饮食：应给予优质高蛋白，充足维生素，多食新鲜水果、蔬菜。

2）应少食多餐：主食宜多样化，适当多吃粗粮、杂粮。小麦（或荞麦）面、粳米、小米、玉米及豆类应调配食用。血糖高者应多食荞麦或豆类食品，大便秘结者宜多食小米粥，心绞痛患者宜适量食些玉米。

3）宜饮用温开水：不少冠心病患者在夜间或清晨突然出现心肌梗死和脑血栓，严重者将失去抢救机会。如果夜间和清晨注意喝 3 次（杯）温开水，能及时补充体内水分，降低血液黏稠度，加快血液流速，防止或减少冠心病发作。第一次水在临睡前半小时喝，第二次水在深夜醒来时喝，第三次水在清晨起床后喝。

4）宜新配方食物：最近，美国国家公共卫生和环境保护研究所提出一个有益于心脏的饮食新配方，每人每日至少吃 1 个苹果，喝 4 杯清茶水和 1 盘炒洋葱（不需饮牛奶），对心脏具有明显的保护作用，可以降低 50% 以上心脏病的患病率。其原因是这些饮食富含黄酮类素，能抑制脂质在血管壁上沉积，并消除自由基对血管壁的损伤。

5）宜食葱：能防止血栓形成，减少胆固醇在血管壁上的积蓄。临床发现，人在吃了油脂性食物 2 小时后再吃葱，能使血液中的胆固醇降下来。血液中如果存在过量的纤维蛋白原，会使血液在血管中逐渐凝结，引起血栓。葱能破坏纤维蛋白原，防止血栓形成。因此，冠心病患者宜常吃葱。

6）宜食鱼油：生活在格陵兰岛的因纽特人几乎是以鱼为主食，他们的心血管病患病率大大低于全世界其他地区。经研究认为，是鱼油类的物质在起作用。冠心病患者服用鱼油，每日 2 小匙，防治冠心病的效果十分显著。鱼油中还含有大量的多烯脂肪酸，这种脂肪酸与一般动物油和植物油中的脂肪酸不一样，它的碳链更长，拥有更多的双链。食用鱼油比食用植物油的降血脂作用更强。

7）宜饮硬水：水的软硬度是根据水中所含的镁和钙的浓度而划分的，水中的钙和镁含量越高，水的硬度就越大，饮软水易患心脏病。因此，冠心病患者宜饮用天然含无机盐水（矿泉水更好）。

（2）饮食搭配

1）茄子与黄酒、蛇肉：三者搭配，有凉血祛风、消肿止痛的功效。对高血压、动脉粥样硬化、冠心病、心绞痛、心源性水肿、风湿性关节炎有辅助治疗作用。

2）花生与红葡萄酒：红葡萄酒中含有阿司匹林等成分，有防血栓功效，二者搭配，对冠心病、心绞痛、脑梗死、动脉硬化有良好的辅助治疗作用。

3）莴苣与蒜苗：莴苣有利五脏、开胸膈、通经脉、强筋骨、洁齿、明目、清热解毒等功效。蒜苗有杀菌解毒、降血脂作用，二者搭配，适宜于心绞痛、高脂血症、高血压及冠心病等患者食用。

（3）药膳食疗方

1）浸发海带 250g，香油、白糖、精盐适量。海带洗净，煮透，捞出，沥干后切丝。锅中放入香油，烧至七成热时加入海带丝，煸炒后焙炸，至海带丝变松脆时捞出。加白糖、精盐拌匀。时时服食。有预防和辅助治疗冠心病之效。消瘦者不宜多食。

2）海参 50g，大枣 10 枚，冰糖适量。海参炖烂后，加大枣、冰糖再炖 20 分钟。每日早餐前服食，时时服食。适于气阴两虚见有气短乏力、耳鸣头昏、失眠多梦、心区时痛等症状之冠心病患者。苔腻、痰多、身重、肢肿属痰湿痹阻型者不宜食用。

3）山楂 50g，白扁豆 50g，韭菜 50g，红糖 50g。先煎山楂、扁豆，将酥时加入韭菜，数沸后捞去韭菜，加糖调味。每日分 2 次服食，连食数日。适于心区闷痛、头昏、恶心、纳呆、腹胀等痰湿痹阻型冠心病患者。神疲乏力、耳鸣头昏、舌红苔净属气阴两虚者不宜服食。

4）羊心1个，红花6g，食盐少许。羊心、红花加水浸一昼夜，捞出羊心，涂上食盐，炙熟服食。每日1剂，连食3~5日。适于心胸刺痛、胸闷气短、舌质暗滞等气滞血瘀型冠心病患者。神疲乏力、眩晕心悸、失眠多梦属气血两虚者不宜多食。

5）猪胆汁200g，绿豆粉200g，红糖适量。猪胆汁拌绿豆粉，烘干，再研细末。每日2次，每次6g，加适量糖开水冲服，连续服完为1个疗程。适于胸闷、心悸、头晕、头痛、急躁易怒等阴虚阳亢型冠心病患者。形寒肢冷、口淡、苔腻属阳虚或痰湿者不宜服用。

6）鲜鱼腥草根茎适量。洗净，每次用1~2寸于口中生嚼，每日3次，连食数日。可缓解冠心病心绞痛。

2. 饮食禁忌

（1）忌过量饮食：饱餐后，胃的体积骤增可使横膈的活动受限，影响肺的呼吸功能和心脏的收缩功能，同时可刺激迷走神经兴奋，抑制窦房结起搏，从而减慢心率，增加心脏猝死的几率。

（2）忌食脂肪餐：大量、长期食用高脂食物，如油条、肥肉等，可导致冠状动脉粥样硬化，冠状动脉管腔变窄，心肌缺血缺氧，从而诱发或加重本病。

（3）忌饮酒：大量资料表明，长期酗酒者也是冠心病的高危人群。酒中乙醇等成分进入血液，可使心跳加快，血压升高，冠状动脉痉挛，心肌耗氧量增加，加重病情。

（4）忌食辛辣刺激性食物：包括辣椒、生姜、大葱、大蒜、蜀椒等，这些食物性味辛温燥烈，食用后经吸收进入血液，可使心搏加快，加重心肌缺血缺氧情况，故心绞痛患者发病时严禁食用。

（5）忌饮鸡汤：鸡汤中的鸡油极易溶于水，属过饱和脂肪酸，喝多了能增加冠状动脉粥样硬化程度。

（6）忌食富含胆固醇的食物：动物的脑、骨髓、肝脏及其他内脏和蛋黄、少数鱼类（如墨鱼、鱿鱼等）及贝壳类（如蚌、蛙、蟹黄等）、鱼子均富含胆固醇，经常食用可使血浆中胆固醇升高，引起或加重冠心病。

（7）忌饮浓茶和浓咖啡：浓茶和浓咖啡中所含的大量茶碱和咖啡因可兴奋中枢神经、心血管，从而引起心搏加快、心律失常、兴奋不安，使心肌耗氧量上升，易引起心绞痛。

（8）忌高糖饮食：糖尿病患者最易并发冠心病，说明了血糖的升高与冠心病关系密切。因高糖饮食可使体内三酰甘油的合成增加，引起血脂升高。此外，血糖升高可使血液呈高凝状态，血液流动减慢，引起或加重心肌缺血、缺氧。所以，冠心病患者应忌高糖饮食。

【药物宜忌】

1. 西医治疗

（1）一般治疗：发作时立刻休息，一般患者在停止活动后症状即可消除。平时应尽量避免各种确知足以诱致发作的因素，如过度的体力活动、情绪激动、饱餐等，冬天注意保暖。调节饮食特别一次进食不宜过饱，避免油腻饮食，禁绝烟酒。调整日常生活与工作量；减轻精神负担；保持适当的体力活动，以不致发生疼痛症状为度；处理诱发或恶化心绞痛的伴随疾病，治疗高血压、糖尿病、血脂紊乱等，减少冠状动脉粥样硬化危险因素。

（2）药物治疗

1）改善预后的药物

①阿司匹林：阿司匹林的最佳剂量范围为 75～150mg/d。

②氯吡格雷：常用维持剂量为 75mg/d，1 次口服。

③β 受体阻滞剂：最近公布的多种 β 受体阻滞剂对死亡率影响的荟萃分析显示，心肌梗死后患者长期接受 β 受体阻滞剂二级预防治疗，可降低相对死亡率 24%。具有内在拟交感活性的 β 受体阻滞剂心脏保护作用较差。要指出的是，目前被广泛使用的 β 受体阻滞剂阿替洛尔，尚无明确证据表明能影响患者的死亡率。常用 β 受体阻滞剂剂量见表 2-1。

表 2-1 常用 β 受体阻滞剂

药品名称	常用剂量	服药方法	选择性
普萘洛尔	10～20mg	每日 2～3 次，口服	非选择性
美托洛尔	25～100mg	每日 2 次，口服	β_1 选择性
美托洛尔缓释片	50～100mg	每日 1 次，口服	β_1 选择性
阿替洛尔	25～50mg	每日 2 次，口服	β_1 选择性
比索洛尔	5～10mg	每日 1 次，口服	β_1 选择性
阿罗洛尔	5～10mg	每日 2 次，口服	α、β 选择性

④调脂治疗：临床常用的他汀类药物剂量参见表 2-2。

表 2-2 临床常用他汀类药物

药品名称	常用剂量	服用方法
洛伐他汀	25～40mg	晚上 1 次，口服
辛伐他汀	20～40mg	晚上 1 次，口服
阿托伐他汀	10～20mg	每日 1 次，口服
普伐他汀	20～40mg	晚上 1 次，口服
氟伐他汀	40～80mg	晚上 1 次，口服
舒瑞伐他汀	5～10mg	晚上 1 次，口服
血脂康	600mg	每日 2 次，口服

⑤管紧张素转换酶抑制剂（ACEI）：临床常用的 ACEI 剂量见表 2-3。

表 2-3 临床常用的 ACEI 剂量

药品名称	常用剂量	服药方法	分类
卡托普利	12.5~50mg	每日3次,口服	巯基
依那普利	5~10mg	每日2次,口服	羧基
培哚普利	4~8mg	每日1次,口服	羧基
雷米普利	5~10mg	每日1次,口服	羧基
贝那普利	10~20mg	每日1次,口服	羧基
西耶普利	1.5~5mg	每日1次,口服	羧基
赖诺普利	10~20mg	每日1次,口服	羧基
福辛普利	10~20mg	每日1次,口服	磷酸基

2)减轻症状、改善缺血的药物:减轻症状及改善缺血的药物应与预防心肌梗死和死亡的药物联合使用,其中有一些药物,如β受体阻滞剂,同时兼有两方面的作用。目前减轻症状及改善缺血的主要药物包括三类:β受体阻滞剂、硝酸酯类药物和钙拮抗剂。

①β受体阻滞剂:β受体阻滞剂能抑制心脏β-肾上腺素能受体,从而减慢心率、减弱心肌收缩力、降低血压,以减少心肌耗氧量,可以减少心绞痛发作和增加运动耐量。用药后要求静息心率降至55~60次/分,严重心绞痛患者如无心动过缓症状,可降至50次/分。

②硝酸酯类:硝酸酯类药为内皮依赖性血管扩张剂,能减少心肌需氧和改善心肌灌注,从而改善心绞痛症状。临床常用硝酸酯类药物剂量见表2-4。

表 2-4 常用硝酸酯类药物剂量

药物名称	使用方法/剂型	剂量	用法
硝酸甘油	舌下含服	0.5~0.6mg	一般连用不超过3次,每次相隔5分钟
二硝酸异山梨酯	喷雾剂	5mg	15分钟内不超过1.2mg
	普通片	10~30mg	15分钟内不超过1.2mg
	缓释片或胶囊	20~40mg	每日1~2次,口服
单硝酸异山梨酯	普通片	20mg	每日2次,口服
	缓释片或胶囊	40~60mg	每日1次,口服

③钙拮抗剂:早期小规模临床研究,如IMAGE、APSIS、TIBBS和TI-BET等比较了β受体阻滞剂与钙拮抗剂在缓解心绞痛或增加运动耐量方面的疗效,但结果缺乏一致性。比较两者疗效的荟萃分析显示,在缓解心绞痛症状方面β受体阻滞剂比钙拮抗剂更有效;而在改善运动耐量和改善心肌缺血方面β受体阻滞剂和钙拮抗剂相当。二氢吡啶类和非二氢吡啶类钙拮抗剂同样有效,非二氢吡啶类钙拮抗剂的负性肌力效应较强。

钙拮抗剂通过改善冠状动脉血流和减少心肌耗氧起缓解心绞痛作用，时变异性心绞痛或以冠状动脉痉挛为主的心绞痛，钙拮抗剂是一线药物。临床常见钙拮抗剂剂量见表2-5。

表2-5 临床常用钙拮抗剂剂量

药品名称	常用剂量	服用方法
硝苯地平控释片	30~60mg	每日1次，口服
氨氯地平	5~10mg	每日1次，口服
非洛地平	5~10mg	每日1次，口服
尼卡地平	40mg	每日2次，口服
贝尼地平	2~8mg	每日1次，口服
地尔硫䓬普通片	30~90mg	每日3次，口服
地尔硫䓬缓释片或胶囊	90~180mg	每日1次，口服
维拉帕米普通片	30~40mg	每日3次，口服
维拉帕米缓释片	120~240mg	每日1次，口服

④其他治疗药物：代谢性药物：曲美他嗪（trimetazidine）通过调节心肌能源底物，抑制脂肪酸氧化，优化心肌能量代谢，能改善心肌缺血及左心功能，缓解心绞痛。可与B受体阻滞剂等抗心肌缺血药物联用。常用剂量为60mg/d，分3次口服。尼可地尔：尼可地尔（nicorandil）是一种钾通道开放剂，与硝酸酯类制剂具有相似药理特性，对稳定型心绞痛治疗可能有效。常用剂量为6mg/d，分3次口服。

（3）非药物治疗

1）血管重建治疗：慢性稳定型心绞痛的血管重建治疗，主要包括经皮冠状动脉介入治疗（PCI）和冠状动脉旁路移植术（CABG）等。对于慢性稳定型心绞痛的患者，PCI和CABG是常用的治疗方法。

2）顽固性心绞痛的非药物治疗：①外科激光血运重建术；②增强型体外反搏；③脊髓电刺激。

2. 中医治疗

辨证治疗：

（1）心血瘀阻

主症：心前区疼痛剧烈，如刺如绞、痛有定处，甚则心痛彻背，或痛引肩背、伴胸闷，舌质暗红或紫暗，有瘀斑，苔薄，脉涩。

治法：活血化瘀，通脉止痛。

方药：血府逐瘀汤加减。桃仁、红花、川芎、赤芍、牛膝、柴胡、桔梗、枳壳、当归、生地黄、甘草各10g。

加减：若兼寒者，加细辛3g，桂枝10g等温通散寒之品；兼气滞者，加沉香5g，檀香6g，辛香理气止痛；如疼痛剧烈，加乳香5g，没药5g，郁金10g，延胡索10g，加强止痛作用。

用法：水煎服，每日1剂。

（2）痰浊内阻

主症：胸闷或胸疼，形体肥胖，痰多气短，遇阴雨天易发作或加重，伴有倦怠乏力，纳呆便溏，恶心，咳吐痰涎，舌体胖大有齿痕，苔白腻或白滑，脉滑。

治法：通阳泄浊，豁痰止痛。

方药：瓜蒌薤白半夏汤加味。瓜蒌、薤白、半夏、枳实、陈皮、石菖蒲、厚朴、郁金各10g，茯苓12g，砂仁6g。

加减：痰热壅阻者治宜清热化痰，豁闭止痛。用黄连温胆汤加减：黄连、枳壳、郁金各10g，瓜蒌15g，竹茹、茯苓、石菖蒲各12g，痰瘀互结者，治宜豁痰通络、活血止痛，方选瓜蒌薤白半夏汤合失笑散加减。瓜蒌15g，薤白10g，半夏10g，桃仁、红花、生蒲黄、五灵脂、丹参、降香各10g。

用法：水煎服，每日1剂。

（3）寒凝心脉

主症：心痛彻背、遇寒加重，得温痛减，形寒肢冷，面色㿠白，舌淡苔白，脉紧或迟。

治法：温经散寒，通络止痛。

方药：当归四逆汤加减。桂枝、白芍、通草、枳实各10g，细辛3g，当归12g，丹参20g，檀香、甘草各6g。

用法：水煎服，每日1剂。

（4）心气不足

主症：心痛隐隐、时作时止、动则气短喘息、自汗心悸、倦怠无力、少气懒言，面色㿠白、舌淡，舌体胖大有齿痕，苔薄、脉细弱。

治法：益气养心、活血止痛。

方药：生脉散和保元汤加减。人参、五味子、桂枝、甘草各10g，麦冬、当归各12g，黄芪、丹参各20g。

用法：水煎服，每日1剂。

（5）心肾阴虚

主症：胸痛、心悸胸闷、五心烦热，失眠多梦，腰酸耳鸣，口干便秘、盗汗，舌红少苔，苔薄，脉细数。

治法：滋阴清热，活络止痛。

方药：天王补心丹加减。人参6g，生地黄、桔梗、当归各10g，麦冬、天冬、玄参、茯苓、远志各12g，酸枣仁20g，拍子仁、丹参各15g。

用法：水煎服，每日1剂。

（6）心肾阳虚

主症：胸痛胸闷、心悸不安、神倦怯寒、遇冷胸痛加剧、气短自汗、动则加重，形寒肢冷、面色灰白、舌淡有齿痕、苔白腻或白滑、脉沉细。

治法：治法：壮阳益气，温络止痛。

方药：参附汤加味。人参、白芍、桂枝、牛膝各 10g，制附子（先煎）6g，鹿角霜（冲服）3g，当归、甘草各 12g。

用法：水煎服，每日 1 剂。

3. 药物禁忌

（1）硝酸酯制剂

1）慎与巴比妥类药物同用：巴比妥类药物是肝脏酶诱导剂，能加速肝脏对硝酸酯制剂的代谢，从而使硝酸酯的血药浓度下降，作用减弱。

2）慎与含乙醇的药酒或配剂同服：因为乙醇和硝酸甘油合服后，可引起血管扩张，出现低血压。常用的药酒和酊剂包括，舒筋活络酒、胡蜂酒、丁公藤风湿酒、远志酊、姜酊、颠茄酊等。

3）硝酸甘油、双嘧达莫慎与肝素合用：临床资料显示，硝酸甘油可抑制肝素的抗凝血作用。已用肝素的患者，如果再用硝酸甘油，应增加肝素剂量，如果停用硝酸甘油，则应减少肝素剂量，否则可导致出血。而肝素与双嘧达莫合用，则有加重出血的倾向。

4）硝酸异山梨酯（消心痛）忌与乙醇同用：硝酸异山梨醇酯与乙醇同用常可增加皮疹发生率，甚至发生剥脱性皮炎。

5）慎饮酒：因硝酸甘油与酒同服可引起血管扩张，易出现低血压。

（2）双嘧达莫

1）慎饮茶及咖啡：冠心病患者服用双嘧达莫期间，不宜饮茶及咖啡。因为双嘧达莫是通过增强体内腺苷而选择性地扩张冠状动脉血管，而茶叶和咖啡的主要成分为嘌呤类生物碱咖啡因和茶碱，这些成分有对抗腺苷的作用，因而能降低双嘧达莫的作用。

2）不宜与抗凝血药同用：因为双嘧达莫能抑制血小板的黏滞性，若与肝素、双香豆素等抗凝药合用，可引起出血现象。

（3）阿普洛尔：忌与乙醚麻醉药合用。因二者合用可增强对心肌的抑制作用，易引起心律失常等不良反应。

（4）钙通道阻滞剂

1）慎与洋地黄类药物同用：服用维拉帕米、硝苯地平、地尔硫䓬等钙通道阻滞剂的患者，如同时用洋地黄类药物（如地高辛、毛花苷 C 等），很容易发生洋地黄中毒。因钙通道阻滞剂可使洋地黄类药物在体内清除率下降，半衰期延长，从而诱发中毒，出现抑制心肌自律性和传导性的不良反应。所以，必须同时服用洋地黄时，应减少其用量。

2）忌与 β 受体阻滞剂同用：维拉帕米、硝苯地平、地尔硫䓬等钙通道阻滞剂与 β 受体阻滞剂合用时，会产生相加的负性传导、负性肌力和负性频率作用，可出现低血压、严重心动过缓、房室传导阻滞，甚至心脏停搏，故禁忌同用。

（5）地尔硫䓬：慎与利血平等降压药合用。地尔硫䓬与利血平等降压药合用，会增加降压作用，加剧心动过缓。

（6）布库洛尔

1）不宜与丙吡胺、普鲁卡因胺合用：因布库洛尔与丙吡胺、普鲁卡因胺合用时可过度抑制心功能。

2）不宜与可乐定合用：因二者合用可增强可乐定停药后的反跳现象。

（7）慎用血管收缩药：冠心病患者血管腔变窄，血流量减少，因此慎用血管收缩药对防止血流减少是很有意义的。肾上腺素类药物，如肾上腺素、去甲肾上腺素、间羟胺、多巴胺等能收缩血管，致心脏缺血，故均当忌用。

（8）不宜用补益药物：人参、黄芪、十全大补丸等补益类药物用后易加重胸闷症状，不利于本病的治疗。

十四、急性心肌梗死

【概述】

急性心肌梗死（AMI）是冠状动脉急性、持续性缺血缺氧所引起的心肌坏死。本病在欧美最常见，美国每年约有 150 万人发生心肌梗死。中国近年来呈明显上升趋势，每年新发至少 50 万，现患者至少 200 万。

1. 病因

患者多发生在冠状动脉粥样硬化狭窄基础上，由于某些诱因致使冠状动脉粥样斑块破裂，血中的血小板在破裂的斑块表面聚集，形成血块（血栓），突然阻塞冠状动脉管腔，导致心肌缺血坏死；另外，心肌耗氧量剧烈增加或冠状动脉痉挛也可诱发急性心肌梗死，常见的诱因如下：

（1）过劳：过重的体力劳动，尤其是负重登楼，过度体育活动，连续紧张劳累等，都可使心脏负担加重，心肌需氧量突然增加，而冠心病患者的冠状动脉已发生硬化、狭窄，不能充分扩张而造成心肌缺血。剧烈体力负荷也可诱发斑块破裂，导致急性心肌梗死。

（2）激动：由于激动、紧张、愤怒等激烈的情绪变化诱发。

（3）暴饮暴食：不少心肌梗死病例发生于暴饮暴食之后。进食大量含高脂肪高热量的食物后，血脂浓度突然升高，导致血黏稠度增加，血小板聚集性增高。在冠状动脉狭窄的基础上形成血栓，引起急性心肌梗死。

（4）寒冷刺激：突然的寒冷刺激可能诱发急性心肌梗死。因此，冠心病患者要十分注意防寒保暖，冬春寒冷季节是急性心肌梗死发病较高的原因之一。

（5）便秘：便秘在老年人当中十分常见。临床上，因便秘时用力屏气而导致心肌梗死的老年人并不少见。必须引起老年人足够的重视，要保持大便通畅。

（6）吸烟、大量饮酒：吸烟和大量饮酒可通过诱发冠状动脉痉挛及心肌耗氧量增加而诱发急性心肌梗死。

2. 临床表现

（1）先兆症状：突然发生剧烈心前区疼痛，时间较以往长，硝酸甘油疗效差。发作时常伴有恶心，呕吐、大汗、心动过缓、急性心功能不全，严重心律失常或血压有较大波动等，都可能是梗死先兆（梗死前心绞痛）。如果进行及时有效的治疗，有可能使部分患者避免发生心肌梗死。

（2）急性心肌梗死发作的典型症状

1）疼痛：常是心肌梗死中最早和最突出的症状。这种疼痛比典型心绞痛严重，常发生于安静或睡眠时。疼痛范围较广，持续时间可长达数小时或更长，休息或含硝酸甘油多不能缓解。患者常烦躁不安，大汗淋漓、恐惧，有濒死感。急性心肌梗死 15%～20% 的患者可无疼痛症状，称之为无痛性心肌梗死。老年人多见，常表现突发的胸闷，气短，腹痛、倦怠和晕厥，或直接以休克状态而送到医院。此类患者多依靠心电图做出诊断。

2）胃肠症状：约 1/3 有疼痛的患者，在发病早期伴有恶心、呕吐和上腹部胀痛。

3）全身症状：主要是发热，一般在疼痛发生后 24～48 小时出现，体温一般在 38℃ 左右，持续约 1 周左右。

4）心律失常：见于 75%～95% 的患者，多发于起病 1～2 周，尤其 24 小时内。以室性心律失常为最多，尤其是室性期前收缩。如室性期前收缩频发（每分钟 5 次以上），成对出现，心电图上表现为多源性室性期前收缩或表现为 RonT 现象时，常预示即将发生室性心动过速或心室颤动。各种程度的房室传导阻滞和束支传导阻滞也较多，严重者发生完全性房室传导阻滞。最严重者因室颤或心室停顿而引起心搏骤停。前壁心肌梗死易发生室性心律失常。下壁心肌梗死易发生房室传导阻滞，是供给房室结的右冠状动脉阻塞所致，其阻滞部位多在房室束以上，预后较好。前壁心肌梗死而发生房室传导阻滞时，往往是多个束支同时发生传导阻滞的结果，其阻滞部位在房室束以下处，证明梗死范围广泛，且常伴有休克或心力衰竭，故情况严重，预后较差。

左冠脉病变溶栓治疗再灌注相对多见室性心律失常：例如非阵发性室性心动过速、室性期前收缩、阵发性室性心动过速、严重者出现室扑及室颤等。右冠脉再灌注时则多见窦性心动过缓、房室传导阻滞等。

5）血压和休克：疼痛期中血压下降常见，可持续数周后再上升，且常不能恢复以往的水平，未必是休克。如疼痛缓解而收缩压低于 80mmHg，患者烦躁不安，面色㿠白，皮肤湿冷、脉细而快、大汗淋漓、尿量减少（＜20mL/h）、神志迟钝，甚至昏厥者则为休克的表现。休克多在起病后数小时至 1 周内发生，见于 20% 的患者。主要因心肌广泛（40% 以上）坏死，心排血量急剧下降所致，神经反射引起的周围血管扩张为次要因素，有些患者还有血容量不足的因素参与。严重的休克可在数小时内致死，一般持续数小时至数天，可反复出现。

6）心力衰竭：主要是急性左心衰竭，可在起病最初数日内发生或在疼痛、休克好转阶段出现。发生率为 20%～48%，为梗死后心脏收缩力显著减弱和顺应性降低所致。患者出现呼吸困难、咳嗽、发绀、烦躁等，严重者可发生肺水肿或进而发生右心衰竭的表现，出现颈静脉怒张、肝肿痛和水肿等。右心室心肌梗死者，一开始即可以出现右心衰竭的表现。

3. 辅助检查

（1）心电图：近年来的心肌梗死指南都强调常规18导联心电图记录，而且应该是同步记录。病理性Q波或QS波，反映心肌坏死；ST段抬高，反映心肌损伤；T波倒置，反映心肌缺血。ST段及T波有规律性演变过程。根据心电图的异常Q波的导联分布特征，可做出心肌梗死定位诊断。此外，要特别关注超急性期的心电图特征，以达到及早救治的目的。超急性期或急性期中，少数患者可以出现巨大T波以及墓碑形ST段抬高，是指心电图的ST段凸面向上快速上升达8~16mm，ST顶峰大于其前的r波，r波振幅降低、间期变窄<0.44秒。

（2）血清酶检查：血清肌酸磷酸激酶（CK或CPK）发病6小时内出现，24小时达高峰，48~72小时后消失，阳性率达92.7%。门冬氨酸转氨酶（AST或GOT）发病后6~12小时升高，24~48小时达高峰，3~5日后降至正常。乳酸脱氢酶（LDH）发病后8~12小时升高，2~3日达高峰，1~2周才恢复正常。肌酸磷酸激酶有3种同工酶，其中CK-MB来自心肌，其诊断敏感性和特异性均极高，分别达到100%和99%，10~24小时达高峰，它升高的幅度和持续的时间常用于判定梗死的范围和严重性。乳酸脱氢酶有5种同工酶，其中LDH，来源于心肌，在急性心肌梗死后数小时总乳酸脱氢酶尚未出现前就已出现，可存续10日，其阳性率超过95%。

（3）血肌钙蛋白测定：肌钙蛋白T（cTnT）和I（cTnI）测定是诊断心肌梗死最敏感指标，可反映微型梗死。

（4）肌红蛋白测定：尿肌红蛋白排泄和血清肌红蛋白含量测定，也有助于诊断急性心肌梗死。

（5）白细胞计数：发病1周内白细胞可轻度增高，中性粒细胞多在75%~90%，酸性细胞减少或消失。白细胞计数明显者，应该除外其他感染因素。

（6）红细胞沉降率：红细胞沉降率增快，可持续1~3周。

（7）超声心电图及放射性核素检查：可以见到左心室出现局限性运动减低或出现矛盾性运动、左心室或左心房增大等相关心肌重塑改变。梗死区域可以在核素检查中见到放射性稀疏区等改变。

（8）选择性冠状动脉造影：需要考虑施行冠状动脉内注射溶血栓药物治疗，或需施行各种介入性治疗时，可先行选择性冠状动脉造影，明确病变情况，制订治疗方案。

【饮食宜忌】

1. 饮食宜进

（1）饮食原则

1）宜食半流质饮食或软食：心肌梗死患者心功能差，应进食易消化、富有营养的流质或半流质饮食，如牛奶、米汤、藕粉、鸡蛋汤、菜汁、水果汁、面条、馄饨、蒸蛋羹等。进食不宜过饱，当少食多餐。

2）宜有选择地进食：食物以含必需的热能和营养，易消化、低钠、低脂肪而少产气者为宜。

3）宜摄入微量元素：有些微量元素对心脏功能有益，如钙、锰、镁、铬、钒等，应注意摄入。

4）宜食新鲜水果和蔬菜：它们可以使人体获得丰富的维生素、无机盐和纤维素。纤维素可减低胆固醇的生成，有助于人体对食物的消化、吸收。并能保持大便通畅，减轻心脏负担。食用梨、香蕉、李子、葡萄可促进胃肠蠕动，增强排便功能。多食菠菜、苋菜、胡萝卜、土豆、洋葱、生葱、萝卜亦有排便功能，而多食苹果可致便秘。

（2）饮食搭配

1）莴苣与黑木耳：莴苣有增进食欲、刺激消化的功效；黑木耳有益气养胃润肺、降脂减肥作用。二者同食，对心肌梗死患者有益。

2）人参、麦冬与鸡：去皮的鸡腿肉与人参、麦冬同炖烂服食。人参补气，鸡腿肉补气，麦冬甘寒养阴，能使心肌梗死缓解。

（3）药膳食疗方

1）干山楂、毛冬青各 10g。加水适量，煎汤代茶频饮，每日 1 剂。本品能活血通脉，适用于气虚血瘀型冠心病。

2）嫩豆腐 250g，紫菜 30g，兔肉 60g，盐、黄酒、淀粉芡、葱花适量。将紫菜撕成小片，洗净后放入盘中；兔肉洗净切成片，加盐、黄酒、淀粉芡搅匀。嫩豆腐切成厚片。起锅，倒入清水一大碗，先加豆腐片和食盐，中火烧开后倒入肉片，煮 5 分钟，放入葱花，立即起锅，倒入盛紫菜的盘中，搅匀即成。化痰清热，养心安神，各型冠心病患者均可食用。

3）鲤鱼 1 条，约重 500g，冬瓜 250g，料酒、葱花、姜片、胡椒粉、精盐、味精少许。将冬瓜洗净，去皮、瓤，切块备用；鲤鱼去鳞、鳃及内脏，切块后用料酒、精盐渍 30 分钟。起锅，入油加热后爆香姜片，下鱼肉煎黄，再加清水适量，小火慢炖 30 分钟，加入冬瓜片、葱花，再煮 10 分钟，调入胡椒粉、味精即成。有利水之功效，用于冠心病伴水肿者。

4）鹌鹑 1 只，参三七粉 3g，食盐、味精少许。将鹌鹑去毛及肠杂，洗净切块，同参三七粉同置瓷碗中，加食盐少许，上锅隔水蒸熟，调入味精即成。有活血止痛之功效，适用于冠心病易发生心绞痛者。

5）玉竹、麦门冬、百合、石斛各 15g。上药洗净，水煎 30 分钟，代茶频饮，每日 1 剂。有滋阴生津之功效，适用于冠心病心肾阴虚、心烦口干、头晕目眩、舌红少苔者。

6）龙眼肉 6 枚，莲子、芡实各 10g，冰糖适量。加水炖汤，至莲子熟时服食。本品养心安神，用于冠心病伴心律失常者。

7）人参 10g，薤白 12g，鸡子清 1 个，粟米 50g。先将人参加水用慢火煎汤取汁，然后加粟米煮粥，粥将熟时下鸡子清及薤白，煮熟即可。本品有益气通阳止痛之功效，适用于气虚心绞痛频繁发作者。

8）黑芝麻、胡桃仁各 50g，粳米 100g。将胡桃仁捣碎，加入黑芝麻、粳米，文火煮粥。可作早餐用。滋补肝肾，用于冠心病辨证属肝肾阴虚型者。

9）银耳、黑木耳各 10g，冰糖适量。温水泡发双耳并洗净，放入小碗中，加水和冰糖少量，隔水蒸 1 小时，1 次服完。有清补作用，各型冠心病患者均可食用。

2. 饮食禁忌

（1）忌进食大量脂肪食物：长期进食高脂肪食物，可导致血液凝固性升高，冠状动脉易形成血栓，血栓一旦脱落则易发生心肌梗死。因此，本病患者平时应低脂饮食。

（2）忌饱餐：饱餐后，胃体积增大，可抬高膈肌，影响心脏搏动而加重病情。因此，本病患者饮食应定时定量。

（3）忌饮酒：酒中乙醇等成分进入血液，可使心搏加快，血压升高，冠脉痉挛，心脏耗氧量增加，从而加重病情。因此，本病患者应戒酒。

（4）忌长期高热能饮食：长期食用巧克力、可可、糖类等热能高的食物，可诱发肥胖，久则脂质代谢紊乱，加重冠状动脉缺血，因而加重病情。

（5）忌高胆固醇饮食：高胆固醇食物（如动物内脏、蛋黄、小虾米等）可诱发动脉粥样硬化，冠状动脉管腔狭窄，加重梗死灶缺氧缺血情况。所以，本病患者应以低胆固醇饮食为主。

（6）忌大量饮冷茶：冷茶在咽部可刺激迷走神经，引起迷走神经兴奋，导致心跳减慢，诱发心律失常，从而加重本病。

（7）忌食辛辣食物：辛辣食物可助阳化热，耗灼津液，肠道津液少则易引起便秘，患者排便困难，导致排便时心肌耗氧增加，加重梗死症状。

（8）忌喝鸡汤：鸡油容易溶于汤汁中。而鸡油属于过饱和脂肪酸，心肌梗死患者多喝鸡汤后会因加重冠状动脉粥样硬化的程度而加重病情。

【药物宜忌】

1. 西医治疗

（1）一般治疗：AMI 患者来院后应立即开始一般治疗，并与其诊断同时进行，重点是监测和预防 AMI 不良事件和并发症。

1）监测：持续心电、血压和血氧饱和度监测，及时发现和处理心律失常、血流动力学异常和低氧血症。

2）卧床休息：可降低心肌耗氧量、减少心肌损害。对血流动力学稳定且无并发症的 AMI 患者一般卧床休息 1~3 日，对病情不稳定极高危患者卧床日期应适当延长。

3）建立静脉通道：保持给药途径畅通。

4）镇痛：AMI 时剧烈胸痛时患者交感神经过度兴奋，产生心动过速、血压升高和心肌收缩功能增强，从而增加心肌耗氧量，并易诱发快速性室性心律失常，应迅速给予有效镇痛剂，可给吗啡 3mg 静脉注射，必要时每 5 分钟重复 1 次，总量不超过 15mg。副作用有恶心、呕吐、低血压和呼吸抑制。一旦出现呼吸抑制，可每隔 3 分钟给予静脉注射纳洛酮 0.4mg（最多 3 次）以拮抗之。

5）吸氧：AMI 患者初起即使无并发症，也应给予鼻导管吸氧，以纠正因肺淤血和肺通气/血流比例失调所致中度缺氧。在严重左心衰、肺水肿合并有机械并发症患者，多伴严重低氧血症，需面罩加压给氧和气管插管并机械通气。

6）硝酸甘油：AMI 患者只要无禁忌证通常使用硝酸甘油，静脉滴注硝酸甘油应从低剂量开始，即 $10\mu g/min$，可酌情逐渐增加剂量，每 $5\sim10$ 分钟增加 $5\sim10\mu g$，直至症状控制、血压正常者动脉收缩压降低 10mmHg 或高血压患者动脉收缩压降低 30mmHg 为有效治疗剂量。

7）阿司匹林：所有 AMI 患者只要无禁忌证均应立即口服水溶性阿司匹林或嚼服肠溶性阿司匹林 300mg。

8）纠正水、电解质及酸碱平衡失调。

9）阿托品：主要用于 AMI 特别是下壁 AMI 伴有窦性心动过缓/心室停搏、房室传导阻滞患者，可给阿托品 $0.5\sim1.0mg$，静脉注射，必要时每 $3\sim5$ 分钟可重复使用，总量应 <2.5mg。阿托品非静脉注射和用量大小（<0.5mg）可产生矛盾性心动过缓。

10）β 受体阻滞剂：常用的 β 受体阻滞剂为美托洛尔，常用的剂量为 $25\sim50mg$，每日 2 或 3 次；阿替洛尔 $6.25\sim25mg$，每日 2 次。用药须严密观察，使用剂量必须个体化。在较急的情况下，如前壁心肌梗死伴剧烈胸痛或高血压者，β 受体阻滞剂亦可静脉应用，美托洛尔静脉注射剂量为 5mg/次，间隔 5 分钟后可再给予 $1\sim2$ 次，继而口服剂量维持。

11）血管紧张素转换酶抑制剂（ACEI）：例如初始给予卡托普利 6.25mg 作为试验剂量，1 日内可加至 12.5mg 或 25mg，次日加至 $12.5mg\sim25mg$，每日 $2\sim3$ 次。对于 $4\sim6$ 周后无并发症或无左心室功能障碍的患者，可以停服 ACEI；若 AMI 特别是前壁心肌梗死合并左心功能不全，ACEI 治疗期应相应延长。

12）钙拮抗剂：在 AMI 治疗中不作为一线用药。地尔硫䓬：对于无左心衰临床表现的非 Q 波 AMI 患者，服用地尔硫䓬可以降低再梗死的发生率，有一定的临床益处。AMI 并发心房颤动伴快速心室率，且无严重左心功能不全的患者，可使用静脉地尔硫䓬，缓慢注射 10mg（5 分钟内），随之以 $5\sim15\mu g/$（$kg\cdot min$）维持静脉滴注，密切观察心率、血压的变化。如心率低于 55 次/分，应减少剂量或停用。静脉滴注时间不应超过 48 小时。

洋地黄制剂：AMI 24 小时内一般不使用洋地黄制剂。对于 AMI 合并左心衰的患者 24 小时后常规服用洋地黄制剂是否有益也一直存在争议。目前一般认为，AMI 恢复期在 ACEI 和利尿剂治疗下仍存在充血性心力衰竭的患者，可使用地高辛。对于 AMI 左心衰竭并发快速心房颤动的患者，使用洋地黄制剂较为适合，首次静脉注射毛花苷 C 0.4mg，此后根据情况追加 $0.2\sim0.4mg$，然后口服地高辛维持。

（2）再灌注治疗

1）溶栓治疗

①尿激酶：150 万 U，于 30 分钟内静脉滴注，配合低分子量肝素皮下注射，每日 2 次。

②链激酶或重组链激酶：150 万 U 于 1 小时内静脉滴注，配合肝素皮下注射 $7500\sim10000U$，每 12 小时 1 次，或低分子量肝素皮下注射，每日 2 次。

③重组组织型纤溶酶原激活剂（rt-PA）：首先静脉注射 15mg，继之在 30 分钟内

静脉滴注 0.75mg/kg（不超过 50mg），再在 60 分钟内静脉滴注 0.5mg/kg（不超过 35mg）。给药前静脉注射肝素 5000U，继之以 1000U/h 的速率静脉滴注，以 APTT 结果调整肝素给药剂量，使 APTT 维持在 60～80 秒。鉴于东西方人群凝血活性可能存在差异，以及我国脑出血发生率高于西方人群，我国进行的 TUCC 临床试验证实，应用 50mg rt‑PA（8mg 静脉注射，42mg 在 90 分钟内静脉滴注，配合肝素静脉应用，方法同上），也取得较好疗效，出血需输血及脑出血发生率与尿激酶无显著性差异。

2）经皮冠状动脉介入治疗（PCI）。

2. 中医治疗

辨证治疗：

（1）寒痰瘀血型

主症：胸满，心痛，痛如刀割、针刺，绞痛，气短，心悸，头晕，白黏痰，痛剧则手足冷，脉弦，甚至紧细微弱，舌质淡红，有瘀斑，苔白或白腻滑。

治法：温阳豁痰，活血化瘀止痛。

方药：冠一号。瓜蒌 15g，薤白 15g，半夏 9g，桃仁 9g，红花 9g，丹参 15g，五灵脂 9g，桂枝 6g，三七（冲）1.5g，琥珀（冲）1.5g。

用法：水煎服，每日 1 剂。

（2）热痰瘀血型

主症：胸满，心痛，痛如刀割，绞痛，心烦，尿赤，面赤，口干，口苦，痰黄，恶心，脉弦滑或洪数，舌质红赤，舌苔黄腻。

治法：清热化痰，活血化瘀止痛。

方药：冠二号。瓜蒌 15g，桃仁 9g，苦参、半夏、红花、生蒲黄、五灵脂各 9g。

用法：水煎服，每日 1 剂。

（3）阴虚型

主症：心痛，心悸，气短，烦躁，口干，头晕，盗汗，失眠，腰酸无力，手足心热，脉细，舌质红或光红少苔。

治法：养阴清热，交补心肾。

方药：生脉散加减。

用法：水煎服，每日 1 剂。

（4）阳虚型

主症：心痛，心悸，气短，自汗，头眩，咳喘，浮肿，肢冷，腰酸腿软，脉虚无力或微弱、舌质淡胖、薄白苔。

治法：温补肾阳，交补心肾。

方药：右归饮加减。肉桂 10g，制附子（先煎）5g，熟地黄 10g，山药 10g，山茱萸 10g，枸杞子 10g，杜仲 10g，丹参 20g，白芍 10g，川芎 10g，炙甘草 6g。

加减：阳虚水泛，咳嗽、喘息、气短、不能平卧、小便不利、浮肿较甚者，宜用真武汤，以温阳利水。

用法：水煎服，每日 1 剂。

（5）阴阳俱虚型

主症：表现阴虚和阳虚症状者。

治法：温补心肾，益气养阴。

方药：炙甘草汤或金匮肾气汤加减。

用法：水煎服，每日 1 剂。

（6）阴虚阳亢型

主症：主要表现为肾阴虚肝阳亢，临床上有高血压表现，腰酸腿软、头晕、失眠、多怒、心烦、尿黄、脉搏有力、舌质红、苔黄。

治法：滋水涵木、镇肝降逆。

方药：生地黄 15g，杭芍 15g，夏枯草 9g，生决明 15g，代赭石 9g，牛膝 9g，桑寄生 9g，杜仲 9g，菊花 9g。

用法：水煎服，每日 1 剂。

3. 药物禁忌

（1）吗啡

1）忌与中药牛黄同用：牛黄与吗啡等药合用可发生拮抗作用，所以不宜联合应用。

2）忌饮茶：吗啡与咖啡因（茶中含有）合用有拮抗作用，因而咖啡因可作为吗啡中毒后的解毒剂。

3）不宜与氯丙嗪、异丙嗪同用：氯丙嗪、异丙嗪能增强吗啡的呼吸抑制作用，所以一般不宜同用。如必须合用时，应减少剂量到 1/4～1/2。

4）忌与多巴胺合用：因为多巴胺能拮抗吗啡的镇痛作用。

5）慎与利尿药同用：因吗啡与利尿药（如氢氯噻嗪、呋塞米等）合用易引起直立性低血压。

6）不宜与单胺氧化酶抑制药同用：因单胺氧化酶抑制药（如呋喃唑酮、苯乙肼、丙卡巴肼、异卡波肼、帕吉林等）能增强吗啡对中枢的抑制作用，并能阻止哌替啶的去甲基过程和去甲哌替啶的水解过程，从而引起各种严重毒性反应。

（2）哌替啶：忌与异烟肼及其衍生物合用。哌替啶与异烟肼及其衍生物合用，可产生严重的不良反应，如昏迷、低血压等。这种反应可静脉注射氢化可的松和增压素来对抗。

（3）芬太尼、曲马朵：忌与单胺氧化酶抑制药合用。单胺氧化酶抑制药（如呋喃唑酮、苯乙肼、丙卡巴肼、异卡波肼、帕吉林等）能增强芬太尼、曲马朵的作用，二者合用可引起严重低血压、呼吸抑制等不良反应。

（4）曲马朵：忌与镇静药、镇痛药合用。因曲马朵与后者合用会引起急性中毒。

（5）间羟胺

1）忌与环丙烷、氟烷及其他卤代类麻醉药合用：因合用易诱发心律失常。

2）不宜与单胺氧化酶抑制药合用：单胺氧化酶抑制药（如呋喃唑酮、苯乙肼、丙卡巴肼、异卡巴肼、帕吉林等）可使间羟胺升压作用增强，二者合用可因血压骤升而引起严重不良反应。故凡 2 周内使用过单胺氧化酶抑制药者，均不宜使用间羟胺。

3）不宜与洋地黄或其他拟肾上腺素药并用：因间羟胺与洋地黄制剂（如地高辛、毛花苷 C 等）或其他拟肾上腺素药（如麻黄碱、异丙肾上腺素）合用易导致异位节律。

（6）去甲肾上腺素

1）不宜与呋塞米合用：因呋塞米能降低动脉对去甲肾上腺素等升压药的反应，减弱去甲肾上腺素疗效。

2）忌与氯仿、氟烷、奎尼丁、洋地黄合用：因合用可诱发心律失常，甚至室颤。

3）慎与利血平、胍乙啶、可卡因及三环类抗抑郁药合用：因利血平、胍乙啶、可卡因及三环类抗抑郁药（如丙米嗪、阿米替林等）可抑制肾上腺素能神经突触前膜摄取去甲肾上腺素，合用可引起严重高血压。

（7）美芬丁胺

1）不宜与双氯麦角碱合用：因双氯麦角碱可拮抗美芬丁胺的作用。

2）忌与单胺氧化酶抑制药合用：单胺氧化酶抑制药（如呋喃唑酮、苯乙肼、丙卡巴肼、异卡波肼、帕吉林等）可增强美芬丁胺的升压作用，故 2 周内应用过单胺氧化酶抑制药者禁再用美芬丁胺。

3）忌与氯丙嗪及 α 受体阻滞剂合用：因氯丙嗪和 β 受体阻滞剂（如酚妥拉明、酚苄明等）可引起血压下降，若再用美芬丁胺可导致血压进一步下降。

（8）酚苄明：忌与肾上腺素并用。两药合用可因酚苄明对受体的阻断作用而翻转肾上腺素的升压作用，导致低血压，并可出现心动过缓等反应，故二药禁忌并用。

（9）尿激酶：不宜与抗凝药并用。尿激酶与抗凝药（如肝素、双香豆素、华法林等）并用，可引起或加重出血等不良反应，故应用尿激酶期间应避免并用抗凝药。

（10）硝酸酯剂：忌饮酒。因硝酸酯剂（如异山梨酯、硝酸甘油等）与酒同服可加重血管扩张，易引起低血压。

（11）洋地黄类药物

1）忌饭前服用：因洋地黄类药物（如地高辛、洋地黄毒苷等）对胃肠道有刺激作用，饭前服易加重胃肠道反应。

2）忌过食含钙高的食物：因钙离子能增强洋地黄的作用和毒性，所以服洋地黄期间应禁忌牛奶、乳制品、钙质饼干、海带、黑木耳、芹菜、田螺、泥鳅等含钙高的食物。

3）忌过食含钾高的食物：含钾高的食物，如蘑菇、大豆、菠菜、榨菜、川冬菜等如果在服洋地黄期间食入过量，可降低洋地黄效力，影响治疗效果。

4）忌饮酒：因酒中的乙醇可降低血钾浓度，增加心肌对洋地黄的敏感性，易诱发洋地黄中毒，故用药期间严禁饮酒。

5）忌过食碱性食物：因碱性食物如胡萝卜、黄瓜、菠菜、茶叶、椰子、栗子等可减少洋地黄类药物的吸收，故服药期间不宜过食。

（12）忌用降压药：心肌梗死患者如血压降得过低，可使冠状动脉血流速度减慢，血流量减少，诱发或加重心肌缺血。因此，本病患者血压不可降得过低，以免发生意外。

（13）慎用镇静药：镇静、催眠药（如氯丙嗪、苯巴比妥）对呼吸和心搏具有抑制作用，可加重二氧化碳潴留，使心肌收缩力减弱，故应慎用镇静药。

（14）不宜用补气药物：本病患者属气滞血瘀，常出现胸闷气短的症状，故一般不使用补气药，如人参、十全大补丸等。

十五、食管癌

【概述】

食管癌是原发于食管的恶性肿瘤，以鳞状上皮癌多见，临床上以进行性吞咽困难为其最典型的症状。

1. 病因

食管癌的确切病因目前尚不清楚。食管癌的发生与该地区的生活条件、饮食习惯、强致癌物、缺乏一些抗癌因素及有遗传易感性等有关。

（1）亚硝胺类化合物和真菌毒素

1）亚硝胺：是被公认的化学致癌物，其前体包括硝酸盐、亚硝酸盐、二级胺或三级胺等，在高发区的粮食和饮水中，其含量显著增高，且与当地食管癌和食管上皮重度增生的患病率呈正相关。国内已成功用甲苄亚硝胺诱发大鼠的食管癌，并证实亚硝胺能诱发人食管鳞状上皮癌。

2）真菌毒素的致癌作用：各种霉变食物能产生致癌物质。镰刀菌、白地霉菌、黄曲霉菌和黑曲霉菌等真菌不但能还原硝酸盐为亚硝酸盐，并能增加二级胺的含量，促进亚硝胺的合成。真菌与亚硝胺协同致癌。

（2）饮食刺激与食管慢性刺激：一般认为，食物粗糙、进食过烫、咀嚼槟榔或烟丝等习惯，造成对食管黏膜的慢性理化刺激，可致局限性或弥漫性上皮增生，形成食管癌的癌前病变。慢性食管疾病如腐蚀性食管灼伤和狭窄、胃食管反流病、贲门失弛缓症或食管憩室等患者食管癌发生率增高，可能是由于食管内容物滞留而致慢性刺激所致。

（3）营养因素：包含缺乏动物蛋白、新鲜蔬菜和水果，摄入的维生素 A、维生素 B_2 和维生素 C 缺乏，是食管癌的危险因素。流行病学调查表明，食物、饮水和土壤内的元素钼、硼、锌、镁和铁含量降低，可能与食管癌的发生间接相关。

（4）遗传因素：食管癌的发病常表现家族性聚集现象。在我国高发地区，本病有阳性家族史者占 25% ~50%，其中父系最高、母系次之，旁系最低。食管癌高发家庭的外周血淋巴细胞染色体畸变率较高，可能是决定高发区食管癌易感性的遗传因素。调查还发现，林县高发区居民迁至他县后，食管癌发病率与死亡率仍保持较高水平。这些现象说明遗传与食管癌有一定的关系。

（5）癌基因：环境和遗传等多因素引起食管癌的发生，其涉及的分子生物学基础目前认为是癌基因激活或抑癌基因失活的基因变化所致，研究已证实的有视网膜母细胞瘤肿瘤抑制蛋白等抑癌基因失活，以及环境等多因素使原癌基因 II – ras、C – myc 和 hsl – 1 等激活有关。

（6）人乳头状病毒：一些研究发现，食管上皮增生与人乳头状病毒感染有关，食管上皮增生则与食管癌有一定关系。但两者确切的关系有待进一步研究。

2. 临床表现

（1）食管癌的早期症状：早期食管癌症状多不典型，易被忽视，主要症状为胸骨后不适、烧灼感、针刺样或牵拉样痛，进食通过缓慢并有滞留的感觉或轻度梗噎感。早期症状时轻时重，症状持续时间长短不一，甚至可无症状。

（2）食管癌的中晚期症状

1）进行性咽下困难：这是绝大多数患者就诊时的主要症状，但却是本病的较晚期表现，由不能咽下固体食物发展至液体食物亦不能咽下。

2）食物反流：因食管梗阻的近段有扩张与潴留，可发生食物反流，反流物含黏液混杂宿食，可呈血性或可见坏死脱落组织。

3）咽下疼痛：系由癌糜烂、溃疡、外侵或近段伴有食管炎所致，进食时尤以进热食或酸性食物后量多明显，疼痛可涉及颈、肩胛、前胸和后背等处。

4）其他症状：长期摄食不足可导致明显的慢性脱水、营养不良、消瘦与恶病质。有左锁骨上淋巴结肿大，或因癌瘤扩散转移引起的其他表现，如压迫喉返神经所致的声嘶，骨转移引起的疼痛，肝转移引起的黄疸等，当肿瘤侵及相邻器官并发生穿孔时，可发生食管、支气管瘘、纵隔脓肿、肺炎、肺脓肿及主动脉穿破大出血，导致死亡。

（3）体征：早期体征可缺如。晚期则可出现消瘦、贫血、营养不良、失水或恶病质等体征。当癌转移时，可触及肿大而坚硬的浅表淋巴，或肿大而有结节的肝脏等。

3. 辅助检查

（1）食管黏膜脱落细胞检查：主要用于食管癌高发区现场普查，吞入双腔塑料管线套网气囊细胞采集器，充气后缓缓拉出气囊，取套网擦取物涂片做细胞学检查，阳性率可达90%以上，常能发现一些早期病例。

（2）内镜检查与活组织检查：是发现与诊断食管癌首选方法。可直接观察病灶的形态，并可在直视下做活组织病理学检查，以确定诊断。内镜下食管黏膜染色法有助于提高早期食管癌的检出率。用甲苯胺蓝染色，食管黏膜不着色，但癌组织可染成蓝色；用氯化碘溶液，正常鳞状细胞因含糖原而着棕褐色，病变黏膜则不着色。

（3）食管 X 线检查：早期食管癌 X 线钡剂造影的征象：黏膜皱襞增粗，迂曲及中断；食管边缘毛刺状；小充盈缺损与小龛影；局限性管壁僵硬或有钡剂滞留。中晚期病例可见病变处管腔不规则狭窄、充盈缺损、管壁蠕动消失、黏膜紊乱、软组织影，以及腔内型的巨大充盈缺损。

（4）食管 CT 扫描检查：CT 可清晰显示食管与邻近纵隔器官的关系，如食管壁厚度 >5mm，与周围器官分界模糊，表示有食管病存在。CT 有助于制订外科手术方式，放疗的靶区及放疗计划。但 CT 扫描难以发现早期食管癌。

（5）超声内镜检查：能准确判断食管癌的壁内浸润深度、异常肿大的淋巴结，以及明确肿瘤对周围器官的浸润情况，对肿瘤分期、治疗方案的选择及预后判断有重要意义。

【饮食宜忌】

1. 饮食宜进

（1）饮食原则

1）宜细嚼慢咽、荤素合理搭配，要纠正进食过快、过硬、过粗等不良习惯。多食新鲜蔬菜，以补充维生素 C、维生素 E、维生素 A 和微量元素如锌、钼、硒、铜、锰等。

2）食物宜细软，少食多餐：吞咽困难者，应给予浓缩的富含优质蛋白、脂类、无机盐及多种维生素的流质饮食，以减少食物对病变部位的刺激。不要强行吞咽食物，以避免造成局部癌组织的扩散、转移、出血和增加疼痛的程度。制作饮食时，可把肉（鸡肉、猪瘦肉等）、蔬菜剁碎，放粥内熬烂食用。

3）宜温热食物：食管癌患者的食管狭窄对冷食的刺激很敏感，稍冷的饮食便可造成食管痉挛而发生呕吐、疼痛和麻胀的感觉。所以，食管癌患者的饮食应以温热为宜。一切冷食、冷饮均应避免。

4）早期食管癌患者的饮食为每日 3 ~ 4 餐，以烂饭、米粉、面条、面片、稀粥、大枣粥等为主食；副食可选瘦肉、鱼、蛋、肝、虾、肾、鸭、甲鱼、豆腐皮、豆腐、番茄、冬瓜、丝瓜、萝卜、茄子、蘑菇，木耳、花菜等。副食制作宜烂、宜软。

5）中、晚期食管癌患者的饮食为每日 6 ~ 7 餐，每次量 350 ~ 500mL。主食以粥类为宜，如米粥、大枣粥、肉末粥，面条、面片也可以食用。副食同前，但应制作成半流质或流质食用为宜。

6）食管癌患者手术后康复期间，食疗中可用粥膳调理，如薏苡仁粥、大枣糯米粥、莲子桂圆杞子粥等，进食新鲜瘦肉、酸奶、蛋类、豆制品及新鲜水果。食欲不振者，可用以下食物调理口味，增进食欲，如新鲜山楂、鲜乌梅、鲜石榴；也可用橘皮、生姜、鸡肫、花椒等配餐煨汤。

7）食管癌放疗时要综合补充维生素 B_1、维生素 B_6、维生素 B_{12}、叶酸及维生素 C，用以减轻放射损伤。因为放射损伤时组织及血浆中维生素 C 的浓度降低，特别是肾上腺的维生素 C 含量可降低到 32.0% ~ 79.7%；经照射后患者肝脏中游离维生素 B_1 和辅酶都下降，脑中的维生素 B_1 含量明显降低到 26% ~ 30%。叶酸对恢复体重，改善食欲和升白细胞都有好处。

8）宜多食具有抗癌作用的食物：食管癌术后放、化疗期间，宜多选用具有防护作用，有助升白细胞、提高免疫力功能的食物。常用的具有抗癌作用的食物详见"肺癌"。

（2）饮食搭配

1）虫草与乌鸡：将冬虫夏草2g，乌鸡100g，加调料煮烂，然后打成匀浆，加适量淀粉或米汤，使之成薄糊，煮沸，每日多次服食。具有补虚强身、养阴退热、补益肝肾之功效。适宜于食管癌患者食用。

2）香菇与荸荠：香菇能补气益胃、滋补强身，有降压调脂的功效；荸荠具有清热化痰、消滞等功效。二者搭配，具有调理脾胃、清热生津的作用。常食能补气强身，益胃助食。适宜于食管癌患者食用。

3）小麦与昆布：将昆布 100g，小麦 50g，加水同煎，小麦烂熟时滤取汁液，留昆布，每日饮汁 2 汤匙，同时捡取昆布嚼食。具有消痰散结、化湿抗癌之功效。适于食管癌证属痰湿胸中气噎，饮食难下，喉间似有物阻者。

4）山楂与三七：将山楂与三七加入粳米同煮粥食用，具有化瘀消积，通瘀抗癌，健胃利肠之功效。适于食管癌证属血瘀者。

5）核桃仁与藕：将鲜藕 250g 与核桃仁 10g 加适量水同煮汤食用，具有活血化瘀，理气止痛之功效。适用于食管癌证属瘀血内结者。

（3）药膳食疗方

1）冬虫夏草 3g，乌骨鸡肉 100g，淀粉或米汤、葱、姜、花椒、胡椒各适量。冬虫夏草及乌骨鸡肉同入锅，加水及葱、姜、花椒、胡椒煮熟，然后打成匀浆，加淀粉或米汤成薄糊状，煮沸。每日多次食用。

2）藕汁、甘蔗汁、梨汁、荸荠汁各等量。将四汁加清水适量煮沸，后用小火煮 30 分钟，可常饮用。

3）鲫鱼 150g，莼菜 100g。鲫鱼、莼菜加水共煮汤，饮汤，吃鱼及菜，每日 1 剂。

4）鸭 1 只，白胡椒 30g，生姜 100g，食盐适量。鸭宰杀后去毛，洗净，去内脏，把白胡椒、生姜（切片）、食盐放入鸭腹内，加水适量蒸 2 小时，喝汤、吃肉，每日 1 次。

5）活鲫鱼 1 条（150g 以上），大蒜适量。鲫鱼宰杀后去内脏及鱼鳞，将大蒜切碎，填入鱼腹，用数层纸包好，泥封，焙烧存性，剥去泥，研成细末，装瓶备用，每日 2～3 次，每次 3g，米汤送服。

2. 饮食禁忌

（1）多食糖：糖具有致癌的催化作用，这是因为糖不但缺乏维生素及无机盐，而且会无情地消耗体内本来就不多的无机盐和 B 族维生素，这就无疑削弱了机体的抗癌能力。此外，过多的糖还会对机体的免疫系统产生直接的有害影响，会使白细胞的吞噬功能降低，使机体的抗病能力减弱。癌症患者的血液中含有相当多的乳酸，乳酸便是糖酵解作用的产物，癌细胞的生存是靠糖酵解作用维持的。因此，食管癌的患者应少吃糖。

（2）咖啡：可使体内 B 族维生素被破坏，而缺乏 B 族维生素与癌的发生有密切关系。

（3）过食烟熏食品：已发现用烟火直接熏的鱼和肉，能产生有致癌作用的化学物质。

（4）霉烂食物和酸菜：各种霉变食物中含有镰刀菌、白地霉菌、黄曲霉菌和黑曲霉菌等真菌，这些真菌不但可直接侵犯食管上皮细胞，促使食管上皮细胞增生、癌变；

而且还能够将硝酸盐还原为亚硝酸盐，并能增加二级胺的含量，促进亚硝胺的合成（亚硝胺是很强的致癌物质）。酸菜能够被白地霉菌严重污染，也含有高浓度的硝酸盐亚硝酸盐和二级胺。

（5）不良的饮食习惯：如进食粗糙、焦黑、过咸、质硬的食物，或进食咀嚼不细，或进食过热、过快，或经常饮用烈酒，或食用大量辣椒、胡椒等刺激性食物，这些饮食对食管壁黏膜都是慢性理化刺激物，可引起食管上皮细胞增生。有实验证明，弥漫性或局部病灶性上皮增生，可能是食管癌的癌前期病变。因此，不良的饮食习惯既是导致食管癌的重要因素，又是致使食管癌加重的重要因素。

（6）冷食：食管癌患者的食管狭窄，对冷食的刺激很敏感，略偏冷的食物，可能刺激食管痉挛，而发生恶心、呕吐、疼痛和胀满的感觉。凡过凉的食物和营养物质，均应稍加热之后再食用。

（7）腥膻发物：癌症患者应忌腥膻之品，如鳜鱼、黄鱼、蟹、公鸡、狗肉、老鹅、香椿头、茄子、荞麦、芫荽、雪里蕻等，这类发物可助时邪疫气，酿痰生湿，瘀阻心络，从而加重临床的症状，不利于疾病的及时治疗。

【药物宜忌】

1. 西医治疗

（1）化学治疗：目前，多采用以顺铂和博来霉素为主的联合化疗方案，有效率多数超过30%，缓解期为半年左右。其疗效比单一化疗高，但毒性也相对增加。联合化疗目前不仅用于治疗晚期食管癌，也用于手术或放疗的综合治疗。下面介绍几种常用化疗方案。

1）顺铂－博来霉素：顺铂，3mg/kg 体重，第 1 日，静脉注射；博来霉素，10mg/m²，第 3~6 日，静脉注射。第 29 日开始第二个疗程，隔 6~8 周给第三个疗程。

2）博来霉素－多柔比星：博来霉素，15mg/m²，第 1、4 日，静脉注射；多柔比星，40mg/m²，第 2、3 日，静脉注射；每隔 3 周重复 1 个疗程。

3）顺铂－甲氨蝶呤－博来霉素：顺铂，50mg/m²，第 4 日，静脉注射；博来霉素，10mg/m²，第 1、8、15 日，静脉注射；甲氨蝶呤，40mg/m²，第 1、14 日，静脉注射，每隔 3 周重复疗程。

4）顺铂－多柔比星－氟尿嘧啶：顺铂，75mg/m²，第 1 日，静脉注射；多柔比星，30mg/m²，第 1 日，静脉注射；氟尿嘧啶，600mg/m²，第 1、8 日，静脉注射，第 29 日重复疗程。

（2）手术治疗：早期食管癌应手术治疗。

（3）放射治疗：适用于食管上段、中下段食管癌不能手术者也可在手术前放射治疗。

（4）综合治疗：通常是放射治疗加化学治疗，两者可同时进行，也可序贯应用，能提高食管癌的局部控制率，减少远处转移，延长生存期，化疗可加强放疗的作用，但严重不良反应发生率较高。

（5）内镜介入治疗。

2. 中医治疗

（1）辨证治疗

1）痰气交阻

主症：吞咽梗阻，胸膈痞满，呃逆嗳气，呕吐痰涎，时轻时重，口干咽燥，苔微腻，舌质偏红，脉弦细或细滑。

治法：开郁化痰，理气散结，佐以润燥。

方药：启膈散加味。郁金、茯苓、荷叶、沙参、丹参各 15g，砂仁 7g，川贝母 10g，杵头糠 25g。

加减：上方加全瓜蒌、陈皮，以增加行气化痰之功；阴伤较重者，可加玄参、麦冬、石斛；呕吐痰涎者，加姜半夏、竹茹。

用法：水煎服，每日 1 剂。

2）津亏热结

主症：吞咽梗阻，进食疼痛，普食难下，汤水可入，形体消瘦，口干咽燥，大便干结，五心烦热，脉细弦数，舌红少苔，微带裂纹。

治法：养阴生津，清热散结。

方药：五汁安中饮加味。韭菜汁 20mL，牛奶 80mL，生姜汁 10mL，梨汁、藕汁各 50mL，沙参、玄参各 15g，麦冬、生地黄各 10g，金银花、蒲公英各 30g，紫花地丁 20g。

加减：血虚者，加用四物汤；气虚者，加四君子汤；便秘者，加肉苁蓉、大黄、甘草。

用法：前 5 味按比例先服。后 7 味另煎饮服，每日 1 剂。

3）瘀血内结

主症：吞咽困难，食不得下，食而复吐，饮水难下，胸膈疼痛，日渐加重，疼而拒按，面色晦暗，大便秘结，小便量少，舌红少津，或带青紫，脉细涩。

治法：活血化瘀，软坚破结，滋养阴血。

方药：通幽汤加味。生地黄、熟地黄、当归各 15g，桃仁 12g，红花 10g，升麻 6g，炙甘草 6g。

加减：吞咽困难者，可先服玉枢丹（山慈菇、续随子、大戟、麝香、雄黄、朱砂、五倍子），以开膈降逆，后再服煎药。

用法：水煎服，每日 1 剂。

4）气虚阳微

主症：吞咽困难，时久症重，饮食不下，泛吐清涎，口涌泡沫，精神疲惫，面色㿠白，形寒肢冷，胸闷气短，面浮足肿，舌淡苔白，脉细弱。

治法：益气回阳，温补脾肾。

方药：补气运脾丸或右归丸加减。人参 5g，白术、橘红、熟地黄、山茱萸、菟丝子、肉桂、附子各 10g，茯苓、山药、杜仲各 12g，甘草 6g，大枣 10 枚，生姜 5 片。

加减：神疲、气短者，加用独参汤；食入即吐者，加旋覆花、代赭石、姜半夏等，和胃降逆；呕吐痰涎者，可加杏仁泥、法半夏、胆南星。

用法：水煎服，每日 1 剂。

（2）验方

1）黄药子、七叶一枝花各 60g，山豆根、败酱草、白鲜皮、夏枯草各 12g。上药研粉，炼蜜为丸，每丸重 9g。每次 2 丸，每日 3 次，温开水送服。

2）猫眼草 3g，鸡蛋 1 个。猫眼草煎汤，去渣后再打入鸡蛋液煮熟。吃蛋、喝汤。每日早晚各 1 次。

3）威灵仙 60g，板蓝根、猫眼草各 30g，人工牛黄 6g，硇砂 3g，制南星 9g。制成浸膏干粉，每次 1.5g，每日 4 次，口服。适用于食管癌咽下困难患者。

3. 药物禁忌

（1）博来霉素、氟尿嘧啶：忌与丹参合用。动物实验证明，复方丹参制剂以不同途径给药，均能促进恶性肿瘤的转移。当其与博来霉素、氟尿嘧啶等药合用时，在抑制肿瘤生长方面未显示明显的增效作用，故应避免合用。

（2）博来霉素与甲氨蝶呤：不宜间隔应用。因博来霉素与甲氨蝶呤合用作用增强，但二者若间隔 12～24 小时给药，作用则降低。故若需要二药联合应用时应同时使用。

（3）长春地辛：不宜与其他长春碱类药同用。长春地辛与其他长春碱类药（如长春碱、长春瑞滨等）同时使用易增加神经系统毒性。

（4）多柔比星：慎与普卡霉素合用，因两者合用会加重对心脏的毒性。

（5）慎用攻下法：详见"肺癌"。

（6）丹参：详见"肺癌"。

十六、上消化道出血

【概述】

上消化道出血是指屈氏韧带以上的食管、胃、十二上段空肠及胰腺和胆管的出血，是内科常见病、多发病之一，占消化科住院病例的 2.4%～10.3%。好发于冬、春两季，男性多于女性，以中青年多见，老年人则以消化道肿瘤出血为多。

1. 病因

（1）消化系统疾病：在上消化道疾病中消化性溃疡出血占首位，为 47.84%，其中十二指肠溃疡出血约占消化性溃疡的 65.6%。其次是食管静脉曲张出血，约占 19.42%。上消化道肿瘤占 7.98%，依次为胃癌、贲门癌、食管癌、残胃癌。随着纤维胃镜的广泛应用，对病因诊断的正确率有了显著提高，病因统计分类亦发生了变化，尤其是急性出血性糜烂性胃炎、十二指肠肠炎、食管贲门黏膜撕裂症、出血性食管炎等的发病率有所增加。其他引起上消化道出血的消化系统疾病有食管炎、食管溃疡、食管贲门黏膜撕裂症、胃黏膜脱垂、急性胃扩张，残胃炎、残胃溃疡、憩室炎、门脉高压性胃病、肝硬化、胆囊结石、肝癌、胆管癌、肝脓肿或肝血管病变破裂、胰腺癌累及十二指肠等。

（2）非消化系统疾病：血液系统疾病，如过敏性紫癜、血小板减少性紫癜、再生障碍性贫血、白血病、血友病等；传染病，如急性重型肝炎、肾综合征出血热、钩端螺旋体病等；心血管病，如肺源性心脏病、风湿性心脏病、冠心病、高血压性心脏病等所致的心力衰竭及腹主动脉瘤破入上消化道出血。其他还有脑出血、尿毒症、血管炎、创伤、休克、手术、严重感染、多脏器衰竭等所致的应激性溃疡出血等。

（3）服用药物损伤：长期服用阿司匹林、保泰松、利血平、泼尼松等药物亦可引起上消化道出血。

（4）其他因素：吞服强酸或强碱等腐蚀剂，可引起出血；服用粗糙坚硬食物，或饮烈酒、嗜食煎炸、过热、辛辣食品或误食有毒药物等，损伤食管、胃底黏膜、血管而致出血；情志过激，暴怒、焦虑、过分激动导致交感神经过度兴奋、内分泌紊乱、血管过度扩张而出血。

2. 临床表现

上消化道出血的临床表现主要取决于出血量及出血速度。

（1）呕血与黑粪：是上消化道出血的特征性表现。上消化道大量出血之后，均有黑粪。出血部位在幽门以上者常伴有呕血。若出血量较少、速度慢亦可无呕血。反之，幽门以下出血如出血量大、速度快，可因血反流入胃腔引起恶心、呕吐而表现为呕血。呕血多棕褐色呈咖啡渣样，如出血量大，未经胃酸充分混合即呕出，则为鲜红或有血块。黑粪呈柏油样，黏稠而发亮，当出血量大，血液在肠内推进快，粪便可呈暗红甚至鲜红色。

（2）失血性周围循环衰竭：急性大量失血由于循环血容量迅速减少而导致周围循环衰竭。一般表现为头晕、心慌、乏力，突然起立发生晕厥、肢体冷感、心率加快、血压偏低等。严重者呈休克状态。

（3）贫血和血常规变化：急性大量出血后均有失血性贫血，但在出血的早期血红蛋白浓度、红细胞计数与血细胞比容可无明显变化。在出血后，组织液渗入血管内，使血液稀释，一般须经 3～4 小时才出现贫血，出血后 24～72 小时血液稀释到最大限度。贫血程度除取决于失血量外，还与出血前有无贫血、出血后液体平衡状况等因素有关。

急性出血患者为正细胞正色素性贫血，在出血后骨髓有明显代偿性增生，可暂时出现大细胞性贫血；慢性失血则呈小细胞低色素性贫血。出血 24 小时内网织红细胞即见增高，出血停止后逐渐降至正常。

上消化道大量出血 2～5 小时，白细胞计数轻至中度升高，血止后 2～3 日才恢复正常。但在肝硬化患者，如同时有脾功能亢进，则白细胞计数可不增高。

（4）发热：上消化道大量出血后，多数患者在 24 小时内出现低热，持续 3～5 日体温降至正常。引起发热的原因可能与周围循环衰竭，导致体温调节中枢的功能障碍等因素有关。

（5）氮质血症：在上消化道大量出血后，由于大量血液蛋白质的消化产物在肠道被吸收，血中尿素氮浓度可暂时增高，称为肠源性氮质血症。一般于一次出血后数小时尿素氮开始上升，24～48小时可达高峰，大多不超过14.3mmol/L，3～4日可降至正常。

3. 辅助检查

（1）血常规：少量出血，实验室检查多无明显异常；大量出血，则外周血红细胞、血红蛋白、血红细胞比容均有下降。血细胞比容升高，多在出血后24小时变化明显。连续动态查血常规对判断有无继续出血、治疗效果及预后有帮助。血小板计数、出血和凝血时间、凝血酶原时间等检查，有助于诊断因凝血机制障碍所致的出血。

（2）肾功能：血浆尿素氮、血肌酐在出血后可升高，在24～48小时达到最高峰，4日内可降至正常。再次出血则尿素氮、肌酐再次升高。如尿素氮在14.3mmol/L以上，而血肌酐在133mmol/L以下，则提示上消化道出血量已超过1000mL。

（3）其他检查：肝功能，乙肝三系统（包括乙型肝炎病毒表面抗原、乙型肝炎病毒表面抗体、乙型肝炎病毒e抗原、乙型肝炎病毒e抗体、乙型肝炎病毒核心抗体），血清蛋白、血清碱性磷酸酶，单胺氧化酶，以及B超、放射性核素等检查，有助于诊断肝脏疾病所致出血。当上消化道出血时，大便隐血试验为阳性，出血越多则反应越强。

【饮食宜忌】

1. 饮食宜进

（1）饮食原则

1）大量出血或虽非大量，但有呕吐时，应予禁食，所需营养由静脉补给。出血停止后可逐步恢复饮食，先流质，后半流质，直至软食、普通饮食等。

2）仅少量黑粪，或累计出血量虽大，但出血速度不快，特别是患者仍有饥饿感时，可不必禁食，而给少量多餐的流质饮食。强制禁食，可因胃的饥饿收缩，或胃酸得不到食物中和，反而对止血不利。但所进流质不宜过甜、过烫，过甜会刺激胃酸分泌，过烫不利于血管收缩和血痂的形成。

3）根据不同出血原因和原发疾病的程度，采取不同的饮食原则。溃疡病出血，一旦允许进食，即可采用高蛋白、高热能和高维生素的流质，如牛奶、豆浆、麦乳精等均可选用，只是不宜太甜。但肝硬化所致的食管、胃底静脉破裂出血，就不宜采用高蛋白，因为消化道出血后的肝硬化患者，容易并发肝性脑病，以采用低蛋白、高糖饮食为宜。

4）出血停止后的恢复期，除多给优质蛋白，以利于病灶修复外，还应多吃含铁质丰富的食物，如海带、木耳、芝麻、口蘑、黄豆、蛋黄、猪肝、动物血等，以促进造血，尽快纠正贫血。

5）补血、凝血食物：上消化道出血患者肝功能减退，凝血酶原生成减少，同时脾功能亢进，所以很容易发生出血、贫血倾向。在病情稳定后，应适当多吃一些可纠正贫血及凝血的食物，如肉类、鱼类、大豆、肉皮冻、蹄筋等。

（2）饮食搭配

1）黄花菜、藕节与生地黄：将黄花菜50g，鲜藕节30g，生地黄20g洗净，加适量水一起煎煮，去渣，取汁饮服。有滋阴降火、止血之功效。

2）槐花与白及：将槐花15g炒焦，研成粉末，白及10g研成粉，两者混匀，用温开水冲服。有凉血止血功效。适于上消化道出血，症见大便干硬。

（3）药膳食疗方

1）乌贼骨（海螵蛸）适量，粳米适量。粳米洗净，煮稀粥，取米汤。乌贼骨焙干，研细末。每次以米汤送服乌贼骨粉10g，每日2次，连服3~5日。适于上消化道少量出血或大量出血停止后。大出血者不宜应用。

2）鲜藕节100g（鲜藕也可），蜂蜜30g。鲜藕节打碎，加水适量，小火煎1小时，取汁调蜂蜜，温服。每日3剂，连服至血止后1~2日。适于上消化道少量出血者。出血量多者当慎用。

3）菠菜150g，粳米50g。菠菜烫过，捞出，切碎。粳米洗净，加水煮粥，烧至米粒开花时入菠菜末，粥成，调味服食。每日1剂，连食数日。适于大便隐血阳性及有贫血之上消化道出血者。出血量较多者不宜服食。

4）黑木耳15g，大枣5枚，粳米50g。黑木耳温水浸泡1小时，与大枣、粳米及少量冰糖煮成粥。早晚各服1剂，连服1~2周。适于上消化道出血血止后神疲乏力、面色无华、纳少、便溏等症状。尚在出血者则不宜食用。

5）马兰头30g，莲肉15g，大枣5枚。同煮汤饮服，每日1剂，连饮数日。适于上消化道少量出血及血止后体虚者。出血量较多者不宜服食。

6）粳米100g，鲜牛奶适量。粳米洗净，煮粥，将熟时加入鲜牛奶，继续煮至粥成，分2~3次服食。每日1剂，连食数日至数周。适于上消化道出血血止后体质虚弱者。少量出血者当慎食，大量出血者则禁用。

2. 饮食禁忌

（1）忌进食过早：患者出血严重期间，应根据病情禁食或给予流质食物，病情好转后亦不宜过早进食质地硬、多粗纤维及辛辣刺激性食物。因这些食物能损伤刚刚愈合的出血部位黏膜，引起再次出血。

（2）忌鸡汤：鸡汤可促进胃酸分泌，加重胃壁的损伤，可能导致刚刚停止的胃出血复发。

（3）不宜食肥腻及坚硬难消化食物。

（4）禁烟酒、浓茶、咖啡及强刺激饮食。

（5）忌暴饮暴食、过饥过饱。

（6）禁食有活血作用食物：如桃子、河蟹、梭子蟹、桂皮等。

【药物宜忌】

1. 西医治疗

（1）一般治疗：患者取平卧位休息，头侧位，以免大量呕血时血液反流引起窒息。

吸氧、禁食。烦躁不安者，可给予适量镇静剂。严密监测生命体征及呕血、黑粪和尿量情况，定期复查血常规、网织红细胞计数、尿素氮。加强护理。

（2）药物治疗：上消化道出血是危及患者生命的急症，如就诊时患者已因失血而休克，则须立即补充血容量，进行抗休克治疗，并应迅速确定出血部位，进行止血、抑酸等处理。

1）补充血容量：建立静脉输液通道，立即交叉配血。血源未送来前，可先用血浆代用晶，如右旋糖酐等，但24小时内右旋糖酐不宜超过1000mL，以防止降低血小板黏附和聚集作用而增加出血，食管胃底静脉曲张出血者不宜用。下列情况为紧急输血指征：患者改变体位时出现晕厥、血压下降和心率加快；收缩压<90mmHg（或较基础血压下降25%）；符合重度出血的标准。对于肝硬化食管胃底静脉曲张破裂出血者，应输新鲜血，输血量要适中，以免静脉压力增高导致再出血，或诱发肝性脑病。输全血量视出血量而定，一般先输入400~500mL，观察后再议输血量。

2）药物止血

①血管加压素：血管加压素的推荐疗法是0.2U/min，静脉持续滴注，视治疗反应可逐渐增加剂量至0.4U/min（目前国内所用垂体后叶素含等量加压素与缩宫素）。

②三甘氨酰赖氨酸加压素：为加压素拟似物。与加压素比较，该药止血效果好、不良反应少、使用方便（每次2mg，4~6小时1次，静脉注射）。因价昂目前国内未推广使用。

③生长抑素及其拟似物：可明显减少门静脉及侧支循环血流量，止血效果肯定。该类药物已成为近年治疗食管胃底静脉曲张出血的最常用药物。14肽天然生长抑素首剂150μL，缓慢静脉注射，继以250μg/h，持续静脉滴注。本品半衰期极短，应注意滴注过程中不能中断；若中断超过5分钟，应重新注射首剂。奥曲肽是8肽的生长抑素拟似物，该药半衰期较长，常用量为首剂100μg，缓慢静脉注射，继以25~50μg/h持续静脉滴注。

④止血药：可选用维生素K、酚磺乙胺、卡巴克络、氨甲苯酸、氨基己酸、仙鹤草素等。该类药物作用较弱，止血效果出现缓慢，对急性出血的止血效果尚难完全肯定。凝血酶被认为是肝病出血紧急止血的首选方法之一。一般用量为每次0.2万~2万U，最高可达每次6万U，可口服、胃管内注入和内镜下喷洒，以内镜下喷洒尤为适宜，2~4小时可重复使用，首剂应给足量。凝血酶在酸性和热环境下易失去活性，故可将药物放在冷盐水、冷牛奶中服下或注入为好。如能同时给予H_2受体拮抗药、质子泵抑制药，此酶将更好地发挥作用。

3）抑酸药：可选用西咪替丁每日0.6~0.8g，分3~4次静脉滴注；或法莫替丁每次20mg，每日2次，静脉注射；或雷尼替丁每日400~600mg，分2次静脉滴注；或奥美拉唑每次40mg，每12小时1次，静脉滴注或静脉推注。

4）血管活性药：适用于失血性休克。

①血管扩张药：多巴胺为首选，于5%葡萄糖注射液250mL内加入多巴胺20~60mg；或用异丙肾上腺素1mg加入5%葡萄糖注射液500mL中，静脉滴注，视血压升

降情况调整速度。

②血管收缩药：可选用间羟胺（阿拉明）2～10mg，肌内注射；或美芬丁胺10～20mg，肌内注射。1～2小时重复1次，不可多用。

5）纠正酸中毒和应用抗生素：当休克严重时，应使用碱性药物和广谱抗生素，以纠正酸中毒和预防肠道内毒素的吸收及感染。

（3）纤维胃镜止血：应用纤维胃镜止血，实践证明效果良好。

（4）双囊三腔管压迫止血：适用于食管胃底静脉曲张破裂出血。

（5）外科手术治疗：如经内科治疗后，仍有活动性出血者，可考虑外科手术治疗。

（6）介入治疗：患者严重消化道大出血在少数特殊情况下，既无法进行内镜治疗，又不能耐受手术，可考虑在选择性肠系膜动脉造影找到出血灶的同时进行血管栓塞治疗。

2. 中医治疗

（1）辨证治疗

1）胃中积热

主症：胃脘胀满，甚或作痛，胃部灼热，口干口臭，渴喜饮冷，呕血紫暗，或呈咖啡色，混有食物残渣，大便黑如柏油样，舌质红，苔黄或燥，脉滑数。

治法：清胃泻火，化瘀止血。

方药：泻心汤合十灰散化裁。大黄9g，黄芩9g，黄连6g，炒栀子9g，牡丹皮9g，炒侧柏叶15g，地榆炭15g，仙鹤草30g，茜草9g。

用法：水煎服，每日1剂。

2）肝火犯胃

主症：呕血鲜红或紫暗，大便色黑如漆，口苦日干，头痛昏胀，心烦易怒，胁痛脘胀，失眠多梦或有黄疸，右上腹绞痛，或见蜘蛛痣，肝脾大，舌质红，苔黄，脉弦数。

治法：泻肝清胃，凉血止血。

方药：龙胆泻肝汤化裁。龙胆草9g，炒栀子9g，黄芩9g，当归6g，生地黄18g，牡丹皮9g，生白芍15g，白茅根18g，藕节15g，墨旱莲18g，生大黄粉（分冲）6g，三七粉（分冲）3g。

用法：水煎服，每日1剂。

3）脾失统摄

主症：呕血绵绵不止，时断时续，血色暗淡，大便漆黑稀溏，面色㿠白，唇甲淡红，神疲乏力，心悸失眠，纳后腹胀，舌质淡，苔白薄，脉细弱。

治法：益气健脾，温中摄血。

方药：归脾汤化裁。人参12g，黄芪15g，当归6g，白术9g，茯苓9g，仙鹤草18g，海螵蛸15g，炮姜6g，白及9g，炙甘草6g，三七粉（冲）6g。

用法：水煎服，每日1剂。

4）气随血脱

主症：突然发病，呕血量多，大便溏黑，甚则紫红，面色苍白，心悸眩晕，烦躁口干，肢冷神昏；舌质淡，脉微细欲绝。

治法：益气摄血，回阳固脱。

方药：参附生脉散化裁。人参9g，附子9g，干姜9g，麦冬12g，五味子9g，三七粉（冲）3g，生龙骨15g，生牡蛎15g，炙甘草9g。

用法：水煎服，每日1剂。

（2）验方

1）海螵蛸粉10g，三七粉3g，茜草15g。以茜草煎冲服海螵蛸粉、三七粉（混匀）。上为1次量，每日3次，连服3日。适用于上消化道出血，脘腹胀痛，拒按，大便呈柏油样者。

2）海螵蛸3份，白及2份，三七1份。按比例共研极细末，每次5～10g，每日2～3次，温开水送下。适用于消化性溃疡所致虚多实少之上消化道出血。

3）黄连330g，大黄100g，黄芩500g。制成冲剂100包，每包含生药18.3g。每次1包，每日3～4次，口服。适用于上消化道出血。

3. 药物禁忌

（1）制酸药

1）不宜饭后服：制酸药饭后服，不利于药物保持有效浓度。

2）不宜饮果汁或清凉饮料、咖啡和酒类：因会增加胃液的酸度，不利于制酸药发挥疗效。

3）不宜食酸性食物：因会发生酸碱中和反应，降低疗效。

4）不宜喝牛奶：制酸药与牛奶同服，常会出现恶心、呕吐、腹痛等症状，甚至会造成肾脏不可逆性损害。

（2）维生素 K_3

1）不宜与维生素 E 合用：维生素 E 能降低维生素 K_3 的疗效。

2）不宜与考来烯胺合用：合用时，维生素 K_3 吸收减少。

3）不宜与四环素合用：合用，维生素 K_3 的抗凝效价会降低。

4）不宜与链霉素合用：链霉素能增强抗凝血剂的抗凝血作用。

5）不宜食黑木耳：黑木耳中有妨碍血液凝固之成分，可使维生素 K_3 凝血作用减弱，甚至完全丧失。

（3）卡巴克洛：不宜与抗组胺、抗胆碱药合用。因能扩张小血管，减弱卡巴克洛对毛细血管断端的收缩作用。

（4）阿司匹林：不宜大剂量应用。剂量较大时，可破坏胃黏膜屏障引起胃出血，还有导致全身出血倾向。

十七、慢性胃炎

【概述】

慢性胃炎（chronic gastritis）是由多种原因引起的胃黏膜慢性炎症病变，其发病率居各种胃病之首，年龄越大发病率越高。

1. 病因

（1）刺激性食物与药物：长期食用刺激性的浓茶、咖啡、烈酒、辛辣及粗糙食物，长期服用非甾体抗炎药，反复损伤胃黏膜，造成胃黏膜病变持续不愈或反复发作。

（2）幽门螺杆菌（Helicobaeter pylori，Hp）感染：Hp 为革兰阴性菌，微需氧。Hp 引起胃黏膜损伤的机制包括：①Hp 分泌多种酶、空泡毒素，尿素酶分解尿素产氨等皆可直接损伤胃黏膜上皮，产生局部炎症；②Hp 诱导胃黏膜上皮产生 IL－8 等引起炎症性损伤；③通过抗原模拟（antigen mimicry）或交叉抗原机制诱导自身免疫反应，引起黏膜损伤；④Hp 激发的免疫反应也可损伤胃黏膜；⑤通过某种途径胃酸分泌过多。

（3）十二指肠液反流：由于幽门括约肌功能失调或胃手术后，十二指肠液或胆汁可反流至胃内且破坏胃黏膜屏障，使 H^+ 及胃蛋白酶弥散至黏膜内，引起病理反应，导致慢性胃炎。胃－空肠吻合术后患者、胆囊切除术后都可并发胆汁反流性胃炎。烟草中尼古丁能使幽门括约肌松弛，故长期吸烟者可使胆汁反流而造成胃窦炎。

（4）免疫机制：胃体萎缩性胃炎并恶性贫血者，自体免疫反应明显，80%～90% 的患者血中可检测出壁细胞抗体（parietal cell antibody，PCA）和内因子抗体（intrinsic factor antibody，IFA）。动物实验中反复注射 PCA 可造成胃体萎缩性胃炎，故认为胃部病变与自身免疫有关。

（5）其他：循环及代谢功能障碍、年龄因素与胃黏膜营养因子缺乏、心身因素等。

2. 临床表现

70%～80% 的慢性胃炎患者可无任何症状。有症状者也缺乏特异性，包括上腹部隐痛、钝痛、不适、饱胀等。有时可有食欲不振、嗳气、反酸、恶心、上腹部烧灼感等，一般缺乏节律性。有时可表现空腹时上腹部疼痛，少量进食或应用抗酸及解痉药后缓解等相关性症状；也有时表现为早饱，餐后饱胀感等胃动力障碍相关症状。症状多呈反复发作，发作多与情绪波动、饮食不当、受凉、过劳或服用刺激性药物等有关。症状轻重与内镜下病变严重程度和是否 Hp 感染无相关性。少数糜烂性胃炎可出现消化道出血症状，多为小量出血，黑粪为多见，一般持续 3～4 日后自动止血，少数也可大出血。胃体萎缩性胃炎可出现厌食，体重减轻，也可伴有缺铁性贫血，极少数发生恶性贫血。

3. 辅助检查

（1）X 线检查：对慢性胃炎有不同程度的诊断。

（2）胃镜检查：对慢性胃炎的诊断有重要价值。

（3）测定胃酸：胃蛋白酶原、内因子、胃泌素等。

【饮食宜忌】

1. 饮食宜进

（1）饮食原则

1）养成良好的饮食习惯：节制饮食，多食淡味，少食肥甘，全面营养，对五味

（酸、甜、苦、辣、咸）不偏嗜。

2）定时定量：每日三餐或加餐均应定时，间隔时间合理。胃炎急性发作时，少食多餐，每日5~6餐，饮食以清淡为主。

3）注意营养平衡：其中供给富含多种维生素的食物，有利于保护胃黏膜和提高其防御能力，并促使黏膜修复。

4）饮食宜软、温，烹调应用蒸、氽、煮、熬、烩等。进食时要从容不迫，食物在口腔内充分咀嚼后慢慢咽下，使食物与唾液充分混合，以利于消化。要注意四季饮食温度的调节，脾胃虚寒者尤应禁食生冷食物。

①慢性胃炎急性发作：应以饮食调理为主，药物治疗为辅。以无渣流食或流质饮食为宜，每日6~8餐。当病情稳定后仍以半流质饮食为主，以巩固疗效。

②慢性胃炎合并出血：若出血量多，可暂禁食1~2日；少量出血或出血刚止的患者；病情稳定后酌情进全流质饮食，每日6~8餐，以无糖牛奶、米汤为宜。注意饮食温度，防止过热引起再出血。待出血停止后再进半流质饮食，每日6餐；以清淡饮食为主。

③慢性胃炎低胃酸：宜多进食含蛋白质丰富的米、面、肉类、蛋类等酸性食物，还可在每餐前服用人工胃液（即胃蛋白酶合剂），或进餐时加用醋类酸性调料，以增进食欲，促进消化。对高胃酸的患者则与上述原则相反，并应多吃蔬菜、水果等碱性食物。

5）宜常食酸奶：酸奶是经过发酵处理的牛奶，不仅保持原有营养，还含有丰富的乳酸菌、乳糖酶及乳酸等，有助于消化，对慢性胃炎是非常适宜的。

（2）饮食搭配

1）香菇与荸荠：香菇有补气益胃、滋补强身，有降压调脂的功效；荸荠具有清热化痰、消滞等功效。二者搭配，具有调理脾胃、清热生津的作用。常食能补气强身、益胃消食。适用于慢性胃炎脾胃虚弱、食欲缺乏及湿热等病症。

2）菜花与蚝油：两者同食能健脾开胃、益气壮阳、防癌抗衰。适用于慢性胃炎、性欲低下、疲劳综合征及癌症的防治。

3）莼菜与鲫鱼：莼菜为睡莲科植物，富含蛋白质及多种维生素和无机盐，有防癌、降血压、调血脂作用。与鲫鱼搭配食用，可为机体提供丰富的营养，并能和胃调中、补虚泻火、消炎解毒。适宜于慢性胃炎、胃溃疡、营养不良、高血压、高脂血症等患者食用。

4）西红柿与山楂：西红柿有健脾消食的功效，若配以有同样功效的山楂，则能消食导滞、通脉散瘀、降压调脂。适宜于慢性胃炎、高脂血症、高血压、肠吸收不良综合征等患者食用。

5）黄豆与糯米、橘皮、生姜：黄豆加糯米、橘皮、生姜制成营养暖胃粉，可补中益气、健脾暖胃、宽中下气、开胃行滞、化痰燥湿。对慢性胃炎、胃溃疡有辅助治疗作用。

（3）药膳食疗方

1）鸡肫2只，花椒20粒。鸡肫洗净，加入花椒，放盐少许，放布袋中，湿纸包裹数层，火上煨熟。取出后切成薄片，趁热服食。每次1只，每日2次，连食1~2周。适于慢性胃炎属脾胃虚寒者（证见消瘦、乏力、手足不温、脘腹冷痛、喜暖喜按等）及消化不良者。见舌红少津属胃阴不足者则不宜应用。

2）高良姜15g，粳米100g。高良姜研末，加水煎半小时，去渣，入粳米熬成粥，调味分次服食。每日1剂，时时服食。适于慢性胃炎肝胃气滞脘胀较著者。胃脘胀满、口渴、便艰、苔黄腻属湿热壅阻之慢性胃炎不宜服食。

3）牛奶250g，山药50g，面粉50g。山药洗净，切丁，加水文火炖熟，至汤浓加入牛奶，并调入面粉糊，煮沸调味服食。每日1~2剂，连服1~2个月，或时时服食。尤宜空腹食。适于各型慢性胃炎久病体虚者。

4）鲫鱼1~2条，糯米50g。鲫鱼去鳞、鳃及内脏，洗净，蒸熟，去骨。与糯米同煮成粥，调味服食。每日分早晚食用，时时服食。适于慢性胃炎见有脘胀、苔腻、口渴等症状属湿热阻滞而营养不良者。舌光红、脘痛较著属胃阴不足者则不宜服食。

5）猪肚1只，山楂100g，冰糖50g。猪肚擦洗净，切条。鲜山楂洗净，切片。同加水文火炖熟，放入冰糖，溶化后即可服食。分2~3次服食，连食5只，或时时服食。适于萎缩性慢性胃炎脘胀、食欲不振者。各型活动性胃炎时有泛酸者则不宜食用。

6）木瓜250g，米醋250g。木瓜洗净，切碎，与米醋同放锅中，加水煮汤。每日分2~3次饮服，2~3日1剂，或时时饮服。适于慢性萎缩性胃炎舌红少津胃阴不足者。见有胃脘胀闷、口渴、泛酸、嘈杂等症状之慢性胃炎不宜应用。

2. 饮食禁忌

（1）忌辛辣刺激食物：因其对胃黏膜有刺激作用，既可成为本病的病因，又可成为加重本病的重要因素，故应忌食。

（2）忌饮酒、茶：对胃黏膜都有刺激性，故应忌用。

（3）忌食过烫、过冷的食物：过烫的食物会刺激或烫伤胃黏膜，过冷的食物会导致胃黏膜血管收缩而缺血，不利于炎症的消退，故应忌食。

（4）忌食坚硬、粗糙食物：坚硬、粗糙食物会使胃黏膜受到摩擦而损伤，同时又会加重消化不良，故应忌食。

（5）忌食变质、不洁食物：被污染、变质的食物含有大量的细菌及毒素，对胃黏膜有破坏作用，应绝对禁食。

（6）忌食油腻、韧性食物：油腻、韧性食物都不易消化，食用后会加重胃的负担和胃黏膜的损伤，故应忌食。

（7）忌食莜麦：莜麦性味甘，寒，伤胃，食后可损伤消化系统的功能，故慢性胃炎患者不宜食用。

（8）忌食炒米：《随息居饮食谱》说："炒米虽香，性燥助火。"食后会导致胃热，使病情加重，故慢性胃炎患者不宜食用炒米。

（9）忌食绿豆：绿豆性味寒、凉，伤阳伐胃，多食容易加重病情，故慢性胃炎患者忌食。

（10）忌食水芹：水芹性寒、凉，伐脾败胃，容易影响脾胃的消化、吸收功能。孟说说："热食之，亦寒气不下，甚损人胃。"故慢性胃炎患者忌多食。

（11）忌食韭菜：韭菜性味辛、温，食用则胃热加重，故慢性胃炎患者忌食。

（12）忌食刀豆：胃热患者腑气不降，可出现呃逆或呕吐，为胃热所致，应清热、降逆，不应忌温热。刀豆温热，食用则胃热更重，呃逆、呕吐不减，故慢性胃炎胃热患者忌食。

（13）忌食黄瓜：慢性胃炎属虚寒者居多。黄瓜性味甘、凉，食用损伤胃气，更助虚寒。《滇南本草》亦说："动寒痰，胃冷者食之，腹痛吐泻。"故忌食。

（14）忌食丝瓜：丝瓜性甘、寒，易伤脾胃之阳，影响脾胃的消化、吸收功能，使虚寒增加，脾胃消磨腐熟无力，故慢性胃炎患者忌食。

（15）忌食葫芦：葫芦性寒、凉，伐胃伤阳，食用后可影响脾胃的消化、吸收功能。《本经逢源》说，葫芦"若久病胃虚误服，必致吐痢不止，往往致毙，可不慎与"。故慢性胃炎及久病胃虚患者忌食。

（16）忌食蘑菇：蘑菇含有一种叫甲壳质的物质，有碍胃肠的消化、吸收，故慢性胃炎患者忌多食、常食。

（17）忌食香菇：香菇偏凉，亦含有甲壳质，有碍胃的消化、吸收。《本草求真》说，香菇"性极滞濡，中寒与滞，食之无不滋害"。慢性胃炎患者食用，则会加重病情，故应忌食。

（18）忌食鸡肉：鸡肉肥腻壅滞，较难消化，慢性胃炎患者食用将使病情加重，出现腹满、腹胀等症状，故应忌食。

（19）忌食蟹：《食鉴本草》说，蟹"性极冷，易成内伤腹痛"，多食可加重病情，故忌过多食用。

（20）忌食牡蛎：牡蛎肉性偏凉，不易消化，多食、久食容易导致脾胃虚弱，故应忌食。

（21）忌食蛙肉：《医林纂要》说，蛙肉"生食，大寒，令人泻"。食用后可影响脾、胃、肠的消化、吸收功能，故应忌食。

（22）忌食酥油：酥油性味甘、寒，伤阳助湿，容易影响消化系统的功能，故应忌食。

（23）忌食梨：梨性凉，可导致脾胃虚寒泄泻、腹痛症状加重，故应忌食。

（24）忌食柚子：柚子性寒、凉，伤胃，多食可积湿生痰，慢性胃炎患者食用易加重病情，故应忌食。

（25）忌食香蕉：香蕉含有较多 5-羟色胺（每克含 $16.2\mu g$），食入过多能使胃酸降低，故萎缩性胃炎患者忌多食、久食。

（26）忌食西瓜：西瓜寒、凉，既伤阳助寒，又含水分过多，多食会冲淡胃液，降低消化功能，故应忌食。

（27）忌食柿子：柿子虽可收敛、固涩、止泻，但性寒凉，易伤正，多食可导致腹胀不适，故忌多食。

（28）忌饮果子露：果子露并不是水果制成的，其营养价值较低，除糖能供给人体一定的热能和柠檬酸参与代谢外，其余配料大都没有营养价值，若过量饮用则会冲淡胃液，妨碍消化，故应忌多饮。

（29）忌食大葱：大葱味辛，性温，助火生热，食用则加重病情，故应忌食。

（30）忌食生花生：生花生易引起消化不良，故应忌食。

【药物宜忌】

1. 西医治疗

（1）促胃动力药：促胃动力药是慢性胃炎常用的药物，已经历了三代药品，各有其特点，应根据患者病情灵活选用。

1）第一代：甲氧氯普胺可作用于胃肠道和中枢神经系统，兼有促动力和止吐的功效。每片剂量 10mg。每次 10mg，每日 3 次，餐前 30 分钟服用。

2）第二代：多潘立酮主要作用于胃肠道，对中枢神经系统的影响很小，能增加胃的收缩和蠕动，加强胃内固体和液体的排空，还可协调胃窦和十二指肠运动，它的适应证与甲氧氯普胺大致相同。每片剂量 10mg；滴剂 30mL、100mL；口服混悬液 200mL；栓剂成人用 60mg，儿童用 30mg。口服，每次 10mg，每日 3 次，餐前 30 分钟服用。栓剂最好在直肠排空后置入。

3）第三代：代表药物有西沙必利、莫沙必利。莫沙必利大大减少了大剂量西沙必利对心脏的不良反应。两药均通过调节肠肌间神经丛的功能而发挥效用。

①西沙必利：每片剂量 5mg，10mg。每次 5mg，每日 3 次，餐前 15 分钟及睡前口服。

②莫沙必利：每片剂量 5mg。每次 5mg，每日 3 次，餐前口服。

（2）胃黏膜保护药：适用于胃黏膜糜烂、出血或症状明显者。药物包括兼有杀菌作用的胶体铋，兼有抗酸和胆盐吸附作用的铝碳酸制剂和具有黏膜保护作用的硫糖铝等。

1）铋剂

①枸橼酸铋钾：每片剂量 120mg，冲剂、胶囊剂剂量为 110mg。每次 110～120mg，每日 4 次，餐前 30 分钟与睡前 30 分钟服用。注意服药前后 30 分钟不要喝牛奶或服用抗酸药和其他碱性药物。

②果胶铋：每片剂量 50mg。每次 150mg，每日 4 次，餐前 30 分钟或睡前服用。

2）硫糖铝：每片或胶囊剂量为 0.25g。每次 1.0g，每日 3 次，饭前 1 小时服用。不良反应以便秘常见，肾功能不全者慎用。

3）磷酸铝凝胶：每克含磷酸铝 130mg（胶体态磷酸铝 572.7mg）。通常每次 12mL（16g），每日 2～3 次，口服；或于症状发生时服用。

4）铝碳酸镁：每片剂量 0.5g。每次 1.0g，每日 3～4 次，餐后 1 小时或餐前 30 分钟、睡前服用。

（3）助消化药

1）干酵母：含有丰富的蛋白质、转糖酶和烟酸、叶酸、维生素 B_1、维生素 B_2、

维生素 B_6、维生素 B_{12} 等 B 族维生素。常用于腹胀、消化不良及 B 族维生素缺乏症的辅助治疗。每片剂量有 0.3g、0.5g 两种剂型，胶囊每粒含酵母 0.25g，常用剂量为 0.3 ~ 0.5g，每日 3 次，饭后嚼碎服下。

2）乳酶生：每片剂量有 0.1g，0.15g，0.3g 3 种剂型。成人每次 0.3 ~ 1.0g，每日 3 次，饭后服。儿童 5 岁以上，每次 0.3 ~ 0.6g；5 岁以下，每次 0.1 ~ 0.3g，每日 3 次，口服。

3）胰酶微粒胶囊：含胰酶 150mg。起始剂量每次 1 ~ 2 粒，于用餐时服用，有效剂量为每日 5 ~ 15 粒。

4）多酶片：每片含胃蛋白酶 48U，胰酶 160U，胰淀粉酶 1000U，胰脂肪酶 200U。每次 1 ~ 2 片，每日 3 次，饭前吞服。

（4）根除幽门螺杆菌

1）根除幽门螺杆菌的治疗方案：常用的有铋剂加两种抗生素或质子泵抑制药加 2 种抗生素组成的三联疗法。常用于治疗幽门螺杆菌的抗生素有：克拉霉素每次 0.25g，口服，每日 2 次；阿莫西林每次 1.0g，口服，每日 2 次；甲硝唑（灭滴灵）每次 0.4g，口服，每日 2 次；呋喃唑酮每次 0.1g，口服，每日 2 次。

2）常用于治疗幽门螺杆菌的方案

①铋剂 +2 种抗生素：铋剂标准剂量（如枸橼酸铋钾 20mg）+ 阿莫西林 500mg + 甲硝唑 400mg。均每日 2 次，口服，2 周为 1 个疗程。铋剂标准剂量（如枸橼酸铋钾 20mg）+ 四环素 500mg + 甲硝唑 400mg。均每日 2 次，口服，2 周为 1 个疗程。铋剂标准剂量（如枸橼酸铋钾 20mg）+ 克拉霉素 500mg + 甲硝唑 400mg。均每日 2 次，口服，1 周为 1 个疗程。

②质子泵抑制药 +2 种抗生素：质子泵抑制药标准剂量（如奥美拉唑 20mg）+ 克拉霉素 500mg + 阿莫西林 1000mg。均每日 2 次，口服，1 周为 1 个疗程。质子泵抑制药标准剂量（如奥美拉唑 20mg）+ 阿莫西林 1000mg + 甲硝唑 400mg。均每日 2 次，口服，1 周为 1 个疗程。质子泵抑制药标准剂量（如奥美拉唑 20mg）+ 克拉霉素 500mg + 甲硝唑 400mg。均每日 2 次，口服，1 周为 1 个疗程。

（5）抑酸药

1）H_2 受体阻滞剂：是常用的抑酸药物。

①西咪替丁：片剂每片剂量 0.2g，0.8g，胶囊剂量 0.8g。每次 0.2g，每日 4 次，或每次 0.4g，每日 3 次。

②雷尼替丁：片剂、胶囊剂剂量 0.15g。每次 0.15g，口服，每日 2 次。

③法莫替丁：每片剂量 10mg。每次 20mg，口服，每日 2 次。

④尼扎替丁：每片剂量 0.15g。每次 0.15g，口服，每日 2 次，或 0.30g，口服，每日 1 次。

2）质子泵阻滞剂

①奥美拉唑：每片剂量 10mg，20mg，胶囊剂量 20mg。每次 10 ~ 20mg，口服，每日 2 次。

②兰索拉唑：每片剂量15mg，30mg，胶囊剂量为30mg。每次30mg，口服，每日2次。

③泮托拉唑：每片剂量30mg。每次30mg，口服，每日2次。

④雷贝拉唑：每片剂量10mg。每次10mg，口服，每日2次。

（6）胃镜下治疗：胃镜不仅可以作为慢性胃炎诊断的主要工具，同时也可以借助胃镜对胃黏膜的直接接触，在直视下开展各类胃黏膜疾病的治疗。

2. 中医治疗

（1）辨证治疗

1）脾胃虚弱

主症：胃脘隐痛，喜温喜按，乏力，纳呆，食后痞满胀闷，大便或干或溏；甚则手足不温；舌质淡胖或有齿痕，舌苔薄白，脉细弱等。多见于慢性胃炎或伴胃下垂、胃肠功能减退，胃酸减低者，在发病的缓解期或中晚期。

治法：益气健脾，温中理气。

方药：黄芪建中汤加减。黄芪、山药各24g，茯苓、陈皮、白芍各15g，党参、白术、大枣、乌梅各10g，干姜、砂仁、甘草各6g。

用法：水煎服，每日1剂。

2）胃阴不足

主症：胃脘灼热不适，口干舌燥，喜凉饮，五心烦热，夜寐不安，大便干结；舌红少苔，脉弦细。常见于萎缩性胃炎，胃酸偏低。

治法：酸甘化阴，养胃生津。

方药：沙参麦冬汤化裁。沙参、麦冬、玉竹、石斛、枸杞子各10g，白芍、山药、太子参、佛手各15g，甘草6g。

用法：水煎服，每日1剂。

3）肝胃不和

主症：胃脘胀痛，涉及两胁，嗳气，反酸或恶心，口干苦，急躁易怒，情志不畅时诱发；舌红、苔薄白或黄燥，脉弦或弦数。慢性胃炎早期或活动期，胃泌酸功能较高，胃肠功能紊乱较明显时症状多见。

治法：疏肝健脾，缓急止痛。

方药：柴胡疏肝散加减。柴胡、枳壳、香附、白芍、延胡索各10g，白芍、当归、陈皮、云苓各15g，甘草6g。

加减：胀痛明显者，加郁金15g，青皮、木香各10g，以加强理气解郁；嗳气频繁者，须顺气降逆，加沉香、旋覆花各10g。

用法：水煎服，每日1剂。

注意：用药时应掌握"疏肝不忘安胃，理气慎防伤阴"的原则，使肝气条达，胃不受侮，勿伤肝阴，勿耗胃液。

4）胃络瘀血

主症：胃脘刺痛，痛有定处，拒按，日久不愈，或有出血史，或粪便色黑，隐血阳性；舌质暗红或紫暗或有瘀斑，脉涩或弦涩。常见于慢性糜烂性胃炎，或炎症活动期，血液流变性异常及微循环障碍明显。

治法：祛瘀通络，活血理气。

方药：丹参饮化裁。丹参、赤芍各 30g，乳香、没药、川芎、莪术、枳壳各 10g，当归、延胡索、山楂各 15g。

加减：若呕血黑粪，血出不止者，加三七粉 3g，白及粉（冲服）15g，以化瘀止血；若失血日久，心悸少气，体倦，纳差，脉虚弱者，用归脾汤健脾养心、益气补血；兼气虚者，加党参、黄芪；兼阴虚者，加石斛、玉竹、白芍；兼肝胃不和者，加白芍、柴胡、陈皮、姜半夏等。

用法：水煎服，每日 1 剂。

5）脾胃湿热

主症：胃脘灼热胀痛，口苦口臭，尿黄或脘腹痞闷，渴不欲饮；苔黄腻或白腻，脉弦滑。慢性胃炎急性发作，胃肠功能紊乱时症状明显。

治法：清热利湿，运脾和胃。

方药：藿朴夏苓汤加减。藿香、厚朴、法半夏、陈皮、大黄各 10g，蒲公英、败酱草、云苓、薏苡仁各 15g，黄连、砂仁各 6g。

用法：水煎服，每日 1 剂。

（2）验方

1）益气活血汤：党参、炒白术、枸杞子、蒲黄、赤芍、白芍各 10g，丹参、黄芪、山药各 15g，三棱、莪术各 9g，蒲公英 30g。水煎服，每日 1 剂，30 日为 1 个疗程。用于慢性浅表性胃炎。

2）慢胃Ⅲ号方：三棱、莪术、草豆蔻、白术、附片各 15g，枳实、木香、黄连各 10g，玄参、白芍各 12g，党参 30g，炙甘草 6g。水煎服，每日 1 剂。用于高原地区慢性胃炎。

3）复方广木香Ⅲ号汤：广木香、川楝子、算盘子根各 15g，枯米（稻米炒至微黄）12g，丹参、莱菔子各 10g，陈皮、甘草各 6g。水煎服，每日 1 剂，连服 30 日。进软食，忌刺激性食物。用于慢性浅表性胃炎。

3. 药物禁忌

（1）制酸药

1）忌饮牛奶：慢性浅表性胃炎、慢性肥厚性胃炎的治疗常需服氢氧化铝凝胶、枸橼酸铋钾等抗酸药物，若服用这类药物时再饮牛奶，常会出现恶心、呕吐、腹痛等症状，甚者导致钙盐沉积于肾实质，造成肾脏不可逆性损害。

2）忌饭后服用：常用的苦味健胃药、制酸解痉药、收敛吸附药等若在饭后服用，不利于药物保持有效浓度，不利于更好地发挥药物的治疗作用，故一般均宜在饭前 30 分钟服药。

3）忌食酸性食物：因酸性食物（如醋、酸菜、咸肉、山楂、杨梅、果汁等）与制酸药（如碳酸氢钠、碳酸钙、氢氧化铝等）同服会降低制酸药的疗效。

4）忌辛辣作料、咖啡因及酒类：因这些食物都可促进胃酸分泌，不利于制酸药发挥作用。

（2）胃蛋白酶、多酶片

1）忌饮酒及含乙醇饮料：乙醇的量超过胃蛋白酶的20％时可以引起胃蛋白酶的凝固而降低疗效。

2）忌过食碱性食物：因为胃蛋白酶在 pH 值为 1.5～2.5 时活性较强，在 pH 值 >5 时全部失效，故过食碱性食物（如菠菜、胡萝卜、黄瓜、苏打饼干、茶叶）会降低胃蛋白酶的疗效。

3）忌饮茶：慢性萎缩性胃炎由于胃酸分泌不足及消化液分泌不足常有消化不良，需配合服用多酶片、胃蛋白酶以助消化，而茶水中的鞣酸可与蛋白质发生化学作用，会使其活性减弱以至于消失而影响疗效。

4）忌过食酸性食物：因为多酶片在偏碱性环境中作用较强，若在服药期间过食酸性食物（醋、酸菜、咸肉、山楂、杨梅、果汁等）会使其疗效减弱。

5）不宜与含有鞣质的中成药同服：因与含有鞣质的中成药（四季青片、虎杖浸膏片、感冒宁片、复方千日红片、肠风槐角丸、肠连丸、紫金粉、舒痔丸、七厘散等）同服，可使胃蛋白酶灭活而影响其吸收，降低胃蛋白酶的疗效。

6）不宜与胃舒平等制酸药合用：因胃蛋白酶在 pH 值为 1.5～2.5 时活性强，在 pH 值 >5 时全部失效，而复方氢氧化铝能明显提高胃内 pH 值，故合用时其疗效降低。

7）不宜与胰酶片、淀粉酶片合用：因为胰酶在 pH 值为 6.8～7.5 时活性强，淀粉酶在 pH 值为 6.8 时作用最强，而胃蛋白酶在 pH 值为 1.5～2.5 时活性强，因此服胰酶片及淀粉酶片应配以碳酸氢钠，提高疗效，和胃蛋白酶同服将使疗效明显降低。

8）不宜与碱性药物碳酸氢钠、健胃片合用：因为合用使胃内 pH 值升高，当其 pH >5 时可导致胃蛋白酶失效。

9）忌与鞣酸、鞣酸蛋白、没食子酸、重金属类药物等合用：因合用可发生沉淀而使疗效降低。

10）不宜与颠茄合剂同服：因后者可抑制胃肠道消化腺体的分泌，并可中和胃酸，破坏胃蛋白酶的活性。

11）不宜与枸橼酸铋钾、碱式硝酸铋、药用炭、利福平、硫酸亚铁等合用：因合用会影响胃蛋白酶的疗效。

12）不宜与含大黄的中成药合用：胃蛋白酶与清宁片、解暑片、麻仁润肠丸、牛黄解毒丸等含大黄的中成药同服，大黄粉可通过吸附或结合的方式抑制胃蛋白酶的消化作用。

13）忌与硫糖铝合用：因胃蛋白酶和多酶片均与硫糖铝的药理作用相拮抗，合用可彼此降低疗效。

（3）呋喃唑酮

1）忌饮酒或醇类制剂：因呋喃唑酮的代谢产物有抑制单胺氧化酶的作用，连服4～5日可阻碍酒类中所含酪胺的代谢灭活，服药同时饮酒可出现面部潮红、心动过速、腹痛、恶心、呕吐、头痛等症状。另外，此药还可抑制乙醇的氧化分解，使其代谢过程的中间产物乙醛降解受阻，因而易使乙醛聚积，引起中毒反应。

2）忌食含酪胺食物：含酪胺的食物有乳酪、扁豆、香蕉、蚕豆、巧克力、腌鱼、鸡肉、肝等。正常情况下，食入的含酪胺类食物在酪胺到达全身循环前就已被单胺氧化酶代谢失活，而呋喃唑酮为单胺氧化酶抑制药，既可使酪胺的代谢受阻，又能使去甲肾上腺素蓄积，故同服易出现高血压危象。

3）忌与乳酶生合用：合用则乳酸杆菌被抑制，既使乳酶生的疗效降低，也使呋喃唑酮的有效浓度降低。

4）不宜与拟肾上腺素类药合用：由于呋喃唑酮为单胺氧化酶抑制药，能抑制儿茶酚胺而使血压增高，而麻黄碱、苯丙胺、间羟胺及酪胺等也有升压作用，两者合用升压作用相加易致高血压危象，故两者不宜合用。

5）不宜与其他单胺氧化酶抑制药合用：因为其他单胺氧化酶抑制药（如苯乙肼、异卡波肼、尼拉米、左旋多巴等）均能抑制去甲肾上腺素氧化脱氨，使神经递质增多，作用增强，与呋喃唑酮合用易出现高血压危象。

6）不宜与含有麻黄的中成药合用：呋喃唑酮可抑制体内单胺氧化酶的活性，使去甲肾上腺素、多巴胺、5-羟色胺等不被破坏，而贮存于神经末梢，与含有麻黄的中成药（如解肌宁嗽丸、保金丸、半夏露、气管炎片、气管炎糖浆、哮喘冲剂、风痛片、人参再造丸、大活络丸、九分散等）同服，易引起高血压危象和脑出血。

7）不宜与中成药羊肝丸、鸡肝散等同服：羊肝丸、鸡肝散均含有动物肝脏，而动物肝脏中含有丰富的酪胺，与呋喃唑酮同服易引起高血压反应。

8）不宜与利血平同服：因同服则去甲肾上腺素浓度急剧增加，致使血压迅速增高，甚至发生高血压危象，或伴发心律失常。如需联用可先服利血平，2小时后再服呋喃唑酮。

（4）乳酶生

1）不宜与含有鞣质的中成药同服：乳酶生与四季青片、虎杖浸膏片、感冒宁片、复方千日红片、肠风槐角丸、肠连丸、紫金粉、舒痔丸、七厘散等含有鞣质的中成药同服，可使疗效降低或失效。

2）禁与抗菌药物合用：乳酶生是活的乳酸杆菌，能被抗菌药物抑制或杀灭，如与红霉素、氯霉素、磺胺类、小檗碱、呋喃唑酮等合用，会影响乳酸杆菌的生长和繁殖，降低疗效。如必须合用，应间隔2~4小时服药。

3）忌与吸附剂合用：乳酶生与碱式碳酸铋、碱式硝酸铋、鞣酸蛋白、鞣酸、药用炭、白陶土等吸附剂合用，因为活的乳酸杆菌被吸附剂所吸附，将妨碍乳酸杆菌的生长和繁殖，降低乳酶生的疗效，同时也影响吸附剂的吸附能力。

4）不宜与乐得胃同服：因乐得胃含有碱式硝酸铋，碱式硝酸铋的收敛性可影响乳酸杆菌的活性，使之作用降低。如必须合用，可在服乳酶生2~3小时后，再服乐得胃。

（5）忌用对胃黏膜有刺激作用的药物：许多内服药如阿司匹林、保泰松、吲哚美辛、磺胺嘧啶、复方新诺明、先锋霉素、洋地黄、氨茶碱、泼尼松、可的松等均有刺激胃黏膜的作用，甚至会引起胃黏膜糜烂出血，故忌用。

（6）慎用酸性药物：可使胃酸增多，刺激胃黏膜，故应慎用维生素 C 等酸性药物。

（7）忌大量应用祛寒药：大剂量应用祛寒药物，如干姜、附子、吴茱萸等，可造成胃火上炎而加重病情。

十八、消化性溃疡

【概述】

消化性溃疡（peptic ulcer，PU）是指在与胃酸和胃蛋白酶接触的胃肠道内发生溃疡的一组疾病。最常发生在胃或十二指肠球部，少数也可以发生在食管下段、胃肠吻合口及其附近的肠襻，罕见于含有异位胃黏膜的 Meckel 憩室。据统计，世界人口约 10% 在一生中患过 PU。十二指肠溃疡（duodenal ulcer，DU）发病率高于胃溃疡（gastric ulcer，GU），二者之比约为 4:1。男性患病率高于女性，男女比为 3~10:1，任何年龄皆可发病，十二指肠溃疡 20~50 岁青壮年人最多，平均年龄较胃溃疡早十年，20% 的 GU 和 DU 同时存在。老年人以 GU 较多、症状多不典型，易发生合并症。

1. 病因

近年发现幽门螺杆菌（Helicobacter pylori，Hp）感染与溃疡病关系密切，是 PU 的一个重要致病因素，非甾体抗炎药也是致病因素之一。关于黏膜保护因素减弱的研究也逐渐深入，主要涉及黏液、HCO_3^- 分泌、黏膜上皮细胞的再生和修复、黏膜的血流量等以及维持这些功能正常运转的多种因素如前列腺素、上皮生长因子、神经及其介质、一氧化氮、巯基物质和某些细胞因子等。此外，尚有一些因素可以促进黏膜损伤和防御因素失衡，包括：①动力因素：由于胃窦、十二指肠协调性运动障碍等因素，可造成碱性肠液反流，破坏胃黏膜屏障，是引起 GU 因素之一；胃窦动力减弱，胃排空减慢，造成胃窦潴留而扩张，刺激 G 细胞，使胃泌素分泌增多导致胃酸分泌增加，也可能是 GU 的致病因素。②应激和心理因素：PU 是典型的心身性疾病，多项研究证实，在躯体因素的背景下，长期精神紧张、情绪波动或焦虑，性格缺陷、负性生活事件和心理障碍等是引起溃疡病发病和复发的重要因素。③环境因素：PU 多在寒冷季节发病和复发；食物进入胃内，会产生机械性和化学性刺激，造成黏膜损伤在所难免，但黏膜修复机制正常者不会造成疾病；有不良生活和饮食习惯者如暴饮暴食、酗酒、吸烟、过度刺激性食物等常可影响胃肠道功能，成为 PU 发病复发或病情加重的诱因；饮食种类与 PU 发病的关系可能存在个体差异。④疾病因素：慢性肺部疾患 PU 患病率可达 50%，肝硬化可达 8%~14%，慢性肾衰竭、慢性胰腺炎、小肠切除术后、嗜碱性粒细胞白血病、类癌综合征、迟发性皮肤卟啉病、真性红细胞增多症、高血压、缺血性心脏病、系统性肥大细胞增多症使 PU 发病率也增高，其中 DU 最多见。⑤遗传因素：PU 的家庭聚集现象、高胃蛋白酶原血症、O 型血发病率高等现象似可用 Hp 感染解释，但遗传因素的作用仍不能就此否认。⑥内分泌障碍：Zollinger - Ellison 综合征（ZES）、甲状旁腺功能亢进、多发性内分泌瘤等皆可因高胃酸分泌造成 PU。

2. 临床表现

（1）一般症状：部分患者无典型表现的疼痛，而仅表现为无规律性的上腹隐痛或不适。具或不具典型疼痛者均可伴有反酸、嗳气、上腹胀等症状，以致不为患者所注意，而以出血、穿孔等并发症为首发症状。典型的消化性溃疡有如下临床特点：慢性过程，病史可达数年至数十年；周期性发作，发作与自发缓解相交替，发作期可为数周或数月，缓解期亦长短不一，短者数周，长者数年；发作常有季节性，多在秋冬或冬春之交发病，可因精神情绪不良或过劳而诱发；发作时上腹痛呈节律性，表现为空腹痛，即餐后 2~4 小时或（及）午夜痛，腹痛多为进食或服用抗酸药所缓解，典型节律性表现在十二指肠溃疡多见。

（2）典型症状：上腹痛为主要症状，性质多为灼痛，亦可为钝痛、胀痛、剧痛或饥饿样不适感。多位于中上腹，可偏右或偏左；一般为轻至中度持续性痛；疼痛常有如上述的典型节律性；腹痛多在进食或服用抗酸药后缓解。

（3）体征：溃疡活动时上腹部可有局限性轻压痛，缓解期无明显体征。

（4）特殊类型的消化性溃疡

1）复合溃疡：指胃和十二指肠同时发生的溃疡。十二指肠溃疡往往先于胃溃疡出现。幽门梗阻发生率较高。

2）幽门管溃疡：幽门管位于胃远端，与十二指肠交界，长约 2 cm。幽门管溃疡与十二指肠溃疡相似，胃酸分泌一般较高。幽门管溃疡上腹痛的节律性不明显，对药物治疗反应较差，呕吐较多见，较易发生幽门梗阻、出血和穿孔等并发症。

3）球后溃疡：溃疡大多发生在十二指肠球部，发生在球部远段的溃疡称球后溃疡，多发生在十二指肠乳头的近端。具十二指肠溃疡的临床特点，但午夜痛及背部放射痛多见，对药物治疗反应较差，较易并发出血。

4）巨大溃疡：指直径 >2cm 的溃疡。对药物治疗反应较差，愈合时间较慢，易发生慢性穿透或穿孔。胃的巨大溃疡注意与恶性溃疡鉴别。

5）老年性消化性溃疡：近年老年人消化性溃疡的报道增多。临床表现多不典型，胃溃疡多位于胃体上部甚至胃底部，溃疡常较大，易误诊为胃癌。

6）无症状性溃疡：约15％的消化性溃疡患者可无症状，而以出血、穿孔等并发症为首发症状。可见于任何年龄，以老年人较多见；非甾体抗炎药引起的溃疡近半数无症状。

（5）并发症

1）出血：溃疡侵蚀周围血管可引起出血。出血是消化性溃疡最常见的并发症，也是上消化道大出血最常见的病因（约占所有病因的50％）。

2）穿孔：溃疡病灶向深部发展穿透浆膜层则并发穿孔。溃疡穿孔临床上可分为急性、亚急性和慢性3种类型，以第一种常见。

3）幽门梗阻：主要是由十二指肠溃疡或幽门管溃疡引起。溃疡急性发作时可因炎症水肿和幽门部痉挛而引起暂时性梗阻，可随炎症的好转而缓解；慢性梗阻主要由于瘢痕收缩而呈持久性幽门梗阻。

4）癌变：少数胃溃疡可发生癌变，十二指肠溃疡则否。

3. 辅助检查

（1）胃镜检查：是确诊消化性溃疡首选的检查方法。胃镜检查不仅可对胃、十二指肠黏膜直接观察摄像，还可在直视下取活组织做病理学检查及幽门螺杆菌检测，因此胃镜检查对消化性溃疡的诊断及胃良、恶性溃疡鉴别诊断的准确性高于 X 线钡剂检查。

（2）X 线钡剂检查：适用于对胃镜检查有禁忌或不愿接受胃镜检查者。溃疡的 X 线征象有直接和间接 2 种：龛影是直接征象，对溃疡有确诊价值；局部压痛、十二指肠球部激惹和球部畸形、胃大弯侧痉挛性切迹均为间接征象，仅提示可能有溃疡。

（3）幽门螺杆菌检查：幽门螺杆菌检测应列为消化性溃疡诊断的常规检查项目，因为有无幽门螺杆菌感染决定治疗方案的选择。

（4）胃液分析、血清胃泌素测定、血红蛋白测定及粪便潜血检查：对诊断鉴别及并发症的治疗有重要价值。

【饮食宜忌】

1. 饮食宜进

（1）饮食原则

1）无并发症的溃疡：溃疡病饮食治疗的目的是为了减轻症状，减少胃酸分泌，保护溃疡面，促进溃疡愈合和防止溃疡复发。可采取以下饮食治疗原则。

①日常饮食应有足够的热能，充足的蛋白质，适量的脂肪、糖类和充足的维生素，帮助修复受损伤的组织和促进溃疡面的愈合。

②为避免胃的过分扩张，减少胃酸对溃疡面的刺激，实行少量多餐的进食方法十分重要。根据病情需要，每日可进餐 5～7 次，使胃内经常保持适量的食物以中和胃酸，利于溃疡面的愈合。

③避免食用刺激性过强的食物，如促进胃酸分泌的浓肉汁、浓咖啡、烈性酒、粗粮、韭菜、芹菜、豆芽，以及过甜、过咸、过酸、过辣的食物。此外，还应禁食生葱、生蒜、生萝卜等，以免产生气体，扩张胃肠。

④脂肪能抑制胃酸的分泌，急性溃疡病初期可用牛奶治疗，逐渐过渡到食用浓米汤、豆浆、蛋羹及发酵的食物。有些患者对某些食物进食后感到胃部不适，或对某些食物过敏则不宜采用。

⑤烹调方法宜以蒸、煮、炖、烩为主，因熏、炸、腌、拌的食物不易消化，在胃内停留时间较长，增加胃肠负担，不宜选用。

2）溃疡病急性发作期：患者因有剧烈的局部疼痛，并伴有大便隐血或合并胃炎等，故应严格限制患者食用对胃黏膜有刺激的食物。可以适量地进食富含蛋白质、糖类、脂肪和各种维生素的食物。蛋白质适量是为了减轻胃肠道的负担；控制糖类是因为饮食中含糖量过高会使人体大脑皮质兴奋性增强，造成胃酸分泌增加；脂肪能降低大脑皮质的兴奋性，除了使胃酸减少以外，还可以减轻疼痛；丰富的维生素不仅对代谢、神经系统、内分泌和免疫功能有积极的影响，而且可以促进溃疡愈合。因此，在溃疡病急性发作期，应吃些流质软食，如牛奶、鸡蛋羹、蛋花汤、蜂蜜水、藕粉、杏仁霜、果汁等。蜂蜜对溃疡病的各个阶段都有治疗的效果，因为蜂蜜里含有丰富的糖类、多种无机盐、多种维生素和消化酶等。淀粉酶、转化酶、过氧化氢酶、脂肪酶等对人体消化和代谢都有良好的作用。蜂蜜有润肠通便的作用，可以治疗溃疡病患者的大便干燥。另外，中医还主张用蛋黄油治疗溃疡病。因为蛋黄里含脂肪和维生素A比较多，食用后能够帮助溃疡处黏膜修复。

3）溃疡病恢复期：患者的病情一般比较稳定，为了巩固疗效，仍然需要适当限制食用对胃有刺激的食物。这个时期除了可以继续进食流质、少渣半流的饮食外，还可以逐渐增加含纤维素少又容易消化的食物，如冬瓜、番茄、削掉皮的茄子、嫩的小白菜叶、土豆、胡萝卜等。烹调时切成细丝或小丁，煮透、煮软或者调成羹状。水果也要削皮，然后切成小丁煮软，再制成水果羹。病情好转以后，就可以逐渐吃些软饭、馒头、肉包子、蒸米糕、蛋糕、面包或面条等。

（2）饮食搭配

1）圆白菜与木耳：圆白菜中含有多种微量元素和维生素，有助于增强机体的免疫力；木耳有补肾壮骨、填精健脑的作用。二者搭配，对消化性溃疡患者有益。

2）黑木耳与大枣：黑木耳与大枣加适量水煎汤服食。适用于消化性溃疡证属瘀血阻络。

3）胡椒与猪肚：猪肚250g，胡椒5g。将猪肚洗净，加适量水，与胡椒一起小火慢煮，待猪肚煮烂后即可食用。具有醒脾开胃之功效，适于消化性溃疡之脾胃虚寒者。

4）佛手与核桃：鲜佛手15g，核桃仁20g，用开水冲泡。代茶饮。有疏肝健脾、理气止痛之功效，适于消化性溃疡之肝气郁结者。

（3）药膳食疗方

1）麦冬牛肚汤：麦冬10g，牛肚500g，调味品适量。将牛肚洗净，切片。麦冬布包，与牛肚同放入锅中，加水炖至牛肚熟后，去麦冬，放入调味品，再煮一两沸即成。吃牛肚，每周2~3次，连续3~5周。适用于溃疡病胃脘隐痛，口燥咽干，大便干结，小便黄短，手足心热等。

2）丹参瘦肉汤：丹参10g，猪瘦肉100g，调料适量。将猪瘦肉洗净，切丝，用黄酒、姜汁、白糖、食盐、生粉等调料拌匀上浆。将丹参择净，放入锅中，加清水适量，浸泡5~10分钟后，水煎取汁，加瘦肉煮熟，加入调料即成。每日1剂，吃肉喝汤，连续5~7日。适用于溃疡病胃脘疼痛，固定不移，口干口苦，大便秘结，小便短黄，心胸烦闷等。

3）大麦甘草粥：大麦100g，甘草、粳米各50g。先将大麦、甘草择净，放入锅中，加清水适量浸泡5~10分钟后水煎取汁，加入粳米煮为稀粥即成。每日1剂，佐餐食用，5日为1个疗程，连续2~3个疗程。适用于胃及十二指肠溃疡、脘腹疼痛等。

2. 饮食禁忌

（1）忌辛辣、刺激性食物：如辣椒、辣油、醋、酸菜、咖啡、浓茶、酒及糖果、过咸的食物等，会直接刺激溃疡面，诱发疼痛；同时还会刺激胃黏膜，增加胃液的酸度，加重溃疡发作，故应禁食。

（2）忌坚硬、粗糙食物：如花生、瓜子、核桃、油煎饼、炸猪排、炸鹌鹑、烤羊肉等，不仅会因其坚硬的外形摩擦溃疡面加重疼痛，而且为了消化这些不易消化的食物，胃黏膜势必会增加胃酸的分泌，这样又可加重溃疡病的发作，故应禁食。

（3）忌过冷、过热食物：过热的食物进入胃中，会使血管扩张，容易诱发溃疡出血；过冷食物则会造成胃肌痉挛，血管收缩，加重疼痛和消化不良，故应忌食。

（4）忌胀气食物：如豆类、红薯、芋头等食后会造成胃肠扩张而加重疼痛，故应忌食。

（5）忌食鲜汤：如肉汤、鸡汤、虾汤等食用后会刺激胃酸分泌，加重胃黏膜的损伤，故应忌食。

（6）忌食橘子：橘子含有丰富的果酸和维生素 C，食用后消化道中酸度增加，加重对消化道的刺激，故应忌食。

（7）忌食柠檬：食用柠檬后可使消化道的酸度明显增加，使溃疡加重，甚至导致消化道穿孔，故应忌食。

（8）不宜食青果：青果味酸，会增加胃酸，故不宜食。

（9）其他蔬菜、水果禁忌：如大蒜、韭菜、黄豆芽、生葱、生萝卜、酸梨、杨梅、李子等应忌食。

（10）忌饮咖啡：所含的咖啡因为中枢兴奋药，对交感和副交感神经均有兴奋作用，饮用咖啡可导致胃酸等消化液增加，故忌饮用。

（11）忌饮汽水：汽水进入胃中，可降低胃的正常功能，导致病变的胃黏膜进一步失去保护作用，不利于溃疡面的愈合；此外，汽水所含的二氧化碳气体使胃内压力增高，容易导致溃疡穿孔，故应忌饮汽水。

（12）忌食白糖：消化道溃疡患者食用白糖能使胃酸增多，疼痛加重，甚至引起穿孔，故应忌食。

【药物宜忌】

1. 西医治疗

（1）抑酸药

1）H$_2$受体阻滞剂：是常用的控制胃酸分泌的药物。

①西咪替丁：每片剂量 0.2g、0.8g，胶囊剂量为 0.8g。每次 0.2g，口服，每日 3 次，临睡前加服 0.4g，以增强抑酸的效果。

②雷尼替丁：片剂、胶囊剂量 0.15g。每次 0.15g，口服，每日 2 次。

③法莫替丁：每片剂量 10mg。每次 20mg，口服，每日 2 次。

④尼扎替丁：每片剂量 0.15g。每次 0.15g，口服，每日 2 次。

此 4 种药物的抑酸效果：西咪替丁 < 雷尼替丁 < 尼扎替丁 < 法莫替丁。

2）质子泵阻滞剂：质子泵阻滞剂的作用机制是阻断胃酸分泌的最后环节，其抑酸作用远较 H_2 受体阻滞剂强。

①奥美拉唑：每片剂量 10mg、20mg，胶囊剂量为 20mg。每次 20mg，口服，每日 2 次。

②兰索拉唑：每片剂量 15mg、30mg，胶囊剂量为 30mg。每次 30mg，口服，每日 2 次。

③泮托拉唑：每片剂量 30mg。每次 30mg，口服，每日 2 次。

④雷贝拉唑：每片剂量 10mg。每次 10mg，口服，每日 2 次。

（2）制酸药

1）胶体铝镁合剂：每次 15～30mL，口服，每日 3 次。

2）氢氧化铝：每次 15～30mL，口服，每日 3 次。

3）铝碳酸镁：每片剂量 0.5g。每次 1.0g，口服，每日 3～4 次。

（3）胃黏膜保护药

1）铋剂

①枸橼酸铋钾：片剂为 120mg，冲剂、胶囊为 110mg。每次 110～120mg，每日 4 次，餐前 30 分钟或睡前服用。

②果胶铋：每片剂量 50mg。每次 150mg，每日 4 次，餐前 30 分钟或睡前服用。

2）硫糖铝：每片或胶囊或混悬液剂量为 0.5g。每次 1.0g，每日 3 次，饭前 1 小时服用。

3）前列腺素

①米索前列醇：每片剂量为 200μg。每次 200μg，口服，每日 4 次。

②恩前列素：每片剂量为 35μg。每次 35μg，口服，每日 2 次。

4）麦滋林－S：能直接作用于炎症表面，促进组织修复，加快溃疡愈合。每包剂量 0.67g。每次 0.67g，每日 3 次，餐后 2 小时服用。

（4）杀灭幽门螺杆菌药

1）治疗幽门螺杆菌的抗生素

①克拉霉素：每片剂量为 0.125g、0.25g。每次 0.5g，口服，每日 2 次。不良反应为恶心、呕吐、食欲不振、头痛、眩晕等。

②阿莫西林胶囊：每粒剂量为 0.25g。每次 1.0g，口服，每日 2 次。

③甲硝唑片：每片剂量为 0.2g。每次 0.4g，口服，每日 2 次。不良反应为恶心、呕吐、食欲不振、头痛、眩晕，偶有感觉异常、肢体麻木等。

④呋喃唑酮片：每片剂量为 0.1g。每次 0.1g，口服，每日 2 次。

2）三联疗法举例：奥美拉唑 20mg ＋ 阿莫西林 1.0g ＋ 克拉霉素 0.5g，口服，每日 2 次，疗程 1 周；奥美拉唑 20mg ＋ 阿莫西林 1.0g ＋ 呋喃唑酮 0.1g，口服，每日 2 次，疗程 1 周；枸橼酸铋钾 240mg ＋ 克拉霉素 0.5g ＋ 呋喃唑酮 0.1g，口服，每日 2 次，疗程为 1 周。

（5）并发症的治疗：治疗消化道大出血休克、穿孔及癌变者行手术治疗。

2. 中医治疗

（1）辨证治疗

1）肝胃不和

主症：胃脘胀满，攻撑作痛，牵及两胁，嗳气频繁，每因恼怒或情绪波动而疼痛加重，舌苔薄白或薄黄，脉弦。

病机：肝气郁结，横逆犯胃，胃气不降。

治法：疏肝理气，和胃止痛。

方药：柴胡疏肝散加减。柴胡 10g，白芍 15g，香附、广木香、陈皮、延胡索、川楝子、甘松、枳壳、甘草各 10g。

加减：胃部发凉，喜热饮者，加吴茱萸、干姜，以温中散寒；胃中灼热，苔黄者，加黄连、栀子，以轻降胃火；伴吐酸者加海螵蛸、浙贝母、煅瓦楞子，以制酸和胃；嗳气频繁者，加沉香、白豆蔻、紫苏子或代赭石，以顺气降逆；嗳腐、苔厚腻者，加神曲、麦芽、半夏、茯苓，以消食和胃；舌质偏红，有阴虚倾向者，去香附、木香，加石斛、麦冬、郁金等，以滋养胃阴，疏肝。

用法：水煎服，每日 1 剂。

2）脾胃虚寒

主症：胃脘隐痛，喜暖喜按，绵绵不断，遇凉痛甚，每于受凉、劳累后疼痛发作，空腹痛甚，得食立减，反吐清水，纳差，神疲乏力，四肢不温，大便溏薄，舌淡苔白，脉细弱。

病机：中阳不足，胃失温煦。

治法：温中健脾，和胃止痛。

方药：黄芪建中汤合良附丸加减。黄芪 30g，桂枝 10g，白芍 20g，高良姜 10g，香附 10g，党参 15g，白术 12g，茯苓 15g，广木香 10g，煅瓦楞子 30g，炙甘草 10g，生姜 10g，大枣 12g。

加减：泛吐清水者，加半夏、陈皮、干姜，温胃化饮；反酸者，加吴茱萸、海螵蛸、益智仁，温中制酸；大便隐血阳性者，加炮姜炭、白及、伏龙肝、仙鹤草，以温中止血。

用法：水煎服，每日 1 剂。

3）胃阴亏虚

主症：胃脘隐痛或灼痛，午后尤甚，嘈杂心烦，口燥咽干，纳呆食少，大便干结或干涩不畅，舌质红，舌苔少或剥脱，或干而少津，脉细数。

病机：阴津不足，胃失濡养。

治法：益胃养阴。

方药：一贯煎加味。沙参 15g，麦冬 12g，当归 10g，生地黄 18g，川楝子 10g，枸杞子 12g，白芍 15g，石斛 15g，玉竹 15g，佛手 10g，生麦芽 30g，甘草 6g。

加减：胃脘灼热疼痛，吞酸嘈杂者，可配用左金丸；舌质暗有瘀点者，加丹参、延胡索、赤芍、桃仁等，以化瘀止痛；气阴两虚，兼神疲乏力者，加黄芪、太子参、山药，以健脾益气：大便干结者，加重生地黄用量，并加瓜蒌、火麻仁、紫菀，以润肠通便。

用法：水煎服，每日1剂。

4）瘀血停滞

主症：胃脘疼痛有定处，如针刺或刀割，痛而拒按，食后痛甚，或见呕血、黑便，舌质紫暗，或见瘀斑，脉弦或沉涩。

病机：瘀血停滞，阻于胃络。

治法：活血化瘀，通络止痛。

方药：失笑散合丹参饮加味。丹参24g，檀香10g，砂仁6g，生蒲黄10g，五灵脂10g，当归12g，白芍12g，赤芍12g，党参15g，香附10g，延胡索10g，海螵蛸30g，三七粉（冲）6g，甘草6g。

加减：疼痛较剧者，加九香虫、大黄，以化瘀定痛；兼气滞者，加柴胡、枳壳，以疏肝理气止痛；血瘀日久，正气渐耗者，加黄芪、白术，以益气健脾；兼呕血、黑便者，加白及粉、藕节、云南白药，以化瘀止血。

用法：水煎服，每日1剂。

5）湿热壅阻

主症：胃脘热痛，胸腹痞满，口苦口黏，头痛重着，纳呆嘈杂，肛门灼热，大便不爽，小便不利，舌苔黄腻，脉滑数。

病机：湿热内蕴，阻滞中焦，升降失常。

治法：清化湿热，理气和胃。

方药：连朴饮合半夏泻心汤加减。黄连6g，厚朴10g，栀子10g，清半夏10g，藿香15g，干姜3g，黄芩10g。

加减：热象较重，大便秘结者，加大黄，以清热泻火，通便导滞；偏湿者，加薏苡仁、佩兰、荷叶，以增强芳香化湿之力，湿热化燥；热迫血行者，加犀角粉、生地黄、牡丹皮、大黄、三七粉等，以清热养阴，凉血止血；若脘痞较重，伴嗳腐吞酸者，为湿热兼有食滞，宜加槟榔、焦山楂、焦神曲、焦麦芽，以消食化积，通降胃腑。

用法：水煎服，每日1剂。

6）肝胃郁热

主症：胃脘灼热疼痛，痛窜两胁，每因恼怒加重，面红目赤，口干口苦，舌红苔黄而干，脉弦滑数。

病机：肝郁化火，横逆犯胃，胃失和降。

治法：泻肝降火，和胃止痛。

方药：化肝煎加减。陈皮9g，青皮9g，牡丹皮12g，白芍18g，栀子12g，浙贝母9g，泽泻12g，黄连12g，吴茱萸6g。

加减：如两胁疼痛较重者，宜加川楝子，以利气止痛；大便秘结，心烦头痛者，加大黄以通腑泄热；如舌红少津，有热伤阴液趋向者，加生地黄、玄参、麦冬等。

用法：水煎服，每日 1 剂。

（2）验方

1）侧柏叶、白及各 12g。每日 1 剂，水煎，分 2 次服。

2）海螵蛸、浙贝母各等量。共研末，每次 6g，开水冲服，每日 3 次。

3）蒲公英、海螵蛸各 30g，枯矾 9g。水煎服，每日 1 剂。

4）黄芪、党参各 15g，血竭 3g，乳香、没药各 10g，白及 20g，象皮粉（袋装，单煮成糊状）6g。水煎服，每日 1 剂。

5）砂仁、茯苓、党参各 12g，白术 10g，陈皮、甘草各 6g，制半夏 9g，海螵蛸 15g，蒲公英 20g，煅瓦楞子、煅牡蛎各 30g。每日 1 剂，水煎，分 3 次服。

6）延胡索、海螵蛸、半夏各 100g，制香附 200g。共研为细末，每次 10g，沸水冲服，每日 3 次，10 日为 1 个疗程。

3. 用药禁忌

（1）胃仙 -U、胃加强 - G、乐得胃：忌食高脂肪、豆类、刺激性食物。高脂肪（如肥肉、油炸食品）、豆类（如豆芽、豆腐）及刺激性饮食物（如辣椒、咖啡、酒等）均可影响以上三药的疗效，增加其不良反应，故用药期间应避免食用。

（2）制酸药：忌与酸性中药同服。中药山楂、五味子、乌梅、山茱萸等含有丰富的撷草酸、枸橼酸、苹果酸、酒石酸，这些有机酸的酸性均比醋酸强，其煎液制剂经体内代谢后皆能使尿液酸性增加。治疗消化性溃疡的制酸药（如氢氧化铝、胃舒平、盖胃平、胃必治、乐得胃等）均呈碱性，与含有酸性成分的中药合用会发生酸碱中和反应而影响疗效。

（3）碳酸氢钠

1）不宜与苯丙胺同服：碳酸氢钠可碱化尿液，使苯丙胺的半衰期延长 2 倍而加重苯丙胺的不良反应。

2）不宜与四环素合用：因这些抗菌药物能使碳酸氢钠的 pH 值增高，解离度下降，吸收率降低。

3）不宜与含鞣质的中药及其制剂合用：碳酸氢钠与含鞣质的中药（如五倍子、桂皮、狗脊、侧柏叶）及中成药（如四季青片、虎杖浸膏片、感冒宁、复方千日红片、肠风槐角丸、肠连丸、紫金粉、舒痔丸、七厘散等）合用，会引起碳酸氢钠分解而失效。

4）不宜与胃蛋白酶、维生素 C 合用：二者为酸性药，碱性药物碳酸氢钠与之合用会彼此降低疗效。

5）忌长期服用碳酸氢钠：溃疡病患者因有上腹部烧灼感、吐酸等不适症状而喜服用碳酸氢钠。碳酸氢钠是碱性药物，服后可中和胃酸，从而减轻患者的症状。但碳酸氢钠在中和胃酸的过程中可产生二氧化碳气体，能刺激胃酸分泌，引起继发性胃酸增加和胃胀气，从而使患者不适症状加重。严重的可使胃体扩张并刺激溃疡面，有引起穿孔的危险。

（4）西咪替丁

1）不宜与氢氧化铝、氢氧化镁同服：因两者同服能显著降低西咪替丁的生物利用度，故需要两者联用时服药时间至少要间隔 1 小时。

2）不宜与甲氧氯普胺合用：甲氧氯普胺可抑制西咪替丁的胃肠道吸收，使西咪替丁的生物利用度降低。

3）不宜与咖啡因合用：因两药合用可引起呼吸骤停。若确需合用时应减少剂量，并注意监测血药浓度，老年人和肝肾功能不全者尤需慎重。

4）不宜与乳酶生合用：西咪替丁属不含脲基的 H_2 受体拮抗药，有抑制胃酸的作用，乳酶生在肠内能分解糖类而产生乳酸，使肠内酸度增加，两药作用互相拮抗。用西咪替丁时，可改用其他助消化药，如胰酶、干酵母或中药麦芽、六曲等。

5）不宜与卡托普利合用：因西咪替丁与卡托普利合用有可能引起精神症状。

6）不宜与氨基糖苷类合用：西咪替丁与氨基糖苷类（如链霉素、庆大霉素等）有相似的神经肌肉阻断作用，两者合用可导致呼吸抑制或呼吸停止。

7）慎用西咪替丁治疗胃溃疡：实验证明，西咪替丁对十二指肠溃疡的疗效要比胃溃疡好得多，甚至有的报告认为西咪替丁尚有加重胃溃疡的作用，故目前临床上胃溃疡患者使用西咪替丁应慎重。

（5）雷尼替丁：不宜与甲氧氯普胺、利多卡因合用。因雷尼替丁可减少肝脏血流量，因而与甲氧氯普胺、利多卡因等代谢受肝血流量影响大的药物合用时，可延缓这些药物的作用。

（6）奥美拉唑

1）不宜与抗凝血药、镇静药合用：奥美拉唑具有药酶抑制作用，与抗凝血药（如双香豆素）及镇静药（如地西泮、苯妥英钠等）合用可减慢这些药物在体内的代谢速度，使其作用时间延长，不良反应也增加。

2）不宜与地高辛联用：奥美拉唑可增加地高辛口服吸收，两药联用时应注意地高辛的给药剂量并监测血药浓度，以免导致地高辛发生不良反应。

3）不宜与硝苯地平联用：受奥美拉唑抑酶作用影响，硝苯地平的半衰期延长，药理作用增强，联用时应减量。

4）不宜与口服铁剂合用：因奥美拉唑的抑酸作用影响铁剂吸收。

5）不宜与缓释剂合用：受奥美拉唑影响改变胃内 pH 值，缓释或控释系统可受到破坏，使药物溶出加快。

（7）胶体枸橼酸铋钾：不宜与抗酸药同服。因抗酸药（如碳酸氢钠、氢氧化铝、氧化镁等）可干扰胶体枸橼酸铋钾的作用。

（8）甘珀酸：慎与螺内酯合用。因螺内酯与甘珀酸合用，虽可减轻甘珀酸的排钾，但也将影响甘珀酸的抗溃疡作用。

（9）忌用保和丸等助消化的中药：中药保和丸中主药为山楂，山楂中含有绿原酸、咖啡酸、柠檬酸、抗坏血酸、山楂酸、乌苏酸等有机酸，能促进胃液分泌，使胃液的酸度增加，致溃疡病症状加重。

（10）硫糖铝：不宜与含胃蛋白酶的制剂合用。硫糖铝可与含胃蛋白酶制剂（如多酶片、胃蛋白酶合剂等）中的胃蛋白酶络合而降低后者的疗效，而后者中的胃蛋白酶又可拮抗硫糖铝的作用，影响硫糖铝疗效的发挥。

（11）枸橼酸铋钾

1）禁与酸性药同服：酸性药物（如维生素 C）能增加铋剂的溶解，易使吸收过度而中毒，故不宜合用。

2）禁与四环素类合用：因四环素类药物（如四环素、美他环素、多西环素等）能与枸橼酸铋钾生成螯合物，减少吸收，降低疗效。

十九、胃癌

【概述】

胃癌居我国恶性肿瘤之首位，占消化道肿瘤的 50% ~ 60%。我国是胃癌高发地区，发病率高于欧美，平均年死亡率为 16/10 万，男女发病之比为 （1.5 ~ 4）∶1，70% 的病例发生于 40 ~ 60 岁。近年来，胃癌的发病率有增加的趋势。

1. 病因

目前病因尚未完全明了。环境因素、饮食结构、化学致癌物、幽门螺杆菌感染、胃癌癌前病变及遗传因素等，对胃癌的发病均有一定影响。

2. 临床表现

（1）症状：早期胃癌多无症状，或者仅有一些非特异性消化道症状，因此，仅凭临床症状诊断早期胃癌十分困难。

进展期胃癌最早出现的症状是上腹痛，常同时伴有纳差、厌食、体重减轻。腹痛可急可缓，开始仅为上腹饱胀不适，餐后更甚，继之有隐痛不适，偶呈节律性溃疡样疼痛，但这种疼痛不能被进食或服用制酸药缓解。患者常有早饱感及软弱无力。早饱感是指患者虽有饥饿感，但稍一进食即感饱胀不适。早饱感或呕吐是胃壁受累的表现，皮革胃或部分梗阻时这种症状尤为突出。

胃癌发生并发症或转移时可出现一些特殊症状，贲门癌累及食管下段时可出现吞咽困难。并发幽门梗阻时可有恶心、呕吐，溃疡型胃癌出血时可引起呕血或黑便，继之出现贫血。胃癌转移至肝脏可引起右上腹痛、黄疸和（或）发热，转移至肺可引起咳嗽、呃逆、咯血，累及胸膜可产生胸腔积液而发生呼吸困难；肿瘤侵及胰腺时，可出现背部放射性疼痛。

（2）体征：早期胃癌无明显体征，进展期在上腹部可扪及肿块，有压痛。肿块多位于上腹偏右相当于胃窦处。如肿瘤转移至肝脏可致肝大及出现黄疸，甚至出现腹水；腹膜有转移时也可发生腹水，移动性浊音阳性；侵犯门静脉或脾静脉时有脾脏增大；有远处淋巴结转移时可扪及魏尔啸（Virchow）淋巴结，质硬不活动。肛门指检在直肠膀胱凹陷可扪及一板样肿块。

一些胃癌患者可以出现副癌综合征，包括反复发作的表浅性血栓静脉炎及过度色素沉着；黑棘皮症，皮肤褶皱处有过度色素沉着，尤其是双腋下；皮肌炎、膜性肾病，以及累及感觉和运动通路的神经肌肉病变等。

3. 辅助检查

（1）血常规：常有红细胞及血红蛋白降低，呈小细胞低血红蛋白性贫血。白细胞一般正常，晚期常升高，甚至出现类白血病样反应。血沉增快。

（2）大便隐血试验：持续阳性对胃癌诊断有一定意义。胃癌患者 80% ~ 90% 可出现阳性。

（3）胃液分析：55% ~ 70% 的胃癌患者胃酸缺乏，其余病例胃酸正常或偏高。

（4）肿瘤标志物：癌胚抗原、甲胎蛋白，CA19 - 9 等肿瘤标志物在胃癌患者中均有不同程度表达，但特异性差。

（5）基因检测：现已发现与早期胃癌发生相关的基因有 ras、p53、c - myc、p16 等。ras 基因参与对细胞增殖的调控，ras 基因活化编码的 P21 蛋白，为细胞生长传递有丝分裂信号，导致细胞恶性增殖。c - myc 基因调节细胞的有丝分裂，研究证实，在胃癌的癌前病变是 c - myc 基因表达从肠化生上皮、非典型增生到胃癌呈递增的趋势。

（6）幽门螺杆菌：幽门螺杆菌感染，释放空泡毒素 vacA 引起萎缩性胃炎伴肠上皮化生，长期作用会导致细胞发生异型增生和癌变，因此幽门螺杆菌阳性有助于及早发现胃黏膜的癌前病变和早期胃癌。

（7）内镜检查：是临床上胃癌诊断的首选，可以发现早期胃癌，鉴别良、恶性溃疡，确定胃癌的类型和病灶浸润的范围，并可对癌前病变进行随访检查。

（8）钡剂造影：常规 X 线钡剂造影对早期胃癌的确诊率仅为 1/3，而双重对比钡剂造影可明显提高早期胃癌的诊断率。

（9）CT 及螺旋 CT：普通 CT 对早期胃癌的诊断敏感性差，一般不作为首选方法；多层螺旋 CT 可快速容积扫描，避免呼吸运动产生的伪影，且可增强双期扫描，能反映出胃癌与正常组织间的血供差异，提高了胃癌检出率；螺旋 CT 检测胃癌分期准确率可达 76.7%，对早期胃癌的诊断准确率与纤维内镜相当。

（10）仿真内镜：仿真内镜对于术前胃癌分期更准确，而且可以提高早期胃癌的检出率，便于指导手术治疗方案。

【饮食宜忌】

1. 饮食宜进

（1）饮食原则

1）手术前的营养补充原则：维持患者的良好营养，是保证手术顺利进行、促进病体康复的必要条件。为此，对于非急症手术的患者，一般都要针对个人的具体情况采取相应措施，抓紧补充营养，尽早改善其营养状况，争取在手术前创造一个较好的营养条件。对消瘦患者应给予高热能、高蛋白饮食，使其体重增加。结合每个患者的病情，给予合理的饮食治疗。例如，糖尿病患者应当通过药物和饮食治疗控制病情，在病情稳定后再进行手术。消化吸收功能比较差、体质瘦弱的患者，要通过各种途径增加营养素的摄入，在改善患者的一般情况后再进行手术。饮食以低脂肪、低纤维、少食多餐为原则，对肝、胆、胰疾病患者要控制脂肪摄入量。

2）手术前的饮食处理：胃部手术前1日改吃流质饮食，从手术前1日晚上起不再进食，有利于手术操作。如为紧急手术，则需要放置胃管，做胃肠减压，必要时洗胃。手术前4~6小时开始禁水，以防止在麻醉和手术过程中发生呕吐而引起窒息或吸入性肺炎。

3）胃切除术后的饮食调养：胃切除术后消化道进行重建，饮食应注意从稀到稠、从少量到多量、从流食到普食逐渐过渡，并使糖类、蛋白质、脂肪的摄入逐渐与机体需要相匹配。具体应做到：少量多餐，开始每日5~6餐，食量以胃部无不适为原则。从流食开始（如米汤、蛋花汤、藕粉、牛奶、蛋羹等）到半流食（如稀饭、馄饨、面片、面条等），最后过渡到普通饮食。饮食过渡的时间由患者自行掌握。一般术后2周开始进半流食，术后半年即可恢复普通饮食，同时酌情增加食物数量，并减少餐次。细嚼慢咽利于食物在口腔内充分嚼烂并与唾液充分混合，以替代部分胃的功能，减轻胃的负担。宜给予高蛋白、适量维生素、适量含纤维素的易消化食物，可食新鲜蔬菜和水果，少吃脂肪，少吃或不吃腌制品，少喝或不喝高浓度饮料，避免食用过分辛辣刺激性食物及过冷、过热饮食。正常体重的患者每日摄取的总热能以6277~8370kJ（1500~2000kcal）为宜。饮酒害多利少，而且酒精直接损害肝细胞，最好不饮或少饮。吸烟影响消化液的分泌，因此必须戒烟。胃切除术后可致胃酸缺乏，影响铁的吸收，从而导致缺铁性贫血。因此，应坚持将铁锅作为主要炊具，并根据具体情况服用硫酸亚铁制剂，选食动物肝脏、豆类、菠菜、大枣等含铁多的食物。

4）宜多食具有抗癌作用的食物：胃癌术后放疗、化疗期间，宜多选用具有防护作用，能助升白细胞、提高免疫力的食物。常用的具有抗癌作用的食物详见"肺癌"。

（2）饮食搭配

1）阿胶与花生：将花生与大枣、龙眼肉煮粥，加入蒸化的阿胶，具有养阴益胃、健脾补血之功效。适用于胃癌证属胃阴不足者。

2）当归与牛筋：牛蹄筋100g，当归15g，加适量清水同炖至蹄筋熟烂，具有益气养血、消瘀通络之功效。适用于胃癌证属胃阴不足、气血两虚者。

3）田七、香菇与童子鸡：田七10g，香菇5g，放入宰杀洗净的童子母鸡腹中，隔水炖熟食用，具有补气养血、活血化瘀之功效。适用于胃癌证属气血两虚兼有血瘀型者。

4）菱角与砂仁：菱角熟吃能益气健脾，将菱角与温补脾胃的砂仁同煮粥，具有温中健脾、降气和胃之功效。适用于胃癌证属脾胃虚寒者。

（3）药膳食疗方

1）陈皮5g，粳米50g，猪瘦肉末25g。陈皮、粳米同煮粥至熟，去除陈皮，加入猪瘦肉末，再煮至熟烂。食肉，喝粥，每日1剂。

2）玫瑰花瓣5g，茉莉花3g，云南抗癌保健茶3g。同放入茶杯中，用沸水冲泡。代茶饮，消化道出血时不可饮。

3）茯苓粉 5g，面粉 100g，猪瘦肉 50g。做成发面包子，每日 1 次，食用。

4）西洋参 2g，生薏苡仁 20g，大枣适量。西洋参、生薏苡仁同煮至六成熟，加入大枣（去核后用温水浸泡）同煮至熟烂，打成匀浆。每日 1 次，食用。

5）干姜、熟附子各 9g，菱角、大米各 60g，砂仁 6g。干姜、熟附子、菱角、砂仁煎汤去渣，入大米煮粥。每日 1 剂，常食用。

6）香附子 9g，猴头菇 30g。香附子加水煎汤，去渣后加入猴头菇煮熟，食盐调味。每日 1 剂，常食用。

2. 饮食禁忌

（1）忌食辛辣、烟熏、霉变食品：辛辣食物食入后，对胃黏膜有一定刺激作用，久之可使胃黏膜损伤。食物在贮存、熏制过程中发生变质可产生致癌物质，过食可诱发或加重本病。发霉的食物，如花生、玉米等含有黄曲霉毒素，具有致癌作用。

（2）忌食过咸及油炸食物：食盐过多与胃癌发生有一定关系。油炸食物可产生致癌的多环磷氢化合物。

（3）忌饮食不当：胃癌患者易合并出血，故饮食宜高营养且质地松软，易于消化，温度不宜过烫，以免引起出血。应经常注意大便颜色，必要时做大便隐血试验。

（4）忌食高甜度食物：胃肠道肿瘤患者应少吃巧克力、麦乳精、炼乳等高甜度食物，因这些食物在体内发酵产酸，会引起不适。还应少喝或不喝刺激性强的甜饮料等。

（5）忌大量吃糖：因癌症患者的血液中含有相当多的乳酸，乳酸是糖酵解作用的产物，癌细胞的生存是靠糖酵解作用维持的，它不像正常细胞那样靠氧气呼吸，因此胃癌患者应少吃糖，以免造成癌细胞生存的条件。

（6）忌饮酒及咖啡：酒中含有乙醇，乙醇可以刺激垂体激素的分泌，从而影响恶性肿瘤的易感性。而咖啡因是对人体具有毒性的物质，它可使体内 B 族维生素被破坏，而缺乏 B 族维生素与癌的发生有密切的关系。

（7）禁食腐烂的食物：几乎所有的物质腐烂时都会产生乙醛，致癌率相当高，故应禁食腐烂食物。

（8）忌食腥膻发物：癌症患者应忌腥膻之品，如鳜鱼、黄鱼、蟹、公鸡、狗肉、老鹅、香椿头、茄子、荞麦、芫荽、雪里蕻等，这类发物可助时邪疫气，酿痰生湿，瘀阻心络，从而加重临床的症状，不利于疾病的及时治疗。

【药物宜忌】

1. 西医治疗

（1）手术治疗：手术治疗是胃癌的常用治疗方法，也是姑息性治疗的主要手段。

（2）内镜下治疗：早期胃癌可以内镜下行电凝切除或剥离切除术（EMR 或 EPMR）。

（3）放射治疗：放射治疗对不适合做切除的患者帮助不大，其原因是不能进行解剖定位。放射治疗可以缓解贲门癌梗阻症状和减轻不能切除病变的慢性出血，但会对患者的机体免疫能力造成极大的损害。

（4）化学治疗

1）常用的化疗药物

①氟尿嘧啶：一般用量 8 ~ 12g 为 1 个疗程。每次 300mg/m^2，5% 葡萄糖注射液 500mL，静脉注射 4 小时，每周连用 5 日，21 日为 1 个周期，共 4 ~ 6 个周期。

②替加氟：每日 15 ~ 30mg/kg，分次饭后服；或加入 5% 葡萄糖注射液 250mL，静脉滴注。总量 20 ~ 40g，间隔 2 ~ 3 个月，再进行下一个疗程。

③丝裂霉素：片剂，每片含替加氟 50mg，尿嘧啶 112mg；胶囊剂，每粒含替加氟 100mg，尿嘧啶 224mg。一般每次 2 ~ 4 片，每日 3 次，口服，6 ~ 8 周为 1 个疗程，与丝裂霉素联合效果为佳，总量 40mg 为 1 个疗程。

④卡培他滨：每日 2.5g/m^2，分早晚 2 次饭后 30 分钟口服，连用 2 周后停用 1 周。

⑤TS－1（S－1）：由替加氟、5－氯－2，4－二羟吡啶和 Qxo 3 种药物组成。每日 80 ~ 100mg，分 2 次饭后口服，每 4 周连续用药，间隔 1 ~ 2 周。有效率达 27.3% ~ 46.5%，是迄今为止单药治疗胃癌有效率最高的药物。

⑥多柔比星及表柔比星：成人每次 70 ~ 90mg/m^2，静脉注射，总剂量不宜超过 1000mg/m^2。

⑦ZD9331：是一种新的特异性胸嘧啶脱氧核苷酸合酶抑制药。剂量 65mg/m^2，每周 1 次，连用 2 周，3 周为 1 个疗程。

⑧伊立替康：常规剂量 350mg/m^2，2 周重复。由于血液毒性大，近年建议降低每次剂量，以每周 125mg/m^2给药，连用 4 周，每 6 周重复 1 次，有效率 15%。

2）常用的化疗方案

①FAM 方案：为第一代化疗方案的代表。

②FM 方案：为改良的 FAM 方案，氟尿嘧啶 500 ~ 750mg ＋ 5% 葡萄糖注射液 500mL，静脉滴注，每日 1 次，5 日为 1 个疗程。同时给丝裂霉素 8mg 加 0.9% 生理盐水 20mL，第 1 日静脉注射，1 个月后重复。

③ECF 方案：主要有表柔比星、伊立替康、替加氟，为第二代化疗方案的代表。在 ECF 与 FAM 对照的Ⅲ期试验中，ECF 方案在缓解率、肿瘤进展时间，以及总生存率上有显著优势，从而取代了 FAM 方案成为晚期胃癌的常规方案。

④第三代联合化疗方案：初步看来疗效有明显提高，可使晚期胃癌患者的症状明显缓解、生存期延长、不良反应可以耐受。这主要与紫杉醇类药物（紫杉醇、多西紫杉醇）、奥沙利铂、伊立替康、卡培他滨等的引入有关。

（5）免疫治疗

1）早期胃癌根治术后：适合全身免疫刺激药，注射用香菇多糖 2mg，加入 5% ~ 10% 葡萄糖溶液 250mL 中，静脉滴注，每周 2 次。

2）不能切除的或姑息切除的病例：可在残留癌内直接注射免疫刺激药，注射用香菇多糖 4 ~ 6mg。

3）胃癌晚期伴有腹水者：适用于腹腔内注射免疫增强药物，注射香菇多糖 8 ~ 12mg。

2. 中医治疗

（1）辨证治疗

1）肝胃不和

主症：胃脘胀满，时时作痛，痛引两胁，口苦心烦，嗳腐反酸，呃逆呕吐。舌苔薄黄或薄白，脉弦细。

治法：疏肝和胃，降逆止痛。

方药：逍遥散加减。柴胡、当归、姜半夏、白术各10g，郁金、玫瑰花、青陈皮、旋覆花（包）、代赭石、白芍、延胡索各15g，藤梨根30g。

加减：两胁痛者，加川楝子或香附；嗳腐者，加山楂、神曲、麦芽、谷芽；口干思饮、胃脘嘈杂者，去陈皮、广木香、姜半夏，以防香燥耗液，加石斛、沙参、佛手，以养阴理气。

用法：水煎服，每日1剂。

2）脾胃虚寒

主症：胃脘隐痛，喜按喜温，朝食暮吐或食后良久复又吐出，时呕清水，面色无华，神疲肢冷，便溏水肿。舌质胖淡，舌苔白滑，脉沉缓或沉细。

治法：温中散寒，健脾和胃。

方药：理中汤加味。白术、干姜、炙甘草、陈皮、茯苓、娑罗子、法半夏各10g，人参、吴茱萸、紫菀各6g，生黄芪30g。

加减：兼畏寒肢冷、腰膝酸软者，加肉桂、补骨脂，以补益肾阳、温煦脾阳。

用法：水煎服，每日1剂。

3）瘀毒内阻

主症：胃脘刺痛，灼热灼痛，食后痛剧，口干欲饮，腹胀拒按，心下触块，呕血便血，肌肤甲错。舌质紫暗或有瘀斑，苔薄白或白腻，脉沉弦。

治法：活血止痛，祛瘀解毒。

方药：失笑散加味。生蒲黄（包）、五灵脂、当归、赤芍、桃仁、三棱、延胡索、乌药、龙葵、藤梨根各10g，玉竹、仙鹤草、藕节各20g，露蜂房、蛇蜕各6g。

加减：胃脘痛甚者，加三七粉冲服，以化瘀止痛；呕吐者，加姜半夏、大黄，以降逆止呕；胃中灼热者，加蒲公英、牡丹皮。

用法：水煎服，每日1剂。

4）胃热伤阴

主症：胃脘灼热，嘈杂难忍，食后痛甚，便秘溲赤。舌红少苔，甚至舌绛无苔，脉细数。

治法：清热解毒，养阴和胃。

方药：玉女煎合增液汤加减。生地黄、玄参、玉竹、天花粉、沙参、麦冬、知母各15g，藤梨根、白花蛇舌草各30g。

加减：便秘者，可加大黄，以清泻腑热。

用法：水煎服，每日1剂。

5）痰湿凝结

主症：胸闷脘痛，呕吐痰涎，腹胀便溏，痰核累累。舌苔滑腻，舌质暗淡，脉细而濡。

治法：温化中焦，化痰散结，调畅气机。

方药：开郁二陈汤加减。陈皮、法半夏、茯苓、白术、苍术、夏枯草、紫苏子、海藻各 10g，生牡蛎、薏苡仁、藤梨根各 30g。

加减：脘痞胀满甚者，加石菖蒲、厚朴，以理气化痰；便溏者，加干姜，以温运脾阳。

用法：水煎服，每日 1 剂。

6）气血两虚

主症：面色无华，面目虚肿，畏寒身冷，全身乏力，心悸气短，头晕目眩，自汗盗汗。脉虚细无力，舌苔薄白，舌质胖淡，边有齿印。

治法：健脾和胃，气血双补。

方药：十全大补汤加减。当归、熟地黄、白芍、西洋参、茯苓、黄精、阿胶、淫羊藿、山楂 15g，何首乌、黄芪各 30g，白术 10g，甘草 6g，紫河车 3g，谷芽、麦芽各 20g。

加减：伴手足心热、两颧发红、大便干结者，加沙参、墨旱莲，以加强养阴之功；伴耳鸣、头晕者，加枸杞子、菊花、草决明，以平肝潜阳。

用法：水煎服，每日 1 剂。

（2）验方

1）喜树碱：存在于喜树果、皮中，已能提取其单体，用以抑制胃癌细胞的代谢和分裂增殖。每次 10~20mg，隔日 1 次，口服。总量 200mg 为 1 个疗程。

2）三根汤：藤梨根、水杨梅根、虎杖各 30g。煎汤服，或代茶饮。

3）藤虎糖浆：每 60mL 中含藤梨根 60g、虎杖 30g。每次 20~30mL，每日 3 次，口服。

4）肿节风片（草珊瑚）：1 片含生药量 1g。每次 3~5 片，每日 3 次，口服。

5）蜈蚣粉：蜈蚣晒干、研末，每日 2~3 条，分 3 次服。

3. 药物禁忌

（1）应用化疗药物时忌饮酒和含乙醇的中药：化疗药物大多有肝毒性，当与酒同服时会使肝毒性增加，转氨酶升高。因此，用药期间禁饮酒或药酒。

（2）替加氟：不宜与维生素 B_6 同服。因二者同服有可能降低替加氟的疗效。

余参见"食管癌"。

二十、慢性病毒性肝炎

【概述】

病毒性肝炎是肝炎病毒引起的一组传染病，也是世界范围内的常见病和多发病。

目前公认的主要有五型，即甲、乙、丙、丁、戊型肝炎。

1. 病因

甲、戊型肝炎主要经粪－口途径感染，有季节性，可引起暴发流行，通常在 3 个月内恢复健康，一般不转为慢性。丁型肝炎一般只与乙型肝炎同时发生或继发于乙型肝炎感染，故其发病多取决于乙型肝炎感染状况。乙、丙型肝炎传播途径较为复杂，以血液传播为主，无季节性，常为散发，感染后常转变为慢性肝炎，其中大部分可转变为肝硬化，少数甚至发展为肝癌，对健康危害极大。其中丁肝的发病率已有所下降，乙型肝炎、丙型肝炎的发病率居高不下，据统计，全世界有 3.5 亿人为慢性乙型肝炎病毒携带者，亚洲和非洲人群的乙型肝炎病毒携带率为 8% ~15%，乙型肝炎病毒携带者中，50% ~70% 的患者病毒复制活跃，为慢性肝炎患者。全世界有 1.7 亿人感染丙肝病毒，中国为 0.8% ~3.2%。

2. 临床表现

（1）轻度慢性肝炎：多由急性肝炎迁延所致，临床表现多样，反复迁延日久，也有完全无症状者。主要症状为食欲不振，恶心厌油，腹胀，便溏，肝区胀痛或隐痛。女性月经不调，情绪易波动，乳房作胀或肿块。肝脏轻度增大，质地尚软，表面光滑，边缘有触痛或压痛，肝区有叩击痛。有一部分病例无任何体征。

（2）中度慢性肝炎：由急性肝炎持续不愈、反复发作而成。主要症状为神疲乏力，纳差，腹胀，便溏，恶心厌油，肝区胀痛，或刺痛，或隐痛，反复黄疸，女子月经紊乱，男子性功能减退。肝大，质地中等，有明显压痛、叩击痛，或脾大。

（3）重度慢性肝炎：病情进一步加重，症状明显且持续不减。主要症状为精神萎靡，纳呆，腹胀，便溏，肝区刺痛，反复黄疸，或有出血倾向，如鼻出血、齿出血、皮肤紫癜，或腹水，或上消化道出血。肝病面容，皮肤黄褐或黝黑，唇色暗紫，蜘蛛痣，肝掌，颜面毛细血管扩张。肝大，质地中等以上，脾脏进行性增大。

3. 辅助检查

（1）丙氨酸氨基转移酶：轻度慢性肝炎轻度或偶尔升高或非持续性升高。轻、中度慢性肝炎反复中度至重度升高。

（2）γ－谷氨酰转肽酶：中度、重度慢性肝炎升高明显，反映肝细胞受损和胆汁淤积。

（3）天门冬氨酸氨基转移酶：持续升高，或高于谷氨酸氨基转移酶值，提示病情处于活动期。

（4）碱性磷酸酶：不具特异性，肝病患者升高反映了胆汁淤积或胆管增殖，重度慢性肝炎晚期明显升高。

（5）白蛋白与球蛋白：重度慢性肝炎白蛋白降低，球蛋白升高，重者白、球蛋白比例倒置。

（6）蛋白电泳：轻、中度慢性肝炎球蛋白升高明显。

（7）氨基酸改变：中、重度慢性肝炎血浆内总游离氨基酸浓度及必需氨基酸浓度增加，支链氨基酸与芳香氨基酸比例倒置。

（8）乙型肝炎病毒标志物：乙型肝炎表面抗原阳性是感染乙型肝炎病毒的标志。乙型肝炎表面抗体阳性提示感染过乙型肝炎病毒或接种过乙型肝炎疫苗而产生的保护性生抗体。乙型肝炎 e 抗原阳性提示病毒复制，具传染性。乙型肝炎核心抗原阳性提示病毒感染及复制。乙型肝炎核心抗原阳性见于急慢性乙型肝炎及其恢复期。乙型肝炎病毒 DNA 阳性直接表示病毒核酸的存在。

（9）肝活体组织学检查：为鉴别轻、中、重度慢性肝炎准确性较高的检查手段。

（10）超声检查：超声切面显像提示肝表面回声光带增强、变厚，甚至出现波浪样改变，有较密到密集光点或小光斑，分布不均匀，无明显门静脉增宽，胆囊壁常增厚。重型慢性肝炎门静脉增宽，但不超过 1.4cm。

【饮食宜忌】

1. 饮食宜进

（1）饮食原则：肝炎患者的饮食调养非常重要。饮食以高热能、高蛋白、高维生素、低脂肪、易消化的食物为宜。但要注意控制体重，过于肥胖也可加重肝脏负担，引起脂肪肝。

1）宜高热能：糖类是人体的热能来源，且糖有利尿、解毒作用，有利于黄疸的消退、肝功能的复原，应注意糖类的补充。补充糖类可选用葡萄糖、蔗糖、蜜糖、水果汁等。然而糖类的供给要适当，不宜过量，摄入过多的糖分，会影响胃酸及消化酶的分泌，从而降低食欲，同时糖类容易发酵，产生大量气体，易导致腹胀。糖代谢过程比脂肪迅速，从而取代脂肪分解，导致脂肪蓄积，易发胖或产生脂肪肝，影响肝炎的治疗。因此，肝炎膳食糖量的供给应适量，而不宜过量。

2）宜高蛋白：肝脏是体内蛋白质分解和合成的重要器官，肝脏发生病变时蛋白质吸收、合成减少，且肝病时，自身蛋白质分解加速，使受损的肝组织难以修复，故应补充高蛋白的饮食。进食时，既要注意蛋白质的量，还要从质的方面加以选择。必须选用含氨基酸丰富的食物，如蛋类、牛奶、瘦肉类和豆制品，而含脂肪过多的肥肉食后不易消化，常有胀闷感，故不宜选用。肉类食物宜选用鱼肉、兔肉、鸡肉、猪瘦肉等。豆类蛋白（如豆制品）与动物蛋白同食，有互补作用，可提高其生理价值。但消化不良、食后有胀满感者，豆类制品不宜多食。

3）宜高维生素：肝脏受损害时，维生素摄入和合成减少，且消耗增加以致缺乏，故必须适当补充 B 族维生素、维生素 C 及维生素 A 等。动物的肝脏含有丰富的 B 族维生素，小麦、花生、豆芽、新鲜蔬菜、水果也含有丰富的 B 族维生素；维生素 A 的主要来源是胡萝卜、绿色菜叶、牛奶、鱼肝油、动物肝脏等；而维生素 C 主要来源于新鲜水果、蔬菜，尤其是山楂、柑、橙。可以多食用上述水果、蔬菜、肉类，以补充足够的维生素。

4）宜低脂肪：脂肪可供给人体热能及某些脂肪酸和脂溶性维生素，而且可促进食欲，一般患者每日可食脂肪 40～60g。不宜过多食用脂肪，以免增加肝脏的负担，使病情加重。

5）宜少食多餐：每餐不要吃得过饱，以免增加肝脏的负担。在三餐外，还可加 2~3 次点心。

6）宜食猴头菇：猴头菇富含锌、铜、锰、钙等，锌能阻碍细胞膜脂质过氧化作用，从而保护肝细胞免受损伤。

（2）饮食搭配

1）萝卜与猪肝：将二者在一起炒食，有补肝清热、宽中下气之功效。适于病毒性肝炎证属肝气郁结者。

2）荸荠与公鸡：公鸡 1 只，荸荠 500g，一起放清水适量，炖至鸡肉熟烂即可食用。喝汤，吃鸡肉、荸荠，每周 1 次。有补气填精、化滞消积之功效，适于病毒性肝炎证属肝肾阴虚者。

3）山楂与甲鱼：将甲鱼 1 只（约 500g）去头、洗净，与生山楂 30g 共放沙锅内，加水适量煮至甲鱼肉熟烂，即可食用。每周 1 次。有理气活血之功效，适于病毒性肝炎证属瘀血停滞者。

（3）药膳食疗方

1）薏苡仁 60g，加水适量，煮烂成粥，每日 1 次。用于慢性肝炎脾虚不运者。

2）橘皮 10g，粳米 200g，加水适量煮烂成粥，每日 1 次或早、晚各 1 次。用于慢性肝炎腹胀者。

3）黑木耳 15g，煎汤代茶，加糖适量，可小量长期食用。用于慢性肝炎恢复期无湿热者。

4）黄芪 30g，大枣、乌梅各 10 枚，煎汤代茶饮。用于慢性肝炎恢复期患者。

2. 饮食禁忌

（1）忌高脂肪、高糖饮食：食用高脂肪、高糖食物，不仅加重肝脏负担，还可形成脂肪肝。

（2）忌辛辣肥腻食物：辛辣肥腻食物易助湿生热，加重肝胆湿热而使病情缠绵不解。

（3）忌饮酒：酒可以直接损伤肝细胞，使肝病恶化，长期大量饮酒，可导致酒精性肝硬化等不良后果。

（4）忌高嘌呤及含氮食物：肝炎患者肝功能低下，食用这类食物后会增加肝脏负担，导致肝功能损伤加重，使患者难以康复。

（5）忌粗纤维食物：如卷心菜、大白菜、韭菜等，能促进胆囊收缩素的产生，引起胆囊的强烈收缩，影响胆汁的流出，妨碍肝脏代谢及消化系统的正常功能。

（6）忌油煎、炒、炸食物：油煎、炒、炸食物能反射性引起胆管痉挛，并刺激胆管，减少胆汁分泌，不利于肝脏进行代谢。

（7）忌棉籽油：实验表明，长期食用棉籽油，可使肝细胞萎缩，肝脏脂肪变性。

（8）忌南瓜子：患者食用南瓜子后，对肝、肺、肾等脏器都有一定的病理损害，对肝脏的损害最为明显，可使肝内的糖原减少，脂肪增加，有使肝细胞轻度萎缩的作用，肝炎患者食用会加重肝脏的损害。

【药物宜忌】

1. 西医治疗

（1）护肝降酶药

1）必需磷脂（肝得健）：胶囊剂每次 3 粒，每日 2 次，口服；注射用必需磷脂，轻症患者每日 10mL，重症患者每日 10~20mL，静脉注射。

2）甘草酸二铵（甘利欣）：胶囊每粒 50mg，注射液每支 50mg/10mL。胶囊剂每次 150mg，每日 3 次，口服；注射剂每次 150mg，以 10% 葡萄糖注射液 250mL 稀释后缓慢静脉滴注，每日 1 次。主要不良反应有纳差、恶心、呕吐、腹胀、皮肤瘙痒、荨麻疹、口干和水肿、头痛、头晕、胸闷、心悸及血压增高等，以上症状一般较轻，不影响治疗。

3）谷胱甘肽：注射用谷胱甘肽每支 50mg，每次 50mg，每日 1~2 次，肌内注射或静脉注射。

4）硫普罗宁：每片 0.1g。每次 1~2 片（100~200mg），口服，每日 3 次，疗程 2~3 个月。可有食欲不振、恶心、呕吐、腹痛、腹泻等症状，偶有瘙痒、皮疹、皮肤发红等不良反应。对本品有过敏史的患者禁用。在服用本品期间应注意全面观察患者状况，定期检查肝功能，如发现异常应停服本品。

5）水飞蓟宾：每片 70mg、140mg。每次 70~140mg，口服，每日 2~3 次。个别患者使用时有发生轻微腹泻。

6）肌酐：每片 200mg。每次 200mg，每日 3 次，口服。

7）门冬酸钾镁：每支 20mL。每次 10~20mL，加入葡萄糖液 250mL 中，静脉滴注，每日 1 次。

（2）利胆退黄药

1）腺苷蛋氨酸（思美泰）：片剂：0.5g/片，注射粉剂：500mg/瓶。注射剂每日 500~1000mg，加入 5% 葡萄糖注射液 500mL 中，静脉滴注，共 2 周。片剂每日口服 1000~2000mg。不良反应可有上腹不适、昼夜节律紊乱等。

2）苦参素注射液：每支 2mL/0.2g。用于慢性乙型肝炎的治疗，每次 400~600mg，肌内注射，每日 1 次。对本品过敏者禁用，严重肝功能不全患者慎用，长期使用应密切注意肝功能变化。

3）熊去氧胆酸：每片剂量 50mg、150mg。成人每日 8~10mg/kg，早、晚进餐时分次给予。本品偶见的不良反应有便秘、过敏、头痛、头晕、胰腺炎和心动过速等。

4）前列腺素 E（凯时）：每次 1~2mL（5~10mg），加入 10mL 生理盐水或 5% 葡萄糖注射液中，静脉注射，每日 1 次。偶见注射部位血管痛、发红、瘙痒感。严重心衰（心功能不全）患者、妊娠的妇女、既往对本制剂成分有过敏史的患者禁用。

（3）抗病毒制剂

1）拉米夫定：每片剂量 100mg。每次 0.1g，口服，每日 1 次，疗程至少 1 年。常见的不良反应有上呼吸道感染样症状，如头痛、恶心、身体不适、腹痛和腹泻等。

2）阿德福韦酯：每片剂量 10mg。每次 30mg，每日 1 次，口服。阿德福韦酯的不良反应轻，但剂量超过每日 30mg 时，可引起肾毒性，值得引起注意。

3）泛昔洛韦：每片剂量 125mg、250mg。每次 250mg，每日 3 次，口服。不良反应有皮疹、血肌酐升高等。

4）阿糖腺苷：注射液每支 200mg/1mL、1000mg/5mL。每日 10 ~ 15mg/kg，加入 5% ~ 10% 葡萄糖注射液 100 ~ 200mL 中，静脉滴注，每日 1 次，3 周为 1 个疗程。不良反应有消化道症状、粒细胞减少。

5）单磷酸阿糖腺苷：注射用单磷酸阿糖腺苷每瓶 200mg。每日 5mg/kg，加入 10% 葡萄糖注射液 100mL 中，分 2 次静脉滴注；6 ~ 28 日后以同等剂量肌内注射，每日 1 次。

6）干扰素：每支 100 万 U、300 万 U、500 万 U。每日 300 万 ~ 600 万 U，皮下或肌内注射，连用 4 周后改为每周 3 次，连用 16 周以上。

（4）免疫制剂

1）胸腺素（日达仙）：每支 5mg、10mg。每次 10 ~ 20mg，每日 1 次，皮下或肌内注射；每次 20 ~ 80mg，溶于生理盐水 100mL 或 5% 葡萄糖注射液 500mL 中，静脉滴注，每日 1 次。阳性反应者禁用。

2）白介素 2：每支 5 万 U、10 万 U、20 万 U、50 万 U、100 万 U。每次 2.5 万 ~ 5 万 U，溶于 100 ~ 250mL 生理盐水中，静脉滴注，每日 1 次。每周 5 日，3 周为 1 个疗程。

2. 中医治疗

（1）辨证治疗

1）肝胆湿热

主症：右胁胀痛，脘腹满闷，恶心厌油，身目黄或无黄，便黄赤，大便黏腻、臭秽不爽。舌苔黄腻，脉弦滑数。

治法：清利湿热，凉血解毒。

方药：茵陈蒿汤加凉血解毒药。茵陈、赤芍、金钱草各 30g，栀子、大黄、郁金、黄芩各 10g，车前草、猪苓、虎杖各 15g，生甘草 6g。

用法：水煎服，每日 1 剂。

2）肝郁脾虚

主症：胁肋胀满，精神抑郁或烦躁，面色萎黄，纳食减，口淡乏味，脘痞腹胀，大便溏薄。舌淡苔白，脉沉弦。

治法：疏肝解郁，健脾和中。

方药：逍遥散或柴芍六君子汤化裁。柴胡、枳壳、焦白术、鸡内金、佛手、生麦芽、生谷芽各 10g，白芍、茯苓、条参各 15g，炙甘草 10g。

用法：水煎服，每日 1 剂。

3）肝肾阴虚

主症：头晕耳鸣，两目干涩，口燥咽干，失眠多梦，五心烦热，腰膝酸软，女子经少经闭。舌体瘦，舌质红，苔少而少津，或有裂纹，脉细数无力。

治法：养血柔肝，滋阴补肾。

方药：一贯煎或滋水清肝饮化裁。枸杞子、沙参、麦冬、牡丹皮、白芍、女贞子、制何首乌各 15g，当归、生地黄、川楝子、枳壳各 10g，炙远志、炒酸枣仁各 6g。

用法：水煎服，每日 1 剂。

4）脾肾阳虚

主症：畏寒喜暖，少腹腰膝冷痛，食少便溏，食谷不化，甚则滑泄失禁，下肢水肿。舌质淡胖，脉沉细无力或沉迟。

治法：健脾益气，温肾扶阳。

方药：附子理中汤合五苓散，或四君子汤合金匮肾气丸等化裁。制附片、桂枝各 6g，干姜、白术、山药各 10g，茯苓皮、猪苓、泽泻、大腹皮各 15g，甘草 6g。

用法：水煎服，每日 1 剂。

5）瘀血阻络

主症：面色晦暗，或见赤缕红斑，肝脾大，质地较硬，蜘蛛痣，肝掌，女子行经腹痛，经水色暗有块。舌质暗紫或有瘀斑，脉沉细涩。

治法：活血化瘀，散结通络。

方药：血府逐瘀汤，或膈下逐瘀汤，或下瘀血汤，或鳖甲煎丸等化裁。桃仁、红花、郁金、牡丹皮、大黄各 10g，泽兰、香附、枳壳各 15g，炮穿山甲、制鳖甲、益母草各 30g。

用法：水煎服，每日 1 剂。

（2）验方

1）化肝解毒汤：土茯苓 20g，虎杖、半枝莲、平地木各 15g，垂盆草 20g，赤芍、姜黄、黑料豆各 10g，甘草 3g。水煎服，每日 1 剂。适用于慢性迁延性肝炎、乙型肝炎病毒携带者。

2）补益降酶丸：五味子 240g，黄芪、党参、熟地黄、枸杞子、丹参、当归、黄精、香附各 15g。共研细末，炼蜜为丸，每丸 9g，每次 1 丸，每日服 3 次。适用于慢性肝炎、谷氨酸氨基转移酶升高而无明显湿热证者。

3）慢性肝炎方：当归、生白芍、牡丹皮、茵陈各 12g，茯苓 24g，白术、栀子、柴胡、郁金、龙胆草、薄荷、黄柏各 9g，鳖甲 30g，甘草、鸡内金各 6g。水煎服，每日 1 剂。适用于慢性肝炎，肝热气郁、脾胃虚弱证。

4）软肝化瘘汤：柴胡 9g，茵陈 20g，板蓝根 15g，当归 9g，丹参 20g，莪术 9g，党参 9g，焦白术 9g，黄芩 20g，女贞子 20g，五味子 15g，茯苓 9g。水煎，早午晚分次服；亦可炼蜜为丸，每次 9g，每日早、午、晚白开水送服。适用于各种急慢性肝炎、早期肝硬化、肝脾大、肝功能异常等。

3. 药物禁忌

（1）维生素 B_{12}：不宜饮酒及含酒精的饮料。酒精能损坏胃黏膜，干扰肠黏膜转运功能，减少维生素 B_{12} 的吸收。

（2）维生素 C

1）不宜食动物肝脏：动物肝脏含铜丰富，能催化维生素 C 氧化，使其失去生物功能，降低药效。

2）不宜过食碱性食物：同服可因酸碱中和而降低疗效。

3）不宜多食富含维生素 B_2 的食物：在服用维生素 C 后，若多食富含维生素 B_2 的食物，如猪、牛、羊肝，牛奶，乳酪，酸制酵母，蛋黄等，则维生素 C 易被维生素 B_2 氧化，而维生素 B_2 本身被还原，两者均失去效用，达不到补充维生素的目的。

（3）阿糖腺苷

1）不宜与别嘌醇合用：合用可致较严重的神经系统毒性反应。

2）不宜与糖皮质激素合用：合用可增加不良反应。

（4）阿昔洛韦：不宜与其他肾毒性药物合用。合用可增加对肾脏的损害。

（5）忌用滋补药物：肝炎患者常欲进补，但在湿热尚未清退之前，不要急于进补，否则可使湿热壅滞中焦而致肝郁更甚。

（6）忌用有肝毒性的药物：抗菌药，如四环素、红霉素、磺胺类药物；抗结核药，如异烟肼、对氨基水杨酸钠、利福平；镇静安眠药，如氯丙嗪、苯妥英钠、氯氮䓬、地西泮等；抗血吸虫药，如酒石酸锑钾；抗甲亢药，如卡比马唑、甲巯咪唑；抗肿瘤药，如 6－巯基嘌呤、苯丁酸氮芥、甲氨蝶呤、丝裂霉素、环磷酰胺等；解热止痛药，如保泰松、对乙酰氨基酚、吲哚美辛、非那西丁等；中药斑蝥、红娘子、苍耳子、黄药子、乌头、附子等，均可引起不同程度的肝脏损害。

（7）糖皮质激素：临床研究发现，应用激素治疗病毒性肝炎，病情容易反复，且易演变成慢性肝炎。如患者有深度黄疸，经其他疗法无效时，方可考虑选用激素。

二十一、原发性肝癌

【概述】

原发性肝癌是指肝细胞或肝内胆管上皮细胞发生的恶性肿瘤。原发性肝癌是我国常见恶性肿瘤之一，其死亡率在消化系统恶性肿瘤中居第三位，仅次于胃癌和食管癌。其发病率有上升趋势。全世界每年平均有 25 万人死于肝癌，而我国占其中的 45%。本病多见于中年男性，男女之比为（2～5）：1。

1. 病因

原发性肝癌的病因和发病机制尚未完全明确，根据高发区流行病学调查，可能与下列因素有关。

（1）病毒性肝炎：在我国，慢性病毒性肝炎是原发性肝癌诸多致病因素中最主要的病因。原发性肝癌患者中约 1/3 有慢性肝炎史，肝癌患者乙型肝炎表面抗原阳性率可达 90%，提示乙型肝炎病毒与肝癌高发有关。有研究表明，肝细胞癌中 5%～8% 的患者抗丙型肝炎抗体阳性，提示丙型病毒性肝炎与肝癌的发病可能有关。

（2）肝硬化：原发性肝癌合并肝硬化的发生率各地报告为 50%～90%。在我国，原发性肝癌主要在病毒性肝炎后肝硬化基础上发生。

（3）黄曲霉毒素：黄曲霉毒素的代谢产物黄曲霉毒 B_1 有强烈的致癌作用，常接触黄曲霉毒素的人群可引起肝癌。

（4）饮用水污染：池塘中生长的蓝绿藻产生的藻类毒素可污染水源，可能与肝癌有关。

（5）遗传因素：不同种族人群肝癌发病率不同。在同一种族中，肝癌的发病率也存在着很大的差别，常有家族聚集现象，但是否与遗传有关，有待进一步研究。

（6）其他因素：一些化学物质（如亚硝胺类、偶氮芥类、有机氯农药及酒精等）均是可疑的致肝癌物质。肝小胆管中的华支睾吸虫感染可刺激胆管上皮增生，为导致原发性胆管细胞癌的原因之一。

2. 临床表现

原发性肝癌起病隐匿，早期缺乏典型症状。临床症状明显者，病情大多已进入中晚期。本病常在肝硬化的基础上发生，或者以转移病灶症状为首发表现，此时临床容易漏诊或误诊，应予注意。

（1）肝区疼痛：是肝癌最常见的症状，半数以上患者有肝区疼痛，多呈持续性胀痛或钝痛，是因癌瘤生长过快、肝包膜被牵拉所致。如病变侵犯膈，疼痛可牵涉右肩或右背部；如癌瘤生长缓慢，则可完全无痛或仅有轻微钝痛。当肝表面的癌结节破裂，可突然引起剧烈腹痛。从肝区开始迅速延至全腹，产生急腹症的表现，如出血量大时可导致休克。

（2）肝大：肝脏呈进行性增大，质地坚硬，表面凸凹不平，常有大小不等的结节，边缘钝而不整齐，常有不同程度的压痛。肝癌突出于右肋弓下或剑突下时，上腹可呈现局部隆起或饱满；如癌位于膈面，则主要表现为膈肌抬高而肝下缘不下移。

（3）黄疸：一般出现在肝癌晚期，多为阻塞性黄疸，少数为肝细胞性黄疸。前者常因癌瘤压迫或侵犯胆管或肝门转移性淋巴结肿大而压迫胆管造成阻塞所致；后者可由于癌组织肝内广泛浸润或合并肝硬化、慢性肝炎引起。

（4）肝硬化征象：在失代偿期肝硬化基础上发病者有基础病的临床表现。原有腹水者可表现为腹水迅速增加且具难治性，腹水一般为漏出液。血性腹水多因肝癌侵犯肝包膜或向腹腔内破溃引起，少数因腹膜转移癌所致。

（5）恶性肿瘤的全身性表现：进行性消瘦、发热、食欲不振、乏力、营养不良和恶病质等。

（6）转移灶症状：如转移至肺、骨、脑、淋巴结、胸腔等处，可产生相应的症状。有时患者以转移灶症状首发而就诊。

（7）伴癌综合征：伴癌综合征系指原发性肝癌患者由于肿瘤本身代谢异常或癌组织对机体影响而引起内分泌或代谢异常的一组症候群。主要表现为自发性低血糖症、红细胞增多症，其他罕见的有高钙血症、高脂血症、类癌综合征等。

（8）并发症

1）肝性脑病：常是原发性肝癌终末期的最严重并发症，约 1/3 的患者因此死亡。

一旦出现肝性脑病则预后不良。

2）上消化道出血：上消化道出血约占肝癌死亡原因的 15%，出血可能与以下因素有关：因肝硬化或门静脉、肝静脉癌栓而发生门静脉高压，导致食管胃底静脉曲张破裂出血；晚期肝癌患者可因胃肠道黏膜糜烂合并凝血功能障碍而有广泛出血。大量出血可加重肝功能损害，诱发肝性脑病。

3）肝癌结节破裂出血：约 10% 的肝癌患者发生肝癌结节破裂出血。肝癌破裂可局限于肝包膜下，产生局部疼痛；如包膜下出血快速增多则形成压痛性血肿；也可破入腹腔引起急性腹痛和腹膜刺激征。大量出血可致休克，少量出血则表现为血性腹水。

4）继发感染：患者因长期消耗或化疗、放射治疗等，抵抗力减弱，容易并发肺炎、败血症、肠道感染、压疮等。

3. 辅助检查

（1）肝癌标志物检测

1）甲胎蛋白：现已广泛用于原发性肝癌的普查、诊断、判断治疗效果及预测复发。在排除妊娠、肝炎和生殖腺胚胎瘤的基础上，血清甲胎蛋白检查诊断肝细胞癌的标准为 $>500\mu g/L$、持续 4 周以上；甲胎蛋白在 $200\mu g/L$ 以上的中等水平持续 8 周以上；甲胎蛋白由低浓度逐渐升高不降。

2）其他肝癌标志物：血清岩藻糖苷酶、γ-谷氨酰转移酶同工酶Ⅱ、异常凝血酶原、M_2 型丙酮酸激酶、同工铁蛋白、α_1-抗胰蛋白酶、醛缩酶同工酶 A、碱性磷酸酶同工酶等有助于甲胎蛋白阴性的原发性肝癌的诊断和鉴别诊断，但是不能取代甲胎蛋白对原发性肝癌的诊断地位。联合多种标志物可提高原发性肝癌的诊断率。

（2）影像学检查

1）超声显像：实时 B 型超声显像是目前肝癌筛查的首选检查方法。

2）电子计算机 X 线体层显像（CT）：具有更高的分辨率，兼具定位与定性的诊断价值。

3）磁共振成像（MRI）：能获得横断面、冠状面和矢状面 3 种图像，为非放射性检查，无须增强即能显示门静脉和肝静脉的分支，对肝血管瘤、囊性病灶、结节性增生灶等的鉴别有优势，必要时可采用。

4）肝血管造影：选择性肝动脉造影是肝癌诊断的重要补充手段。

（3）肝穿刺活体组织检查：超声或 CT 引导下细针穿刺行组织学检查是确诊肝癌的最可靠方法。

【饮食宜忌】

1. 饮食宜进

（1）饮食原则

1）宜进低脂肪、易消化的食物：低脂肪、易消化的饮食不仅可以减轻肝癌患者的消化道症状，还可减轻肝区疼痛的程度。

2）宜进含纤维素多的食物：含纤维素多的食物可促进胃肠蠕动，防止大便干结，但食物不宜粗糙。

3）宜食补血、凝血的食物：肝癌患者很容易发生出血现象，应适当多吃一些可纠正贫血并帮助凝血的食物，如肉类、鱼类、大豆、肉皮冻、蹄筋等。

4）宜食含微量元素硒多的食物：硒有调整细胞分裂、分化，使癌细胞向正常转化的作用，因此肝癌患者宜多食含微量元素硒多的食物，如海产品、肉、谷物、芦笋、蘑菇、芝麻等。

5）宜食抗癌食物：肝癌术后放疗、化疗期间，宜多选用升白细胞、提高免疫功能的抗癌食物，如牛奶、蛋羹、鸡汤、鱼汤面、西红柿、无花果、橘子、甘蔗汁、生姜、话梅、人参、红枣、猕猴桃、皮蛋、沙丁鱼、猴头菇、牡蛎、海参、鸽蛋、鹌鹑、猪肝、鲍鱼、海马、甲鱼、鲨鱼、乌贼、山药、金针菜、淡菜、藕、卷心菜、荠菜、扁豆、薏苡仁、香菇、蘑菇、白木耳、葵花子等。

6）宜食保肝护肝食物：如甲鱼、香菇、蘑菇、刀豆、牡蛎、蜂蜜、桑葚子、龟、金针菜、红枣、蛤、薏苡仁、赤小豆等。

（2）饮食搭配

1）鸡肉与茯苓：茯苓健脾渗湿、宁心安神。将鸡肉 120g 剁成肉泥，加入茯苓粉 60g，调馅包馄饨食用，有健脾养胃、补气消肿、抗癌之功效。适宜肝癌证属脾胃气虚者食用。

2）山药与扁豆：山药含有多种活性成分，可促进白细胞的吞噬功能。其含有的消化酶能促进蛋白质和淀粉的分解，适宜身体虚弱、食欲不振、消化不良、糖尿病等患者食用。扁豆含有植物血凝素，能提高白细胞和巨噬细胞的吞噬功能，二者搭配，可增强机体的免疫功能，能补益脾胃，适宜肝癌脾胃阴气不足、乏力倦怠、食欲不振者食用。

3）竹笋与枸杞子：竹笋微寒，味甘，入心、胃经。有止消渴、利水道、益气力、清肺化痰、利膈爽胃等功效。二者搭配，有清热利湿、抗癌退黄之功效。适宜肝癌证属湿热瘀毒伴发黄疸者食用。

（3）药膳食疗方

1）猫眼草公鸭汤：取鲜猫眼草 500g，白公鸭 1 只。将鲜猫眼草切碎与白公鸭同煎汤约 2000mL，频服。

2）猕猴桃根炖肉：取鲜猕猴桃根 100g，猪瘦肉 200g，加水同煎，炖熟后吃肉喝汤。有清热解毒、利湿活血的作用。

3）淡竹叶粥：取嫩淡竹叶 60g，粳米适量，加水用文火煮熟，早晚服食。有清热解毒、止痛作用。

4）金钱茵陈草：金钱草 6g，茵陈 3g，败酱草 20g，白糖适量。将前 3 味草药洗净，装入白布袋内，加清水煮炖后用文火煎熬取汁约 1000mL，加入白糖作茶饮。

5）加味鳖甲饮：草河车、白花蛇舌草、鳖甲各 30g，半枝莲 15g，桃仁 9g，白糖适量。将药物装入布袋内，用沙锅加适量水，急火烧沸，文火煎煮，每 20 分钟取出药汁 1 次，加水再煮，共取 3 次，合并药汁并加入白糖，再以文火煎熬浓缩。适量服用，每日 2 次，连服 10～15 日。

2. 饮食禁忌

（1）忌蛋白摄入不足：当营养素摄入不足，尤其是蛋白质每日摄入量低于 60g 时，化疗易使肝脏受损。一旦发现转氨酶升高，应停止化疗，并补充蛋白质，待肝功能恢复正常后再继续化疗。

（2）忌食糖过多：食糖过多会影响机体的免疫能力，糖酵解产生的乳酸还会为癌细胞的生存造成有利条件。

（3）忌饮咖啡：咖啡因可使体内 B 族维生素被破坏。缺乏 B 族维生素与癌的发生有密切关系。

（4）忌腥膻发物：癌症患者食腥膻发物，如鲑鱼、黄鱼、蟹、公鸡、狗肉、老鹅、香椿头、茄子、荞麦、香菜、雪里蕻等，可助邪疫气，酿痰生湿，瘀阻心络，从而加重症状，不利于治疗。

【药物宜忌】

1. 西医治疗

（1）手术治疗：手术切除仍是目前根治原发性肝癌的最好手段，凡有手术指征者均应积极争取手术切除。

（2）局部治疗

1）肝动脉化疗栓塞：为原发性肝癌非手术治疗的首选方案，疗效好，可提高患者的 3 年生存率。

2）无水酒精注射疗法：无水酒精注射疗法是在 B 超引导下，将无水酒精直接注入肝癌组织内，使癌细胞脱水、变性，产生凝固性坏死，为一种化学性治疗肝癌的方法。

3）物理疗法：局部高温疗法不但可以使肿瘤细胞变性、坏死，而且可以增强肿瘤细胞对放疗的敏感性，常见的方法有微波组织凝固技术、射频消融、高功率聚焦超声治疗、激光等。

（3）生物和免疫治疗：近年来，在肝癌的生物学特性和免疫治疗方面研究有所进展，如肝癌克隆起源、肝癌复发和转移相关的某些癌基因或酶的作用机制、糖蛋白研究、肝癌免疫逃避机制、肝癌的分化诱导、抑制肝癌复发和转移的治疗、抑制肝癌新生血管的治疗、特异性的主动和被动免疫治疗等，这些研究为肝癌的治疗提供了新的前景。目前，单克隆抗体和酪氨酸激酶抑制药类的各种靶向治疗药物等已被相继应用于临床，基因治疗和肿瘤疫苗技术近年来也在研究之中。

（4）放射治疗：原发性肝癌对放射治疗不甚敏感，而邻近肝的器官却易受放射损害，因此治疗效果常不够满意。

（5）化学抗癌药物治疗：全身化学治疗虽已广泛应用，其效果不满意。常用药物有氟尿嘧啶（隔日 250～500mg，静脉注射，7500mg 为 1 个疗程）；其他药物（如顺铂、多柔比星、丝裂霉素、甲氨蝶呤、噻替哌等）均有一定疗效。

（6）并发症的治疗：肝癌结节破裂时，应考虑结扎肝动脉、大网膜包裹堵塞、喷洒止血剂或急症肝动脉栓塞等治疗。对晚期不耐受手术的病例，则宜采取补液、输血、止痛、止血等措施。

2. 中医治疗

（1）辨证治疗

1）肝胆湿热

主症：胁肋胀痛，肝大，质硬不移，黄疸日深，持续不退，伴有发热，口黏口苦，纳差，腹胀，大便不爽，小便短赤。舌质红，苔黄腻，脉弦滑。

治法：清热利湿，化瘀软坚。

方药：龙胆茵陈汤化裁。龙胆草10g，茵陈15g，柴胡12g，鳖甲15g，炒栀子10g，郁金10g，赤芍15g，丹参15g，土茯苓15g，半枝莲15g。

用法：水煎服，每日1剂。

2）肝胃阴虚

主症：右胁隐痛，固定拒按，胃脘灼热，纳呆食少，泛恶欲吐，口干不多饮，烦热时汗出，失眠梦多，大便干结。舌红少津，脉弦细或数。

治法：滋肝养胃，理气活血。

方药：益胃清肝饮。沙参15g，麦冬15g，玉竹15g，石斛15g，马鞭草15g，白花蛇舌草15g，柴胡10g，栀子10g，莪术10g，佛手10g，甘草6g。

用法：水煎服，每日1剂。

3）气滞血瘀

主症：胁下积块，坚硬刺痛，脘腹胀满，纳差，呃逆，形体瘦削，面色黧黑，肌肤甲错，吐衄便血。舌质紫暗或有瘀斑，舌下络脉淡紫粗长，苔薄白，脉沉细而涩。

治法：疏肝理气，活血化瘀。

方药：当归15g，赤芍15g，桃仁10g，红花10g，丹参30g，五灵脂10g，鳖甲15g，䗪虫7.5g，半边莲15g，三七粉3g。

用法：水煎服，每日1剂。

（2）验方

1）当归、赤芍、白芍、桃仁、漏芦、丹参、八月札、郁金、川楝子、香附各9g，夏枯草、海藻、昆布各15g，白花蛇舌草30g。水煎服。适用于原发性肝癌。

2）生赭石、生山药、鳖甲、夏枯草、泽泻、猪苓、龙葵、白英各15g，太子参、天花粉、天冬、赤芍、桃仁、红花、白芍各10g，黄芪、枸杞子、焦山楂、炒神曲各30g，三七粉（分冲）3g。水煎服，每日1剂。适用于原发性肝癌。

3）柴胡、枳壳、川厚朴、三棱、莪术、栀子、延胡索各12g，丹参、鳖甲、龟甲各30g，五灵脂、玳瑁各15g，大黄、白芍各7g。水煎服，每日1剂。适用于早中期肝癌。

3. 药物禁忌

顺铂不宜与有肾毒性的药物合用。顺铂常可引起血尿及肾功能损伤，故应尽量避免与有肾毒性的药物同用，以免增强肾毒性。

余参见"胃癌"及"肺癌"。

二十二、胆囊炎、胆石症

【概述】

胆囊炎是因浓缩的胆汁、胰液的化学刺激或细菌感染造成的胆囊炎症，有急性、慢性胆囊炎两种。胆囊内结石阻塞胆囊管，胆汁排出不畅，损伤胆囊黏膜，继发感染而造成急性结石性胆囊炎。

1. 病因

（1）胆囊结石：约70%的胆囊炎患者胆囊内存在结石，结石可刺激和损伤胆囊壁，并引起胆汁分泌障碍。

（2）感染：可由细菌、病毒、寄生虫等各种病原体引起胆囊慢性感染。常通过血源性、淋巴途径、邻近脏器感染的播散和肠寄生虫钻入胆管而逆行带入。近来也有患者胆汁中检测到幽门螺杆菌 DNA 的报道，慢性炎症可引起胆管上皮及纤维组织增生，引起胆管狭窄。

（3）化学刺激：当胆总管与胰管的共同通道发生梗阻时，胰液反流进入胆囊，胰酶原被胆盐激活并损伤囊壁的黏膜上皮。此外，胆汁分泌发生障碍，浓缩的胆盐又可刺激囊壁的黏膜上皮造成损害。

（4）急性胆囊炎反复迁延发作，使胆囊壁纤维组织增生和增厚，囊腔萎缩变小，并丧失正常功能。

2. 临床表现

许多慢性胆囊炎患者可持续多年而毫无症状，在无胆囊炎病史的患者中，偶尔在手术前体检、尸检时发现纤维化胆囊中含有胆石并不少见，称为无痛性胆囊炎。

本病的主要症状为反复发作性上腹部疼痛，多发生于右上腹或中上腹部，少数可发生于胸骨后或左上腹部，并向右侧肩胛下区放射。腹痛常发生于晚上和饱餐后，常呈持续性疼痛。当胆囊管或胆总管发生胆石嵌顿时，则可产生胆绞痛。疼痛一般经过1~6小时可自行缓解。可伴有反射性恶心、呕吐等症状，但发热、黄疸不常见。发作的间歇期可有右上腹饱胀不适或胃部灼热、嗳气、反酸、厌油腻食、食欲不振等胃肠道症状。上述症状虽然不严重，却经久不愈，并于进油腻、多脂饮食后加重。当胆囊炎急性发作或胆囊内浓缩的黏液或结石进入胆囊管或胆总管而发生梗阻，可呈急性胆囊炎或胆绞痛的典型症状。

体格检查可发现右上腹部压痛，发生急性胆囊炎时可有胆囊触痛征或墨菲征阳性。当胆囊膨胀增大时，右上腹部可扪及囊性包块。

3. 辅助检查

（1）十二指肠引流：通过十二指肠引流管或纤维胃十二指肠镜收集胆汁进行检查，可发现胆汁内含有胆固醇结晶、胆红素钙沉淀、细小结石、被胆汁黄染的脓细胞、华支睾吸虫卵、肠梨形鞭毛虫滋养体等，胆汁的细菌培养可发现致病菌。如不能得到胆囊胆汁，则提示胆囊收缩功能不良或胆管梗阻。

（2）超声检查：可测定胆囊和胆总管的大小、胆石的存在及囊壁的厚度，尤其对结石的诊断比较正确可靠。

（3）放射学检查：腹部 X 线平片可显示胆囊膨胀和阳性结石的征象、罕见的胆囊钙化（瓷瓶胆囊）。胆囊、胆道造影术可以发现胆石、胆囊变形缩小及胆囊浓缩和收缩功能不良等慢性胆囊炎的征象。直接经皮经肝胆道造影、逆行胰胆管造影可显示胆道分支，发现胆总管结石，同时可行肝胰壶腹括约肌切开取石及放置胆道导管行引流术。

（4）放射性核素扫描：用^{99m}锝 – 吡哆 – 5 – 甲基色氨酸静脉注射行肝胆动态显像，如延迟超过 4 小时才显示微弱影像，而肠道排泄像正常，首先考虑慢性胆囊炎。静脉注射辛卡利特人工合成缩胆囊素 0.2g/kg 或缩胆囊素后 30 分钟，如胆囊排出率 <40%，支持慢性胆囊炎伴胆囊收缩功能障碍的诊断。

（5）磁共振胆管成像：对诊断肝内胆管结有较大价值。

【饮食宜忌】

1. 饮食宜进

（1）饮食原则

1）急性胆囊炎和慢性胆囊炎急性发作：先禁食，静脉供给营养。腹痛、呕吐好转后常用豆浆、藕粉、米粥，随后可食面食、软食及蔬菜、果汁、豆制品、清蒸鱼、虾等。随病情好转，逐渐增加食物品种，脂肪量也可增加，一般每日进脂肪量宜 <50g。

2）慢性胆囊炎：常合并混合性胆结石，宜用低脂肪、低胆固醇食品。肥胖者需减肥，每日进食热能宜在 8368kJ（2000kcal）左右，根据病情逐步减少至每日供给热能 6272~4184kJ（1500~1000kcal），热能中一半由糖类供给，以米、面粉、玉米、土豆为主，精制糖（如蔗糖、果糖）宜少食。需充分供给维生素，为避免患者出现饥饿感，可多吃新鲜蔬菜和含糖类低的水果，此类食物有饱腹感，还可供给维生素和纤维素，如香菇、木耳、洋葱等还有降低胆固醇作用。蛋白质摄入每日每千克体重不少于 1g，应多吃豆制品，如豆浆、豆腐、豆腐干、烤麸、素鸡等，搭配鱼、虾、蛋、瘦肉、海蜇、脱脂牛奶等。宜低脂肪饮食，每日脂肪摄入量控制在 40g 左右，烹调时少用油，多用蒸、煮、炖方法烹饪；如需用油时，宜用植物油为主，如豆油、花生油、菜油、玉米油、香油等，因植物油中的植物固醇能抑制胆固醇的吸收。少吃动物脂肪和含胆固醇高的食物。此外，应少用刺激性食物，如辣椒、咖喱、咖啡、酒和油炸、油杂的食物，以免引起胆囊收缩、胆管括约肌不能松弛，妨碍胆汁的排出而加重症状。

3）宜低脂肪：若有胆管梗阻应忌用含脂肪多的油腻食物，如肥肉、奶油、黄油、肥鹅、肥鸭等，以免刺激胆囊收缩而胆汁排泄不良，胆囊内压力升高，使患者疼痛发作。低脂肪食品，可选用大米粥、藕粉、脱脂牛奶、豆腐脑等。脂肪品种要有适当比例，烹调用植物油，既有利于胆囊功能，又有供给必需脂肪酸的作用。手术前后每日脂肪摄入量应限制在 20~30g，病情好转对脂肪耐受量增大时，可增加脂肪摄入量，每日为 40~50g。

4）宜适量应用糖类：胆石症的患者应避免摄入大量精制糖，如蔗糖、果糖等，造成血糖值增高，胆固醇合成增多，在体内胰岛素作用下，糖在细胞内可转为脂肪酸，并合成脂肪，使胆结石的发病率增高。但饥饿也会使胆汁潴留和浓缩，胆结石形成也会增多。因此每日宜进食谷类、淀粉食物300g左右，对肥胖患者更要少用果糖、蔗糖类甜食。但糖类对胆囊的收缩作用比脂肪及蛋白质弱，又可供应热能，减少蛋白质的消耗量，补充肝糖原贮备，有保护肝脏的作用。

5）宜保证蛋白质供给：在胆石症的静止期，应注意蛋白质营养，补充人体日常的消耗，增强免疫力。胆石症患者容易引起肝脏的损伤，蛋白质有利于肝细胞的修复和肝功能的恢复。一般每日摄入蛋白质80~100g，常用的蛋白质制品为鱼、虾、蛋、瘦肉、牛奶等。

6）宜补充维生素与其他：胆石症易引起维生素和无机盐的缺乏，故需补充脂溶性维生素A、维生素D、维生素K，以及B族维生素、维生素C。维生素K能解除胆管痉挛引起的疼痛。还需补充富含钙、钾、铁的食物。膳食中的纤维素增多，能抑制肠内胆固醇的吸收，又能增强肠蠕动，使胆固醇和胆汁酸排泄，有利于防治胆石症。多食瓜果、蔬菜和粗粮，具有通便作用，可减少胆石的形成。饮食宜少量多餐、清淡易消化，避免暴饮暴食和过饥、过饱，有利于胆汁排泄。酒精和刺激性调味品，可使胆囊收缩增强，并使症状加重，故需少用。

7）胆绞痛发作时的营养处理：胆绞痛发作时常伴有恶心、呕吐、发热，且进食会引起胆囊收缩而加重症状。此时需暂时禁食，用静脉供给营养，补充足够的热能，纠正脱水和电解质紊乱，可静脉输入葡萄糖、电解质、维生素等营养素。腹痛、呕吐减轻后，可给高糖类、低脂肪的流质和半流质膳食，如米粥、藕粉、豆浆、新鲜水果等。

8）胆囊切除术后的营养问题：手术后数月内仍需保持低脂肪饮食，每日供给脂肪30~40g，主要给糖类、蛋白质和富含维生素的食品。可用谷类食品、豆制品、新鲜蔬菜和水果，以及瘦肉、鱼、虾等，以后适量增加脂肪供给，并逐渐过渡到普通饮食，但脂肪的进食量宜略低于正常人，每日以50g左右为宜。

（2）饮食搭配

1）圆白菜与木耳：圆白菜中含有多种微量元素和维生素，有助于增强机体的免疫力；木耳有补肾壮骨、填精健脑的作用。两者搭配，对胆囊炎患者有益。

2）木耳与大枣：黑木耳与大枣加适量水煎汤服食。适用于胆囊炎证属瘀血阻络。

（3）药膳食疗方

1）虎茵粥：虎杖15g，茵陈15g。水煎，去渣取汁，加入粳米100g，冰糖9g，煮粥，每日2次食用。清热解毒，利胆退黄。

2）西瓜荸荠汁：西瓜500g，洗净，榨取汁；荸荠100g，去皮，榨取汁混合，代茶。也可用西瓜汁和荸荠汁的罐头饮料代茶。清热，退黄，利小便，可治胆石症合并急性胆囊炎。

3）利胆排石粥：金钱草30g，栀子仁5g，蒲公英30g。水煎，去渣取汁，加入粳米50g，冰糖适量，煮粥，每日2次食用。有清热利胆、排石之功效。

4）鸡内金粥：粳米50g，冰糖适量煮沸，将鸡内金5g、山楂10g研末放入，再煮成粥，每日 2 次服食。有消石和改善消化之功效。

2. 饮食禁忌

（1）忌多食脂肪：胆囊炎的发作常在饱餐（尤其是油腻食物）后的晚上或清晨。这是因为消化脂肪需要大量的胆汁，而患者由于胆囊炎症的存在，在胆囊急速收缩时会产生疼痛，如遇结石梗阻，则绞痛更为剧烈，并伴有恶心、呕吐。慢性胆囊炎患者在多食脂肪后，会出现隐痛，并有消化不良的表现，如嗳气、腹胀、厌食油腻等。故患者每日脂肪量应限制在 40g，应忌食肥肉、猪油、黄油、奶油等。

（2）忌浓烈调味品：如川椒、辣椒、辣油等，可促进胆囊收缩素的生成，引起胆囊强烈收缩，但胆管口括约肌不能松弛，影响胆汁流出，故应忌食。

（3）忌食油炸食物：因脂肪在高温下产生丙烯醛，能反射性地引起胆管痉挛，对胆管疾病不利，故应忌食。

（4）忌食过冷、过热的食物：温热的食物能使胆管口和胆管壁的肌肉松弛，有利于胆汁排出，而过冷或过热的食物可使胆管括约肌痉挛，从而引起胆囊区的隐痛和绞痛，故应忌食。

（5）忌食引起胀气的食物：胆囊炎患者常因胀气而病情加重，故凡引起胀气的食物应忌食。这类食物有芹菜、韭菜、大豆、土豆、红薯、竹笋、蒜苗、大蒜等。

（6）忌饮牛奶：牛奶含有较多量的脂肪，饮用后需要胆汁和胰脂酶分解、消化，会增加胆囊负担，故忌饮用牛奶。

（7）忌食冰淇淋：胆囊炎患者食用冰淇淋后，可引起肝部剧痛和胆管痉挛，故应忌食。

【药物宜忌】

1. 西医治疗

（1）药物治疗

1）抗胆碱能药物：此类药物能解除奥狄括约肌的痉挛，解除腹痛。常用药物为阿托品、山莨菪碱。

①阿托品：注射液 0.5mg/mL、1mg/mL，片剂 0.3mg。常静脉滴注或肌内注射：成人每次 0.5～1mg，15～30 分钟根据需要重复使用。

②山莨菪碱：片剂 5mg、10mg，注射液 2mg/mL、5mg/mL、10mg/mL。成人每次 5～10mg，肌内注射或静脉滴注，可重复使用。

2）硝酸酯类制剂：其基本药理作用是直接松弛血管平滑肌，主要为抗心绞痛药物，但其中有些药物亦可用于暂时缓解胆绞痛。常用药物如硝酸甘油，片剂 0.5mg，成人 0.5～1mg，舌下含服，每日可用多次。

3）镇痛药：此类药能解除或减轻疼痛，并改变患者对疼痛的情绪反应。常用药物如哌替啶、吗啡。

①哌替啶：注射液 50mg/1mL、100mg/2mL。肌内注射或皮下注射，成人每次 0.025～0.1g，极量每次 0.15g；小儿每次 0.5～1mg/kg；连续 2 次应用时间间隔不宜短

于4小时。

②吗啡：片剂5mg、10mg；注射液10mg/1mL。口服或皮下注射，成人每次5～10mg，极量20mg。婴儿禁用。过量可抑制呼吸，久用可成瘾。

4）利胆药：利胆药按作用方式可分为促进肝脏胆汁分泌的药物，如去氢胆酸、苯丙醇等；促进胆囊胆汁排出的药物，如硫酸镁。有些药物尚可消除胆结石，如鹅去氧胆酸。

①曲匹布通：每片40mg、80mg。每次40mg，每日3次，饭后立即服用。

②亮菌甲素：对奥狄括约肌有解痉和镇痛作用，并可促进肝、胆汁分泌。每片5mg，粉针剂1mg/支。每次1～2mg，6～8小时1次，肌内注射，症状控制后改为每日2次，1个疗程为7～10日。

③苯丙醇：每粒胶囊0.1g。每次0.1～0.2g，每日3次，口服，饭后服用。

④羟甲香豆素：每片0.2g、0.4g。每次0.4g，口服，每日3次。

⑤羟甲烟胺：有利胆保肝作用。每片0.5g。每次1g，每日3次，口服；2～4日后改为每日2g，分2～3次口服。严重病例可每2小时服1次；小儿每次0.25～0.5g，口服，每日3次。

⑥茴三硫：每片25mg。口服，成人每次25mg，每日3次，或遵医嘱：5～10岁儿童每日25～50mg，10～15岁儿童每日50～75mg。本品解酒作用显著，于饭前5～10分钟服用效果更佳。胆管完全梗阻忌用。

⑦保胆健素：每次1～2粒，口服，每日3次。严重前列腺增生及青光眼者慎服。

⑧羟苯乙酮：每次200mg，每日3次，口服。本品无明显不良反应。

⑨肝胆能：每次2片，每日3次，口服，饭前30分钟服。

5）口服溶石药物

①鹅去氧胆酸：常规用量为每日300～600mg，6～12个月为1个疗程，用药应达到足够的剂量，才能收到较好的效果。由于夜间胆汁饱和度高，有人主张将每日用药量于临睡前顿服。根据统计，结石直径<0.5cm者，6个月左右溶解；结石直径<1cm者，需要用药2年，甚至更长时间。有效率为50%左右，包括结石消失、胆石变小或结石数目减少。

②熊去氧胆酸：常用剂量为每日400～600mg，分次口服，6～12个月为1个疗程，与鹅去氧胆酸疗效相似。

③阿司匹林：可以抑制胆囊黏膜糖蛋白的分泌，从而阻止结石的形成，有预防胆结石的作用。每次300mg，每日1～2次，口服。

6）抗感染治疗：急性胆囊炎多合并细菌感染，选用抗生素首先考虑胆道感染的常见细菌、抗生素在胆汁中的浓度及其在老年人应用时的不良反应。由于老年人生理功能差，伴发肾功能不全等全身疾病多，感染需尽快控制，抗生素应选用疗效高毒副作用少的抗生素，可选用抗革兰阴性菌较强且在胆汁浓度高的如氨苄西林、阿莫西林，对较严重的感染目前临床使用的第二、三代头孢抗生素，以第三代头孢疗效佳，可选用头孢哌酮、头孢曲松等。广谱抗生素喹诺酮类如环丙沙星、氧氟沙星等疗效亦较好，不良反应少。氨基糖苷类对革兰阴性菌感染有良好的疗效，但由于其有一定的耳肾毒性在老年人应用受到限制，选用时应慎重。

由于胆道感染中厌氧菌的比例较高，因此治疗急性胆囊炎常需联合用药。目前临床上应用的甲硝唑、替硝唑对厌氧菌有强烈的杀菌作用，抗菌谱广，胆汁中浓度高，副作用少，且对其他广谱抗生素所致的肠道菌群失调有效，是联合用药的首选药物。

（2）碎石治疗。

（3）手术：切除胆囊和结石。

2. 中医治疗

（1）辨证治疗

1）肝郁气滞

主症：右胁下或上腹疼痛，轻重不一，或阵发性绞痛难忍，痛引右肩背，或仅有右胁胀痛不舒，胸脘发闷，常有嗳气，口苦，咽干，恶心，呕吐，纳呆，不发热或微热，巩膜皮肤无黄染，上腹疼痛发作时拒按。脉弦滑或弦细，舌苔薄白或薄黄或无苔。

治法：疏肝解郁，利胆排石。

方药：四逆散加味。金钱草 30g，柴胡、枳实、白芍、郁金、木香、川楝子、延胡索、鸡内金各 10g，甘草 6g。

加减：若兼脾虚者，加茯苓、白术；热重便结者，酌加大黄、玄明粉。

用法：水煎服，每日 1 剂。

2）湿热蕴结

主症：右胁下或上腹绞痛，或持续或阵发，痛引胸胁肩背，恶心呕吐，口渴喜冷饮或不欲饮，纳食不香，脘胀腹痛，痛处拒按，或能触及肿大的胆囊，伴有发热或黄疸，尿深黄，大便多干结。脉弦数或滑数，舌红苔黄燥或黄腻。

治法：清热利湿，利胆排石。

方药：大柴胡汤和茵陈蒿汤加减。茵陈、金钱草各 30g，柴胡、黄芩、枳实、白芍、栀子、虎杖、木香、大黄各 10g。

加减：若发热寒战者，加金银花、连翘；呕重者，加姜半夏、竹茹；夹瘀者，加丹参、赤芍等。

用法：水煎服，每日 1 剂。

3）热毒积聚

主症：右胁下或上腹疼痛持续加重，范围扩大，高热不降或寒热往来，神情淡漠，或神昏谵语，手足厥冷，上腹肌紧张拒按，脘腹胀满，尿短少、色赤或深如浓茶，大便秘结。舌质红绛，舌苔黄燥或干有芒刺，脉弦数或沉细数无力。

治法：清热解毒，排石利胆。

方药：白虎汤合大承气汤加减。石膏（先煎）、金钱草各 30g，槟榔、郁金、金银花、知母各 12g，大黄、厚朴、枳实各 9g，芒硝、甘草各 6g。

加减：如出现神昏谵语者，可吞服安宫牛黄丸、紫雪丹或至宝丹。

用法：水煎服，每日 1 剂。

4）肝郁血瘀

主症：右胁下或上腹胀痛或刺痛或绞痛，脘腹胀闷，纳食不思，神疲乏力，面色暗黄，黄疸久不消退，常有鼻出血，妇女月经不调，多为延期，经来时腹痛，量少色暗，多有血块，常有肝大，肝功能异常，或有脾大，肝掌。舌质青紫，有瘀点、瘀斑，脉沉细涩或弦细。

治法：疏肝理气，活血止痛。

方药：金铃子散和失笑散加减。金钱草 30g，槟榔、香附、枳壳各 12g，川楝子、延胡索、蒲黄各 9g。

用法：水煎服，每日 1 剂。

（2）验方

1）化石丹：鸡内金、郁金、火硝、穿山甲、大黄各 60g，甘草 30g。共研细末，每次 10g，早晚各 1 次，温开水送服。适用于右胁疼痛之胆结石。

2）溶石丸：火硝、鸡内金、穿山甲各 50g，金钱草、石韦各 100g，白矾、大黄、莪术、广木香、甘草各 30g。共研细末，水泛为丸，如梧桐子大，每次 15 丸，早晚温开水送服。适用于本病所致之胆区疼痛或阻塞性黄疸。

3）三金排石汤：柴胡、黄芩、白芍、枳实、郁金、鸡内金（研末冲服）、香附各 10g，金钱草 20g，大黄、青皮、陈皮各 5g。水煎服，每日 1 剂。适用于胆石症。

4）利胆消石汤：全瓜蒌 15～20g，半夏 10～15g，黄连、柴胡、鸡内金各 7～10g，枳壳 10～13g，虎杖 15～20g，甘草 2～5g。水煎服，每日 1 剂。适用于胆囊结石或胆总管结石。

5）疏肝利胆汤：柴胡、枳壳、赤芍、木香、黄芩、鸡内金、郁金、厚朴、山楂各 10g，熟大黄、甘草各 8g，黄连 6g。水煎服，每日 1 剂。适用于急、慢性胆囊炎。

3. 药物禁忌

（1）甲硝唑

1）不宜与华法林合用：其可抑制华法林的代谢，增强其抗凝血作用。

2）不宜饮用牛奶：因牛奶所含钙离子能和甲硝唑结合形成沉淀，既破坏食物的营养，又降低药物的疗效。也不宜进食含钙量高的食物，如蘑菇、菜花等，因药物与钙离子结合生成不溶性的沉淀物，破坏食物的营养，降低药物的疗效。

（2）哌替啶

1）不宜与异烟肼及其衍生物合用：合用可产生严重的不良反应，如昏迷、低血压、周围血管萎陷等。可用静脉注射氢化可的松和加压素来对抗。

2）不宜与单胺氧化酶抑制剂合用：单胺氧化酶抑制剂，如苯乙肼、丙卡巴肼、异卡波肼、帕吉林等能阻止哌替啶的去甲过程和去甲哌替啶的水解过程而引起毒性反应。

（3）熊去氧胆酸：不宜与考来烯胺及含有氢氧化铝的制剂合用。考来烯胺、氢氧化铝等可降低熊去氧胆酸的作用。

（4）忌用补气及固涩药：本病气滞者居多，故补气药（如人参、黄芪等）及固涩药（如芡实、金樱子等）用后会加重病情。

（5）忌用热性温补之品：本病由湿热之邪所引起，使用有温里补阳作用的药物，如红参、附子、干姜、吴茱萸、丁香、细辛、荜拨、高良姜、鹿茸、补骨脂、菟丝子、巴戟天、淫羊藿、牛鞭、仙茅、黄狗肾、锁阳、蛤蚧、肉苁蓉等，以及中成药，如十全大补丸、右归丸、金匮肾气丸等，可加重病情。

（6）阿托品：参见"心律失常"。

二十三、急性胰腺炎

急性胰腺炎是多种病因导致胰酶在胰腺内被激活后引起胰腺组织自身消化、水肿、出血，甚至坏死的炎症反应。病变程度轻重不等，轻者以胰腺水肿为主，临床多见，病情常呈自限性，预后良好，又称为轻症急性胰腺炎。少数重症患者的胰腺出血坏死，常继发感染、腹膜炎和休克等多种并发症，病死率高，称为重症急性胰腺炎。

1. 病因

急性胰腺炎的病因甚多。常见的病因有胆石症、大量饮酒和暴饮暴食等。

（1）胆石症与胆疾病：胆石症、胆管感染或胆管蛔虫等均可引起急性胰腺炎，其中胆石症最为常见。

（2）大量饮酒：因酒精能促进胰液的大量分泌，致使胰腺管内压力骤升，引起胰腺泡破裂，胰酶进入间质而促发胰腺炎。

（3）梗阻：胰管结石或蛔虫、胰管狭窄、肿瘤等均可导致胰管阻塞引起急性胰腺炎。

（4）医源性因素：手术与创伤，如腹腔手术特别是胰胆或胃手术、腹部钝挫伤等，可直接或间接损伤胰腺组织与胰腺的血液供应而引起胰腺炎。

（5）内分泌与代谢障碍：任何引起高钙血症的原因，如甲状旁腺肿瘤、维生素D过多等，均可引起胰管钙化，高血钙还可刺激胰液分泌增加和促进胰腺蛋白酶原激活。任何原因的高血脂，如家族性高脂血症，可因胰液内脂质沉着或来自胰外脂肪栓塞并发胰腺炎。妊娠、糖尿病昏迷和尿毒症也偶可发生急性胰腺炎。

（6）感染：急性胰腺炎继发于急性传染性疾病者多数较轻，随感染痊愈而自行消退，如急性流行性腮腺炎、传染性单核细胞增多症、柯萨奇病毒和肺炎衣原体感染等。常可伴有特异性抗体浓度升高。沙门菌或链球菌败血症时也可出现胰腺炎。

（7）药物：已知应用某些药物，如噻嗪类利尿药、硫唑嘌呤、糖皮质激素、四环素、磺胺类等可直接损伤胰腺组织，可使胰液分泌或黏稠度增加，引起急性胰腺炎。多发生在服药最初数月，与剂量不一定相关。

（8）其他因素：少见因素有十二指肠球后穿透性溃疡、十二指肠憩室炎、胃部手术后输入襻综合征、肾脏移植术后、心脏移植术后、血管性疾病及遗传因素等。

2. 临床表现

急性胰腺炎常在饱食、脂餐或饮酒后发生。部分患者无诱因可查。其临床表现和病情轻重取决于病因、病理类型和诊治是否及时。

（1）症状

1）腹痛：为本病的主要表现和首发症状，突然起病，程度轻重不一，可为钝痛、刀割样痛、钻痛或绞痛，呈持续性，可有阵发性加剧，不能为一般胃肠解痉药缓解，进食可加剧。疼痛部位多在中上腹，可向腰背部呈带状放射，取弯腰抱膝位可减轻疼痛。水肿型腹痛3~5日即缓解；坏死型病情发展较快，腹部剧痛延续时间较长，由于渗液扩散，可引起全腹痛。极少数年老体弱患者可无腹痛或轻微腹痛。

2）恶心、呕吐及腹胀：多在起病后出现，有时颇频繁，吐出食物和胆汁，呕吐后腹痛并不减轻。同时有腹胀，甚至出现麻痹性肠梗阻。

3）发热：多数患者有中度以上发热，持续3~5日。持续发热1周以上不退或逐日升高、白细胞计数升高者，应怀疑有继发感染，如胰腺脓肿或胆管感染等。

4）低血压或休克：重症胰腺炎患者常发生低血压或休克，表现为烦躁不安、皮肤苍白、湿冷等；有极少数患者可突然发生休克，甚至发生猝死。主要原因为有效血容量不足，缓激肽类物质致周围血管扩张，并发消化道出血。

5）水、电解质紊乱：多有轻重不等的脱水，低血钾，呕吐频繁可有代谢性碱中毒。重症者尚有明显脱水及代谢性酸中毒，低钙血症（<2mmol/L），部分伴血糖增高。偶可发生糖尿病酮症酸中毒或高渗性昏迷。

（2）体征

1）轻症急性胰腺炎：患者腹部体征较轻，往往与主诉腹痛程度不十分相符，可有腹胀和肠鸣音减少，无肌紧张和反跳痛。

2）重症急性胰腺炎：患者上腹或全腹压痛明显，并有腹肌紧张、反跳痛。肠鸣音减弱或消失，可出现移动性浊音，并发脓肿时可扪及有明显压痛的腹部包块。伴麻痹性肠梗阻且有明显腹胀，腹水多呈血性，其中淀粉酶明显升高。少数患者因胰酶、坏死组织及出血沿腹膜间隙与肌层渗入腹壁下，致两侧肋腹部皮肤呈暗灰蓝色，称格雷-特纳（Grey-Turner）征；可致脐周围皮肤青紫，称卡伦（Cullen）征。在胆总管或壶腹部结石、胰头炎性水肿压迫胆总管时，可出现黄疸。后期出现黄疸，应考虑并发胰腺脓肿或假囊肿压迫胆总管或由于肝细胞损害所致。

患者因低血钙引起手足搐搦，为预后不佳表现，系大量脂肪组织坏死分解出的脂肪酸与钙结合成脂肪酸钙，大量消耗钙所致，也与胰腺炎时刺激甲状腺分泌降钙素有关。

（3）并发症

1）局部并发症：①胰腺脓肿；②假性囊肿。

2）全身并发症：①急性呼吸衰竭；②急性肾衰竭；③心力衰竭与心律失常；④消化道出血；⑤胰性脑病；⑥败血症及真菌感染；⑦高血糖；⑧慢性胰腺炎。

3. 辅助检查

（1）白细胞计数：多有白细胞计数增多及中性粒细胞核左移。

（2）血、尿淀粉酶测定：血清（胰）淀粉酶在起病后6~12小时开始升高，48小时开始下降，持续3~5日。血清淀粉酶超过正常值3倍可确诊为本病。

尿淀粉酶升高较晚，在发病后 12 ~ 14 小时开始升高，下降缓慢，持续 1 ~ 2 周，但尿淀粉酶值受患者尿量的影响。胰源性腹水和胸水中的淀粉酶值亦明显增高。

（3）血清脂肪酶测定：血清脂肪酶常在起病后 24 ~ 72 小时开始上升，持续 7 ~ 10 日，对病后就诊较晚的急性胰腺炎患者有诊断价值，且特异性也较高。正常值为 0.2 ~ 1.5mg%，超过该值为异常。

（4）反应蛋白：是组织损伤和炎症的非特异性标志物，有助于评估与监测急性胰腺炎的严重性，在胰腺坏死时反应蛋白明显升高。发病 72 小时后 >150mL/L，提示胰腺组织坏死。

（5）生化检查：暂时性血糖升高常见，可能与胰岛素释放减少和胰高血糖素释放增加有关。持久的空腹血糖 >10mmol/L，反映胰腺有坏死，提示预后不良。高胆红素血症可见于少数患者，多于发病后 4 ~ 7 日恢复正常。血清天门冬氨酸氨基转移酶、乳酸脱氢酶可增加。暂时性低钙血症（<2mmol/L）常见于重症急性胰腺炎，低血钙程度与临床严重程度平行，若血钙低于 1.5mmol/L 以下提示预后不良。急性胰腺炎时可出现高三酰甘油血症，这种情况可能是病因或是后果，三酰甘油在急性期过后可恢复正常。

（6）影像学检查

1）腹部平片：可排除其他急腹症，如内脏穿孔等。"哨兵襻"和"结肠切割征"为胰腺炎的间接指征。

2）腹部 B 超：应作为常规初筛检查。急性胰腺炎 B 超可见胰腺肿大，胰内及胰周围回声异常，亦可了解胆囊和胆道情况，后期对脓肿及假性囊肿有诊断意义。

3）CT 显像：根据胰腺组织的 CT 影像改变进行分级，对急性胰腺炎的诊断和鉴别诊断、评估其严重程度，特别是对鉴别轻或重症胰腺炎，以及附近器官是否累及具有重要价值。

【饮食宜忌】

1. 饮食宜进

（1）饮食原则

1）早期应禁食及胃肠减压以减少胃酸与食物刺激胰腺分泌，症状缓解之后，宜进食一些无脂、低蛋白饮食，如米汤、稀藕粉、稀面汤、果汁等。待病情好转后，可改低脂流质饮食，如肝汤、豆浆、鸡汤、蛋汤等。以后可逐渐改食低脂半流质饮食，少量多餐，并供给含维生素丰富的食物，如富含维生素 C 的蔬菜、水果，富含 B 族维生素的瘦肉、乳类、蛋类等。与此同时，应注意患者的反应，如感到疼痛，说明饮食中脂肪含量偏高，应适当减少脂肪，必要时蛋白质的量也应减少。此外，胰腺炎患者在禁食后，常出现电解质紊乱，如钾、镁、钠、钙的下降，所以饮食中应注意及时补充电解质，可多进食一些鲜蘑菇汤、菜汁、果汁等。饮食方法应少食多餐，每日 5 ~ 6 餐，每餐选 1 ~ 2 种软而易消化的食物。宜采用蒸、煮、烩、氽等烹调方法，烹调时尽量不用油。

2）待腹痛基本消失后，开始可进低脂流质，如米汤、藕粉、豆浆、麦乳精、绿豆汤、炒米米汤、果子汁等。病情进一步好转后，可给高营养的要素饮食，或先给清淡半流质饮食，再适当给予生理价值高的蛋白质，每日每千克体重 1.0g，以促进胰腺的修复。

3）在饮食调养过程中，要密切注意病情的变化，出现高血糖时，糖类要酌情减少；若患者出现腹痛，说明对脂肪仍不能耐受，饮食中脂肪量还要减少，必要时蛋白质亦要减少。

4）恢复期仍以少食多餐为原则，每日可吃 5～6 餐，每餐以七八分饱为宜，以减轻胰腺负担，有利于病损胰腺的康复。

5）恢复期忌刺激性食物，如浓茶、咖啡、酸辣食品，以减少胃酸和胰液的分泌，使病损胰腺易于康复。病愈后严禁饮酒、暴饮暴食和进食多油腻食物，以防复发。

（2）饮食搭配

1）山楂与麦芽：将山楂、麦芽、粳米各适量，加适量水，一起煮成稀粥食用。有化食、消积、活血功能，对慢性胰腺炎患者有益。

2）山药与茯苓：两者一起煮粥，具有益气健脾之功效。适宜慢性胰腺炎患者食用。

（3）药膳食疗方

1）白萝卜汁、西瓜汁、番茄汁、雪梨汁、荸荠汁、绿豆芽汁等，均可饮服。有清热解毒功效，并富含维生素。适用于禁食后刚允许低脂流质阶段的急性胰腺炎患者。

2）黄花菜、马齿苋各 30g，将两者洗净，放入锅内，加清水适量，用武火烧沸后，转用文火煮 30 分钟，放凉后装入罐内，代茶饮。有清热解毒消炎功效。适用于急性胰腺炎刚开始流质的阶段。

3）佛手柑 15g，煎汁去渣，加粳米 50g，水适量煮成粥，即将熟时加入冰糖，粥成后食之。有理气止痛、健脾养胃之功效。

4）桂枝 20g，白芍 40g，甘草 12g，生姜 20g，大枣 12 枚，加水煎熬，去渣后加入粳米 100g，煮成粥分次食之。有健脾安中之功效。

5）肉豆蔻 10g，生姜 10g，粳米 50g。先将粳米淘净加水煮粥，待煮沸后，加入捣碎的肉豆蔻细末及生姜，继续熬煮成粥后食用。可理气止痛、散寒，治疗急性胰腺炎。

2. 饮食禁忌

（1）忌暴饮暴食：是引起胰腺炎的常见原因之一。因大量饮食，尤其是进食高蛋白饮食会引起胰酶素分泌的增加，胰酶素会促进胰液分泌的增加，加重病情。

（2）忌饮酒：饮酒后，可使胰腺分泌旺盛，管内压力增高，致使胰液溢入间质而引起急性胰腺炎。饮酒还能刺激食管及胃黏膜，引起食管炎和胃黏膜病变，甚至诱发消化道溃疡，胆管口括约肌痉挛，导致胰腺管阻塞而使腺泡破裂，胰酶溢出而引起胰腺炎。

（3）忌食菠菜：菠菜能刺激胰液分泌，使急性胰腺炎患者病情加重，故不宜食用。

（4）忌食辛辣、刺激性食物：胰腺炎中医辨证，多属实证、热证，辛辣、刺激性食物，如辣椒、辣油、辣酱、葱、洋葱、生姜、芥末等辛温助热，易使症状加重或复发。

（5）忌食猪脂：胆囊炎、胆结石及胰腺炎患者不宜食用，猪脂为纯油脂食物，食后容易诱发胆囊炎、胰腺炎，加重患者的病情。

（6）忌饮牛奶：牛奶中含有脂肪，因此饮用牛奶会加重胆囊和胰腺的负担，会导致胆囊炎和胰腺炎加重。

【药物宜忌】

1. 西医治疗

（1）轻型急性胰腺炎：经 3~5 日积极治疗多可治愈。治疗措施包括禁食；必要时置鼻胃管持续吸引胃肠减压，适用于腹痛、腹胀、呕吐严重者；积极补足血容量，维持水电解质和酸碱平衡，注意维持热能供应；腹痛剧烈者可予以哌替啶镇痛；急性胰腺炎如疑合并感染，则必须使用抗生素，予受体拮抗药或质子泵抑制药静脉给药，认为可通过抑制胃酸而抑制胰液分泌，兼有预防应激性溃疡的作用。

（2）重症胰腺炎：必须采取综合性措施，积极抢救治疗，除上述治疗措施还应采取以下措施。

1）内科治疗

①如有条件应转入重症监护病房，针对器官衰竭及代谢紊乱采取相应的措施。

②维持水、电解质平衡，保持血容量，应积极补充液体及电解质（钾、钠、钙、镁等离子），维持有效血容量。重症患者常有休克，应给予白蛋白、鲜血或血浆代用品。

③重症胰腺炎常规使用抗生素，有预防胰腺坏死合并感染的作用。应选用对肠道移位细菌（大肠埃希菌、假单胞菌、金葡菌等）敏感，且对胰腺有较好渗透性的抗生素。以喹诺酮类或亚胺培南为佳，并联合应用对厌氧菌有效的药物（如甲硝唑）。病程后期应密切注意真菌感染，必要时行经验性抗真菌治疗，并进行血液及体液标本真菌培养。

④减少胰液分泌：生长抑素具有抑制胰液和胰酶分泌、抑制胰酶合成的作用。虽疗效尚未最后确定，但目前国内学者多推荐尽早应用。生长抑素剂量为 250g/h，生长抑素的类似物奥曲肽的剂量为 25~50g/h，持续静脉滴注，疗程 3~7 日。

⑤抑制胰酶活性：仅用于重症胰腺炎的早期，但疗效尚有待证实。抑肽酶可抗胰血管舒缓素，使缓激肽原不能变为缓激肽，尚可抑制蛋白酶、糜蛋白酶和血清素，每日 20 万~50 万 U，分 2 次溶于葡萄糖液中静脉滴注；加贝酯可抑制蛋白酶、血管舒缓素、凝血酶原、弹力纤维酶等，根据病情，开始每日 100~300mg 溶于 500~1500mL 葡萄糖盐水中，以每小时 2.5mg/kg 速度静脉滴注。2~3 日后病情好转，可逐渐减量。

2）内镜下胆胰壶腹括约肌切开术：适用于胆源性胰腺炎合并胆道梗阻或胆道感染者。行胆胰壶腹括约肌切开术和（或）放置鼻胆管引流。

3）外科治疗

①腹腔灌洗：通过腹腔灌洗可清除腹腔内细菌、内毒素、胰酶、炎性因子等，减

少这些物质进入血液循环后对全身脏器的损害。

②手术。

2. 中医治疗

（1）辨证治疗

1）肝郁气滞：多见于本病水肿型轻症。

主症：脘腹胀痛，进食加剧，走窜不定，痛彻肩背，恶心呕吐，吐出量少。舌质淡红，苔薄白，脉弦细。

治法：疏肝理气，和胃降逆。

方药：大柴胡汤化裁。柴胡12g，白芍15g，半夏12g，黄芩12g，枳壳9g，香附10g，大黄（后下）9g，延胡索9g，金银花15g，甘草6g。

用法：水煎服，每日1剂。

2）脾胃热结：多见于本病水肿型重症或出血坏死型。

主症：脘腹疼痛，阵发加剧，胀满拒按，大便秘结，呕吐频繁，发热口干。舌质红，苔厚燥，脉洪数。

治法：清热解毒，通里攻下。

方药：柴胡清胰汤。柴胡15g，黄芩15g，枳实15g，姜半夏10g，白芍15g，败酱草25g，大黄（后下）15g，芒硝（分冲）15g，延胡索15g，炒栀子9g，黄连7.5g，连翘15g。

用法：水煎服，每日1剂。

3）肝脾湿热：多见于胆管感染而致。

主症：脘腹胀痛，胸胁痞满，发热口苦，恶心呕吐，身黄倦怠，尿黄短赤。舌质红，苔黄腻，脉弦滑。

治法：疏肝运脾，清热利湿。

方药：茵陈蒿汤化裁。茵陈15g，大黄（后下）9g，栀子9g，龙胆草9g，白豆蔻9g，薏苡仁15g，板蓝根15g，金钱草15g，郁金12g，白茅根15g。

用法：水煎服，每日1剂。

4）蛔虫上扰：多见于胆道蛔虫病所致。

主症：有吐蛔虫史，胁腹疼痛，阵痛如绞，伴有汗出，四肢厥冷，痛止如常。舌质红，苔微黄，脉弦紧。

治法：理气安蛔，通腑止痛。

方药：乌梅丸化裁。乌梅9g，柴胡12g，大黄（后下）9g，川椒9g，枳实9g，延胡索9g，苦楝皮15g，槟榔9g，半夏12g，木香9g，白芍15g。

用法：水煎服，每日1剂。

本病出现休克者，可用回阳救逆或凉血开窍之剂，如参附汤、犀角地黄汤，并及时采取抢救措施。

（2）验方

1）柴胡、白芍各15g，黄芩、胡黄连、木香、延胡索、芒硝（分冲）各10g，大黄（后下）15g。水煎服，每日 1 剂。适用于急性胰腺炎。

2）柴胡、赤芍、白芍、黄芩、制半夏、广郁金、炒枳实各 9g，玄明粉（分冲）12g，大黄（后下）9g，金钱草 30g。水煎服，每日 1 剂。适用于急性胰腺炎。

3）生大黄（后下）9g，延胡索粉 30g。水煎服，每日 2 剂。适用于急性胰腺炎。

3. 药物禁忌

（1）喹诺酮类药物

1）忌过食碱性食物：因过食碱性食物（如菠菜、黄瓜、胡萝卜、苏打饼干、茶叶等）可减少喹诺酮类药物的吸收，故服喹诺酮类药物期间应避免使用。

2）忌饮茶：饮茶有许多益处，但茶叶中含有鞣酸、咖啡因及茶碱成分，喹诺酮类药物与茶水同服可减低药效，故一般不宜与茶水同服。

（2）多酶片

1）忌饮茶：胰腺炎患者常有消化不良，需配合服用多酶片以助消化，而茶水中的鞣酸可与蛋白质发生化学作用，会使其活性减弱以至于消失而影响疗效。

2）忌过食酸性食物：因为多酶片在偏碱性环境中作用较强，若在服药期间过食酸性食物（醋、酸菜、咸肉、山楂、杨梅、果汁等）会使其疗效减弱。

（3）阿托品：详见"心律失常"。

（4）胰酶片

1）忌与酸性药物同服：胰酶片在中性或弱碱性环境中活性较强，遇酸可使其失去活力。因此，服胰酶片应忌服山楂片、山楂丸等酸性药物，同时也应忌同时进食食醋。

2）不宜与乳酶生合用：胰酶片遇酸则疗效降低，而乳酶生在肠道内可使糖分解，生成乳酸，使肠道内酸度提高，不利于胰酶发挥作用。

3）不宜与含有鞣质的中成药同服：胰酶片与四季青片、虎杖浸膏片、感冒宁片、复方千日红片、肠风槐角丸、肠连丸、紫金粉、舒痔丸、七厘散等含有鞣质的中成药同服，可使疗效降低或失效。

4）不宜与含有大黄粉的中成药同服：胰酶片与清宁片、解暑片、麻仁润肠丸、牛黄解毒丸等含大黄粉的中成药同服，不同炮制方法的大黄对胰酶的活性均有明显的抑制作用。

（5）忌诱发胰腺炎的药物：目前已确认，硫唑嘌呤、糖皮质激素（泼尼松、地塞米松等）、氢氯噻嗪、四环素、磺胺药等可使胰液分泌或黏稠度增加，易诱发急性胰腺炎，故本病应尽量避免服用以上药物。

（6）忌盲目用镇痛药：使用镇痛药后患者会自觉疼痛减轻，但胰腺炎患者体内胰液的自溢并没有停止，胰液的外溢不断对胰腺进行自溶，并且还可损伤肠管和邻近组织，从而使病情恶化。因此，盲目滥用镇痛药会掩盖病情，延误治疗。

二十四、胰腺癌

【概述】

胰腺癌发病率在世界范围内均有增加趋势。发病高峰年龄为 40～60 岁，30 岁以前者少见，男女之比约 2∶1。据国外资料统计，胰腺癌占所有癌的 3%，发病率随年龄增长而增加，40~50 岁组为 10/10 万，60 岁组为 40/10 万，80~85 岁组为 116/10 万。我国上海在 20 世纪 80 年代统计，胰腺癌发病率为 5/10 万。

1. 病因

病因至今未明。临床资料分析表明，可能是多种因素长期共同作用的结果。长期大量吸烟、饮酒、饮咖啡者，糖尿病患者，慢性胰腺炎患者发病率较高。其根据是男性发病率较绝经期前的女性为高，女性在绝经期后则发病率上升。长期接触某些化学物质（如 F-萘酸胺、联苯胺、烃化物等）可能对胰腺有致癌作用。遗传因素与胰腺癌的发病也似有一定关系。

分子生物学研究提示，癌基因激活与抑癌基因失活及 DNA 修复基因异常在胰腺癌的发生中起着重要作用，如 90% 的胰腺癌可有 K-ras 基因第 12 号密码子的点突变。

2. 临床表现

上腹部不适及隐痛是胰腺癌最常见的症状，约 61% 的患者有腹痛的表现。胰体、尾部癌的腹痛发生率更高。食欲减退、消瘦是胰腺癌的常见表现。但这些临床表现的出现，表明病情已不属早期。梗阻性黄疸是胰腺癌患者主要表现，黄疸常呈持续性加深。晚期胰腺癌还可出现上腹固定的肿块、腹水、恶病质及肝、肺或骨骼转移等表现。

由于本病初期缺乏症状，所以早期诊断较难。当患者主诉上腹部或背部持续性疼痛并伴乏力、体重减轻，若反复检查而无所获时，应怀疑胰腺癌。

3. 辅助检查

（1）B 超：为胰腺癌的首选检查项目，能发现 2cm 以上的胰腺肿瘤，还能发现胰管扩张、胆管扩张、胆囊肿大及肝内转移灶。但对较小的肿瘤常难以检出。

（2）CT：CT 检查可发现胰腺癌的局灶性肿大，并可发现直径 1cm 的肿瘤，还可发现胰腺癌所致胰胆管扩张、肝转移、淋巴结转移、胰周围组织浸润及大血管受累等征象。

（3）经皮肝穿刺胆管造影：经内镜逆行性胰胆管造影插管失败或胆总管下段梗阻不能插管时，可以通过经皮肝穿刺胆管造影显示胆管系统。胰头癌殃及胆总管，引起胆总管梗阻、扩张和阻塞，梗阻处可见偏心性压迫性狭窄。

（4）选择性动脉造影：经腹腔动脉做肠系膜上动脉、肝动脉、脾动脉选择性动脉造影，显示胰体、尾癌可能比 B 超和 CT 更有效。其显示胰腺肿块和血管推压移位征象，对于小肿瘤（<2cm）诊断准确性可达 88%。有助于判断病变范围和手术切除的可能性。

（5）实验室检查：当胰头癌致梗阻性黄疸时，实验室检查可发现血清胆红素明显升高，其中以直接胆红素升高为主。血清碱性磷酸酶升高亦显著。丙氨酸氨基转移酶常在正常范围，或可稍升高。上述各项化验指标对胰腺癌并无特异性，仅能提示梗阻性黄疸。癌胚抗原测定，约 70% 的胰腺癌患者可升高，但亦无特异性，许多消化道癌患者均可有癌胚抗原升高。消化道癌相关抗原被认为是诊断胰腺癌的指标。

（6）其他检查：若超声显像及 CT 检查亦不能确诊时，可在其引导下行经皮细针穿刺活检或经内镜逆行性胰胆管造影，对胰腺癌均有一定诊断价值。

【饮食宜忌】

1. 饮食宜进

（1）饮食原则：进食对胃肠机械和化学刺激相对较小的食物，一般采用糖类的半流质饮食；脂肪限制在每日 30g 左右；蛋白质摄入在 100～120g，以动物蛋白为佳；食入足量维生素；发生糖尿病者，须采用糖尿病饮食，但应将其中所含脂肪量减少，以免加重病情。

1）饮食宜清淡、易消化，且富含优质蛋白和多种维生素：酌情给予流质、半流质、软食。

2）宜选食具有健脾和胃作用之食品，如山药、糯米、牛奶等。

3）当据证选食具有疏肝健脾、温中散寒、化湿清热、清热解毒、利气活血等作用之食品。加大蒜头、刀豆、马齿苋、萝卜、无花果、芦笋、鳝鱼、泥鳅等。

（2）药膳食疗方

1）鳝鱼 500g，大蒜头 30g，生姜 3 片，盐少许。鳝鱼去内脏，洗净，切段。大蒜头去衣，洗净，拍碎。油锅中放入鳝鱼、蒜头、姜片，略爆后，加清水文火焖 1 小时，加适量食盐和调料，佐餐分次食用，时时服食。适于胰腺癌左上腹时有刺痛者。也可用于胃癌、肠癌积瘀疼痛者。恶心呕吐、发热者不宜多食。

2）鲜刀豆子 250g，葱 1 根，姜 1 片，盐适量。刀豆子洗净。葱去须，洗净，切段。姜洗净，切丝。油锅烧热，入姜丝，加刀豆翻炒片刻，加水适量，再放入盐、葱段，炒熟佐餐服食。每日 1 剂，连食数周。适于腰酸乏力，呃逆，呕吐属脾肾两虚之胰腺癌及其他消化系统肿瘤，但口渴喜饮、便艰热盛者不宜多食。

3）水蛇肉适量，虾仁 50g，火腿丝适量，加调料后共煮，加少量淀粉勾芡。可适量吃肉喝汤。

4）苦瓜 30g，加鸡肉适量，煮汤。适量吃肉喝汤。

5）鳝鱼段 300g，大蒜（拍碎）20g，用少量油煸炒，再加入田七（打碎）15g 及清水适量，小火炖 1～2 小时，加食盐等调料，分 2 次作菜肴食用。

6）薏苡仁 60g，甲鱼 60～90g，共煮食作菜肴。

2. 饮食禁忌

（1）忌食辛辣等刺激性食物。

（2）不宜食油腻、坚硬难消化食品，限制脂肪和糖的摄入量。

（3）禁酒。

【药物宜忌】

1. 西医治疗

（1）外科治疗：胰腺癌的治疗仍以争取手术根治为主，对不能手术者常做姑息性短路手术、化学疗法、放射治疗。

应争取早期切除癌，但因早期诊断困难，一般手术切除率不高。国内报道手术根治率为 21.2% ~ 55.5% ，且手术死亡率较高，5 年生存率亦较低。

（2）药物治疗：胰腺癌的西药治疗主要是化疗和生物治疗。胰腺癌患者确诊时病期已晚，患者一般情况较差，多不能耐受足量的化疗药物。另外，由于胰腺血管不丰富，影响化疗效果，目前化疗尚不能治愈，但大部分患者必须用化疗缓解症状，减轻痛苦，延长生命。即使手术治疗后也应酌情辅以化疗，减少复发。常用化疗方案有以下几种。

1）MA 方案：丝裂霉素 8 ~ 10mg/周，静脉滴注，共 6 周；表柔比星 90mg/m^2，静脉滴注，每 4 周 1 次。有效率为 24% 。

2）FAMS 方案：氟尿嘧啶 600mg/m^2，静脉滴注，第 1、8、29、36 日；多柔比星 30mg/m^2，静脉滴注，第 1、29 日；丝裂霉素 10mg/m^2，静脉滴注，第 1 日；链佐星 400mg/m^2，静脉滴注，第 1、8、29、36 日，每 8 周为 1 个疗程。有效率 48% 。

3）FAM 方案：氟尿嘧啶 600mg/m^2，静脉滴注，第 1、8、29、36 日；多柔比星 30mg/m^2，静脉滴注，第 1、29 日；丝裂霉素 10mg/m^2，静脉滴注，第 1 日。有效率 39% 。

文献报道，单用氟尿嘧啶持续静脉输入法治疗晚期已有远处转移的胰腺癌患者，用标准方法安置中心静脉导管并速按微型泵或可控输入器，氟尿嘧啶初始剂量为每日 300mg/m^2，持续输入直到出现毒性反应后停用 5 ~ 10 日，其后减量（每日减少 25 ~ 30mg/m^2）。平均存活期 6 个月，最长者 16 个月。大多数患者对治疗耐受性极好，没有明显的骨髓抑制或其他主要器官毒性。无疑，氟尿嘧啶静脉持续输入可使晚期胰腺癌患者得到显著的姑息治疗效果。

（3）放射治疗：胰腺癌的放射治疗主要是姑息性的，可以对已做肿瘤切除的患者进行术后放疗以提高根治术的效果。对手术不能切除但无远处转移的病例，放疗可以缓解症状、延长生命。

2. 中医治疗

（1）辨证治疗

1）脾胃湿热：多见于胰头癌。

主症：厌食，腹胀，上腹包块，恶心，呕吐，耳目面黄，便秘，大便呈白陶土色，小便深黄。舌质红、苔黄腻，脉弦滑数。

治法：清热解毒，利湿和胃。

方药：茵陈蒿汤合龙蛇羊泉汤加减。茵陈、蜀羊泉、龙葵、代赭石、半枝莲、丹参、车前子、黛蛤散、六一散各 30g，栀子、生大黄、龙胆草各 10g，金钱草 20g。

用法：水煎服，每日 1 剂。

2）肝脾瘀结：多为胰体、尾癌。

主症：上腹痛并向肩背部放射，恶心厌食，烦躁不安，腹泻，尿黄。舌质暗红，边有瘀点，舌下络脉淡紫粗长，舌苔薄白，脉沉涩。

治法：活血化瘀，疏肝清热。

方药：膈下逐瘀汤合黄连解毒汤加减。丹参、牡丹皮、白屈菜各 30g，桃仁、红花、莪术、三棱、炒五灵脂、蒲黄、黄连、黄柏、乌药、延胡索、鸡内金、当归、穿山甲各 10g，白花蛇舌草 20g。

用法：水煎服，每日 1 剂。

3）正虚邪衰：多为手术后恢复期。

主症：上腹隐痛，纳差，乏力，消瘦；舌淡少津，脉细数。

治法：益气养阴，兼清余邪。

方药：香砂六君丸和一贯煎加减。党参、白术、玉竹、沙参、生地黄、鳖甲、广木香、砂仁各 10g，茯苓、陈皮、大腹皮各 15g，黄芪、白花蛇舌草、半枝莲各 20g，炙甘草 6g。

用法：水煎服，每日 1 剂。

（2）单方验方

1）鸡内金、青黛、人工牛黄各 15g，紫金锭 10g，野菊花 60g，草河车、三七各 30g。共研细末，每次 2g，每日 3 次，口服。

2）肿节风片每次 6 片，每日 3 次，口服；或肿节风注射液每次 4mL，每日 1 次，肌内注射。

3）柴胡、炒黄芩、赤芍、半夏、枳实、槟榔、厚朴、茵陈、栀子、金钱草、败酱草、王不留行、郁金、香附各 9g，炒草果 2 枚，甘草 3g，烧姜（生姜用微火烧烫）3 片。水煎服，每日 1 剂。

4）牡蛎、夏枯草各 20g，贝母 12g，玄参、青皮各 15g，党参、炒白芥子、何首乌各 30g，白术、当归、赤芍、胆南星、人参、法半夏各 10g，木通、白芷、台乌药各 7g。水煎服，每日 1 剂。

5）柴胡、栀子、龙胆草、黄芩、大黄各 9g，黄连 3g，茵陈、蒲公英各 15g，生地黄、丹参、郁金、茯苓各 12g，白花蛇舌草、薏苡仁、土茯苓各 30g。水煎服，每日 1 剂。

6）穿山甲、丹参各 15g，龙葵、红花、枸杞子、石见穿各 30g，夏枯草 24g，香附、青皮、陈皮、八月札各 12g，川楝子、郁金各 10g。水煎服，每日 1 剂。

3. 药物禁忌

详见"肝癌"。

二十五、再生障碍性贫血

【概述】

再生障碍性贫血（aplastic anemia）简称再障，系多种病因引起的造血干细胞及造血微环境的损伤，导致红骨髓总容量减少代以脂肪髓，造血衰竭，全血细胞减少为主要表现的一组综合征。据国内 21 省（市）自治区的调查，年发病率为 0.74/10 万人口，北方的发病率略高于南方。各年龄组均可发病，男性略高于女性。慢性再障发病率为 0.60/10 万人口，急性再障发病率为 0.14/10 万人口。

1. 病因

（1）药物：药物是最常见的发病因素。药物性再障有两种类型：①和剂量有关，系药物毒性作用，达到一定剂量就会引起骨髓抑制，一般是可逆的。如抗肿瘤药、苯妥英钠、吩噻嗪、硫尿嘧啶等。②和剂量关系不大，仅个别患者发生造血障碍，多系药物的过敏反应，常导致持续性再障。这类药物种类繁多，常见的有氯霉素、保泰松、磺胺、有机砷等。药物性再障最常见是由氯霉素引起的。氯霉素可发生上述两种类型的药物性再障。

（2）化学毒物：苯及其衍化物和再障关系已为许多试验研究所肯定，苯对多能祖细胞（CFU－S）有毒性作用。有机磷和杀虫剂引起再障也有个案报道。

（3）电离辐射：X线、γ线或中子可穿过或进入细胞直接损害造血干细胞和骨髓微环境。长期超过允许剂量放射线照射可致再障。

（4）病毒感染：病毒性肝炎和再障的关系已较肯定。患病毒性肝炎后继发再障，多在肝炎后2个月内发病，病情严重，病死率高。

（5）其他：妊娠可合并再障，阵发性睡眠性血红蛋白尿可伴有再障，免疫性疾病如胸腺瘤、系统性红斑狼疮等亦可继发再障。

2. 临床表现

（1）急性型再障：起病急，进展迅速，常以出血和感染发热为首发及主要表现。病初贫血常不明显，但随着病程发展，呈进行性进展。几乎均有出血倾向，主要表现为消化道出血、血尿、眼底出血和颅内出血。皮肤、黏膜出血广泛而严重，且不易控制。病程中几乎均有发热，系伴有感染，常在口咽部和肛门周围发生坏死性溃疡，从而导致败血症。肺炎也很常见。感染和出血互为因果，使病情日益恶化，多数在1年内死亡。

（2）慢性型再障：起病缓慢，以贫血为首发和主要表现。出血多限于皮肤黏膜，且不严重。可并发感染，但常以呼吸道为主，容易控制。若治疗得当。不少患者可获得长期缓解以至痊愈，但也有部分患者迁延不愈，病程可长达数十年，少数到后期出现急性再障的临床表现，称为慢性再障严重型。

3. 辅助检查

（1）一般检查：血常规检查可见全血细胞减少，急性型远较慢性型为重，贫血呈正细胞、正色素型，白细胞与中性粒细胞均减少，淋巴细胞比例相对增高，中性粒细胞碱性磷酸酶活性增高，血小板显著减少，网织红细胞急性型<1%，慢性型可>1%。

（2）骨髓穿刺检查

1）三系或两系减少：至少一个部位增生不良，如增生良好，红系中常有晚幼红（炭核）比例升高，巨核细胞明显减少。

2）骨髓小粒中非造血细胞及脂肪细胞增加。

（3）骨髓活检：当骨髓穿刺不能确诊时，可做骨髓活检。特点是红骨髓显著减少，被脂肪组织所代替，并可见非造血细胞分布在间质中。

【饮食宜忌】

1. 饮食宜进

饮食原则：

（1）宜"三高一低"饮食：再生障碍性贫血的患者因为抵抗力低、容易患感冒等，所以应选择"三高一低"（即高蛋白、高热能、高维生素及低脂肪）饮食，如鸡肉、猪瘦肉、蛋、牛奶等，多吃水果和蔬菜。

（2）宜易嚼烂的食物：可选择鸡汤、牛肉汤、肉末、面条、馄饨等，进食时宜细嚼慢咽。

（3）宜牛奶、苏打饼干与含钙高的食物：长期服用激素，容易发生消化性溃疡和骨质疏松，如每日早餐食用牛奶 500mL 及苏打饼干，可中和胃酸，对防止发生消化性溃疡有一定好处。为了预防骨质疏松，宜选择含钙高的食物。

（4）宜色香味俱佳、易消化的食物：患者因接受药物治疗，唾液分泌减少，消化酶亦相应减少，味觉较差，常出现胃口不好、腹胀等症状。故应选择色香味俱佳、易消化的食物，多喝一些汤水，如瘦肉红枣汤、圆白菜猪骨汤等。

2. 饮食搭配

（1）赤小豆与红枣、粳米、红糖、蜂蜜：一起熬制成粥，对再生障碍性贫血久病体虚、营养不良者有一定的辅助治疗作用。

（2）猪肝与遏蓝菜：遏蓝菜含丰富的钙、磷等，还含有蛋白质、脂肪、多种维生素。其性味甘平，有和中益气、利肝明目等功效，若配以猪肝，营养丰富全面，功效相互协同。适用于再生障碍性贫血、水肿、面色萎黄等。

3. 饮食禁忌

（1）忌食坚硬、油炸、刺激性食物：因容易造成牙龈出血，甚至消化道出血。

（2）忌食过多脂肪：食用过多脂肪，能抑制人体的造血功能，每日脂肪的供给量不应多于 70g。

（3）忌食碱性食物：人体内碱性环境不利于铁质的吸收，贫血患者应尽量少食馒头、荞麦面、高粱面等碱性食物。

【药物宜忌】

1. 西医治疗

（1）对症处理

1）出血的治疗：出血倾向明显，可用酚磺乙胺、氨甲苯酸、维生素 K、维生素 C。非胃肠道出血，可加地塞米松或氢化可的松静脉滴注。阴道出血可肌内注射丙酸睾酮（丙酸睾丸酮）50~100mg，如无效，可加用缩宫素肌内注射，配合输血小板，可控制出血。

2）感染：中性粒细胞 $<0.5×10^9/L$ 时感染不可避免，病原体多来自皮肤、黏膜、呼吸道，也可来自胃肠道、胆管、泌尿道的条件致病菌。病原体以革兰阴性杆菌和真菌为主。凡重型患者需采取隔离或住层流室，注意皮肤、口腔、肛门卫生及饮食卫生。

口服庆大霉素、新霉素、克霉唑等有关肠道消毒剂，要避免污染各种穿刺和插管，医护人员及家属出入层流室按规定严格执行。患者持续发热、体温超过38.5℃，临床又有感染征象时，应立即取可疑部位标本如咽拭子、血、尿、粪做细菌或真菌培养，并用广谱抗生素，早期使用庆大霉素和氨苄西林或哌拉西林治疗可能治愈。若经72小时体温不退，可换用头孢哌酮、头孢他啶等，用药1周后仍无效，可停用抗生素，追查有无真菌感染。肠道真菌可用制霉菌素，深部真菌可用氟康唑、两性霉素B静脉滴注。粒细胞缺乏，严重感染而抗生素治疗无效者，可输注粒细胞，每日至少（1~2）×10^{10}个粒细胞，连续3~5日，可控制感染，或输注丙种球蛋白、注射造血刺激因子（GM-CSF、G-CSF等）。

（2）慢性再生障碍性贫血的治疗

1）雄性激素类药物，常用药物有：

①丙酸睾酮：每次50~100mg，每日肌内注射1次。

②司坦唑醇（康力龙）：每次2~4mg，每日3次，口服。

③羟甲雄酮：每次15~60mg，分2~3次，口服。

④美雄酮（大力补）：每次5~10mg，每日3次，口服。

⑤复方长效睾酮注射液：每次250mg，每周2次，肌内注射。

⑥十一酸睾酮（安雄）：每次40mg，每日2~3次，口服。

⑦达那唑：每次0.2mg，每日3次，口服。

2）骨髓兴奋剂

①硝酸士的宁：方法为肌内注射5日，间隔2日，重复进行，直至缓解，每日剂量分别为1mg、2mg、3mg、3mg、4mg。本药连续应用6~12个月，未发现不良反应。

②一叶萩碱：成人每日8~16mg，肌内注射，小儿酌减。连用1.5~2个月，可出现疗效，疗程不得少于4个月。

3）莨菪类药物：主要药物为654-2，肌内注射，每次5~10mg，每日1~2次；静脉滴注，0.5~2.0mg/kg，加入5%~10%葡萄糖注射液250~500mL，每日1次，多在2~3小时滴完，疗程宜在3个月以上。

4）微量元素类药物

①氯化钴：40mg，每日3次，疗程至少需3个月以上。

②碳酸锂：每次300mg，每日3次，口服，连用4~6周为1个疗程。

5）免疫调节剂：主要药物为左旋咪唑，每次50mg，每日3次，连续服药3日，间隔4日，疗程为3个月以上。其他药物尚有胸腺素、转移因子等。

6）β受体阻滞剂；普萘洛尔（心得安）每次10mg，每日3次，口服，以后逐渐增至每次30~50mg，每日3次，口服。

7）肾上腺皮质激素：常用泼尼松，每日5~10mg，为治疗出血，可用氢化可的松或地塞米松与其他止血针剂合用，静脉滴注。

8）脾切除。

9）胎肝细胞悬液输注：胎儿肝脏系一重要的造血器官，胎龄4~5个月的胎肝，其造血干细胞及祖细胞含量最丰富。输注前用生理盐水 500mL 加地塞米松 10mg，输入 250mL 时立即输入胎肝细胞悬液，然后再输完剩余的 250mL 生理盐水。有报道指出，在胎肝输注前滴注环磷酰胺 200mg，胎肝细胞悬液输注后常规口服泼尼松，每日 30 ~ 60mg，2 周至 1 个月后逐渐减量。

（3）急性再生障碍性贫血的治疗

1）免疫抑制治疗

①抗淋巴细胞球蛋白（ALG）、抗胸腺细胞球蛋白（ATG）：治疗方法：ALG 或 ATG 治疗前需做皮肤试验，皮试阴性时，按兔 ALG（或 ATG）5 ~ 10mg/（kg·d），猪 ALG（或 ATG）15 ~ 20mg/（kg·d），马 ALG（或 ATG）15 ~ 40mg/（kg·d）加氢化可的松 100 ~ 200mg，掺入生理盐水或 5% 葡萄糖注射液 500mL 中静脉滴注。疗程 4 ~ 5 日，亦有 7 ~ 8 日或更长者。

②环孢素（环孢菌素 A）（CSA）：一般剂量为 5 ~ 8mg/（kg·d），也有推荐应用较大剂量 10 ~ 12mg/（kg·d），分 2 次口服，连用 2 ~ 3 个月以上。并应长期应用适当维持量以提高疗效。

③大剂量甲泼尼龙（HDMP）：一般给药途径为静脉注射，治疗第 1 ~ 3 日 20mg/（kg·d），第 4 ~ 7 日 10mg/（kg·d），第 8 ~ 11 日 5mg/（kg·d），第 12 ~ 20 日 2mg/（kg·d），第 21 ~ 30 日 1mg/（kg·d），然后以 0.1 ~ 0.2mg/（kg·d）长期维持。

④大剂量丙种球蛋白：有封闭免疫活性细胞和抗病毒作用，每次 1g/kg 的大剂量静脉滴注，每 4 周 1 次，连续 3 ~ 6 次。本品在患者有反复严重感染、应用 ATG 及环孢素不适宜时可以考虑。

2）造血生长因子：这些因子有促进细胞生成作用，是基因工程发展的产物，如重组粒 - 巨噬细胞集落刺激因子（rhGM - CSF），每次 3 ~ 5μg/kg；重组人体粒细胞集落刺激因子（rhG - CSF），每次 2μg/kg，皮下给药，每日 1 次，可使白细胞迅速上升。

3）骨髓移植（BMT）。

2. 中医治疗

辨证治疗：

（1）（肝）肾阴虚

主症：面色㿠白，唇甲色淡，头晕乏力，盗汗心悸，少寐多梦，五心烦热，腰膝酸软，肌衄，齿鼻衄血等。舌质淡红，苔薄白，或舌红少苔，脉细数或弦细。

治法：滋补肝肾，养阴清热。

方药：大补阴丸加减。熟地黄 20 ~ 25g，龟甲（先煎）15 ~ 30g，知母 5 ~ 10g，黄柏 5 ~ 10g，猪脊髓 30g，仙鹤草 15 ~ 30g，女贞子 15 ~ 20g，旱莲草 15 ~ 30g。

用法：水煎服，每日 1 剂。

（2）（脾）肾阳虚

主症：面色㿠白，畏寒肢冷，气短懒言，腰膝酸软，食少纳呆，大便不实，小便清长，一般无出血或轻度出血。舌质淡白、胖嫩，苔薄白，脉沉细。

治法：温肾助阳，填精益髓。

方药：右归丸加减。熟地黄 15 ~ 20g，山药 15 ~ 20g，山茱萸 10 ~ 15g，人参（单煎）10g，杜仲 10 ~ 15g，菟丝子 15 ~ 20g，制附子（先煎）5 ~ 10g，鹿角胶（烊化）10 ~ 15g，肉桂 3 ~ 5g，当归 10 ~ 15g，枸杞子 15 ~ 20g，仙鹤草 15 ~ 20g，三七（冲服）1.5 ~ 3g，补骨脂 15 ~ 20g。

用法：水煎服，每日 1 剂。

（3）肾阴阳俱虚

主症：面色㿠白，倦怠乏力，头晕心慌，手足心热，盗汗自汗，畏寒肢冷，腰膝酸软，齿鼻衄血，或有紫癜。舌质淡白，苔白，脉细无力。

治法：调补阴阳。

方药：金匮肾气丸加减。熟地黄 20 ~ 25g，山茱萸 10 ~ 15g，制附子（先煎）5 ~ 10g，肉桂 5 ~ 10g，泽泻 10 ~ 15g，茯苓 10 ~ 15g，牡丹皮 10 ~ 12g，女贞子 15 ~ 20g，旱莲草 15 ~ 30g，补骨脂 15 ~ 20g，巴戟天 10 ~ 15g，黄芪 15 ~ 20g，党参 10 ~ 15g，仙鹤草 15 ~ 30g，茜草 10 ~ 15g。

用法：水煎服，每日 1 剂。

（4）急劳温热

主症：起病急骤，进展迅速，头晕倦怠，心悸气短，易外感，甚或高热不退，神昏谵语，全身泛发紫癜，齿鼻衄血或尿血、便血或经血不断，甚或颅内出血。舌质红绛，苔黄，脉洪大数疾或虚大无力。

治法：清热解毒，凉血止血。

方药：清瘟败毒饮加味。羚羊角粉（冲服）0.5 ~ 1.0g，牡丹皮 10 ~ 15g，赤芍 10 ~ 15g，生地黄 15 ~ 20g，小蓟 15 ~ 30g，生石膏 30g，知母 10 ~ 15g，大黄（后下）5 ~ 10g，三七（冲服）2 ~ 3g，金银花 15 ~ 30g，连翘 15 ~ 30g，蒲公英 15 ~ 30g，黄芩 10 ~ 15g，茜草 10 ~ 15g，仙鹤草 15 ~ 30g，旱莲草 15 ~ 20g。

用法：水煎服，每日 1 剂。

3. 药物禁忌

（1）甲睾酮、丙酸睾酮：不宜与巴比妥类药合用，因巴比妥类药能诱导肝药酶，使二者在体内代谢加快，作用减弱。同时，还不宜与四环素合用，因合用对肝脏的毒性增加。

（2）忌用苦寒药物：本病患者以虚证为多，除热毒型外，一般忌用苦寒伤胃之品，如石膏、黄连、玄参、夏枯草、知母等。

（3）忌用破气之品：本病气虚者众多，不宜使用强烈的破气活血之品，如三棱、莪术、莱菔子、枳实、沉香等。

（4）不宜过多应用铁剂：再障引起的贫血，并非因缺铁所致。如果服用铁质过多而在脏器组织中沉着，反而有害。

（5）忌长期应用糖皮质激素：糖皮质激素仅用于出血严重、有溶血的患者，对皮肤、口、鼻出血的止血作用较好，对颅内或内脏出血无效。一般用药 7 ~ 10 日后未见效果，则应立刻停止使用，以免导致感染扩散，加重病情。

（6）忌用对造血系统有损害的药物：氯霉素、苯、抗癌药、砷、磺胺类药物、保泰松、苯巴比妥、氨基比林、金盐、青霉胺等，对造血系统均有损害，是引发再障的高度危险性药物。

二十六、尿路感染

【概述】

尿路感染是指病原体在尿液及尿路中生长繁殖，侵犯尿路黏膜组织而引起的炎症。

1. 病因

（1）尿路有器质性梗阻（如结石梗阻）或功能性梗阻（膀胱－输尿管反流）：尿路有异物存在（如结石，留置导尿管），或有肾实质病变（如糖尿病肾病、多囊肾等）者。

（2）泌尿系统畸形和结构异常：如肾发育不良、肾盂及输尿管畸形，均易发生尿路感染。

（3）尿路器械的使用：不但会将细菌带入尿路，而且常使尿路黏膜损伤，因而极易引起尿路感染。

（4）尿道内或尿道口周围有炎症病灶：如妇科炎症、细菌性前列腺炎等均易引起尿路感染。细菌性前列腺炎是青年男性尿路感染患者最常见的易感因素。

（5）机体抵抗力差：如长期卧床的严重慢性病、长期使用免疫抑制药（如肿瘤化疗、肾移植后等），易发生尿路感染。

（6）遗传因素：有些人因遗传因素而致尿路黏膜局部防御感染的能力缺陷（如尿路上皮细胞菌毛受体的数目多），易于发生尿路感染。

单纯性尿路感染则无上述情况，不经过治疗其症状及菌尿可自行消失，或成为无症状性菌尿。

2. 临床表现

（1）症状：其主要症状是膀胱刺激征（尿频、尿急、尿痛），特别是膀胱炎、急性肾盂肾炎患者，临床表现除可有膀胱刺激征外，腰痛也是临床常见症状，肾脏及肾周围疾病是腰痛的常见原因之一。肾脏包膜、肾盂、输尿管受刺激或张力增高时，均可使腰部产生疼痛感觉。下尿路感染一般不会引起腰痛。但可有全身感染性症状，如寒战、发热、头痛、恶心、呕吐等，也可见到尿失禁和尿潴留。

（2）体征：肋腰点压痛，肾区叩击痛。

3. 辅助检查

血白细胞计数升高等。尿路感染可引起尿液的异常改变，常见的有细菌尿、脓尿和血尿等；尿沉渣涂片染色找到细菌，尿细菌培养找到细菌；尿菌落计数 $> 10^5/\text{mL}$；有尿频等症状者，尿菌落计数 $> 10^2/\text{mL}$ 也有诊断意义；球菌 $10^3 \sim 10^4/\text{mL}$ 也有诊断意义；1 小时尿沉渣计数白细胞 > 20 万个。

【饮食宜忌】

1. 饮食宜进

（1）饮食原则

1）宜食高热能、高维生素、半流质或普通易消化、清淡食物：主食宜为面食，鼓励患者多饮水，每日入量不得少于3000mL，有利于冲洗尿道，排出细菌毒素。

2）宜多进食各种新鲜水果、蔬菜：如西瓜、梨、桃、枇杷、鲜藕、萝卜、番茄、黄瓜、金针菜、荠菜、白菜、莴苣、菠菜、冬瓜等。

3）宜选择具有清热解毒、利尿通淋作用的食物：如菊花汤、荠菜汤、马兰头、冬瓜汤、绿豆汤、赤豆汤等。

4）若属于体质虚弱久病者，宜以滋补为主：常食用山药、土豆、蛋类、甲鱼、栗子、木耳等。

5）宜食用碱性食物调节尿液酸碱度：如裙带菜、海带、蘑菇、菠菜、大豆、栗子、香蕉、油菜、胡萝卜、土豆、萝卜、果汁、牛奶、豆腐等。另外，茶、咖啡也属碱性食品。

（2）饮食搭配

1）海带与绿豆：将海带60g浸透，洗净切丝；绿豆80g浸泡，洗净，加适量清水，一同大火煮沸后小火煮至绿豆海带丝熟烂，放适量白糖后食用。具有清热利湿之功效。适于尿道感染。

2）玉米与蚌肉：将新鲜玉米1只，去衣留须，洗净，擘粒；蚌肉60g，洗净，加适量清水。煮熟烂后调味饮汤，食玉米粒，吃蚌肉。具有健脾补虚、清热利尿之功效。适于尿路感染患者食用。

（3）药膳食疗方

1）马齿苋粥：鲜马齿苋150g，粳米50g。马齿苋洗净，切小段。与粳米同煮成粥，适量糖调味服食。每日1剂，连食3～5日。适于尿路感染急性期。

2）绿豆芽汁：绿豆芽500g，白糖适量。绿豆芽洗净，绞取汁。白糖调味饮服。每日1剂，分3次服，连服3～5日。适于尿路感染尿频、尿急、尿痛者。素体虚寒、形寒、肢冷者不宜多食。

3）玉米须炖蚌肉：玉米须100g（干者30g），蚌肉150g。共煮汤，适当调味，饮汤食蚌肉。每日或隔日1剂，时时服食。适于尿路感染时发时止、迁延日久，或并发尿路结石者。尿路感染急性期不宜服食。

4）甘蔗藕汁饮：鲜甘蔗500g，鲜藕500g。分别洗净，榨取汁。混合后频频饮服。每日1剂，连饮数日。适于急慢性各种尿路感染，尤其见有尿血者。

5）山药芡实粥：怀山药30g，芡实15g，粳米50g。山药、芡实煎汤，取汁煮粳米成粥。每日1剂，连食数周。适于尿路感染遇劳即发经久不愈者。尿路感染急性期不宜多食。

6）葵根汤：向日葵根30g。水煎，每日分2次饮服。每日1剂，连饮数日。适于尿路感染小便不利、尿道刺痛者。便溏或泄泻者不宜多饮。

2. 饮食禁忌

（1）忌食发物：发物对炎症、发热有使病情加重的作用，并使尿频、尿急、尿痛症状加重，不宜食之，如公鸡肉、羊肉、雀肉、雀蛋、鲫鱼、海鳗、韭菜、南瓜、芫荽等。

（2）忌食胀气之物：尿路感染常出现小腹胀痛之感，而腹部胀满往往又加重此症状，使排尿更加困难，故胀气之物不可多食，如牛奶、土豆、黄豆及黄豆制品、红薯、蚕豆、五香豆等。

（3）忌食助长湿热之品：本病为湿热太盛之病，凡助长湿热之品都能使病情加剧，如酒类（包括白酒、黄酒、葡萄酒、酒酿等）、糖类（水果糖、奶糖、冰淇淋、果汁等）和含有大量脂肪的食品（如肥肉、炸猪排、炸牛排及各种油炸食物），都能助长湿热而阻滞气机，导致诸症发展。

（4）忌食辛辣刺激之物：尿路感染对辛辣刺激之品的反应是尿路刺激症状加重，排尿困难，有的甚至引起尿道红肿，这与辛辣之品性热属阳有关，辛辣之品进入人体后会使炎症部位充血肿痛，使临床症状加重。故尿路感染者禁食辛辣之物，如辣椒、辣酱、辣油、醋、李子、杏、小茴香、芥末、咖喱、鱼香肉丝、麻辣豆腐及带辣的各种炒菜。

（5）忌食酸性食物：尿的酸碱度对细菌的生长及药物的抗菌活力都有密切的关系。治疗尿路感染时，应先调节尿的酸碱度，然后应用抗生素，以取得最大的杀菌或抑菌效果。忌食酸性食物的目的就是要使尿液呈碱性环境，提高红霉素、链霉素、新生霉素、庆大霉素、卡那霉素、青霉素、头孢菌素、多黏菌素、复方磺胺甲噁唑（复方新诺明）等抗生素的抗菌能力，故必须忌食含维生素C、醋和糖醋类食物（如糖醋排骨、糖醋白菜等），因糖类食物在体内也可提高酸度，也必须少食。

（6）忌食生姜：尿路感染者不宜多食。生姜含有生姜素，可以刺激膀胱等泌尿系统的黏膜，生姜的温热之性可加重炎症反应。

【药物宜忌】

1. 西医治疗

（1）喹诺酮类：本类药物为合成的广谱抗生素，可分为一、二、三、四代，目前一代及二代已少用。此类药物主要抑制细菌的DNA和RNA的合成，从而起到抗菌作用。肝、肾功能不全患者慎用，其他不良反应常见消化道的刺激症状、血白细胞计数降低、肝损害等。

1）诺氟沙星（氟哌酸）：片剂：每片0.1g；针剂：每瓶0.1g/100mL、0.2g/100mL。成年人口服：每次0.1～0.2g，每日3～4次；或每次0.4g，每日2次。静脉滴注：一般每日0.4g，分2次缓慢滴注。

2）氧氟沙星（氟嗪酸）：片剂：每片0.1g；针剂：每瓶0.4g/100mL。成年人口服：每日0.2～0.6g，分2次。静脉滴注：用量与口服相同，滴入时间控制在1小时左右。

3）环丙沙星（环丙氟哌酸、悉复欢）：片剂：每片 0.1g，或 0.25g；注射液：每瓶 0.2g/100mL。成年人口服：轻症每次 0.25g，每 12 小时 1 次；重症每次 0.5g，每 12 小时 1 次。静脉滴注：每次 0.2g，每 12 小时 1 次，滴注时间在半小时以上。

4）左氧氟沙星（左旋氧氟沙星、左克、利复星、可乐必妥）：片剂：0.1g。针剂：0.1g/100mL、0.2g/100mL。成年人口服，每次 0.1g，每日 2 次。

5）莫西沙星（拜复乐、盐酸莫西沙星）：片剂：0.4g。针剂：每瓶 0.4g/250mL。成年人口服：每次 0.4g，每日 1 次。静脉滴注：每次 0.4g，每日 1 次。

（2）磺胺类药物：此类药物可阻止细胞核酸的合成，从而抑制细菌的生长、繁殖，达到抗菌的目的。该类药物抗菌谱较广，在使用时应与碳酸氢钠等量合用，以碱化尿液，减少结晶形成。

复方磺胺甲噁唑（复方新诺明）：每片含磺胺甲噁唑 0.4g，甲氧苄啶 0.08g。成年人口服：每次 2 片，每日 2 次，见效后可减量维持 4～5 日。对磺胺类药物过敏者禁用，严重肝、肾功能受损，叶酸代谢障碍慎用。

（3）呋喃类：其作用机制是干扰细菌的代谢过程而达到抑菌、杀菌的目的，抗菌谱广。

呋喃妥因（呋喃坦啶）：片剂：0.05g、0.1g。针剂：0.1g/支。口服：成年人每次 0.1g，每日 3～4 次；针剂：成年人每日 0.2g，分 2 次给药。本药在使用时勿与碳酸氢钠合用，以免中和失效。

（4）青霉素类：用于尿路感染的此类药物主要是广谱半合成青霉素。其作用机制是抑制细菌细胞壁的合成，达到杀菌的目的。对青霉素过敏者禁用。本类药物注射前要做皮试，阳性者禁用。青霉素类毒性较低，常见不良反应有皮疹、瘙痒、药物热等。

1）阿莫西林（羟氨苄青霉素、阿莫仙、益萨林、再林）：胶囊：每粒 0.125g、0.25g。针剂：0.25g/支。口服：成年人每日 2～4g，分 3～4 次给药。静脉滴注：成年人每日 1～4g。

2）巴氨西林（美洛平）：片剂：每片 0.4g。口服：成年人每次 0.4g，每日 2 次。

（5）头孢菌素类：其作用机制与青霉素类相同，亦为抑制细菌细胞壁的合成。按其抗菌性能可分第一、二、三、四代头孢菌素。用于尿路感染患者的常用品种有一代头孢菌素，如头孢氨苄、头孢唑林、头孢拉定等；二代头孢菌素，如头孢呋辛、头孢克洛等；三代头孢菌素，如头孢曲松、头孢他啶等。以第一代常用，重症用第三、四代。肝、肾功能严重受损者慎用或减量；可能会出现类似青霉素样的变态反应，注射部位的局部刺激、皮疹，消化道刺激症状等常见。

1）头孢拉定（先锋 6 号、赛福定）：胶囊：每粒 0.25g。粉针剂：0.25g、0.5g、1.0g。口服：成年人一般每次 0.25～0.5g，每日 4 次；每次 1g，每 12 小时 1 次；重度感染可注射给药。

2）头孢克洛（头孢氯氨苄、希刻劳）：胶囊：每粒 0.25g。混悬剂：每包 0.125g。口服：成年人每日 1～2g，每日 2～4 次。

3）头孢他啶（复达欣、凯复定）：粉针剂：1.0g。静脉滴注：成年人每日 2～4g，分 2～4 次给药。

4）头孢吡肟（来比信、马斯平、立键泰）：粉针剂：0.5g、1.0g、2.0g。静脉滴注：成年人每次 1～2g，每 12 小时 1 次。

（6）氨基糖苷类：其通过抑制蛋白质的合成而达到抑菌和杀菌的目的。此类药物抗菌谱广，抗菌活性强。其不良反应主要是耳毒性、肾毒性、神经肌肉阻滞、变态反应，不宜作一线药物普遍使用。

1）阿米卡星（丁胺卡那霉素）：注射液：每支 0.2g/2mL。静脉滴注：成年人每次 0.1～0.2g，每日 2 次。

2）庆大霉素：片剂：20mg（2 万 U）、40mg（4 万 U）。针剂：20mg（2 万 U）/1mL，40mg（4 万 U）/1mL，80mg（8 万 U）/2mL。口服：成年人每日 240～600mg，分 3～4 次给药。肌内注射：成年人每日 160～240mg，分 2～3 次给药。静脉滴注：成年人每日 160～240mg，分 2 次给药。

（7）联合用药

1）大肠埃希菌感染：氨基糖苷类，加第三、四代头孢菌素。

2）耐青霉素金黄色葡萄球菌感染：多用甲氧西林与第一代头孢菌素或氨基糖苷类合用。

3）铜绿假单胞菌感染：多用半合成广谱青霉素或第三、四代头孢菌素，加氨基糖苷类。

4）变形杆菌感染：青霉素与氨基糖苷类合用。

2. 中医治疗

（1）辨证治疗

1）下焦湿热

主症：小便短涩，频数，灼热疼痛，淋漓不畅，尿色黄赤，少腹拘急、疼痛，口干口苦，便秘，或腰痛，或伴有恶寒发热。舌质红，苔黄腻，薄黄，脉滑数。

治法：清热，利湿，通淋。

方药：八正散加减。车前子（包煎）15g，通草、萹蓄各 10g，瞿麦、滑石、黄柏各 12g，大黄 9g，灯心草 3 扎，甘草 5g。

加减：口舌生疮者，加黄连 6g，淡竹叶 10g；腹胀、便秘者，加枳实 12g，重用大黄；湿热腰痛者，加四妙散（黄柏 12g，苍术 12g，薏苡仁 30g，牛膝 15g）；少腹坠胀者，加川楝子 9g；小便红赤者，加茜草根 15g，白茅根 30g。

用法：水煎服，每日 1 剂。

2）肝胆郁热

主症：小便热、频数而痛，烦躁不安，寒热往来，口干口苦，胁痛，欲吐，少腹胀痛。舌质红、苔黄，脉弦数。

治法：清利肝胆，通淋。

方药：龙胆泻肝汤加减。龙胆草 6g，泽泻 12g，车前子（包煎）15g，黄芩 10g，柴胡 8g，生地黄 15g，栀子 9g，甘草 5g。

加减：大便秘结者，加大黄（后下）10g；呕吐者，加竹茹 10g，陈皮 6g；热重者，加金银花 15g；湿重者，加滑石 10g，白蔻仁 10g；小便疼痛者，加淡竹叶 10g，黄柏 12g，蒲公英 15g。

用法：水煎服，每日 1 剂。

3）阴虚湿热留恋

主症：尿热、尿痛、尿色黄，伴有低热或手足心热，头晕、耳鸣、腹痛，咽干舌燥。舌红少苔，脉细数。

治法：滋阴，清热利湿。

方药：六味地黄丸合二至丸加减。茯苓 15g，泽泻 12g，牡丹皮 12g，生地黄 15g，山茱萸 10g，山药 15g，知母 10g，黄柏 12g，车前子（包煎）15g，女贞子 15g，墨旱莲 15g，石韦 12g。

加减：骨蒸潮热者，加青蒿 12g，地骨皮 15g；腰痛明显者，加杜仲 15g；若视物昏花、目涩者，加枸杞子 15g，菊花 10g；气阴两虚者，加黄芪 15g，党参 15g，麦冬 15g。

用法：水煎服，每日 1 剂。

4）脾肾亏虚，湿热屡犯

主症：纳差，面色少华，乏力懒言，腰酸膝软，小便赤痛，遇劳即发或加重。舌质淡，苔薄白，脉沉细。

治法：健脾补肾，利湿。

方药：山药丸加减。山药 15g，茯苓 18g，泽泻 15g，生地黄 15g，菟丝子 10g，杜仲 20g，巴戟天 10g，牛膝 12g，山茱萸 10g，车前子（包煎）12g。

加减：脾虚气陷、肛门下坠、少气懒言者，加人参 10g，黄芪 30g，白术 8g，升麻 10g，炙甘草 5g；五心烦热、腰膝酸痛、舌红绛少苔、脉细者，加知母 12g，黄柏 10g，女贞子 15g，龟甲（先煎）30g；面色少华、四肢不温、腰膝无力、舌淡苔白、脉沉细者，加制附子 5g，肉桂（焗）1.5g 等。

用法：水煎服，每日 1 剂。

（2）验方

1）车前草、鲜墨旱莲各 30g，水煎服，每日 4 次。适用于小便涩痛伴有尿赤者。

2）凤尾草 30~60g，冰糖 16g，浓煎服，每日 2 次，连服 3~5 日。适用于急性尿路感染患者。

3）马齿苋 120~150g（鲜品 300g），红糖 90g。马齿苋若系鲜品，洗净，切碎，加红糖水煎 30 分钟，取汁 400mL，趁热服下，盖被出汗；若属干品加水浸泡 2 小时后煎服，每日 3 次，每次煎 1 剂。适用于急性尿路感染患者。

4）五月艾（茎根）45g，凤尾草（全草）20g，白茅根 15g，蜂蜜 30g，前 3 味切碎，水煎 2 次，合并浓缩，加炼过的蜂蜜，搅匀后装入瓶中，每日服 3 次，每次 30mL，用温沸水冲服。适用于急性尿路感染患者。

5）鲜蒲公英 45g，鲜茅根 30g，黄柏 12g，知母 9g，水煎服，每日 1 剂。适用于治疗急性尿路感染，症见尿急、尿频、小便灼热、血尿者。

3. 药物禁忌

（1）喹诺酮类

1）不宜饮茶：茶叶中含有鞣酸、咖啡因及茶碱等成分，该成分可降低喹诺酮类药的作用。

2）不宜食碱性食品：偏碱性的食物（如菠菜、胡萝卜、黄瓜、苏打饼干等）可减少喹诺酮类的吸收，故服喹诺酮类期间应避免食用。

3）不宜与碱性药物、抗胆碱药、H_2 受体阻滞剂同服：碱性药物（如氢氧化铝、氧化镁）、抗胆碱药（如苯海索、阿托品、氯化琥珀胆碱）、H_2 受体阻滞剂（西咪替丁）等均可降低胃液酸度而使喹诺酮类的吸收减少，影响疗效。

4）不宜与氨茶碱、咖啡因、华法林合用：喹诺酮类有抑制肝脏细胞色素 P450 氧化酶的作用，可减少对氨茶碱、咖啡因及华法林的清除，合用可使氨茶碱、咖啡因及华法林的血药浓度升高，引起毒性反应。

5）不宜与非甾体抗炎药合用：喹诺酮类与非甾体抗炎药（如吲哚美辛、布洛芬等）合用，可增加不良反应。

6）不宜与利福平和氯霉素合用：利福平可抑制细菌 RNA 合成，氯霉素可抑制细菌蛋白质合成，与喹诺酮类合用可使作用降低。

7）萘啶酸、诺氟沙星忌与呋喃妥因合用：萘啶酸、诺氟沙星与呋喃妥因有药理拮抗作用，合用可使药效彼此降低。

（2）氨基糖苷类

1）不宜与骨骼肌松弛药合用：氨基糖苷类、多黏菌素与骨骼肌松弛药（如氯化琥珀胆碱、氯化筒箭毒碱、戈拉碘铵等）合用，可增加对神经肌肉的阻滞作用，从而导致呼吸抑制的危险。

2）慎与酸化尿液的药物合用：氨基糖苷类药物在碱性环境中作用较强，故凡是酸化尿液的药物（如氯化铵、维生素 C 等）都会使氨基糖苷类药物抗菌效价降低，临床应慎合用。

3）不宜与呋塞米、依他尼酸合用：氨基糖苷类抗生素（如阿米卡星、庆大霉素等）与强利尿药（呋塞米、依他尼酸）合用时，其不良反应增强，可引起听觉及前庭功能障碍，造成永久性或暂时性耳聋。

4）庆大霉素不宜与对耳及肾脏有较强毒性的药物合用：因与对肾脏毒性强的药物（如卡那霉素、链霉素或多黏菌素等）合用，可增加耳聋、眩晕及肾脏损害等不良反应。

5）忌食酸化尿液的食物：氨基糖苷类抗生素在碱性环境中作用较强，各种蔬菜、豆制品等食物可碱化尿液，食之可增强疗效，而肉、鱼、蛋、乳制品与素食混合可酸化尿液，醋、糖等亦为酸性食物，故应避免食用。

（3）呋喃妥因

1）不宜与苯妥英钠合用：苯妥英钠有酶促作用，可使药酶的属性增高，呋喃妥因与之合用，可使药物代谢加快，血药浓度降低，从而使疗效减弱。

2）不宜与丙磺舒合用：丙磺舒可使呋喃妥因毒性增加，故两者应避免合用。

3）不宜与萘啶酸片同服：因两者有拮抗作用。

4）不宜与含有硼砂的中成药同用：碱性条件下可使呋喃妥因吸收减少，疗效降低。因此，呋喃妥因不宜与痧气散、红灵散、行军散、通窍散等含有碱性成分硼砂的中成药合用。

5）不宜与三硅酸镁并用：因为溶解的呋喃妥因易被吸附于三硅酸镁表面，可使疗效降低。

6）不宜与碳酸氢钠等碱性药物合用：合用可使呋喃妥因疗效降低，所以碳酸氢钠可用于呋喃妥因中毒的解救。

7）服呋喃妥因、多黏菌素忌食碱性食物：呋喃妥因、多黏菌素等抗菌药在酸性环境中抗菌作用较强，若在用药期间食菠菜、胡萝卜、黄瓜、苏打饼干等碱性食物或饮茶水，则杀菌力减弱。

（4）忌用温热壮阳药：中医学认为，本病是由于湿热下注、膀胱气化不利形成的。治疗当用苦寒清热、淡渗利湿之品。如果误用温热壮阳药物如附子、肉桂、干姜，势必助热生火，伤津液，加重湿热，使病情反复。

（5）忌用补肾固涩药：本病急性期以尿频、尿急为特征，如果误认为这是由肾虚失固引起而妄用补肾固涩之品（如五味子、金樱子等），则必然导致关门留寇，细菌难以排出，从而加重病情。

（6）慎用有肾毒性的抗生素：对肾功能不全的肾盂肾炎患者，不要选用损害肾脏的抗生素，如庆大霉素、链霉素、卡那霉素等，这些药物不能及时经肾排出，药物在体内蓄积易产生毒性和不良反应。

二十七、慢性肾炎

【概述】

慢性肾小球肾炎（chronic glomerulonephritis，CGN）简称慢性肾炎（chronic nephritis），是由多种病因、多种病理类型组成的原发于肾小球的免疫性疾病。随着我国社会人口的老龄化，老年人的发病率也在增加，并由于机体衰老伴有其他老年慢性病。

1. 病因

绝大多数慢性肾炎的确切病因不清，一般认为起始因素为免疫介导性炎症。导致慢性过程的原因可能与机体存在某些免疫功能缺陷有关。此外，非免疫介导的肾脏损害在慢性肾炎的发生与发展中也可能起重要作用，可能包括下列因素：肾小球病变引起的肾内动脉硬化、血流动力学代偿性改变引起的肾小球损害、高血压加速肾小球硬化、肾小球系膜的超负荷状态引起系膜区的增殖与硬化。常见的病理类型有系膜增生性肾小球肾炎、系膜毛细血管性肾小球肾炎、膜性肾病及局灶性节段性肾小球硬化，其中少数非 IgA 系膜增生性肾小球肾炎可由毛细血管内增生性肾小球肾炎转化而来，晚期均可转化为硬化性肾小球肾炎。

2. 临床表现

（1）症状：因病理类型不同而表现多样，多数病例起病隐袭，早期可有疲倦乏力、腰部酸痛等全身症状，但均不严重，特征性的临床表现为眼睑和（或）下肢轻至中度水肿、血压升高及肾小球源性血尿，个别还出现肉眼血尿。有的老年患者可无明显临床症状，也可被其他疾病的症状所掩盖，而病程长的往往已经有了肾功能不全的表现。

（2）体征：患者可有慢性病容贫血貌。大多数患者有不同程度的水肿，轻者仅表现在面部、眼睑和组织松弛部，重者遍及全身，并可有胸水、腹水。高血压患者可有眼底出血、渗出，甚至视盘水肿。

3. 辅助检查

（1）尿液检查：尿比重偏低，晚期常固定在 1.010。尿蛋白含量不等，一般每日 1~3g，尿沉渣中常有颗粒管型和透明管型，伴有轻度至中度血尿，偶有肉眼血尿，β_2 - 微球蛋白升高，提示肾小管功能减退。尿红细胞形态有助于鉴别血尿的来源。

（2）血液检查：血常规检查可有轻度至中度贫血，多数与肾内促红细胞生成素减少有关，至终末期出现严重贫血。当肾功能受损时，血清 β_2 - 微球蛋白升高，血肌酐清除率降低。持续的严重蛋白尿，可见白蛋白下降，白蛋白/球蛋白比例倒置。

（3）B 超检查：双肾正常或稍有缩小，皮质变薄，呈弥漫性病变。

（4）肾活检：可以确定慢性肾炎病理改变的类型，对指导诊断、治疗和估计预后有着积极意义。

【饮食宜忌】

1. 饮食宜进

（1）饮食原则

1）宜清淡饮食：发病初期饮食宜清淡。

2）宜予糖与脂肪：为了保证足够的热能供给，巧克力、甜点心、糖类、脂肪类食物可随意食用。

3）宜低钠食物：多食用含钠低的食物，如薏苡仁、粳米、面粉、西葫芦、丝瓜、茄子、黄瓜等。

4）宜适量供给优质蛋白质：对慢性肾炎患者，正确的饮食原则应该是供给适量蛋白质，而不是禁止。如化验发现尿中有少量的蛋白及红细胞，食物蛋白宜控制在每日 0.8g/kg；如果出现了氮质血症，蛋白质宜控制在每日 0.5g/kg；如果尿中有大量的蛋白，血浆蛋白也会下降，因此食物蛋白质的摄入量应控制在每日 1.5~2g/kg。

5）宜富含无机盐和维生素的食物：含维生素 A、维生素 B_2、维生素 C 及铁丰富的食物，对维持肾脏的健康均有一定作用，宜多食用。此外，长期排出大量蛋白尿可使钙、磷缺乏，故宜多食含钙、磷丰富的食物，如绿叶蔬菜、虾皮等。

（2）饮食搭配

1）芥菜与冬笋：冬笋有丰富的植物纤维素，有减肥作用；芥菜含蛋白质、钙、铁、维生素 C、胡萝卜素等，具有清热解毒、止血作用，还能兴奋神经、促进呼吸、缩短凝血时间。两者搭配，适于肾小球肾炎等患者。

2）莴苣与香菇：两者同食，有利尿通便、降脂降压功效，对高血压、高脂血症、便秘、慢性肾小球肾炎等有食疗作用。

3）赤小豆与白糖：两者搭配熬成赤小豆汤，可利尿消肿，适于肾小球肾炎患者。

（3）药膳食疗方

1）山药桃肉粥：鲜山药 100g，白扁豆 50g，胡桃肉 50g，粳米 50g。山药洗净，切片。与扁豆、胡桃肉、粳米同煮粥。每日 1 剂，分 2 次食，时时服食。适于慢性肾炎腰膝酸软、神疲乏力、气短者。口渴、溲赤、便艰热盛者不宜多食。

2）大蒜甲鱼：大蒜 100g，甲鱼 1 只（约 500g），白糖适量，料酒少量。甲鱼剖洗净，与大蒜、料酒同炖熟，白糖调味分次服食，隔日 1 剂，连食 7~10 剂，或时时服食。适于盗汗、颧红、腰酸、心悸、肝肾阴虚之慢性肾炎。畏寒肢冷、纳呆便溏者不宜多食。

3）雄鸭炖猪蹄：雄鸭 1 只（约 1000g），猪蹄 200g。同炖熟，低盐调味，分次服食，2 日 1 剂，连食 7 剂，或时时服食。适于慢性肾炎眩晕、乏力、耳鸣、心悸、腰酸、腿软属气阴两虚者。纳呆、便溏等脾虚者不宜服食。

4）蚕豆糖酱：陈蚕豆 150g，红糖 100g。蚕豆与红糖同入锅中，煎汤，食豆饮汤。每日 1 剂，分 2 次服食，连食 5~7 日。适于慢性肾炎水肿及蛋白尿者。

5）葫芦瓜皮饮：葫芦壳 50g，冬瓜皮 30g，红枣 10g。同煎汤，去渣饮服。每日 1 剂，直至肿退为度。适于慢性肾炎水肿反复发作、面色萎黄、便溏、腹胀属脾阳不振者。舌光红、盗汗颧红、腰酸、心悸属脾肾阴虚者不宜多服食。

6）醋炖鲤鱼：鲤鱼 1 条（约 500g），醋 50mL，茶叶 30g。鲤鱼去鳞、鳃及内脏，洗净，置沙锅中，加入醋和茶叶，同炖熟。空腹顿食。每日 1 剂，连食数剂，或时时服食。适于慢性肾炎水肿经久不消者。脘痛、泛酸者不宜食用。

2. 饮食禁忌

（1）忌食含钠高的食物：如酱菜、咸菜、咸蛋、腐乳等应忌食，同时要严格限制食盐，每日应 3g 以下（或酱油 10mL）。

（2）忌食含嘌呤高的食物：如菠菜、芹菜、小萝卜，以及鸡、鱼、鸭、肝等应忌食。

（3）忌浓烈调味品：如胡椒、芥末、辣椒等，应忌食。

（4）忌食高钾食物：少尿、血钾增高的肾炎患者，忌食榨菜、蘑菇、紫菜、苋菜、荸荠、香椿、鲜橘汁、香蕉等含钾高的食物。蔬菜、肉类煮后弃汤汁可减少钾的含量。浓茶、咖啡也含大量钾，亦忌饮用。

（5）不宜多食油腻，忌高脂肪饮食：蛋白质摄入量限在每日 60~80g，活动期应少吃蛋类、肉类、鱼类、虾、蟹等食品。晚期肾功能减退者蛋白宜限在每日 25g 以内。

【药物宜忌】

1. 西医治疗

（1）治疗高血压药

1）利尿药：有容量依赖性高血压及水肿患者可选用利尿药。

①氢氯噻嗪：每次 25～50mg，每日 2 次，酌情间日服用或每周 1～2 次服用，维持剂量可减至每日 12.5～25mg。

②氨苯蝶啶：每次 50～100mg，每日 3 次，饭后服，高血钾患者和严重肾功能不全、肝功能不全者禁用。

③螺内酯：每次 10～30mg，口服，每日 3～4 次。用药 5 日后如效果不满意，可加用其他利尿药。大剂量或长期使用可引起低血钠、高血钾，严重肾功能障碍者应经常检查血钾、血钠。

利尿药为基本的一线降压药物，疗效肯定，一般配合其他降压药物联合使用，也可单独使用。

2）钙离子拮抗药

①硝苯地平：每次 10mg，口服，每日 3 次。

②尼群地平：每次 10mg，口服，每日 2～3 次。

③氨氯地平（络活喜）：每次 5mg，口服，每日 1 次。

④非洛地平缓释片（波依定）：每次 5mg，口服，每日 1 次。

⑤硝苯地平控释片（拜新同）：每次 30mg，口服，每日 1 次。

钙离子拮抗药具有抑制钙离子内流作用，能直接松弛血管平滑肌，扩张周围小动脉，降低外周血管阻力，从而使全身血压下降。

3）β 受体阻滞剂

①美托洛尔（倍他乐克）：每次 12.5～25mg，口服，每日 2～3 次。

②阿替洛尔（氨酰心安）：每次 25mg，口服，每日 2 次。

③比索洛尔：每次 2.5mg，口服，每日 1 次。

β 受体阻滞剂，如美托洛尔、阿替洛尔有肯定的降压效果，此类药物虽降低心排血量，但不影响肾血流量和肾小球滤过率，有减少肾素作用，可治疗肾实质性高血压。

4）血管紧张素转化酶抑制药：肾素依赖性高血压患者首选。

①卡托普利：每次 25mg，每日 2 次，饭前服用。

②贝那普利（洛汀新）：每次 10mg，口服，每日 1 次，

③福辛普利（蒙诺）：每次 10～40mg，口服，每日 1 次。

④培哚普利（雅施达）：每次 4mg，口服，每日 1 次。

以上 4 种药物除降压作用外，尚有减轻蛋白尿、降低肾小球高滤过、减轻肾动脉硬化作用。

5）血管紧张素Ⅱ受体拮抗药（ARB）

①氯沙坦（科素亚）：每次 50mg，口服，每日 1 次。

②缬沙坦（代文）：每次 80mg，口服，每日 1 次。

（2）抗凝和抗血小板聚集药

1）抗血小板聚集药物

①肠溶阿司匹林：每次 40～80mg，口服，每日 1 次。

②双嘧达莫（潘生丁）：每次 75～100mg，口服，每日 3 次，餐前 1 小时服。

③西洛他唑（培达）：每次 50mg，口服，每日 3 次；或每次 100mg，口服，每日 2 次。

④盐酸噻氯匹定（抵克立得）：每次 250mg，口服，每日 2 次。

2）抗凝药物

①肝素：1000～2000U，深部肌内注射，每 8 小时 1 次；或 5000～6000U，加生理盐水 100mL 中，静脉滴注，每分钟 20～30 滴。

②华法林：开始剂量为 5mg，口服，每日 2 次；3 日后改为维持剂量 2.5mg，口服，每日 2 次。测凝血酶原时间应在 25～30 秒，药物使用期间应定期（至少每 3～4 周 1 次）检测凝血酶原时间，以防出血。

③达肝素钠（法安明）：5000U，每日 1 次，腹壁皮下注射。

④依诺肝素钠（速避凝）：4000U，每日 1 次，腹壁皮下注射。

（3）激素和细胞毒类药物：国内外对慢性肾小球肾炎是否应用激素和（或）细胞毒类药物尚无统一看法，一般不主张应用。如需应用，应在严格掌握适应证情况下应用。

（4）联合用药

1）水肿明显的患者，在给予降压治疗的同时应联合应用利尿药（如呋塞米、氢氯噻嗪等）利尿消肿。

2）对于高血压患者，用药应采用最小的有效剂量，以获得可能有的疗效而使不良反应减至最小。为使降压效果增大而不增加不良反应，用单药治疗疗效不佳时可采用 2 种或 2 种以上药物联合治疗（如利尿药＋血管紧张素转化酶抑制药，β 受体阻滞剂＋钙离子拮抗药，血管紧张素转化酶抑制药＋钙离子拮抗药）。

2. 中医治疗

（1）辨证治疗

1）肺肾气虚，水湿内蕴

主症：面色萎黄且见水肿，少气无力，易感冒，腰脊酸痛。舌淡，有齿痕，脉细沉。

治法：补肺益肾，利水祛湿。

方药：蝉蜕、防风各 9g，茯苓 18g，白术、泽泻各 15g，黄芪、车前子、益母草各 30g，泽兰 12g，僵蚕 6g。

用法：水煎服，每日 1 剂。

2）脾肾阳虚，水湿泛溢

主症：面色㿠白，畏寒肢冷，神疲倦怠，遗精阳痿或月经不调，腰脊酸痛或胫酸腿软，纳呆或便溏。舌淡胖，有齿印，脉沉细或沉细无力。

治法：益气温阳，健脾化湿。

方药：黄芪、茯苓、车前子（包）、益母草、太子参各 30g，桂枝、锁阳、泽泻、蝉蜕、巴戟天各 12g，山药 15g，泽兰 18g，僵蚕 6g。

加减：如外感风寒者，用麻黄连翘赤小豆汤加减；属风热者，用银翘散合五苓散加减；全身中度以上水肿或胸腔积液、腹水者，选加黑白丑、椒目、大腹皮、陈葫芦。

用法：水煎服，每日 1 剂。

3）肝肾阴虚，湿热留恋

主症：眩晕耳鸣，目睛干涩或视物模糊，口干咽燥，五心烦热，腰脊酸痛或梦遗或月经失调，小便短涩，大便不畅。舌红少苔，脉弦细或细数。

治法：滋补肝肾，清热祛湿。

方药：生地黄、野菊花、牛膝各 15g，知母、女贞子、枸杞子各 12g，地龙、丹参各 18g，益母草 30g，僵蚕 6g，蝉蜕 9g。

加减：湿热致咽痛者，加黄芩、山豆根、虎杖各 12g，牛蒡子 9g，或六神丸含化；皮肤疖肿疮疡者，加七叶一枝花 18g，半枝莲、金银花、蒲公英各 3g，或牛黄解毒片；脘闷纳呆，苔黄厚腻者，加藿香 12g，生薏苡仁 30g，佩兰 18g，厚朴 15g，黄连 9g。小便涩痛不利者，加车前草、土茯苓、白茅根各 30g，萹蓄 18g。

用法：水煎服，每日 1 剂。

4）气阴两虚，瘀血内阻

主症：面色无华或面色晦暗，少气乏力或易感冒，午后低热或手足心热，口干咽燥或长期咽痛，咽部暗红。舌偏红、少苔，脉弦或细数或细涩。

治法：益气养阴，活血化瘀。

方药：生黄芪、丹参、益母草、太子参各 30g，生地黄、山茱萸、茯苓各 15g，山药 18g，女贞子、牡丹皮、泽泻、蝉蜕各 12g，僵蚕 9g。

加减：瘀血明显者，加莪术、水蛭各 12g。

用法：水煎服，每日 1 剂。

（2）验方

1）山药 20g，附片、黄芪、车前子、泽泻、党参、补骨脂、白术、陈皮各 10g，丹参 30g，益母草、猪苓、茯苓各 15g。水煎服，每日 1 剂。

2）白术、山药各 9g，薏苡仁根、大蓟根各 30g，石韦、扦扦活各 15g，芡实 12g，炒陈皮 6g，莲须 3g。水煎服，每日 1 剂。

3）楮实子、牛膝各 15g，黄柏 10g，鹿衔草、半枝莲、金雀根、益母草、草薢、徐长卿、白茅根各 30g。水煎服，每日 1 剂。另服肿节风片 5 片。

4）党参、薏苡仁各 15g，茯苓皮 25g，黄芪 20g，甘草 6g，白术、山药、牛膝、猪苓、桂枝各 12g。水煎服，每日 1 剂。

3. 药物禁忌

（1）利尿药

1）服排钾利尿药期间不宜多食味精：味精的主要成分为谷氨酸钠，在服用利尿药期间若过食味精，既可加重钠水潴留，又可协同排钾，增加低血钾的发生率，故应少用味精。

2）服氢氯噻嗪不宜高盐饮食：服用氢氯噻嗪期间若食盐过多（如过食咸菜、腌鱼、腌肉等），不利于氢氯噻嗪利尿作用的发挥。

3）服排钾利尿药忌同时服用酒及含乙醇饮料：排钾利尿药可导致体内钾减少，而酒及含乙醇饮料（啤酒等）亦可使钾减低，若两者同服则可加重体内低血钾症状。

4）服保钾利尿药忌食含钾高的食物：保钾利尿药如螺内酯、氨苯蝶啶等可引起血钾增高。若与含钾高的食品（如蘑菇、大豆、菠菜、榨菜、川冬菜等）同用，易致高钾血症。

5）服螺内酯忌高盐食品：在服螺内酯期间若过食高盐食品（如咸菜、腌肉等），会降低疗效。

（2）忌用引起免疫反应的药物：某些药物应用后可引起免疫反应而累及肾小球，如蛇毒、三甲双酮等。

（3）忌用有肾毒性的中药：药理研究发现，防己、厚朴、马兜铃可引起肾间质炎症和纤维化；甘草可导致水钠潴留，加重水肿；大剂量木通应用可致肾衰竭；斑蝥可在体内蓄积中毒，有肾毒性作用。故以上药物本病患者均当禁用或慎用。

（4）忌滥用对肾脏有损害的药物：抗生素中的庆大霉素、卡那霉素、链霉素及磺胺类、四环素类等药物，主要经肾脏排泄，肾脏发生病变时排泄率降低，药物易在体内积蓄，引起中毒症状，加重肾脏负担，不利于病情的康复。故无明显感染体征者，一般不用抗生素，需要应用时亦应选择对肾脏无毒或毒性小的抗生素（如青霉素等）。此外，甲苯磺丁脲、丙磺舒、苯乙双胍等对肾脏也有损害，亦当慎用。

（5）慎用钙通道阻滞剂及硫酸镁降压：高血压为本病常见的合并症，是加速肾小球硬化、促进肾功能恶化的重要因素。钙通道阻滞剂（如地尔硫䓬、硝苯地平等）能降低全身血压，但对肾小球无保护作用，其中硝苯地平对压力传导和肾小球损伤的有害作用已经证实。另外，以前用硫酸镁降血压，现经临床验证，其效果并不可靠，如肾功能不佳者，还可引起高镁血症，故应慎用。目前多主张选用血管紧张素转换酶抑制药降血压。

二十八、慢性肾衰竭

【概述】

慢性肾衰竭是慢性肾脏疾病或累及肾脏系统疾病所引起的慢性肾功能减退，以及由此而产生的各种临床症状和代谢紊乱所组成的综合征。个别情况下，也可由急性肾衰竭（急性尿毒症）转变而来。

1. 病因

慢性肾衰竭发病原因是由各种原发或继发的肾脏疾患导致肾实质毁损，最终均有出现慢性肾衰竭的可能。在我国慢性肾衰竭患者中50%以上是由慢性肾小球肾炎发展而来。这部分患者常有肾炎病史及慢性疾病过程。另有 1/5 左右的慢性肾衰竭是由慢性肾盂肾炎发展而来，女性患者居多，常有反复尿路感染史。全身系统性疾病（如糖尿病、系统性红斑狼疮、过敏性紫癜、痛风、高血压肾动脉硬化等）均可有肾脏损害，最终可导致慢性肾衰竭。其他（如肾先天性畸形、多囊肾、梗阻性尿道病变、肾结核等）一些少见的疾病也可造成慢性肾衰竭。

2. 临床表现

慢性肾衰竭由于早期与终末期临床症状差异非常大，主要表现为各个系统代谢障碍及由毒性代谢产物潴留所产生的各系统症状，其症状与体征常交错夹杂出现，因而症状与体征临床常无明显的界限。

（1）水液代谢障碍：早期可表现为多尿、夜尿；晚期则有少尿，甚至无尿。

（2）消化系统：食欲缺乏、恶心、呕吐，中晚期口中有氨味，腹泻，消化道隐性出血，甚至大出血。

（3）循环系统：高血压、心脏扩大，肺动脉区有明显杂音，晚期出现心力衰竭，心律失常，纤维性心包炎引起心包摩擦音。

（4）神经系统：早期大多数患者仅有乏力、头痛、头晕、记忆力减退、睡眠障碍及性欲减退，重者可表现为意识障碍及对外界反应淡漠，甚或抽搐、昏迷、谵语等。

（5）血液系统：有贫血和出血倾向，如贫血面容、紫癜、鼻出血、牙龈出血等。

（6）呼吸系统：尿毒症性支气管炎、肺炎，酸中毒时可出现慢而深的呼吸。

（7）其他：如易感冒、皮肤瘙痒、骨痛等。

3. 辅助检查

（1）肾功能检查：内生肌酐清除率降低，血尿素氮高，血肌酐升高，尿莫氏比重固定。

（2）贫血：当肾小球滤过率 < 25% 时，贫血明显，红细胞在 2.0×10^{12}/L 左右。

（3）电解质紊乱、酸中毒：早期不明显；当肾小球滤过率 < 每分钟 20mL 时，有轻度酸中毒，血气分析 pH 值下降，二氧化碳结合力下降，钾离子、钠离子、氯离子、磷离子、钙离子可能不正常。

（4）B 超：双肾结构紊乱，肾脏缩小。

（5）X 线：心脏扩大等。

【饮食宜忌】

1. 饮食宜进

（1）饮食原则

1）宜高热能饮食：摄入足量的糖类和脂肪，以供给人体足够的热能，这样就能减少蛋白质为提供热能而分解，故高热能饮食可使低蛋白饮食的氮得到充分的利用，减少体内蛋白质的消耗。可多食用植物油和食糖，如觉饥饿，可食甜薯、芋头、马铃薯、苹果、马蹄粉、怀山粉、藕粉等。

2）宜供给优质蛋白质：慢性肾衰竭患者正确的饮食原则应该是供给适量蛋白质，

最低需要量为每日 0.6g/kg，其中优质蛋白质占 50% 以上，如奶类、蛋类、鱼类及瘦肉类。

3）宜低盐、低钠食物：当有水肿、高血压和少尿时，要限制食盐及含钠食品的摄入。多食用含钠低的食物，如薏苡仁、粳米、面粉、西葫芦、丝瓜、茄子、黄瓜等。

4）宜补充维生素：食物中应富含 B 族维生素、维生素 C 和叶酸。

5）宜高钙低磷饮食：长期排出大量蛋白尿可使钙、磷缺乏，故宜多食含钙、磷丰富的食物，如绿叶蔬菜、虾皮等。

6）宜保持水的平衡：有尿少、水肿、心力衰竭的患者，应严格限制进水量。

（2）饮食搭配

1）人参与龙眼：人参与龙眼肉共煮汤内服，有养血安神之功效。适于慢性肾衰竭证属气血虚弱。

2）茵陈与橘皮：两者加水煎煮，去渣取汁，有清利湿热、理气健胃之功效。适于慢性肾衰竭证属湿浊化热上逆。

3）扁豆与山药：两者加适量水共煮粥，具有健脾收涩之功效。适于慢性肾衰竭证属脾虚湿盛。

4）黑豆与红花：两者加适量水煮至黑豆熟烂，去渣取汁，加适量红糖内服，有活血通络之功效。适于慢性肾衰竭证属邪热入血、血瘀络阻。

（3）药膳食疗方

1）黑白木耳羹：黑木耳 15g，白木耳 15g。分别泡发后，共炖酥，加适量糖调味服食。每日 1 剂，时时服食。适于尿毒症见头痛、嗜睡、食欲不振、贫血等症状者。见苔腻、水肿显著、便溏、肢冷等症状者不宜食用。

2）红茶炖鲫鱼：红茶 15g，鲫鱼 1 条。鲫鱼去鳞、鳃及内脏，红茶放鱼肚内，蒸熟，调味，吃鱼肉。隔日 1 剂，时时服食。适于尿毒症见神疲乏力、尿少、水肿者。尿毒症神昏、惊厥及舌光红者不宜应用本品。

3）番茄肉丝炒鸡蛋：番茄 250g，猪瘦肉丝 50g，鸡蛋 2 只，生姜 5g。肉丝旺火煎炒片刻，加入番茄片、鸡蛋糊、姜片，炒熟，时时佐餐用。适于尿毒症贫血、乏力、尿少、肢肿者。神志昏迷、恶心呕吐者不宜服食。

2. 饮食禁忌

（1）忌有刺激性、含嘌呤高的食物：为减轻肾脏负担，应限制刺激肾脏细胞的食物，如菠菜、芹菜、小萝卜、豆类及其制品，以及鸡、鱼、鸭、肝、猪头肉等。这些食物中含嘌呤或含氮量高，在肾功能不全时，其代谢产物不能及时排出，对肾脏不利。

（2）忌高盐饮食：如有水肿、高血压和少尿，食盐每日应限制在 2~3g，如水肿严重，食盐每日应限制在 2g 以下或无盐饮食。

（3）忌高蛋白质饮食：若肾小球滤过率降低，则蛋白质摄入量应适当限制，但一般不低于 50g。

（4）忌高脂肪饮食：肾功能不全患者往往有不同程度贫血，动物脂肪对贫血是不利因素，因为脂肪可加重动脉硬化，抑制造血功能，故肾功能不全者应少食用。但尿毒症患者如没有脂肪摄入，机体会变得更加虚弱，故日常生活中可用植物油替代，每日摄入量以 60～70g 为宜。

（5）忌高磷饮食：动物实验发现，如果饲以高磷饮食，可引起动物肾小球纤维化、肾小管扩张、皮质纤维化，限制摄磷则上述改变可以明显减轻，提示高磷饮食对本病的危害性。低磷饮食可减轻蛋白尿，使血胆固醇、三酰甘油水平下降。因此，肾衰竭患者的磷摄入量每日应低于 750mg。

（6）忌含钾多的食物：因肾衰竭时钾的排泄少，酸中毒时钾离子从细胞内移至细胞外，此时血钾较高，若进食含钾多的食物，如香蕉、西瓜等，会使血钾升高，易引起高钾血症，出现肢体湿冷、心率减慢等，甚至导致心脏骤停而死亡。

（7）忌饮鸡汤：因鸡汤内含有一些小分子蛋白质，急性肾炎、尿毒症等肾功能不全患者的肾脏对蛋白质分解不及时，会加重病情。

（8）忌强烈调味品及味精：强烈调味品（如芥末、胡椒、咖喱、辣椒等）对肾脏有刺激作用，应忌食；味精多食后会产生口渴而欲饮水，故在限制饮水时也应少用。

（9）忌食鸡蛋：肾炎患者肾脏功能和新陈代谢明显下降，尿量减少，体内毒素不能完全排出体外，此时如果进食鸡蛋，就会增加其代谢产物，甚至发生尿毒症，所以肾炎患者在急性期应禁食鸡蛋。

【药物宜忌】

1. 西医治疗

（1）维生素治疗

1）脂溶性维生素：如维生素 A、维生素 E、维生素 D、维生素 K 等。

2）水溶性维生素：如维生素 B_6、维生素 C、叶酸、维生素 B_2、维生素 H、泛酸等。

（2）纠正水、电解质失衡用药

1）水、钠平衡：在慢性肾衰竭早期，患者可呈渗透性利尿、多尿，而出现脱水，因此可放开水分的摄入。到终末期，出现尿量少，甚至尿闭，就应严格限制水的摄入。患者及其家属应自觉控制饮食中的水分，当然，控制过严造成脱水、低血压、休克等也不恰当。

2）纠正高钾血症：终末期肾衰竭患者常有高血钾倾向，应注意控制含钾食物及药物的摄入，避免输库血，出现高血钾时可使用利尿药，增加钾的排泄，此类药物常有氢氯噻嗪、呋塞米、布美他尼等。

①氢氯噻嗪：每次 25mg，口服，每日 3 次；或每次 50mg，口服，每日 2 次。

②呋塞米：口服：成年人开始每日剂量 40mg，以后视病情逐步增加至每日 80～120mg，分 3～4 次服。肌内或静脉注射：成年人亦可 20～40mg，每日 1～2 次，或按需要增至每日 120～320mg。

③布美他尼：每次 0.5～1mg，口服，每日 1～3 次；或每次 0.5～1mg，静脉注射。若血钾＞6.5mmol/L，心电图出现高血钾改变，需紧急处理：10% 葡萄糖酸钙

20mL，缓慢静脉注射；5%碳酸氢钠100mL，静脉滴注；25%～50%葡萄糖注射液加胰岛素（6g葡萄糖∶1U胰岛素），静脉滴注；急诊首选血液透析。

3）调节钙、磷代谢药物：慢性肾衰竭患者常出现低血钙、高血磷的状况，应尽量维持这两项指标的血清浓度接近正常。若已出现高磷血症，除在饮食中限制磷以外，需口服磷结合剂，如碳酸钙、氢氧化铝凝胶等。

①降低血磷：a. 碳酸钙（沉降碳酸钙）每次2g，每日3次，饭前服用。b. 氢氧化铝凝胶每次10～15mL，每日3次，口服。

②补钙：对于低钙血症患者，应予补钙，常用药物有骨化三醇（罗钙全）、钙尔奇D等，但需严密监测血钙浓度及白细胞水平。a. 骨化三醇胶囊每次0.25μg，口服，每日1次。b. 钙尔奇D片（每片含维生素$D_3$125U，碳酸钙600mg）每次2片，口服，每日1次。

4）纠正酸中毒药物：大多数慢性肾衰竭患者，应坚持长期口服碳酸氢钠。

①碳酸氢钠每次1.0g，口服，每日3次。

②若较为严重的酸中毒，尤其伴大呼吸或昏迷时，应予静脉补碱，5%碳酸氢钠注射液250mL，静脉滴注。

③若更为严重的酸中毒，应考虑透析治疗。

为预防因纠正酸中毒引起的低钙，需先给予10%葡萄糖酸钙注射液10mL，静脉注射；当合并高血压、心力衰竭时，静脉注射碳酸氢钠要严密观察、控制剂量。

（3）降血压药物：目前的观点是，慢性肾衰竭患者的血压应控制在符合年龄的正常水平，则能有效延缓慢性肾衰竭的进程，且一些常见的严重并发症，如心力衰竭、脑血管意外也明显下降。常用的降压药物有利尿药、血管紧张素转化酶抑制药、钙离子通道阻滞剂及血管紧张素Ⅱ拮抗药等。

1）一般来说，容量依赖性高血压常用利尿药，此类药物常用氢氯噻嗪、吲达帕胺等。

①氢氯噻嗪：每次12.5～25mg，口服，每日2次。

②吲达帕胺：每次2.5～5mg，口服，每日1次。

2）若未缓解，则联合用药。首选钙离子通道阻滞剂，此类药物有硝苯地平、硝苯地平控释片、氨氯地平、非洛地平等。主要有头痛、头晕、心动过速、面部潮红等不良反应。

①硝苯地平：每次5～10mg，口服，每日3次。

②硝苯地平控释片：每次30mg。常用剂量30～60mg，口服，每日1次。

③非洛地平：每次2.5～5mg，口服，每日1次。

④氨氯地平：每次5mg，口服，每日1次；最大剂量每次10mg，每日1次。

3）血管紧张素转化酶抑制药：对早期肾功能不全，可减轻肾小球内高压，延缓肾小球硬化，对肾功能有保护作用。其不良反应主要有咳嗽、高血钾、低醛固酮血症等。此类药物常有卡托普利、培哚普利、贝拉普利、福辛普利等。

①卡托普利：成年人开始6.25～12.5mg，每日2～3次，可逐渐增至50mg，每日

2~3次，最大剂量每日 450mg，饭前 1 小时服用。

②培哚普利：每次 2~4mg，每日 1 次，早餐前口服。

③贝拉普利：每次 10~20mg，口服，每日 1 次；最大剂量每日 40mg。

④福辛普利：每次 10mg，口服，每日 1 次。

4）血管紧张素 II 受体拮抗药：是选择性地阻滞与血压控制、体液及电解质平衡有关的血管紧张素 I 受体亚型，而调节血管紧张素 II 在心血管方面的作用，此类药物的不良反应轻微、短暂。目前常用药物有氯沙坦钾、缬沙坦等。

①氯沙坦钾：每次 50mg，口服，每日 1 次。

②缬沙坦：每次 80mg，口服，每日 1 次。

（4）肾性贫血的治疗：人类重组促红细胞生成素应用于临床后，使肾性贫血的治疗取得了较大的进展。目前认为，其适应证为贫血的肾功能不全、血液透析、腹膜透析和慢性移植肾排异反应的患者，此类药物主要有法依泊汀等。

1）促红素（红细胞生成素）：用于以透析的肾性贫血，起始剂量 3000U，每周 3 次，皮下注射；贫血改善后改用维持量 1500U，每周 2~3 次；或 3000U，每周 2 次，皮下注射。对于未进行透析治疗的慢性肾衰竭患者的肾性贫血，起始剂量 6000U，每周 1 次，皮下注射；贫血改善后维持剂量为 6000~12 000U，每 2 周 1 次，皮下注射。

2）宁红欣注射液（重组人红细胞生成素）：血液透析患者起始剂量每周 100~150U/kg，分 2~3 次皮下注射；非透析患者，一般每周 75~100U/kg，用法同上。

在使用促红素治疗时，易导致细胞营养的缺乏，故应补充叶酸及维生素 B_{12}，铁剂也需常规补充。

（5）特殊治疗：血液透析疗法（人工肾透析）、腹膜及结肠透析疗法。

2. 中医治疗

（1）辨证治疗

1）脾肾气（阳）虚

主症：倦怠乏力，气短懒言，纳少腹胀，腿酸，腿软，口淡不渴，大便不实，夜尿清长，甚则畏寒肢冷，腰部发冷。舌淡齿痕，脉象沉弱。

治法：益气健脾，温阳补肾。

方药：党参、黄芪、山药各 15g，茯苓 20g，白术、制半夏各 12g，甘草 6g，木香、砂仁、陈皮、仙茅、淫羊藿、巴戟天各 10g。

加减：脾肾阳虚较著者，可改用实脾饮或金匮肾气丸加减。

用法：水煎服，每日 1 剂。

2）脾肾气阴两虚

主症：面色少华，乏力，腰膝酸软，皮肤干燥，饮水不多，或有手足心热，或有手足不温，尿少色黄，夜尿清长。舌淡齿痕，脉沉细。

治法：益气养阴，健脾温肾。

方药：人参（另煎）、牡丹皮、陈皮、砂仁各 10g，黄芪、麦冬各 30g，熟地黄、枸杞子、茯苓各 15g，山药、太子参各 20g，当归 12g。

加减：便干者，加火麻仁、肉苁蓉、黑芝麻以润肠通便；若脾气虚较明显而面色少华、纳呆腹胀、便溏者，可配合香砂养胃汤以健脾益气；若以肾气虚为主而见腰膝酸软、小便清长者，可配合金匮肾气丸以温补肾气；若气阴不足、心慌气短者，可合用生脉散益心气、养心阴。

用法：水煎服，每日 1 剂。

3）肝肾阴虚

主症：头痛头晕，口舌咽干，渴喜冷饮，五心烦热，全身乏力，腰膝酸软，大便干结，尿少色黄。舌淡红无苔，脉沉细或弦细。

治法：滋补肝肾，养阴清热。

方药：熟地黄 20g，枸杞子、菊花、山药、茯苓、女贞子、墨旱莲各 5g，何首乌 18g，山茱萸、牡丹皮、泽泻各 10g，炒杜仲 12g。

加减：热象明显者，加龙胆草、黑栀子清肝泻火；若血压高而足冷面红者，可加附子、肉桂，或用附子捣烂用醋调敷足心涌泉穴以引火归元；痰多者，加石菖蒲、郁金；若肝风内动，风阳上扰而见头痛眩晕、震颤心烦者，可用羚角钩藤汤、天麻钩藤饮加减以镇肝息风。

用法：水煎服，每日 1 剂。

4）阴阳两虚

主症：极度乏力，畏寒肢冷，手足心热，口干欲饮，腰腿酸软，大便稀溏，小便黄赤。舌淡白胖有齿痕，脉沉细。

治法：补肾填精，益气养血。

方药：鹿角胶（片）、山茱萸、山药、陈皮、巴戟天各 10g，紫河车粉（冲服）5g，冬虫夏草 3g，炒熟地黄、牛膝各 20g，枸杞子、茯苓、车前子（包）、肉苁蓉、黄芪、当归各 15g。

加减：若偏于阳虚者，加淡附子、肉桂；偏于阴虚者，加何首乌、龟甲；肾衰血亏、肤燥失润、指甲苍白、面色少华、血红蛋白下降者，加磁石、骨碎补、补骨脂，以补肾填精、益气养血。

用法：水煎服，每日 1 剂。

5）寒湿阻滞

主症：畏寒蜷卧，恶心呕吐，口中尿臭，口淡、口黏，胸脘痞满，大便秘结。舌淡体胖苔白腻，脉沉细。

治法：运脾燥湿，化痰止呕。

方药：甘草、干姜各 6g，附子 9g，陈皮、半夏各 12g，茯苓 5g，枳实、大黄（后下）、人参（另煎）、厚朴各 10g。

加减：湿浊较重，身重困倦者，加苍术、薏苡仁以运脾燥湿；湿浊蒙蔽心窍者，加石菖蒲、郁金豁痰开窍；胃气上逆、嗳气呕吐者，合旋覆代赭汤降逆止呕；浊阴上扰、头痛、干呕、吐涎沫者，合吴茱萸汤暖肝降逆。

用法：水煎服，每日 1 剂。

6）湿热中阻

主症：口中秽臭，口苦口黏，胸脘痞闷，腹胀纳呆，或心烦失眠，便秘，或大便秽臭。舌质红、边尖有齿痕，苔黄腻或干燥，脉弦数或弦滑。

治法：清热化湿，理气和中。

方药：薏苡仁30g，姜半夏、陈皮各12g，茯苓15g，生姜、甘草各6g，黄连、紫苏叶、枳实、竹茹、砂仁、大黄各10g。

加减：湿热下迫大肠者，可用葛根芩连汤清热化湿；三焦湿困者，用三仁汤宣畅气机、清热利湿；下焦湿热者，用滋肾通关丸清热化气利湿。

用法：水煎服，每日1剂。

7）水气不化

主症：水肿腰以下尤甚，胸腹胀满，畏寒肢冷，腰膝酸软，大便溏薄，小便短少。舌淡苔腻，脉沉迟或沉细。

治法：健脾利水，补肾益气

方药：山药15g，熟地黄、山茱萸、牡丹皮、白术、泽泻各10g，牛膝20g，车前子（包）、茯苓及皮各30g，干姜、肉桂各6g，附子、大腹皮、木瓜各12g。

加减：若水肿以虚为主、而无阳虚之象者，可用五苓散合五皮饮加减以健脾利水；若水气凌心射肺而见眩晕、心悸、咳喘短气，用苓桂术甘汤合葶苈大枣泻肺汤加减以温化水湿、泻肺逐饮。

用法：水煎服，每日1剂。

（2）验方

1）半夏30g，生姜10g，茯苓15g，陈皮6g，炒麦芽、炒稻芽各24g。伏龙肝60g。先煎伏龙肝，再煎前6味药，煎出药液150～200mL，每次服1小匙，间歇频服直至吐止。党参、生姜、白术各10g，茯苓30g，陈皮6g，半夏、炒麦芽、炒稻芽各24g。待情况好转时配合水煎服用。适用于慢性肾衰竭中毒呕吐。

2）吴茱萸3g，姜半夏、干姜各9g，沉香2.5g，茯苓25g，泽泻12g，生姜3片，炒白术、厚朴、荷叶各6g。水煎服，每日1剂。

3）西洋参、三七、鸡内金、琥珀各10g，珍珠粉2g。麝香（代）0.3g。上药共研细末，调匀，每次服2g，每日2～3次。

4）土茯苓30～60g，防己15～30g，绿豆衣30g，甘草10g。水煎服，每日1剂。

3. 药物禁忌

（1）肾灵片

1）慎与其他含钙药物同服：肾灵片长期服用可导致高钙血症，尤其是与其他含钙药物（如碳酸钙等）合用时，可引起严重的高钙血症。

2）忌与含钙的微溶配伍药物同服：含钙的微溶配伍药（如四环素、多西环素等）与肾灵片同服，会影响吸收。

3）骨化三醇忌过食含钙高的食物：因服用肾灵片期间过食含钙食物（如牛奶、奶制品、精白面粉，巧克力、坚果等）会引起高钙血症。

（2）骨化三醇（罗钙全）

1）忌与含镁制剂同服：因在服用骨化三醇时，同时服用含镁制剂（如氧化镁等），可以引起高镁血症。

2）忌与维生素 D 制剂及其衍生物合用：因骨化三醇是维生素 D_3 的重要代谢产物之一，故服用骨化三醇期间不能同时给予维生素 D 制剂（如鱼肝油、骨化三醇胶囊等）及其衍生物（如二氢速甾醇等）。

（3）服降压药期间忌饮酒：在服用降压药期间或停药 2 周内，应禁饮酒或含乙醇的饮料，否则会引起低血压反应。

（4）忌用含钾多的药物：库存血中的红细胞易破坏释放出钾，青霉素钾盐含钾，保钾利尿药（螺内酯、氨苯蝶啶等）使钾的排泄减少，中药夏枯草、牛膝等也含钾较多，这些药物使用时应慎重，以免引起高钾血症

（5）忌用对肾有损伤的药物：详见"慢性肾炎"。

（6）忌用有肾毒性的中药：详见"慢性肾炎"。

（7）忌用苦寒或甘寒类中药：中医学认为，肾衰竭主要是由于肺、脾、肾三脏功能失调、气化失司所致，治疗应以补气温阳、化气利水为原则。滥用苦寒或甘寒中药，如黄柏、大黄、黄芩等，可克伐中阳，损伤脾肾，脾不制水，肾不主水，则水液泛溢，病情日趋加重。

二十九、糖尿病

【概述】

糖尿病（diabetes mellitus）是由于血中胰岛素绝对或相对缺乏，所致血糖过高，出现尿糖，进一步引起脂肪及蛋白代谢紊乱的疾病。

1. 病因

（1）胰岛素依赖型糖尿病

1）遗传因素：胰岛素依赖型糖尿病单卵双胎的一致性约85%，主要系基因变异所致。

2）自身免疫因素：患者组织相容性抗原 HLA 明显高于非糖尿病人群。在患病早期，胰岛细胞抗体、胰岛细胞表面抗体、白细胞移动抑制试验的阳性率均显著高于正常对照组。

3）病毒感染因素：病毒感染后胰岛 β 细胞破坏严重者可引起糖尿病。已发现可致实验动物胰岛感染引发糖尿病的病毒：柯萨奇 B 病毒、腮腺炎病毒、脑炎、心肌炎病毒等。

（2）非胰岛素依赖型糖尿病

1）遗传因素：单卵双胎的一致性约90%以上。

2）肥胖因素：肥胖是非胰岛素依赖型糖尿病的重要诱因之一，肥胖者脂肪细胞膜胰岛素受体数目减少。

3）其他因素：如感染、应激、体力活动缺乏、多次妊娠和分娩等，均可能是非胰岛素依赖型糖尿病的诱发因素。

2. 临床表现

老年糖尿病是指年龄 >60 岁的糖尿病患者，包括 60 岁以前确诊和 60 岁以后诊断为糖尿病者。糖尿病的临床表现可归纳为糖、脂肪及蛋白质代谢紊乱综合征和不同器官并发症及伴发病的功能障碍两方面表现。初诊时糖尿病患者可呈现以下一种或几种表现。

（1）慢性物质代谢紊乱：患者可因血糖升高后尿糖排出增多致渗透性利尿而引起多尿、烦渴及多饮。组织糖利用障碍致脂肪及蛋白质分解增加而出现乏力、体重减轻，组织能量供应不足可出现易饥及多食。此外，高血糖致眼晶状体渗透压改变影响屈光度而出现视物模糊。

（2）急性物质代谢紊乱：可因严重物质代谢紊乱而呈现酮症酸中毒或非酮症性高渗综合征。

（3）器官功能障碍：患者可因眼、肾、神经、心血管疾病等并发症或伴发病导致器官功能不全等表现方始就诊而发现糖尿病。

（4）感染：患者可因并发皮肤、外阴、泌尿道感染或肺结核就诊而发现糖尿病。

（5）老年糖尿病多数起病缓慢，且诊断时多无症状，往往由于常规体检或其他疾病检测血糖或尿糖而发现。部分老年糖尿病以并发症为首发表现，如糖尿病高渗综合征、心脑血管意外以及视力改变等。少数老年糖尿病患者表现为体温低、多汗、神经性恶病质、肌萎缩、认知功能减退等。

3. 辅助检查

（1）高血糖：血糖多在 16 ～ 33.4mmol/L，若大于 33.4mmol/L，要警惕高渗性昏迷。

（2）酮体：血酮定性强阳性，定量多大于 5mmol/L；尿酮体呈阳性。

（3）酸中毒：血 pH 值和二氧化碳结合力（$CO_2 - CP$）减低。临床上当患者血 pH 值≤7.1 或 $CO_2 - CP$ <10mmol/L 时为重度酸中毒，血 pH 值 7.1 ～ 7.2 或 $CO_2 - CP$ 10 ～ 15mmol/L 为中度酸中毒，血 pH 值 >7.2 或 $CO_2 - CP$ 15 ～20mmol/L，为轻度酸中毒。

（4）电解质改变：血钠和血钾可高、可低、可正常，血氯、血磷、血镁可降低。

（5）其他：血白细胞可增多，血肌酐、尿素氮可轻度升高。

【饮食宜忌】

1. 饮食宜进

（1）饮食原则

1）宜予比例适宜的糖类：对糖尿病患者来说，不是主食越少越好。近年来研究资料表明，在合理控制总热能的基础上，给糖尿病患者以糖类，使其占总热能的50% ～ 60% 比较适宜。

2）宜予适量的脂肪及蛋白质：糖尿病患者饮食中脂肪提供的热能不宜超过总热能

的30%或1g/kg，而且应以富含不饱和脂肪酸的植物油为主，对富含饱和脂肪酸的动物油应加以限制。动物蛋白质多为优质蛋白质，应使其在饮食中保持一定的比例。

3）宜予高纤维饮食：膳食纤维有降低血糖、促进胃肠道蠕动、防止便秘等作用，有利于糖尿病的控制。所以，患者在日常饮食中宜多选用粗粮、干豆和蔬菜，如荞麦、燕麦、菠菜、芹菜、豆芽等。

4）宜少量多餐：对糖尿病患者应强调少量多餐的饮食习惯，以避免餐后血糖过高而增加胰岛负担的情况发生。一般每日至少要保持三餐，可按早餐1/5，午餐及晚餐各2/5份额的方法进食。对于病情尚不稳定的患者，每日5～6餐常常有利于糖尿病的控制。

5）宜食富含硒的食物：日本学者在动物实验中首次发现，微量元素硒等能明显促进细胞摄取糖的能力，具有与胰岛素相同的调节糖代谢的生理活性，所以糖尿病患者宜常食富含硒的食物，如鱼、香菇、芝麻、大蒜、芥菜等，这些食物对降低血糖及改善糖尿病症状很有裨益。

6）宜食富含钙的食物：人体胰岛 β 细胞在钙作用下分泌胰岛素，严重缺钙及维生素 D 不足，可使糖尿病患者病情加重，况且糖尿病患者一般钙的排出量增多，体内缺钙现象更趋严重。因此，糖尿病患者宜多食富含钙的食物，如虾皮、发菜、海带、乳类、豆类及其制品、骨头汤、黑木耳、瓜子、芝麻酱、核桃仁、山楂、大枣、柑、橘及新鲜蔬菜等。

7）宜食富含维生素 B_6 和维生素 C 的食物：大部分糖尿病患者体内维生素 B_6 水平较低。美国学者给患者在6周内连续补充一定剂量的维生素 B_6，可使神经系统并发症的疼痛减轻，麻木感减少。而补充足量的维生素 C 可抑制蛋白质糖化，对糖尿病患者尤应注意补充足量的维生素 C，有助于减缓糖尿病并发症的进程，对减轻糖尿病视网膜病变、肾病等有益。富含维生素 B_6 的食物有鱼、白菜、豆类、酵母、米糠等；富含维生素 C 的食物有大白菜、芹菜、荠菜、甘蓝、青椒、鲜枣、刺梨、猕猴桃等。

8）宜食南瓜：小南瓜治疗糖尿病与其含丰富的果胶、粗纤维等有关，应适量食用。

9）宜食苦瓜：苦瓜所含的苦瓜总皂苷具有降血糖作用。2 型糖尿病患者服用苦瓜总皂苷浓缩剂后，多饮、多食、多尿症状确有减轻，体力有所恢复，大便通畅且无不良反应。

10）宜食洋葱：洋葱属百合科植物，有温中、下气、消炎之功效。洋葱能降低血糖浓度，防止血小板聚集，降低血液胆固醇，对预防糖尿病微血管病变有益。

11）宜食黄鳝：黄鳝性温，味甘、咸，有补五脏、疗虚损功能。近年来研究发现，黄鳝体内含有黄鳝素 A 与黄鳝素 B，有显著的降血糖与调节血糖浓度的生理功能。

12）宜食菠菜根：含菠菜皂苷 A、B 等成分，有养血、止血、滋阴、润燥的功能。对高血压、糖尿病和夜盲症等有辅助治疗作用。

13）宜食白萝卜：含有钙、磷、铁、锰、B 族维生素、维生素 C 等，有消积滞、化痰、下气宽中、解毒、降血糖、抗癌等作用。食用生白萝卜，降血糖效果更显著。

14）宜食胡萝卜：含有胡萝卜素、维生素 B_1、维生素 B_2 及钙、磷、铁、镁等。人体摄入后，有降血压、强心、降血糖、消炎和抗过敏作用。

15）宜食蘑菇：含钙、磷、铁、锰、铜、锌、氟、碘及多种氨基酸、维生素，有安神、降血压、降血糖、开胃消食、化痰理气、抗癌的功能，形体消瘦的糖尿病患者宜多食用。

16）宜食芹菜：含有钙、磷、铁、胡萝卜素和维生素 A、维生素 C 等，有消肿解毒、降血压、祛风、降血糖等功能。

17）宜食冬瓜：含钙、磷、铁和多种维生素，适于水肿、脚气、糖尿病等病症。

18）宜食豌豆：含钙、磷、铁、胡萝卜素和维生素 B_1、维生素 B_2、维生素 C 及烟酸等，适于糖尿病、高血压等。

19）宜食蕹菜（空心菜）：蕹菜含胰岛素成分，常吃既可降血糖又能增进食欲，还能清胃肠热、润肠通便，故糖尿病患者宜常食用。

20）宜食豆腐渣：主要含食物纤维素，热能含量特别少，是糖尿病患者较为理想的食物。吃了豆腐渣后，葡萄糖就会被吸附在纤维素上不便吸收，而使血糖增加缓慢，即使患者的胰岛素稍有不足，也不至于马上引起血糖升高，而且纤维素还具有抑制血糖分泌的作用；这样就可以使胰岛素充分发挥作用，提高对血中葡萄糖的处理能力。因此，糖尿病患者宜多吃豆腐渣。

21）宜饮喝冷开水泡的茶：在人们常饮的茶叶中，含有一种较理想的降血糖的物质。这种物质降血糖效果快，且无不良反应，但因其耐热性不强，常在用热水浸泡的过程中遭到破坏，故没有受到人们的重视。糖尿病患者若要用茶叶降血糖，可用未炮制过的粗茶（干品）10g，用冷开水浸泡 3～5 小时，然后服用。第二次仍然用冷开水，直至茶叶泡淡为止。用冷开水泡茶，只要时间久些，一样能泡出茶"味"，而且其中的维生素 C 等不会被破坏，值得提倡。

22）宜食番石榴：其有效成分可能是黄酮类化合物。本品对正常胰岛素型患者有效，对低胰岛素分泌患者无效，提示其作用并非直接改善了胰岛素 β 细胞的分泌功能，而可能是提高了周围组织对糖的利用。并有降血压及降血脂作用。

23）宜食魔芋：魔芋既可作食品应用又降血糖，可改善症状和控制病情。

24）宜食荔枝核：在我国盛产荔枝地区，每当收获季节，常有人因吃过量荔枝引起低血糖休克，于是引起了科技人员的兴趣。研究发现，荔枝核主要成分是皂苷、鞣质、α-甘氨酸，给小鼠皮下注射后者可使其血糖下降。研究荔枝核对大鼠四氧嘧啶糖尿病的作用证明，它能有效地调节糖尿病的代谢紊乱，降血糖效果显著，且无明显毒性。据临床报道，用荔枝核制成片剂，对 30 例非胰岛素依赖型糖尿病患者进行临床观察，有 9 例血糖基本恢复正常或绝对值下降 50% 以下，临床症状消失或明显改善；10 例血糖下降为用药前 15% 左右，临床症状好转；6 例服用 2 个月血糖稍有下降；5 例无效。

（2）饮食搭配

1）黄瓜与莲子：黄瓜性凉，味甘，根、茎、叶、霜均可入药，有清热解毒、利尿消肿之功效。黄瓜与莲子一同搭配,适宜于糖尿病、冠心病、高血压、肥胖症等患者食用。

2)苦瓜与粟米:苦瓜能解暑止渴,与粟米同食,可清热解暑,适宜于糖尿病、痱子、疖痈等患者食用。

3)南瓜与大枣:南瓜几乎不含脂肪,但其他营养成分丰富,与大枣搭配,可补中益气、收敛肺气。适于糖尿病、动脉硬化、肥胖症、胃或十二指肠溃疡患者食用。

4)山药与扁豆:山药中含有多种活性成分,可促进白细胞的吞噬功能,还含有消化酶,能促进蛋白质和淀粉的分解,适宜于身体虚弱、食欲缺乏、消化不良、糖尿病等患者食用。扁豆含有植物血凝素,能提高白细胞和巨噬细胞的吞噬功能。两者搭配,可增强机体的免疫功能,能补益脾胃。适宜于糖尿病、脾胃气阴不足、乏力倦怠、食欲缺乏等患者食用。

(3)药膳食疗方

1)山药粥:生山药100g,粳米50g,酥油、白蜜各适量。粳米煮粥。山药去皮,用蜜和酥油同炒,用匙揉碎,加入粥中拌匀。每晨作早点食,常食。适于各种糖尿病。

2)猪胰粉:猪胰1只。焙干,研粉。每日3次,每次6g,时时服食。适于糖尿病血糖持续较高者。

3)苦瓜煮蚌肉:苦瓜250g,蚌肉100g。共煮熟,油盐少量调味。每日1剂,时时服食。适于多食善饥、形瘦便秘、烦渴喜饮属胃热亢盛之糖尿病。形寒便溏之糖尿病不宜食用。

4)两瓜散:南瓜粉适量,苦瓜粉适量。两瓜粉各等份,混匀后每日3次,每次10g冲服,时时服食。适于胃热脾虚见烦渴易饥、形瘦乏力之糖尿病。形寒、肢冷、泄泻属脾胃虚寒者不宜服此散,单纯脾胃虚弱者可常食南瓜。

5)薯叶冬瓜汤:鲜番薯叶160g,冬瓜100g。共煮汤调味服食,时时服食。适于多食善饥、烦渴多饮、小便频数量少、并发水肿之糖尿病。形瘦、畏寒之糖尿病则不宜多食。

6)菜梗玉米须:蕹菜梗100g,玉米须50g。水煎服,每日1剂,连服数月。适于消谷善饥、烦渴喜饮属肺胃热盛之糖尿病。

7)二豆汤:野黑豆30g,豇豆(黑色者佳)30g。共煎汤,少许食盐调味服食。每晚睡前饮汤食豆。适于肝肾亏虚见眩晕、耳鸣、视物模糊、腰酸、乏力、形体消瘦之糖尿病。

2. 饮食禁忌

(1)忌饮食过量:糖在人体内氧化分解、合成糖原或转化为脂肪贮存均需胰岛素参与,进食过量,体内的血糖浓度升高,葡萄糖进入细胞内转化热能所需胰岛素量也要相应增加,血糖对胰岛 β 细胞的不断刺激,使得胰岛负担日益加重,渐至衰竭。可诱发或加重糖尿病。因此,糖尿病患者应节制饮食。

(2)忌直接对血糖有影响的食物:蔗糖、蜜糖、糖果、甜糕点、甜饼干、含糖饮料等,容易为人体吸收,迅速转化为葡萄糖,使血糖浓度升高,加重糖尿病病情。

（3）忌高脂肪食物：高脂肪食物是指肥肉、油炸食物等，如果食用过多，极易变成人体的脂肪，形成肥胖症，而肥胖是导致糖尿病最重要的环境因素之一。肥胖的糖尿病患者对胰岛素的敏感性下降，功能降低，不利于本病的治疗。

（4）禁酒类：饮酒是引起糖尿病病情加重的常见原因。乙醇可损害胰腺，使其分泌胰岛素的功能下降。另外，氯磺丙脲可显著增加乙醇的毒性，出现皮肤潮红，甚至阵发性心动过速。因此，治疗期间应禁止饮酒。

（5）忌食含有大量淀粉的食物：这类食物对血糖有很大影响，如土豆、红薯、藕粉、芋头等应少食或忌食。

（6）忌用补益膏剂：糖尿病患者冬令进补不宜使用补益膏剂，因其中含有糖类物质，如人参蜂王浆、蜂王浆口服液、甘菊型太阳神，以及含有蜂蜜、胶类（阿胶、鹿角胶等）的滋补膏剂都属忌服补品。服用后可使血糖上升。糖尿病患者属阴虚内热者较多，服用人参也必须对症，阴虚者不宜用红参、高丽参，用后常会使阴虚内热更加严重。

（7）忌含糖类丰富的食物：如小麦、大麦、粳米、糯米、玉米、高粱、红薯、蚕豆、藕等。

（8）忌食豆腐：酮症酸中毒是重症糖尿病患者的一种并发症，本症的饮食应严格限制蛋白质的摄入，豆腐含有丰富的蛋白质，其中的氨基酸，如苯丙氨酸和亮氨酸均可在体内生成酮体而加重酸中毒，故应忌食。

（9）忌食乌鸡：乌鸡是蛋白质和脂肪含量均较高的食物。脂肪和蛋白质中的氨基酸，如酪氨酸、苯丙氨酸和亮氨酸皆可在体内生成酮体而加重酸中毒，故应忌食。

（10）忌饮牛奶：糖尿病酮症酸中毒患者应忌饮用。其缘由见"豆腐"和"乌鸡"。

（11）忌食含糖量高的水果：如苹果、橘子、葡萄、荸荠、罗汉果、大枣、栗子、龙眼肉等不宜多食。

（12）忌食蜂蜜：含糖量极高，糖尿病患者忌食。

【药物宜忌】

1. 西医治疗

（1）口服药物

1）常用的磺脲类降糖药

①第一代磺脲类：1956 年发现并用于临床。

甲苯磺丁脲（D860，甲苯磺丁脲）：每片 0.5g，每次 0.5g，每日 1～3 次，饭前口服，最高剂量3g/d，口服吸收快，3～4 小时血浓度达到高峰，半衰期4.5～6.5 小时，药效持续 6～12 小时。

氯磺丙脲：每片 0.1g，每次 0.1～0.3g，每日 1 次，饭前服，最高剂量 0.5g/d。服后 10 小时达到高峰，半衰期24 小时，作用持续 36～60 小时。

②第二代磺脲类：1972 年发现并用于临床。

格列本脲（优降糖）：每片 2.5mg，每次 2.5～5mg，每日 1～2 次，饭前 0.5 小时服用，每日剂量超过 10mg 时应分 2～3 次服，最高剂量 15mg/d。服后 20 分钟开始作用，1.5～6 小时达到高峰，半衰期 10～16 小时，作用持续 24 小时。

格列齐特（甲磺吡脲，达美康）：每片 80mg，40～120mg/次，餐前 0.5 小时服用，最高剂量 240mg/d，服后 5 小时达到高峰，半衰期 12 小时，药效持续 12～24 小时。

格列吡嗪（吡磺环已脲，美吡达）：每片 5mg，2.5～10mg/次，餐前 0.5 小时服用，每日 1～3 次，最大剂量 30mg/d。服后 0.5 小时起效，1.5～2 小时达到高峰，半衰期 3～6 小时，持续作用 12～24 小时。现在有一种格列吡嗪控释片（瑞易宁），5mg/片，每日仅服 5～10mg，1 次即可。

格列喹酮（喹磺环已脲，糖适平）：每片 30mg，每次 30～60mg，每日 2～3 次，饭前服，最大剂量 180mg/d。服后 2～3 小时达到高峰，8～10 小时后血中几乎测不出。其特点是 95% 从胆汁经肠道排出，仅 5% 从肾排出，故适用于老年糖尿病或糖尿病伴轻、中度肾功能损害者。

格列波脲（甲磺二丙脲，克糖利）：每片 25mg，每次 12.5～50mg，每日 1～2 次，饭前服，服后 2～4 小时达到高峰，半衰期 6～12 小时，药效持续 12～24 小时。

③第三代磺脲类：1995 年由美国食品与药物管理局（FDA）推荐用于治疗 2 型糖尿病。格列美脲（万苏平，圣平，亚莫利）：口服吸收快速，每日 1 次，常用剂量为 1～6mg，最大可用至 8mg。

2）常用双胍类药物

①苯乙双胍（降糖灵，DBI）：每片 25mg，每次 25～50mg，每日 3 次，最大剂量 150mg/d，餐中或餐后服用，口服易吸收，2～3 小时达到高峰，半衰期 3 小时，作用持续 6～7 小时，由于不良反应大，易发生乳酸性酸中毒，欧美已禁用，我国及印度仍在使用。

②二甲双胍（降糖片，美迪康）：每片 250mg，每次 250～500mg，每日 3 次，最大剂量 1500mg/d，餐中或餐后服，服后 2～3 小时达到高峰，半衰期 1.5～4.5 小时，作用持续 6～10 小时。

3）现常用的糖苷酶抑制剂

①阿卡波糖（拜糖平、拜糖苹）：每片 50mg，每次 50～100mg，每日 3 次，与第一口饭同服并咬碎服下，最大剂量 600mg/d。服后 2 小时达到高峰，半衰期 8 小时，主要在肠道排出，极少吸收入血。

②伏格列波糖（倍欣）：每片 0.2mg，每次 0.2mg，每日 3 次，饭前服。

4）目前开发的 3 种 TZDs：罗格列酮（文迪雅）、吡格列酮、曲格列酮，其中曲格列酮因为在美国应用时，160 万例中有 25 例出现严重的肝脏毒性，已被 FDA 停止使用。

①罗格列酮：口服达峰时间为 1.3 小时，半衰期为 3～4 小时。食物对其吸收有一定影响，使达峰时间及半衰期延迟。

②吡格列酮：口服达峰时间为 2 小时，食物对本品吸收有延迟作用。与血浆白蛋

白的结合率在 99% 以上。

5）目前用于临床的制剂有 2 种：瑞格列奈（诺和龙、孚来迪）及那格列奈（唐力），瑞格列奈为苯甲酸衍生物，那格列奈为苯丙氨酸的衍生物。

①瑞格列奈：每片 0.5mg、1mg、2mg；每次 0.5～1mg，每日 3 次，饭前服药，进餐则服药，不进餐则不服药。

②那格列奈：起始剂量 30～60mg/次，每日 3 次，最大剂量 120mg/次，餐前即刻服用。

（2）胰岛素

按作用时间不同将临床常用皮下注射胰岛素如下：

1）超速效（短效）型胰岛素：目前具代表性和进入临床应用的主要有两种，均为胰岛素类似物，即赖氨酸 - 脯氨酸胰岛素（简称 lyspro）和 aspart。

皮下注射较易吸收，约 5～15 分钟即可吸收，0.5 小时可达最大血浓度，1 小时左右达最大降血糖作用，持续作用时间 3～6 小时，且作用持续时间与注射剂量无关。

2）短效胰岛素：正规胰岛素（RI）皮下注射 0.5～1 小时起效，高峰 2～4 小时，持续 6～8 小时，可皮下、静脉、肌内及腹腔输注等。中性短效可溶性人胰岛素（诺和灵 R 或优泌林）皮下注射起效 0.5 小时，最大作用时间 1～3 小时，持续时间 8 小时，可通过皮下、肌内、静脉或腹腔内给药，或通过胰岛素泵持续皮下输注。

3）中效胰岛素：低精蛋白锌人胰岛素（NPH）白色混悬液。皮下注射起效时间 1.5 小时，最大作用时间 4～12 小时，持续时间 24 小时。可皮下、肌内注射，可与正规胰岛素混合。

4）长效胰岛素：鱼精蛋白锌胰岛素（PZI）皮下注射 4～6 小时起效，高峰时间 14～24 小时，持续 36 小时。仅皮下或肌内注射，可与正规胰岛素混合。

甘精胰岛素（来得时）：是长效胰岛素类似物，在胰岛素的 A 链上 21 位用甘氨酸取代天冬酰胺，B 链 30a 和 30b 位各增加 1 个精氨酸，在体外溶液中很容易聚合，形成致密的六聚体，使溶解度降低，吸收减慢。可模拟生理性基础胰岛素分泌，每日只需注射 1 次，作用持续时间长达 24 小时，无明显峰值出现。

NN304（诺和灵）：为长效胰岛素类似物，半衰期约 14 小时。

5）混合胰岛素。

2. 中医治疗

辨证治疗：

（1）肺热伤津

主症：胸烦口渴，咽干喜饮，尿频量多，色黄味甜。舌红而燥，苔黄，脉滑数。

治法：清热润肺，生津止渴。

方药：消渴方（《丹溪心法》）加减。天花粉、生地黄各 30g，黄连、藕汁各 10g。

加减：口干甚者加麦冬、葛根各 15g，以生津止渴；大便干燥者加玄参 20g，决明子 15g，以润肠通便、增水行舟。

用法：水煎服，每日 1 剂。

（2）胃燥伤液

主症：多食善饥，口渴喜饮，形体消瘦，舌红苔黄，脉滑实有力。

治法：清胃泻火，养阴增液。

方药：玉女煎（《岳景全书》）加减。石膏 30g，知母、麦冬、生地黄各 15g，牛膝 10g。

加减：大肠燥热便结者加大黄（后下）6g，火麻仁 10g，以泻下清热；津伤便难者加玄参 30g，决明子 30g，以润肠通便；牙龈肿痛者加栀子 10g，蒲公英 10g，以清热解毒。

用法：水煎服，每日 1 剂。

（3）肾虚伤精

主症：尿量频多，浊如脂膏，或有甜味，腰膝酸软，遗精失眠。舌红少苔，脉细数。

治法：滋阴固肾填精。

方药：知柏地黄丸（《医宗金鉴》）加减。知母、黄柏、牡丹皮、茯苓、泽泻各 10g，生地黄 20g，山茱萸、山药各 15g。

加减：烦渴多饮者加天花粉 30g，以生津止渴；失眠加百合 10g，以养心安神；或加二至丸（女贞子、旱莲草各 10g）以滋养肾阴；视力欠佳者加枸杞子 12g，菊花 10g，以清肝明目。

用法：水煎服，每日 1 剂。

（4）气阴两虚

主症：气虚自汗，乏力消瘦，尿多而清，头晕目眩，口干舌燥，五心烦热，大便干结。舌质暗淡，苔薄少，脉细无力。

治法：益气养阴，健脾滋肾。

方药：生脉散（《备急千金要方》）合六味地黄丸（《小儿药证直诀》）加减。沙参、麦冬、山茱萸各 15g，五味子 6g，山药 20g，牡丹皮、茯苓、泽泻各 10g，生地黄 30g。

加减：汗出过多者加生黄芪 25g，以补气固表；口干甚者加天花粉 20g，天冬 10g，以生津止渴。

用法：水煎服，每日 1 剂。

（5）脉络瘀阻

主症：口渴喜饮，胸痛心悸，半身不遂，头晕耳鸣，或视物模糊。舌质瘀暗，脉涩或结代。

治法：活血化瘀，疏通脉络。

方药：四物汤《太平惠民和剂局方》加味。川芎 6g，当归、赤芍、益母草各 10g，生地黄 20g，丹参 15g。

加减：胸痛甚者加延胡索 10g，以活血止痛；半身不遂加蜈蚣 2 条，地龙 10g，或加水蛭 5g，以疏通脉络；头昏耳鸣甚加红花 10g，石决明（先煎）30g，以活血去瘀、清肝明目；或加石菖蒲 6g，葛根 15g，以宣中辟浊、解肌通脉；视物模糊加密蒙花、菊花各 10g，枸杞子 15g，以养肝明目。

用法：水煎服，每日 1 剂。

（6）湿热中阻

主症：渴而多饮，脘腹痞闷，全身困倦，头昏头胀。舌苔黄腻，脉濡缓。

治法：清热化湿，降糖止渴。

方药：黄芩滑石汤（《中医方药学》）加减。黄芩、茯苓、猪苓各 10g，大腹皮 6g，白豆蔻 5g，滑石、葛根各 15g，天花粉 20g。

加减：全身胀痛甚加苍术 6g，以燥湿止痛；渴而口甜者加茵陈、白术各 10g，以清热利湿；恶心呕吐者加藿香（后下）、竹茹各 6g，以芳香化湿、和胃止呕。

用法：水煎服，每日 1 剂。

3. 药物禁忌

（1）二甲双胍、苯乙双胍

1）二甲双胍忌与碱性溶液或饮料同服：因同服可降低二甲双胍的降血糖作用。

2）不宜与西咪替丁和阳离子药物合用：西咪替丁可增加二甲双胍血浆水平 40%。地高辛、奎尼丁、三甲氧苄啶、万古霉素、吗啡等阳离子药物也可由肾小管分泌，理论上可拮抗二甲双胍的排出而增加二甲双胍的浓度，但未见临床报道。

3）不宜与四环素、庆大霉素等合用：这些药物与苯乙双胍（降糖灵）同时服用，可使患者的器官、组织和细胞不能进行正常的分解和利用，产生较多的乳酸，使患者发生乳酸性酸中毒。

4）禁与普萘洛尔合用：普萘洛尔阻滞 β 受体，抑制糖原分解，合并用药可加强降血糖药（如甲苯磺丁脲、格列本脲、苯乙双胍）的降糖效应，结果导致严重低血糖。

5）不宜与利尿药合用：噻嗪类利尿药（如氢氯噻嗪等）能直接抑制胰岛 β 细胞的功能，使血浆胰岛素水平下降，血糖升高，与口服降血糖药（氯磺丙脲）、格列齐特、苯乙双胍合用有药理性拮抗；其他利尿药，如依他尼酸、呋塞米亦可使本类药的降血糖作用减弱。

6）不宜与含有乙醇的中成药合用：因乙醇为药酶诱导剂，能使肝脏药酶活性增强，使磺酰脲类降血糖药如氯磺丙脲、双胍类降血糖药（苯乙双胍）代谢加快，半衰期缩短，药效降低。故本类药不宜与含乙醇的中成药（如风湿骨痛酒、豹骨木瓜酒、虎骨酒、国公酒等）合用。

7）不宜与抗凝血药物合用：双胍类降血糖药（如苯乙双胍）与抗凝血药如双香豆素等合用，会置换血浆蛋白结合的双香豆素，从而使抗凝血作用增强，导致出血倾向，故应避免合用或慎用。

8）苯乙双胍不宜与四环素合用：合用易引起乳酸性酸中毒，故应避免合用。

（2）阿卡波糖

1）忌食用蔗糖及含蔗糖的食物：由于阿卡波糖在治疗期间可抑制糖类的分解并延缓糖类的吸收，因而增加了糖类在结肠中的发酵，若与蔗糖或含蔗糖的食物（如甘蔗、甜菜等）同服，则易引起腹部不适，甚至腹泻。

2）不宜与地高辛、考来烯胺、肠道吸附剂和消化酶类制剂合用：个别情况下，阿卡波糖可影响地高辛的生物利用度，同服需调整地高辛的剂量。避免同时服用考来烯胺、肠道吸附剂和消化酶类制剂，以免影响阿卡波糖的疗效。未发现阿卡波糖与二甲硅油有相互作用。

3）不宜与抗酸药、考来烯胺、吸附剂、消化酶同服：抗酸药（碳酸氢钠、氢氧化铝等）、考来烯胺、肠道吸附剂（药用炭、枸橼酸铋钾等）、消化酶制剂（胃蛋白酶合剂、多酶片等）与阿卡波糖同服，均有可能降低其降血糖作用。

（3）磺酰脲类降血糖药

1）不宜与氯霉素合用：氯霉素为肝药酶抑制药，能抑制肝脏微粒体内药酶的活性。当氯霉素与甲苯磺丁脲合用时，可使后者的代谢减慢，半衰期延长，增强甲苯磺丁脲的作用和不良反应。故两药合用须根据患者血糖水平调整剂量，否则可能致低血糖性休克。

2）不宜与异丙嗪合用：异丙嗪能使磺酰脲类的作用降低，疗效减弱，故磺酰脲类降糖药物（如甲苯磺丁脲、氯磺丙脲、格列齐特等）不宜与异丙嗪合用。

3）不宜与双香豆素等抗凝血药合用：由于磺酰脲类降血糖药（如甲苯磺丁脲）的血浆蛋白结合率较高，可置换血浆蛋白中结合的双香豆素，从而增加游离双香豆素的血药浓度，加强抑制凝血酶原和凝血因子Ⅶ、Ⅳ、Ⅹ在肝中的合成，提高抗凝血作用。另外，双香豆素有酶抑作用，可抑制甲苯磺丁脲等药的代谢，使其半衰期从原来的 4.5 小时延长到 18 小时。因此一般应避免合用，若确需合用，应按血糖水平和血液凝固时间调节两药剂量。另外，醋硝香豆素、双香豆素乙酯亦有类似作用。

4）不宜与利福平合用：利福平具有药酶诱导作用，合用可降低降血糖药的血药浓度，使其疗效减弱。

5）不宜与吩噻嗪类药物合用：甲苯磺丁脲等噻嗪类降血糖药与吩噻嗪类药物（如氯丙嗪、奋乃静等）合用能引起黄疸及肝功能异常，故不宜合用。

6）不宜与甲状腺素、胰高血糖素合用：由于后两者均能使血糖增高，使降血糖药（如苯甲苯磺丁脲）的降血糖作用减弱。

7）不宜与苯妥英钠合用：因为苯妥英钠能提高血糖含量，从而减弱磺酰脲类降血糖药如甲苯磺丁脲的效力，偶尔可引起高渗性非酮症性昏迷，这可能与苯妥英钠能抑制胰岛素的分泌有关。

8）忌与异烟肼合用：磺酰脲类降血糖药（如甲苯磺丁脲等）与异烟肼合用，易引起高血糖及尿糖症。

9）不宜与酒及含乙醇饮料同服：因为甲苯磺丁脲、苯乙双胍等口服药能刺激胰岛细胞释放胰岛素，使血糖值降低。乙醇具有阻碍肝脏中的糖异生作用，患者空腹饮酒能引起低糖血症。如服甲苯磺丁脲等同时又饮酒，使降血糖作用相加，短时间内血糖会降得很低。研究表明，乙醇为药酶诱导剂，能促进甲苯磺丁脲的代谢。在服用该药期间，大量长期饮酒可使甲苯磺丁脲半衰期显著缩短，反而减弱了降血糖作用。

（4）甲苯磺丁脲

1）慎与氯贝丁酯合用：氯贝丁酯能与甲苯磺丁脲竞争性与血浆蛋白结合，把后者从结合部位置换出来，从而增强其作用和毒性，故并用时应予注意。

2）忌与烟酸、雄性激素合用：烟酸、雄性激素（甲睾酮等）可降低甲苯磺丁脲的作用，故两者不宜同用。

3）忌与巴比妥类药物合用：巴比妥类药（如苯巴比妥、戊巴比妥、司可巴比妥等）与甲苯磺丁脲合用，可降低其活性。

（5）格列吡嗪：忌与肾上腺素合用。格列吡嗪与肾上腺素合用，使其降血糖作用降低。

（6）格列喹酮片：忌与拟交感神经药、烟酸合用。因拟交感神经药（如麻黄碱、异丙嗪等）及烟酸与格列喹酮合用，可减弱疗效。

（7）慎用保泰松及水杨酸类、磺胺类、四环素类药物：保泰松可延长磺酰脲类降血糖药物的生物半衰期，水杨酸类药物可增强其降血糖作用，从而促使发生低血糖反应。另外，磺胺类、四环素类等也有类似作用，应慎重使用。

（8）不宜大量使用利尿药：利尿药可引起高血糖、高尿酸、高胆固醇和低血钾。它使糖耐量降低，使肾素－血管紧张素－醛固酮系统活跃。这些不良反应随剂量增大而增多。因此，糖尿病伴有高血压的患者不宜单独大剂量使用利尿药。

（9）慎用 β 受体阻滞剂：普萘洛尔等 β 受体阻滞剂可引起糖及脂质代谢紊乱，心功能差的患者使用易发生心功能不全，故有窦性心动过缓、房室传导阻滞及糖尿病下肢动脉阻塞性病变者均应禁用。

（10）慎用糖皮质激素：如泼尼松、氢化可的松等能升高血糖，对抗胰岛素制剂及磺酰脲类药物的降血糖作用。因此，在治疗糖尿病时应慎用糖皮质激素，以免影响降血糖药物的疗效。

（11）并发酮症酸中毒者禁用格列本脲、苯乙双胍：格列本脲、苯乙双胍降血糖的作用主要是促进脂肪组织摄取葡萄糖，使组织中无氧酵解增加。但由于格列本脲、苯乙双胍在代谢中产生大量乳酸，可引起严重的乳酸性酸中毒，充血性心力衰竭、肝肾功能不全者尤为危险。故糖尿病酮症酸中毒和急性感染时禁用格列本脲、苯乙双胍。

（12）胰岛素

1）忌饮酒：如饮酒及服用药酒，可出现严重低血糖和不可逆性神经系统病变。

2）忌与利血平合用：利血平可妨碍去甲肾上腺素的释放，减缓糖原分解，使血糖降低，与胰岛素合用时，其降血糖作用相加，极易导致低血糖反应，所以应避免合用或根据血压和尿糖情况调节两药的剂量。

3）忌与鹿茸、甘草及其制剂合用：由于鹿茸、甘草及其制剂含有糖皮质激素样物质，可使血糖升高，如与胰岛素、格列本脲、苯乙双胍等合用时，可发生拮抗作用，降低降血糖药的疗效。

三十、甲状腺功能亢进症

【概述】

甲状腺功能亢进症（甲亢）是由于甲状腺功能增高、分泌激素增多所致的一组常见内分泌疾病。近年来由于诊断技术的提高及寿命的延长，老年甲亢有增加趋势，据报道，60 岁以上患病率为 0.5% ~2.3%，发病率占甲亢患者的 10% ~37%，男女之比为 1：(4~6)。

1. 病因

弥漫性甲状腺肿（graves diseases，GD）为引起甲亢的最常见的原因，是一种原因尚不十分清楚的自身免疫性疾病，GD 的发生存在遗传因素，但其遗传方式尚未肯定。是在遗传基础上，因感染、精神刺激等应激因素而诱发，属于抑制性 T 淋巴细胞功能缺陷所导致的一种器官特异性自身免疫性疾病。与自身免疫性甲状腺炎、特发性黏液性水肿同属自身免疫性甲状腺疾病（autoimmune thyroid diseases，AITD）。

部分 GD 患者临床症状出现之前有明显的精神刺激或创伤史，由于目前已经明确 GD 存在免疫系统功能紊乱，因此认为精神刺激如能引起甲亢也是通过免疫系统而发生的，或使起病缓慢的 GD 突然发病。近年来认为，感染因子细菌或病毒可致 AITD 发病。

2. 临床表现

（1）甲状腺激素过多表现

1）高代谢症候群：怕热，多汗，皮肤湿润，消瘦，可有低热、糖耐量异常和血胆固醇降低。

2）神经系统：烦躁多虑，易激动，失眠，时有幻觉，躁狂，偶有抑郁，双手平举有细颤。

3）心血管系统：心悸、胸闷、气促、心动过速、第一心音亢进、脉压增大。重者可出现心律失常（如早搏、房颤）、心脏扩大，甚至心力衰竭，又称甲亢性心脏病。

4）消化系统：食欲亢进但体重减轻，大便频数呈糊状。由于营养障碍和激素作用，可出现肝大和肝功能损害。

5）其他：如躯体肌肉萎缩无力，又称甲亢性肌病；女性月经减少或闭经，男性阳痿等。

（2）甲状腺肿：为双侧对称性弥漫性肿大，可有震颤及血管杂音，有时可扪及结节。

（3）眼征：分两类，良性突眼（又称非浸润型突眼）和恶性突眼（又称浸润型突眼）。前者往往无症状，而后者多有眼部症状，如畏光、流泪、灼痛等。

（4）特殊表现

1）甲状腺危象：多见于感染及各种应激等。表现为高热、心率快、恶心、呕吐、腹泻、休克，甚至谵妄、昏迷等。

2）其他：如甲亢性心脏病、局限性黏液水肿、淡漠型甲亢、三碘甲状腺原氨酸型甲亢等。

3. 辅助检查

（1）基础代谢率（BMR）增高，大于 +15%。

（2）血清 T_3、T_4 增高，TSH 降低，但垂体性甲亢时 TSH 可增高。

（3）甲状腺摄碘率测定：甲亢时 3 小时 > +25%，24 小时 > +45%，高峰前移。

【饮食宜忌】

1. 饮食宜进

（1）饮食原则

1）宜适量增加脂肪的摄入量：以满足过量的甲状腺素分泌所引起的代谢率增加。

2）宜供给足够的糖类：以纠正过度消耗，每日热能应供给 12 552～14 644kJ，比正常人增加 50%～75%。

3）宜适量蛋白质：每日供给蛋白质 1.5g/kg，但应限制动物性蛋白质。

4）应供给丰富的多种维生素：因高代谢消耗热能而消耗大量的酶，多种水溶性维生素缺乏，尤其是 B 族维生素缺乏。维生素 D 是保证肠对钙、磷吸收的主要维生素，应保证供给，同时尚应补充维生素 A 和维生素 C。

5）宜适量补充钙、磷：为预防骨质疏松、病理性骨折，应适量增加钙、磷的供给，尤其对症状长期不能控制者和老年患者。

6）宜增加餐次：为补充体内消耗，除了每日三餐主食外，于上、下午两餐之间宜各增加 1 次配餐。

（2）饮食搭配

1）鲫鱼与豆腐：鲫鱼甘、温无毒，能补虚羸、益五脏、消水肿、解热毒；豆腐性凉味甘，有宽中益气、生津润燥、清热解毒、健脾和胃、消胀满、下大肠浊气诸功效。两者同食，适用于心肾阴虚型甲状腺功能亢进。

2）冬瓜与薏苡仁：冬瓜性平、微寒、味甘，有利尿消肿、解暑止渴、清热化痰之功效。用冬瓜、薏苡仁煮成粥，适用于痰湿凝结见有胸闷、纳呆、颈项肿大之甲状腺功能亢进者。

（3）药膳食疗方

1）芋艿丸：青梗芋艿适量，陈海蜇适量，荸荠适量。芋艿切片，晒干，研细末。海蜇漂淡，与荸荠共煎汤，用汤调芋艿粉作丸，梧桐子大。每服 10g，每日 2 次，连服数周至数月。适于各种甲状腺肿、瘰疬等。

2）鲜柿汁：成熟鲜柿适量。捣烂，取汁。每日温开水冲服 15～30mL，连饮数周。适于口干、口苦、心悸、心烦属阴虚内热之甲状腺功能亢进症。也用于淋巴结肿大及无名肿毒者。不宜于胸闷苔腻、纳呆、项肿属痰湿凝结之甲状腺功能亢进症。

3）冬瓜薏苡仁粥：冬瓜 100g，薏苡仁 50g，川贝母 10g，丹参 15g，红糖适量。川贝母、丹参煎汤，用汤煮冬瓜、薏苡仁成粥，红糖调味服食。每日 1 剂，连食 2～3 周。

适于痰湿凝结见有胸闷、纳呆、颈项肿大之甲状腺功能亢进症者。舌光红、口苦咽干、心烦心悸之甲状腺功能亢进症者不宜多食。

4) 壁虎白糖方：壁虎 2 条，白糖 60g。壁虎去内脏，洗净，炙干，研细末，加入白糖，开水冲服。隔日 1 剂，连服数日。适于肝火亢盛见烦躁不安、性急易怒、面红、口苦、汗多、易饥之甲状腺功能亢进症。

2. 饮食禁忌

（1）忌含碘高食物：甲亢患者，不是缺碘所致，故忌多吃海鱼、紫菜、海带等含碘量高的食物。含碘食物虽可使症状略减轻，但碘是合成甲状腺激素的主要原料，它对甲状腺激素合成的抑制是暂时性的，如果长期大量摄入，则可诱发甲亢，或使病情迁延难愈，也使已肿大的甲状腺僵硬难消。

（2）忌饮酒：绝大部分甲状腺功能亢进患者都有心动过速，故忌饮各种酒。

（3）忌食强烈刺激性食物：中医学认为，甲亢的病机是阴液不足、阳气亢盛，治疗当以滋阴潜阳为主。辣椒、大蒜等性味燥热，易助火伤阴，于病情不利，故应忌食。

（4）忌食肥腻食物：甲亢患者虽食欲亢进，但消化功能差，营养吸收不良，以致消瘦无力，故应忌食羊肉、母鸡、狗肉及油腻、煎炒、熏烤之品，以免生痰动火，产生痰热。

（5）忌食致甲状腺肿的食物：大豆、豌豆、芦笋、卷心菜、菠菜等绿色蔬菜中含有致甲状腺肿的物质，过量食用可使病情加重。

【药物宜忌】

1. 西医治疗

（1）抗甲状腺药物（ATD）治疗：常用的有硫脲类的甲硫氧嘧啶和丙硫氧嘧啶，咪唑类的甲巯咪唑和卡比马唑。

1）剂量及疗程：本病总的疗程一般认为以 1.5 ~ 2 年为宜，个别可以更长，但本病疗程有明显的个体化差异。大致分为三个阶段。

①初治阶段：按病情轻重决定剂量，甲硫氧嘧啶或丙硫氧嘧啶初用 300 ~ 450mg/d，甲巯咪唑或卡比马唑每日 30 ~ 40mg，分 3 次口服。初治阶段一般需要 1 ~ 3 个月，平均每日可降低 BMR 约 1%。服药 3 个月如症状仍明显，应检查有无干扰因素，如不规则服药、服用碘剂、精神刺激或感染等。

②减药阶段：当症状显著减轻，体重增加，心率降至每分钟 80 ~ 90 次，T_3、T_4 接近正常时，可酌情每 2 ~ 3 周递减药量一次，硫脲类每次减少 50mg，咪唑类每次减少 5mg，不宜过快，应尽量保持甲状腺功能正常和病情稳定。此阶段一般需 2 ~ 3 个月。

③维持阶段：每日用量硫脲类为 50 ~ 100mg，咪唑类为 5 ~ 10mg，停药前还可分别减至 25 ~ 50mg 和 2.5 ~ 5mg。此阶段一般为 1 ~ 1.5 年。在整个疗程中务求避免间断服药。在减药期开始时可加用小剂量左甲状腺素（L – T_4）或甲状腺干制剂片，甲状腺素 50 ~ 100μg，甲状腺干制剂片每日 30 ~ 60mg，以稳定下丘脑、垂体 – 甲状腺轴的关系，避免甲状腺肿和突眼加重。ATD 的停药指征尚未明确，包括 T_3 抑制试验转阴及 TR – Ab、

TS – Ab 转阴等指标。

2）辅助药物治疗

①β受体阻滞剂：可以改善心悸、心动过速、精神紧张、震颤、多汗等交感神经兴奋性明显增高的症状。常用制剂为美托洛尔，每日 25~50mg；或普萘洛尔，每日 30~60mg，分 3 次口服。普萘洛尔还适用于甲亢危象、紧急甲状腺手术或放射性^{131}I 治疗前的快速准备。但对于支气管哮喘、房室传导阻滞、心力衰竭患者应禁用。

②碘化物：碘化物虽可抑制甲状腺激素合成（Wolff – Chaikoff 效应），但作用短暂，仅在用药后 2~3 周症状可暂时减轻，长期大量服用，症状重现甚而加重，且影响抗甲状腺药物的作用。因此一般情况应避免服用碘化物或含碘药物（如碘呋酮、含碘中药），在术前准备和甲状腺危象时可短期内服用复方碘溶液，以减少充血与激素释放。

（2）放射碘治疗：甲状腺具有高度选择性聚积^{131}I 的能力，^{131}I 衰变时能放出 β 射线，而 β 射线在组织内的射程仅约 2mm，电离辐射仅限于甲状腺局部而不影响毗邻组织。β 射线可使甲状腺滤泡上皮细胞破坏萎缩，从而减少甲状腺激素的合成而达治疗目的。

（3）甲状腺次全切除术：甲状腺次全切能使 90% 以上的患者得到痊愈，且可使免疫反应减弱，但手术可引起不少并发症；且属不可逆性破坏性治疗，必须慎重选择病例。

（4）甲状腺危象防治：预防措施包括避免精神刺激，防止感染，不随意停药，做好术前或放射性同位素碘治疗前准备工作。

1）大量抗甲状腺药物：丙硫氧嘧啶在周围组织中可抑制 T_4 转化为 T_3，故为首选。每次口服或胃管内注入 200~300mg，每 6 小时 1 次，服药后 1 小时起作用。若用甲硫氧嘧啶，每次 200~300mg，甲巯咪唑或卡比马唑则为每次 20~30mg，每 6 小时 1 次。

2）无机碘溶液抑制 T_3、T_4 释放：于服用抗甲状腺药物后 1 小时内，口服复方碘溶液 20~30 滴，以后每 6~8 小时 5~10 滴；或用碘化钠 0.25g 加入 10% 葡萄糖溶液 500mL 中静脉滴注，每 8~12 小时 1 次，以后视病情好转逐渐减量。

3）迅速阻滞儿茶酚胺释放：普萘洛尔 10~40mg，每 4~6 小时口服 1 次，或静脉滴注 0.5~1mg。应注意心脏功能，尤其是年老者，伴哮喘者禁用。亦可用利血平 1~2.5mg 肌内注射，每 4~6 小时 1 次。

4）氢化可的松 200~500mg/d，静脉滴注，以纠正在危象时肾上腺皮质功能相对不足，病情好转后减量。

5）其他：补足维生素尤其是 B 族维生素，纠正水和电解质紊乱，防治感染和心力衰竭，去除诱因。有高热时，可用氯丙嗪，也可采用物理降温。

2. 中医治疗

辨证治疗：

（1）气郁痰凝

主症：颈粗瘿肿，精神抑郁或急躁易怒，胸闷心烦，饮食减少或恶心嗳气，大便溏泄，舌苔白腻，脉弦或弦滑。此型常见于本病早期。

治法：清肝泻火，化痰软坚。

方药：丹栀逍遥散合消瘰丸（《医学心悟》）或四海舒郁丸（《疡医大全》）加减。牡丹皮 10g，山栀 10g，白芍 9g，柴胡 12g，茯苓 10g，玄参 9g，土贝母 6g，生牡蛎 10g，夏枯草 12g，黄芩 12g，甘草 6g。

加减：烦躁易怒可加用龙胆草以清泻肝火；手颤严重者加用钩藤、白蒺藜、石决明平肝息风，多食易饥者可合用白虎汤以清泻胃火。海蛤粉、海藻、海螵蛸各 15g，柴胡、昆布各 12g，赤芍、陈皮、佛手各 10g。恶心欲吐加半夏 12g，生姜 3 片等，以降逆止呕；腹胀便清加白术、扁豆、大腹皮各 12g，以健脾益气；瘿肿较硬加黄药子 6g，露蜂房 10g，以解毒化痰、散结消瘿。

用法：水煎服，每日 1 剂。

（2）肝火亢盛

主症：颈前轻度或中度肿大，柔软光滑无结节，心烦易怒，恶热自汗，面部烘热，口苦口干，食欲亢进，目突，手抖，大便量多，舌质红，苔黄燥，脉弦数。

治法：清肝泻火。

方药：栀子清肝汤（《杂病源流犀烛》）加减。栀子、茯苓、牡丹皮、柴胡、白芍各 15g，当归、白芍、川芎、牛蒡子各 10g，甘草 5g。

加减：烦躁易怒者可加龙胆草、夏枯草、黄芩各 10g，以清泻肝火；手颤严重者可加钩藤、白蒺藜、石决明各 20g，以平肝息风；多食易饥者合用白虎汤，以清泻胃火、益胃护津。

用法：水煎服，每日 1 剂。

（3）心肝阴虚

主症：颈前肿块或大或小，质软光滑，心悸不宁，心烦少寐，目眩手颤，易饥能食，消瘦，口干咽燥，恶热多汗，舌质红，苔薄黄少苔或无苔，脉细数。

治法：滋阴清热，宁心柔肝。

方药：天王补心丹（《摄生秘剖》）加减。生地黄、玄参、天冬、麦冬、当归各 12g，五味子、远志、酸枣仁各 10g，人参 5g，茯苓、柏子仁、丹参各 15g。

用法：水煎服，每日 1 剂。

（4）心肾阴虚

主症：颈前肿大，目突手颤，口干目涩，心悸心慌，消谷善饥，女子月经不调或闭经，男子阳痿，性欲减退，腰膝无力，耳鸣目眩，舌红无苔或少苔，脉沉细数。

治法：滋阴养精，补心益肾。

方药：六味地黄丸（《小儿药证直诀》）合黄连阿胶汤（《伤寒论》）加减。熟地黄 12g，怀山药 10g，山茱萸 10g，牡丹皮 10g，泽泻 9g，茯苓 9g，黄连 9g，黄芩 6g，阿胶 6g，白芍 9g，鸡子黄 10g。

加减：若耳鸣、腰膝酸软甚可加桑寄生、牛膝，以强肾壮腰；男子阳痿加仙灵脾、仙茅；女子月经量少或闭经加何首乌、益母草，以养血活血。

用法：水煎服，每日 1 剂。

（5）脾肾阳虚

主症：常见于高年患者，表现为瘿肿质软，表情淡漠甚或神呆，神疲乏力，畏寒肢冷，纳差，腹胀便溏，头晕目眩，腰膝酸软，或面浮足肿，舌边有齿印，苔薄白或薄腻，脉沉细弱或沉迟。

治法：温补脾肾，散结消瘿。

方药：桂附八味丸（《金匮要略》）化裁。熟地黄、山药、山茱萸、泽泻、牡丹皮各 15g，茯苓 20g，附子 10g，肉桂 5g。

加减：若腹胀甚加木香、砂仁各 10g，以理气行滞；水肿甚者加车前子 10g，以利水；纳呆、便溏者加淫羊藿、巴戟天、补骨脂各 10g，以温补脾肾；腰膝酸软加桑寄生、杜仲各 15g，以温肾壮骨；颈前瘿肿加桃仁、红花、黄药子、浙贝母各 10g，以祛瘀化痰散结。

用法：水煎服，每日 1 剂。

3. 药物禁忌

（1）抗甲状腺药物：慎与抗凝血药合用。抗甲状腺药物可使口服抗凝血药的抗凝作用降低。

（2）丙硫氧嘧啶：应用丙硫氧嘧啶前避免服用碘剂，丙硫氧嘧啶能干扰碘渗入甲状腺球蛋白，故在应用放射碘前后应停用丙硫氧嘧啶。

（3）不宜用补气助阳之品：中医学认为，甲亢的病机是阴液不足、阳气亢盛，治疗当以滋阴潜阳为主。本病患者不宜使用补气助阳之品，如红参、人参、黄芪、附子、肉桂、鹿茸等，以免补气助火，使内热更盛。

（4）忌用致甲状腺肿的药物：对氨基水杨酸、保泰松、酚妥拉明、妥拉唑啉、维生素 B_{12}，及碘酰脲类、磺胺类、巴比妥类药物等都有抑制甲状腺功能和引起甲状腺肿大的作用，应用时须注意。

（5）忌饮药酒：本病不宜服用药酒，因药酒可引起心慌、气短、面色潮红等不良反应。

（6）忌用补碘药物：本病不是缺碘所致，故各类补碘药物（如碘化钾等）不宜应用。

（7）服 ^{131} 碘忌食高碘食物：因含碘食物会影响甲状腺对 ^{131} 碘的摄取，故服药期间及服药前 2～4 周应避免食用含碘丰富的食物，如海带、紫菜、海鱼等。

三十一、痛风

【概述】

痛风（gout）是由于慢性嘌呤代谢紊乱和（或）尿酸排泄减少所引起，临床表现为高尿酸血症（hyperuricemia）和尿酸盐结晶沉积所致的特征性急性关节炎、痛风石形成、痛风石性慢性关节炎，并可发生尿酸盐肾病、尿酸性尿路结石，严重者致关节致残、肾功能不全。

1. 病因

引起高尿酸血症的主要病因包括：高嘌呤饮食、三磷腺苷降解增加、尿酸生成增加、细胞破坏所致的 DNA 分解增多、尿尿酸排泄减少等。原发性和继发性高尿酸血症的病因各不相同。在临床上，高尿酸血症主要见于慢性酒精中毒、肥胖和代谢综合征。高尿酸血症、糖尿病与心血管病均与胰岛素抵抗有病因联系。高尿酸血症还是心脑血管病的独立风险因素之一。高尿酸血症常引起尿酸盐在软组织中沉积，形成尿酸结石（痛风结石）和结石性炎症，直接或间接累及关节和骨骼，导致痛风性骨关节病。

（1）原发性高尿酸血症：磷酸核糖焦磷酸活性增高，磷酸核糖焦磷酸酰胺转移酶活性增高，次黄嘌呤 - 鸟嘌呤磷酸核苷转移酶缺陷，黄嘌呤氧化酶活性增高，为特发性。

（2）继发性高尿酸血症

1）先天性代谢性疾病：自毁容貌综合征，糖原贮积病。

2）系统性疾病：白血病，多发性骨髓瘤，淋巴瘤，红细胞增多症，溶血性贫血，肿瘤广泛转移和溶解，肿瘤放疗或化疗后，慢性肾脏病变，铅中毒，酮症酸中毒和乳酸性酸中毒，慢性酒精中毒。

3）生理性升高：摄入过多富含嘌呤类食物，长期禁食与饥饿。

4）药物所致高尿酸血症：噻嗪类利尿药，呋塞米，乙胺丁醇，吡嗪酰胺，阿司匹林，烟酸，乙醇，免疫抑制药。

2. 临床表现

典型的未经治疗的痛风，依其病情发展规律可分为 4 个阶段。

（1）痛风前期（无症状高尿酸血症期）：此期仅表现为血尿酸的升高，而无痛风性关节炎发作。有 10% 左右的患者经过多年以后才第一次有痛风性关节炎发作。有的终身有血尿酸增高却无临床症状。

（2）痛风早期（急性痛风性关节炎）：此期多发生于 20～50 岁男性，四季均可发病，以春、秋季居多。常在关节局部损伤、暴饮暴食、过度疲劳、受寒受湿、某些药物等诱因下发作。典型发作者，起病急，疼痛在 48 小时内达到高峰，如刀割和咬噬状，甚至不能忍受被单覆盖和周围振动。起病数分钟至数小时内可有某个关节红、肿、热、痛，边界清晰。50% 的患者首次累及的是单侧足蹈指关节，其次为足背、足跟、踝、膝、肘、腕和指，也可累及关节外组织。

发病初期，即使没有应用药物治疗，患者的症状多在数日或 1 周内自行缓解，较重者可持续数月。在急性关节炎发作消失后，关节可完全恢复正常，无功能障碍，但可反复发作。在这个阶段，一般不会有痛风石的形成，亦无明显肾的病变，肾功能正常。

（3）痛风中期（间歇期）：间歇期是指从痛风第一次发作后、痛风石尚未出现的时期，期间偶尔会有急性关节炎的发作。发作间期长短不一，数月到数年，多数患者 1～2 年再次发作。在没有正规治疗的情况下，则发作次数增多。间歇期缩短，累及关节增加，最后形成痛风石，进入痛风晚期。

（4）痛风晚期（慢性痛风石及慢性痛风性关节炎）：此期由于急性痛风性关节炎的反复发作，造成关节出现不同程度的骨质破坏及功能障碍，形成慢性痛风性关节炎，有明显的关节畸形和功能障碍。皮下痛风石增多，体积增大，甚至溃破并析出白色的尿酸盐结晶。全身器官除神经系统外，都可能有尿酸结晶沉淀，排泄尿酸的器官——肾脏很容易受到影响，肾损害进一步加重，肾功能明显减退，发生痛风肾，包括尿酸盐肾病和尿酸性肾病2种。前者多见，是尿酸盐结晶沉积在肾间质所致；后者少见，是肾集合管内有尿酸结晶沉积。两者均可引起肾功能损害，最后导致肾衰竭，危及生命；而肾的损害又会加重尿酸排泄障碍，痛风石沉积越来越多。

虽然典型痛风有以上4个阶段的发展过程，但在临床上痛风患者有个体差异，用药情况各不一样，因此一些患者仅停留在高尿酸血症期，而终身无痛风性关节炎的临床症状；有的患者在痛风早期，有几次急性痛风性关节炎的发作后永不复发；一部分患者虽然病程较长，进入痛风中期，有痛风石的形成，但长期用药，病情稳定，不再发展；也有的患者进入晚期，最终死于肾衰竭或其他并发症。临床上还可出现病情发展在中、晚期，有关节损害和痛风石的形成，而无肾损害；或以肾损害为主，而无明显的关节病变和痛风石的情况。

3. 辅助检查

（1）血尿酸测定：用尿酸酶法所测得的血清尿酸正常范围为 150 ~ 380μmol/L（2.4 ~ 6.4mg/dL）（男性）和 100 ~ 300μmol/L（1.6 ~ 5.2mg/dL）（女性）。男性高尿酸血症者一般血尿酸值大于 420μmol/L，女性大于 300μmol/L。

（2）尿酸测定：痛风患者在限制嘌呤饮食后尿酸仍超过 3.57mmol/L（600mg/dL），提示尿酸生成增多。

（3）滑囊液检查：急性痛风性关节炎时，关节滑囊穿刺液内可发现白细胞内有双折光性针形尿酸盐结晶，常伴多形核白细胞增多。

（4）痛风结节内容物检查：痛风结节破溃物或穿刺液内可发现尿酸结晶。

（5）X线检查：X线检查可发现受累关节的骨软骨缘邻近关节的骨质可有圆形或不整齐、穿凿样透亮缺损，系尿酸盐侵蚀骨质所致，为痛风的X线片特征。

【饮食宜忌】

1. 饮食宜进

（1）饮食原则

1）宜食富含维生素 B_1、维生素 C 的食物：富含维生素 B_1 的食物，如绿叶蔬菜、萝卜、白菜、芹菜、苹果及米糠等；油菜、小白菜、柿子椒、西红柿富含维生素 C，多食此类食物能促使组织内淤积的尿酸盐溶解，又可促进排泄。

2）宜多饮水：有计划地多饮水，维持每日排尿量在 2000mL 以上，可促进尿酸盐的溶解和排出，降低机体的敏感性，从而利于病情缓解和治愈。

3）宜予高糖液体：患者须给予大量的高糖液体（如蜂蜜、汽水等），以防止脂肪的代谢加速，引起急性痛风的发作。

4）宜食粳米、面粉：因其嘌呤含量少，故宜食用。

5）宜食碱性食物：尿酸在碱性液体中易于溶解并排出体外，而在酸性液体中易发生沉淀而加重病情。多吃碱性食物后，尿的 pH 值在 6.5 左右，使酸度高的尿接近中性。碱性食物就是食物在体内代谢后的产物呈碱性，如海带、白菜、芹菜、菜花、黄瓜、南瓜、茄子、白萝卜、胡萝卜、西红柿、土豆、竹笋、莴苣、洋葱、奶、薯类及水果等，宜多食。

6）宜饮茶或咖啡：宜多饮用，以促进尿酸从尿中排出，防止尿酸结石的形成。

（2）饮食搭配

1）冬瓜与赤小豆：冬瓜性平、微寒、味甘，入肺、大肠、小肠和膀胱经，有利尿消肿、解暑止渴、清热化痰之功效。与赤小豆煮汤，有清热利湿之功效。适于痛风证属湿热壅遏者。

2）白菜与洋葱：白菜含多种维生素，有清热解毒、康胃健脾的作用；洋葱有祛风发汗、消食、杀菌及诱导睡眠的作用。白菜与洋葱同食对痛风患者有益。

（3）药膳食疗方

1）笋片拌莴苣：鲜竹笋 200g，鲜莴苣 150g。竹笋去壳，洗净，切薄片。莴苣洗净，刨去外皮，切薄片，放碗中，加精盐适量，腌渍片刻。烧锅置火上，加入清水煮沸，入笋片，焯一下即捞出，沥去水分，与腌渍后挤去汁水的莴苣片同放盘内。加适量白糖、姜末、麻油、味精、精盐，调匀，佐餐食用。每日 1 剂，连食数日。适于各期痛风。

2）茄汁花菜：花菜 250g，番茄 250g。花菜洗净，掰成小块，放入沸水中焯透捞出。番茄洗净，放温开水中浸泡片刻，反复洗净，切碎，榨汁机中榨取汁。炒锅中加适量素油，烧至六成热时加入葱花、姜末煸炒出香味，加入花菜，急火熘炒片刻，加适量精盐、味精、红糖，翻炒至菜熟，装盘。加入番茄汁拌匀，淋上麻油，佐餐食用。每日 1 剂，时时服食。适于痛风各期。

3）百合粥：百合 100g，粳米 100g。百合掰瓣，洗净。粳米淘洗干净。同入锅中，加水适量，大火煮沸后改小火煨至酥烂，分早晚 2 次食用。每日 1 剂，连食数日。适于老年人痛风急性发作期轻症者。

4）慈菇蜜饮：山慈菇 5g，蜂蜜 10g。山慈菇洗净，切薄片，放锅中，加水浓煎成约 150mL，去渣取汁，加入蜂蜜，拌匀饮服。每日 1 剂，分 2 次服，连饮数日。适于老年人痛风急性发作期。

2. 饮食禁忌

（1）忌暴饮暴食：经常暴饮暴食可损伤脾胃，致使脾胃失调，痰湿内生而肝阳上亢的患者易诱发痛风，故应忌暴饮暴食。

（2）限制脂肪：尤其是动物性脂肪要忌食。因为限制脂肪可增加尿酸盐（引起痛风的主要成分）的排出，否则会促发痛风或加重病情。

（3）限制嘌呤和蛋白质：要限制其摄入量。正常人每日通过膳食摄入的嘌呤为 600～1000mg，而痛风患者则应控制在 250mg 以下。在限制嘌呤的同时，还要限制蛋白质的摄入。因为蛋白质可增加内生性尿酸的生成，加重患者的症状。蛋白质食物应以植物性的谷类蛋白为主，搭配含嘌呤少的鸡蛋、牛奶等动物性食品。肉类及鱼类食物应先煮，去除原汤再进行烹调。因为50%的嘌呤均含于汤内，弃汤吃肉，既能补充优质蛋白质，又可减少嘌呤的摄入量。含嘌呤多的食物，如牛肉、羊肉、香肠、火腿、咸鱼、动物内脏、干豆类及其制品、浓肉汤、鸡汤、鱼汤及菠菜、菜花、蘑菇等要忌食。

（4）忌多食食盐：盐可使体内水分滞留，妨碍尿酸排泄，故忌多食。

（5）忌饮啤酒：因其富含嘌呤、核酸，故忌饮用。

（6）忌食酸性食物：尿酸盐增加可使痛风病情加重，因此应忌吃肉类、鱼类、家禽，以及醋、泡菜、酒、饮料、酱油等强酸性食物。

（7）忌食高热能的食物：一般痛风患者均较肥胖，故应控制体重，逐步减少热能，以免引起痛风急性发作。所以，应限制总热能的摄入。

（8）忌食辛辣、刺激性食物：痛风的发生与神经系统有关。因此，需要限制能使神经系统兴奋的食物，如酒、辣椒等。

（9）忌饮水量不足：饮水量每日不少于3000mL，以促进尿酸排出，保持每日尿量在2000mL以上。

（10）忌过饱或饥饿：过饱不利于嘌呤含量的控制而加剧病情，因此痛风患者务必管紧自己的嘴巴。而饥饿或空腹或极低热能的饮食，虽能降低体重，却可诱发痛风急性发作。

（11）忌食豆腐：痛风与血尿酸浓度增高患者体内嘌呤代谢失常，尿酸钠积存在血液或骨骼关节处，引起红肿、剧痛。豆腐含嘌呤较多，痛风与血尿酸浓度增高的患者食用，必然导致体内嘌呤蓄积，尿酸钠积存也更增多，使病情加重。

（12）忌食鲳鱼：鲳鱼含有较多嘌呤，故痛风患者应忌食。

【药物宜忌】

1. 西医治疗

（1）一般治疗：蛋白质的摄入量限制在每日每千克体重0.8~1.0g，脂肪占总热量的20%~25%，其余的为碳水化合物。严格戒酒，鼓励多饮水，使每日尿量达到2000mL以上。尿pH小于6.0时，宜服碱性药物碳酸氢钠3.0~6.0g/d，使尿液pH维持在6.2~6.5，若晨尿呈酸性时，可在晚上加服乙酰唑胺250mg使尿液保持碱性，以增加尿酸溶解度，避免结石形成。避免应用抑制尿酸排泄的药物。

（2）无症状高尿酸血症的治疗：因高尿酸血症只有一部分发展为临床痛风，因此是否需要治疗意见不一。一般认为，此期宜进行尿酸监测，避免高嘌呤饮食和酗酒，而血尿酸在480~540μmol/L（8.0~9.0mg/dL）以下者不需药物治疗，而对于有明显家族遗传和每日尿酸排泄超过6.54mmol/L（1090mg/dL）者，应使用别嘌醇使血尿酸维持在正常水平。

（3）急性关节炎期的治疗

1）秋水仙碱：常规剂量为每小时0.5mg或每2小时1mg口服，直至症状缓解或出现恶心、呕吐、腹泻等胃肠道副作用时停用，24小时总剂量不应超过6mg。当有胃肠道疾患及其他原因不宜口服时，亦可静脉给药，将此药 1~2mg 溶于 20mL 生理盐水中于 5~10 分钟缓慢静脉注入，必要时 6~8 小时后可重复注射，24 小时总剂量小于 4mg。

2）非甾体抗炎镇痛药

①吲哚美辛：开始剂量为 50mg，每 6 小时 1 次，症状减轻后逐渐减至 25mg，每日 2~3 次。此药可有胃肠道刺激、水钠潴留、头晕、皮疹等副作用，有活动性消化性溃疡病者禁用。

②布洛芬：常用剂量为 0.2~0.4g，每日 2~3 次，通常 2~3 日可控制症状，该药副作用较小，偶可引起胃肠道反应及肝转氨酶升高，应加以注意。

③保泰松或羟布宗：初始剂量为 0.2~0.4g，以后每 4~6 小时 0.1g。症状好转后减为 0.1g，每日 3 次。该药可引起胃炎及水钠潴留，偶有白细胞及血小板减少。有活动性溃疡病及心功能不全者忌用。

④吡罗昔康：作用时间长，每日 20mg，一次顿服。偶有胃肠道反应。长期用药应注意周围血白细胞数和肝、肾功能。

⑤萘普生：抗炎镇痛作用较强，而胃肠道反应较轻，口服 0.25g，每日 2~3 次。

（4）糖皮质激素：一般用泼尼松片 10mg，每日 3 次，症状缓解后逐渐减量，以免复发。

（5）间歇及慢性期的治疗

1）抑制尿酸合成的药物：主要有别嘌醇，为黄嘌呤氧化酶抑制药，常用剂量为 100mg，每日 2~4 次。病情需要时可增至 200mg，每日 3 次。直至血尿酸浓度降至 360μmol/L（6mg/d）后逐渐减量。

2）促进尿酸排泄的药物

①丙磺舒（羧苯磺胺）：初始剂量为 0.25g，每日 2 次，2 周后逐渐增至 0.5g，每日 3 次。最大剂量不应超过每日 2g。约有 5% 的患者可发生皮疹、发热、胃肠道反应等副作用。

②磺吡酮（苯磺吡酮）：为保泰松的衍生物。其促进尿酸排泄的作用较丙磺舒强，副作用亦相对较少，与丙磺舒合用具有协同作用。初始剂量一般为 50mg，每日 2 次，渐增至 100mg，每日 3 次，最大剂量为每日 600mg。该药对胃黏膜有刺激作用，溃疡病患者慎用。

③苯溴马隆：具有较强的降低血尿酸作用。常用剂量为 25~100mg，每日 1 次。副作用轻微，少有皮疹、发热和胃肠道反应。

2. 中医治疗

辨证治疗：

1）湿热蕴结型

主症：发热口渴，头重如裹，心悸心烦，关节红肿，疼痛剧烈，局部灼热，便秘尿黄。舌质红，苔黄腻，脉滑数。

治法：清热利湿，活络散结。

方药：薏苡仁汤加减。薏苡仁 30g，泽泻 12g，滑石 20g，白术 20g，牡丹皮 15g，栀子 10g，黄柏 10g，金银花 12g，连翘 12g，生地黄 15g，防风 12g，威灵仙 20g，延胡索 15g，忍冬藤 15g，土茯苓 30g，车前子 15g。

加减：病及上肢者，加桂枝 12g，海风藤 15g；病及下肢者，加独活 12g，牛膝 15g；恶寒发热甚者，加麻黄 10g，桂枝 6g；便秘者，加桃仁 12g，大黄 10g。

功效：清热解毒，健脾燥湿，通经活络，化浊镇痛。具有促进尿酸盐排泄作用。

用法：水煎服，每日 1 剂。

2）瘀热内阻型

主症：关节痛如针刺刀割，固定不移，局部肿胀变形，屈伸不利，皮色紫暗，出现结节聚块。舌质紫暗或有瘀斑，苔薄黄，脉弦涩或沉涩。

治法：化瘀散结，泻浊通络。

方药：桃红四物汤加减。桃仁 12g，红花 12g，当归 24g，川芎 12g，牡丹皮 10g，栀子 10g，车前子 12g，金银花 15g，败酱草 15g，乳香 10g，没药 10g，土茯苓 39g，鸡血藤 15g，透骨草 15g，穿山甲 10g，乌梢蛇 20g。

加减：气虚者，加黄芪 30g，白术 15g；老年肾亏者，加山茱萸 25g，枸杞子 25g，杜仲 15g。

功效：活血软坚，化癖散结，清热泄浊，通络镇痛。具有溶解痛风石、改善嘌呤代谢的作用。

用法：水煎服，每日 1 剂。

3）痰浊凝滞型

主症：关节肿胀、畸形、僵硬，活动受很，局部出现较大结节聚块，甚者溃烂，流出膏脂状物，颜面虚浮，头晕目眩，食少纳呆。舌淡胖，苔白腻，脉沉缓而滑。

治法：健脾益气，祛痰化浊。

方药：六君子汤加减。党参 15g，黄芪 30g，白术 20g，青皮 12g，半夏 10g，薏苡仁 30g，白芥子 10g，菝葜 15g，土茯苓 30g，车前子 15g，泽泻 10g，怀山药 20g。

加减：局部结节破溃者，加败酱草 30g，白芷 15g，白及 20g；腹鸣泄泻者，加五味子 10g，吴茱萸 12g，扁豆 15g。

功效：化痰除湿，舒筋通络。

用法：水煎服，每日 1 剂。

4）肝肾阴虚型

主症：关节肿胀，缠绵作痛，昼轻夜重，病久屡发，局部关节畸形，筋脉拘急，屈伸不利，步履不便，肌肤麻木不仁，面色晦暗，颧红口干，头晕耳鸣，腰膝酸软，盗汗遗精。舌边尖红，少苔，脉细数。

治法：滋阴降火，益精填髓。

方药：杞菊地黄汤加减。熟地黄 30g，山茱萸 20g，怀山药 15g，牡丹皮 12g，白芍 15g，泽泻 10g，枸杞子 20g，菊花 12g，秦艽 15g，金樱子 30g，杜仲 15g，续断 15g，威灵仙 15g，海风藤 15g，菝葜 15g，虎杖 30g，土茯苓 30g，车前子 15g。

加减：红肿甚者，加黄柏 12g，知母 12g，地龙 10g；腹鸣泄泻者，加扁豆 15g，五味子 10g，补骨脂 10g。

功效：滋补肝肾，填精生髓，养血柔肝，舒筋活络，消肿镇痛。具有调理肝肾升降，改善嘌呤代谢，促进尿酸泄毒排泄作用。

用法：水煎服，每日 1 剂。

3. 药物禁忌

（1）吲哚美辛

1）忌饮果汁或清凉饮料：果汁或清凉饮料的果酸容易导致药物提前分解或溶化，不利于药物在小肠内的吸收，而大大降低药效。且吲哚美辛对胃黏膜有刺激作用，果酸则可加剧对胃壁的刺激，甚至造成胃黏膜出血。

2）忌饮酒：因酒精能增加胃酸分泌，并且两者都能使胃黏膜血流加快，如果合用可加重胃黏膜的损害，导致胃出血。

3）忌过食酸性食物，因为吲哚美辛为有机酸类药物，对胃黏膜有直接刺激作用，与酸性食物（醋、酸菜、咸菜、鱼、山楂、杨梅等）同服可增加对胃的刺激。

4）忌饭前服用：吲哚美辛对胃黏膜有刺激作用，如饭前空腹服用，药物直接与胃黏膜接触，可加重胃肠反应，因此应在饭后服用。

5）忌饮茶水：因茶叶中含有鞣酸、咖啡因及茶碱等成分，咖啡因有促进胃酸分泌的作用，可加重吲哚美辛对胃的损害。

6）忌与含大量有机酸的中药同服：含有大量有机酸的中药（如乌梅、蒲公英、五味子、山楂等）会增加吲哚美辛在肾脏中的重吸收而增加毒性，故不宜联用。

7）不宜与阿司匹林合用：阿司匹林能使吲哚美辛在胃肠道的吸收下降，血药浓度降低，作用减弱，同时又可增强其对消化道的刺激，可能引起出血，故两药应避免合用或慎用。胃溃疡病患者更应严禁合用。

8）不宜与保泰松或泼尼松合用：吲哚美辛是非甾体镇痛药，可增强保泰松与糖皮质激素的致溃疡作用，故一般不宜并用。

（2）保泰松等

1）忌与含盐多的食物同服：保泰松能直接作用于肾小管，促进肾小管对氯化钠及水的重吸收，引起水肿和高血压等不良反应，如不限制食盐（氯化钠）的摄入量，就会使水肿和高血压等不良反应加重。

2）保泰松、羟基保泰松慎与血浆蛋白结合率高的药合用：保泰松、羟基保泰松的血浆蛋白结合率很高，若与其他血浆蛋白结合率高的药（如甲苯磺丁脲、双香豆素及磺胺类药等）合用，可因其与血浆蛋白的优先结合而增强后者的作用和毒性反应。

（3）泼尼松

1）忌过食含钙食物：服用泼尼松期间过食含钙食物（如牛奶、奶制品、精白面粉、巧克力、坚果等）会降低疗效。

2）忌高盐饮食：泼尼松具有保钠排钾作用，故高盐饮食易引起水肿。

3）忌大量食糖：由于泼尼松能促进糖原异生，并能减慢葡萄糖的分解，有利于中间代谢产物如丙酮酸和乳酸等在肝脏和肾脏再合成葡萄糖，增加血糖的来源，亦减少机体组织对葡萄糖的利用，致血糖升高。

（4）慎用糖皮质激素：在病情严重而秋水仙碱治疗无效时，应用激素能迅速缓解急性发作，但停药后易"反跳"复发，且长期服用可导致糖尿病、高血压等并发症。因此，应尽量不用。

（5）丙磺舒

1）慎与红霉素并用：因为丙磺舒能抑制红霉素在肾小管的重吸收，使其血药浓度降低，对败血症及其他一般性感染则疗效降低。但另一方面，由于丙磺舒抑制了红霉素在肾小管的重吸收，提高了红霉素在尿液的浓度，因此，并用时可能对泌尿系感染的治疗有利。

2）忌与水杨酸类药同服：两者不仅有拮抗作用，而且丙磺舒能抑制水杨酸类药（如水杨酸钠、阿司匹林）的排泄，因而使血清中水杨酸类药浓度提高而发生中毒。

3）不宜与碘奥酮（碘吡啦啥）、酚磺酞合用：因为丙磺舒能与后两药竞争肾小管的分泌，抑制肾脏排泄，从而使肾功能诊断药酚磺酞及放射造影诊断药碘奥酮的排出速度降低，影响正确诊断。

4）忌与依他尼酸、氢氯噻嗪、保泰松、吲哚美辛、口服降血糖药及口服降血脂药合用：因合用可使丙磺舒作用降低。

（6）磺吡酮：忌与水杨酸类药合用。因水杨酸类药（如水杨酸钠、阿司匹林等）拮抗磺吡酮的促尿酸排泄作用，故两者不宜合用。

（7）别嘌醇

1）慎与氨苄西林合用：因为别嘌醇与氨苄西林合用可使皮疹的发生率增高。

2）慎与硫唑嘌呤同服：因别嘌醇可使硫唑嘌呤分解代谢减慢，从而增加毒性，故同时服用时应将后者的用药剂量减至常用量的1/4。

3）不宜与氯磺丙脲、阿糖腺苷合用：因别嘌醇与氯磺丙脲合用，有发生长时间低血糖的危险；与阿糖腺苷合用，则毒性增加。

4）不宜与氯化钙、维生素 C、磷酸盐合用：因别嘌醇与氯化钙、维生素 C、磷酸钾（或钠）同服，可增加肾脏中黄嘌呤结石的形成。

（8）苯溴马隆：忌与水杨酸类药、吡嗪酰胺同服。苯溴马隆与水杨酸类药（如阿司匹林、水杨酸钠）及吡嗪酰胺同服，可减弱苯溴马隆的作用。

（9）忌用酸性药物：酸性药物能使尿酸盐浓度增高，加重痛风症状，该类药物有维生素 C、阿司匹林等。

（10）忌用收涩类药物：本病患者不宜使用酸性收涩中药，如乌梅、五味子、山茱萸等。

（11）忌用热性药物：本病不宜用附子、干姜等大辛大热之品，以免伤阴，加重病情。

（12）忌用人参：人参含有大量的人参皂苷等活性成分。痛风是由于体内产生过多的尿酸所致，患者体液和组织内尿酸浓度较高，人参进入体内与之相遇后，有效成分可被尿酸破坏而失去作用。

（13）忌用抑制尿酸排泄的药物：氢氯噻嗪、呋塞米、依他尼酸、吡嗪酰胺可引起药源性高尿酸血症，小剂量水杨酸钠抑制肾小管排泄尿酸而使血尿酸增高；慢性铅中毒时由于肾脏损害也可发生高尿酸血症。

三十二、脑梗死

【概述】

脑梗死（cerebral infarction，CI）是由于脑组织局部供血动脉血流的突然减少或停止，造成该血管供血区的脑组织缺血、缺氧，导致脑组织坏死、软化，并伴有相应部位的临床症状和体征，如偏瘫、失语等神经功能缺失的症候。脑梗死是缺血性卒中的总称，包括脑血栓形成（动脉硬化性血栓形成性脑梗死）、腔隙性梗死和脑栓塞（栓塞性脑梗死）等，约占全部脑卒中的70%。

1. 病因

（1）动脉粥样硬化性血栓性脑梗死（脑血栓形成）：最常见的病因是动脉硬化，其次是高血压、糖尿病、高尿酸血症、高黏血症、真性红细胞增多症、高凝状态、高脂血症，以及血管壁病变如结核性、化脓性、梅毒性病变及钩端螺旋体感染、结缔组织病、变态反应性动脉炎等。

（2）分水岭脑梗死：常见病因与动脉硬化性血栓性脑梗死相似，病变部位位于相邻血管供血区之间的分水岭区或边缘带。一般认为分水岭梗死多由于血流动力学障碍所致，典型者发生于颈内动脉严重狭窄或闭塞伴全身血压降低时，也可由心源性或动脉源性栓塞引起。

（3）腔隙性脑梗死：腔隙性梗死的病因与以上的相同，但病变血管多为直径100～400pm 的深穿支动脉，故病灶多位于壳核、尾状核、内囊、丘脑、脑桥基底部及辐射冠等，病灶直径一般为0.2～15mm，由于软化坏死组织被吞噬而残留小空囊腔，多个囊腔存在即腔隙状态。发病率相当高，占脑梗死的20%～30%。

（4）脑栓塞：病因最常见的是风湿性心脏病合并心房纤颤，附壁血栓脱落和急性或亚急性细菌性心内膜炎、心肌梗死、先天性心脏病、空气栓塞、脂肪栓塞以及癌性栓塞等。

2. 临床表现

（1）动脉粥样硬化性血栓性脑梗死

1）常于安静状态下发病。

2）大多数发病时无明显头痛和呕吐。

3）急性起病，逐渐进展或呈阶段性进展，数小时至数天达高峰，颈内动脉系统症状和体征有大脑较高级神经活动障碍、同向偏盲、偏身运动和（或）感觉障碍。椎 - 基底动脉系统的症状和体征为头晕、呕吐、呃逆、同向偏盲、复视，共济失调、交叉性瘫痪等。

4）常有基础疾病如高血压、糖尿病、冠心病等，常有烟酒史或家族史。

（2）脑栓塞

1）多为急骤发病，多无前驱症状，多在活动中发病。

2）有颈动脉系统和（或）椎－基底动脉系统的症状和体征。

3）一般意识清楚或有短暂意识障碍。

4）栓子的来源可为心源性或动脉源性或其他原因，也可同时伴有其他脏器、皮肤、黏膜等的栓塞症状。

5）腰穿脑脊液一般不含血，若有红细胞可考虑出血性脑梗死。

（3）脑分水岭梗死

1）多因体循环低血压及低血容量引起脑动脉灌注不足所致。

2）以脑内相邻的较大动脉供血区之间（边缘带）局限性缺血为特征。

3）出现相应的神经功能障碍，一般无意识障碍，预后较好。

（4）腔隙性梗死

1）发病多由于高血压动脉硬化引起，呈急性或亚急性起病。

2）临床表现都不严重，较常见的为纯感觉性卒中、纯运动性轻偏瘫、共济失调性轻偏瘫、构音不全－手笨拙综合征或感觉运动性卒中等，多无意识障碍。

3. 辅助检查

（1）脑脊液检查：目前一般不做脑脊液检查，同时脑脊液检查也不作为缺血性脑血管病的常规检查。多数脑梗死患者脑脊液正常，如梗死面积大、脑水肿明显者压力可增高，少数出血性梗死者可出现红细胞增多，后期可有白细胞及细胞吞噬现象。

（2）血尿便常规及生化检查：主要与脑血管病危险因素如高血压、糖尿病、高血脂、心脏病、动脉粥样硬化等相关。

（3）脑 CT 扫描：脑梗死的脑 CT 扫描的主要表现为：①病灶的低密度：是脑梗死重要的特征性表现，此征象可能系脑组织缺血性水肿所致。②局部脑组织肿胀：表现为脑沟消失，脑池、脑室受压变形，中线结构向对侧移位，即脑 CT 扫描显示有占位效应。此征象可在发病后 4 ~ 6 小时观察到。③致密动脉影：为主要脑动脉密度增高影，常见于大脑中动脉。

（4）脑 MRI 检查：能较早期发现脑梗死，特别是脑干和小脑的病灶。T_1 和 T_2 弛豫时间延长，加权图像上 T_1 在病灶区呈低信号，T_2 呈高信号，脑 MRI 检查能发现较小的梗死病灶，脑 MRI 弥散成像能反映新的梗死病变。

（5）DSA、MRA、经颅多普勒超声检查：此 3 项检查的主要目的是寻找脑血管病的血管方面的病因。经颅多普勒超声检查价格便宜、方便，能够及早发现较大的血管（如大脑前动脉、大脑中动脉、大脑后动脉及基底动脉等）的异常。脑 MRA 检查简单、方便，可以排除较大动脉的血管病变，帮助了解血管闭塞的部位及程度。DSA 能够发现较小的血管病变，并且可以及时应用介入治疗。

【饮食宜忌】

1. 饮食宜进

（1）饮食原则

1）宜有选择地食用蛋白质：应多食植物性蛋白，特别是豆类蛋白质。豆类植物固醇较多，有利于胆酸的排出，使胆固醇的合成减少，防止动脉硬化的形成。

2）宜食含微量元素食物：有些微量元素对血管有益，如钙、锰、镁、铬、钒等，应注意摄入牛奶、豆制品、虾皮、海带、木耳等。

3）宜食新鲜水果和蔬菜：鲜枣、橘子、苹果及西红柿、芹菜、白菜等，可以使人体获得丰富的维生素、无机盐和纤维素。纤维素可减少胆固醇的生成，有助于人体对食物的消化、吸收。

4）宜食橄榄油：建议多吃，因其含有单链不饱和脂肪酸。

5）宜食含水溶性纤维素的食物：可降低人体中内胆固醇含量，对于防治脑梗死具有非常重要的意义。含水溶性纤维素的食物有柠檬、大麦、燕麦、大豆和豌豆等，其中以燕麦和大豆的含量最高，故宜多食。

6）宜食含铜的食物：微量元素铜的充分供应可明显减少脑动脉硬化的发病。一般成年人每日从食物中应摄入铜 2mg。但从目前普遍情况来看，有 75% 的人每日从饮食中只摄取正常需要量的一半，有些地区每日摄取量仅为 0.8mg。含铜丰富的食物有牡蛎、葵花子、核桃和果仁等。

7）宜食酸奶：酸奶是经过发酵后的牛奶，不仅含有牛奶的营养素，而且胆固醇含量很低，每 100g 酸奶仅含胆固醇 12mg，是鸡蛋胆固醇含量的 1/57，是鸡蛋黄胆固醇含量的 1/142。

8）宜食山楂：山楂含有多种维生素和大量的钙、铁、果糖、黄酮类等，有散瘀、止血、提神、消积、化痰等作用。近年来又发现，山楂在强心、抗心律失常、增加冠状动脉血流量、降血脂方面均有一定功效。临床上常用山楂及山楂制品作为脑梗死的辅助治疗品，并取得了一定疗效。

（2）饮食搭配

1）菠菜与胡萝卜：两者同食，可减少胆固醇在血管壁上的沉积，降低动脉粥样硬化的发生率，在心脑血管疾病的防治中可起到一定的作用。

2）苦瓜与茄子：苦瓜有解除疲劳、清心明目、益气壮阳、延缓衰老的作用。茄子具有祛痛活血、清热消肿、解痛利尿、降压止咳的功效，两者搭配，是心脑血管病患者的理想食品。

3）莴苣与黑木耳：莴苣有增进食欲、刺激消化的功效。黑木耳有益气养胃润肺、降脂减肥作用，两者同食，对高血压、高脂血症、糖尿病、心脑血管病有防治作用。

（3）药膳食疗方

1）芹菜蜂蜜茶：取芹菜、蜂蜜适量，将芹菜洗净捣烂绞汁，加入等量的精炼蜂蜜即可。用时每取 40mL，开水冲服，每日 3 次。本品有平肝降压、清热通便之功，适用于脑梗死、高血压所致的眩晕、头痛、面红目赤、大便干结等。

2）天麻决明猪脑饮：天麻 10g，石决明 15g，猪脑 1 个，将其同置锅中，加水适量，煎煮 1 小时，去天麻、石决明后，分 2~3 次食脑饮汁。此汤有平肝潜阳、滋补肝肾之功。适用于脑梗死肝肾阴虚，阴不制阳、肝阳上亢，肝风内动所致的头痛、目眩、耳鸣、面红目赤、急躁易怒、腰膝酸软、头重脚轻、舌红脉弦细数等。

3）决明罗布麻茶：罗布麻 10g，决明子（炒）12g，将两药沸水浸泡 15 分钟，不拘时代茶频饮，每日 1 剂，此茶有平肝、清肝泻火、润燥通便之功，适用于脑梗死以肝火上炎、肝阳上亢所致的头晕目眩，及情绪不稳伴有大便燥结不通的证候。

4）天麻炖鱼头：大鱼头 1 个，重约 500g（鱼头不要切开），天麻 20g，黑枣 2 枚，姜 1 片，精盐、味精少许。先将鱼头洗净抹干水，把黑枣、姜、天麻放入鱼头内，然后把鱼头放入炖盅内，加入开水适量，炖 3 小时，食时加精盐和味精即可。此汤具有平肝息风、通络止痛的作用。适用于脑梗死所见头晕头痛、肢体麻木、小腿抽筋等症。

5）天麻钩藤白蜜饮：天麻 20g，钩藤 30g，全蝎 10g，白蜜适量。天麻、全蝎加水 500mL 煎至 300mL 后，入钩藤再煮 10 分钟，去渣取汁，加白蜜调匀即可。每服 100mL，每日 3 次。此汤有育阴潜阳、息风止痉、化痰通络之功，适用于肝肾阴虚、风阳上扰所致的一侧手足沉重麻木、半身不遂、口眼歪斜、舌强语謇、头痛眩晕等症。

6）草决明海带猪肉汤：瘦猪肉 100g，草决明 30g，海带 10g，黄酒、精盐、味精少许，先将草决明装入双层布袋，放入沙锅，加水适量，煮 20 分钟，后加入海带丝、瘦猪肉，改用文火煮 2 小时，去掉药袋后食肉饮汤。此汤具有平肝潜阳、清热息风的作用，适用于脑梗死后遗症所见的眩晕、耳鸣、失眠多梦、便秘等。

2. 饮食禁忌

（1）忌饮水不足：如患者饮水少，可导致血液黏稠加重病情。因此，本病患者要多饮水，以起到稀释血液的作用。

（2）忌饱餐：饮食过饱可使体重增加、超重或身体肥胖。暴饮暴食易使胃肠压力上升、充血、横膈抬高，从而引起缺血、缺氧。

（3）忌饮酒：酒中乙醇等成分进入血液，可使心率加快，血压升高，动脉痉挛，加重病情。

（4）忌高脂、高胆固醇食物：动脉粥样硬化是脑梗死的一个重要原因，高脂肪食品（如肥肉、油炸食品）可引起脂质代谢紊乱，还容易导致血液黏稠度增加，加速脑血栓形成；过食高胆固醇食物（如肝、脑、肾等动物内脏及蛋黄、小虾米等）是引起动脉硬化的重要因素。

（5）忌辛辣或过于精细的食物：这些食物可导致大便干结甚至便秘。本病患者血管弹性较差而变脆，便秘必然造成排便时过度用力，使腹内压升高，导致血压急剧上升，很容易引起脑血管破裂而发生脑出血，从而加重病情。

（6）忌营养失调：患者由于偏瘫或运动障碍，活动减少，影响进食量，久则导致营养失调。如果没有足够的维生素、磷脂、必需氨基酸和足够的热能，必然会影响患者的预后和恢复。因此，应注意改善饭菜花样，提高患者食欲，加强营养，促进疾病的恢复。

（7）忌多饮茶：茶含茶碱、咖啡因、鞣酸和挥发性油物质，这些物质对中枢神经有明显的兴奋作用，能加快大脑皮质的兴奋过程。这一兴奋作用，会使大脑血管运动中枢，在兴奋之后引起脑血管收缩而更加重了供血不足，使脑血流缓慢，促使脑梗死的发生。

（8）忌食发物：发物热性大，滋补性大，食后会使血压升高，甚至导致脑血管破裂出血，而使病情加重，故不宜食之，如狗肉、羊肉、雀肉、鹌鹑蛋等。

【药物宜忌】

1. 西医治疗

（1）急性期一般治疗：急性期应尽量卧床休息，加强皮肤、口腔、呼吸道及大小便的护理。注意水、电解质的平衡，如起病 48~72 小时后仍不能自行进食者，应给予鼻饲流质饮食以保障营养供应。应当把患者的生活护理、饮食、其他合并症的处理摆在首要的位置。另外，大多数患者、患者亲友及部分医务人员期望的是有更好的药物使患者早日康复，而忽视了其他治疗方面，如患者的饮食。由于部分脑梗死患者在急性期，生活不能自理，甚至吞咽困难，若不给予合理的营养，能量代谢会很快出现问题，这时，即使治疗用药再好，也难以收到好的治疗效果。

（2）脑水肿的治疗

1）甘露醇：临床常用 20% 的甘露醇高渗溶液。依病情选用 20% 的甘露醇 125~250mL，快速静脉滴注，每 6~8 小时 1 次，静脉滴注的速度要快，最好是静脉注射，要求在 15~30 分钟注完 250mL20% 的甘露醇，太慢起不到降颅压的作用。甘露醇用量不宜过大，一般控制在 1000mL/d 以下，对于老年患者或肾功能欠佳的患者，应控制在 750mL/d 以下，并分 4~6 次给药。一般应用 3~5 日后应减少剂量，使用时间以 7~10 日为宜。近年来多数学者认为，除用于抢救脑疝外，快速小剂量输入（125mL）可获得与 1 次大剂量输入类似的效果。应用甘露醇期间要密切监控患者的肾功能变化，注意监控水、电解质变化。

2）10% 甘果糖（甘油果搪）：一般为 10% 甘果糖（甘油果糖）250~500mL 缓慢静脉滴注。

3）利尿性脱水剂：如呋塞米（速尿）、依他尼酸钠。常用呋塞米 20~40mg，肌内注射或缓慢静脉滴注，1~1.5 小时后视情况可重复给药。

4）肾上腺皮质激素：具有抗炎作用、免疫抑制作用、抗休克、减轻脑水肿作用。其中地塞米松抗脑水肿作用最强，特别对血管源性脑水肿，属于长效糖皮质激素，半衰期 <300 分钟，半效期 36~54 小时，常用量 10~15mg，加入葡萄糖注射液中或甘露醇中静脉滴注。

5）人血白蛋白（白蛋白）：每 5g 人血白蛋白在维持机体内的胶体渗透压方面，约相当于 100mL 血浆或 200mL 全血的功能。

（3）降压治疗：这类患者的血压只要能维持在 21.33~12kPa（160/90mmHg）即可。一般主张收缩压超过 180mmHg、舒张压超过 120mmHg 时，才进行降压处理。

1）钙通道阻滞剂（CCB，钙拮抗剂）：硝苯地平 5~10mg，每日 3 次；硝苯地平缓释片 20 ~ 40mg，每日 2 次；硝苯地平控释片 30 ~ 60mg，每日 1 次；非洛地平缓释剂 5 ~ 10mg，每日 1 次。

2）血管紧张素转换酶抑制剂（ACEI）：卡托普利 12.5 ~ 50mg，每日 2 ~ 3 次；依那普利 10 ~ 20mg，每日 2 次；贝那普利 10 ~ 20mg，每日 1 次。部分患者有刺激性咳嗽的副作用，应换用拳头降压药。

3）血管紧张素 II 受体阻滞剂（ARB）：氯沙坦 50 ~ 100mg，每日 1 次；缬沙坦 80 ~ 160mg，每日 1 次。

4）β 受体阻滞剂：更适合于合并心率增快者。普萘洛尔 10 ~ 20mg，每日 2 ~ 3 次；美托洛尔 25 ~ 50mg，每日 2 次；阿替洛尔 50 ~ 100mg，每日 1 次；比索洛尔 5 ~ 10mg，每日 1 次。

5）利尿药：降压效果较差，因利尿作用可能造成脑部低灌注进而加重脑梗死，故应谨慎应用。氢氯噻嗪 12.5mg，每日 1 ~ 2 次；或氢氯噻嗪 25 ~ 50mg，每日 1 次；螺内酯 20 ~ 40mg，每日 1 ~ 2 次。

（4）溶栓治疗：在脑梗死早期，病变中心部位已是不可逆的损伤，但及时恢复血流和改善组织代谢，及早抢救梗死周围仅有功能改变的半暗带组织，避免形成坏死是正确的。因此血管再通与复流是最合理的治疗措施。

应用尿激酶 100 万 ~ 150 万 U 溶于生理盐水 100 ~ 200mL，持续静脉滴注 30 分钟。重组组织型纤溶酶原激活物（rt - PA）为 0.9mg/kg（最大剂量 90mg），先静脉推注 10%（1 分钟），其余剂量连续静脉滴注，60 分钟滴完。

（5）降纤治疗：脑梗死患者急性期时，血浆中纤维蛋白原增高，蛇毒制剂可以显著降低血浆纤维蛋白原水平，还有增加纤溶活性及抑制血栓形成的作用。目前临床应用最多的是巴曲酶和降纤酶，应用时应注意出血倾向。

（6）抗凝治疗：抗凝治疗的目的主要是防止脑梗死的早期复发、阻止血栓发展及防止血栓形成，并可促进侧支循环。目前应用低分子肝素较为安全，对凝血因子抑制作用强，减少了出血倾向。但国外一些研究机构评价不一，经循证医学处理后没有显著性差异。

（7）抗血小板制剂：北美及加拿大经过近 50 年的研究，最终确认阿司匹林可以预防缺血性脑卒中的发生，早期使用对于降低死亡率和伤残率有一定效果。中国脑血管病防治指南推荐剂量：阿司匹林每日 150 ~ 300mg，4 周后改为预防用量每日 50 ~ 150mg。

（8）扩容治疗：对于脑灌注量低所致的急性脑梗死，可酌情考虑扩容治疗，但应注意可能加重脑水肿、心衰等并发症。

（9）脑神经保护剂：虽然已经进行了大量试验和临床研究，但目前仍缺乏强有力的大样本临床观察资料。中国脑血管病防治指南指出亚低温可能是有前途的治疗方法，高压氧亦可使用。

（10）高脂血症：可酌情采用药物治疗（如氟伐他汀和吉非贝齐等）。

（11）维持体内酸碱及电解质平衡：对于脑梗死患者的酸碱失衡应及早预防，及时发现、积极纠正。电解质失衡的常见情况是低血钾、低血钠和高血钠。低血钾的原因主要是由于摄入不足、大量脱水所致，务必在最短的时间内将血钾、血钠调整到正常范围。

（12）介入或手术治疗。

2. 中医治疗

（1）辨证治疗

1）阳亢痹阻

主症：半身不遂，口眼歪斜，语言謇涩，头痛眩晕，失眠多梦，口苦咽干，肢体麻木和震颤，舌质红，苔黄，脉弦数有力。

治法：滋阴潜阳，息风通络。

方药：镇肝熄风汤加减。生白芍、代赭石、生龙骨、生牡蛎、鸡血藤各30g，生麦芽、川牛膝、丹参、夏枯草、麦门冬各15g，生地黄、玄参各12g，黄芩10g，生甘草6g。

加减：热象重者，加龙胆草10g，生石膏30g；头痛眩晕者，加菊花、白蒺藜各10g，钩藤15g；大便燥结者，加大黄10～15g；若出现神昏、谵语等中脏腑的阳闭证，加安宫牛黄丸、紫雪丹等药，有脱证征象者，投服参附汤、生脉散或四逆汤以回阳救逆。

用法：水煎服，每日1剂。

2）痰湿阻络

主症：半身不遂，口眼歪斜，语謇流涎，恶心纳呆，面色㿠白，头晕目眩，四肢麻木，舌苔厚腻，脉弦而濡。

治法：豁痰化湿，宣窍通络。

方药：解语丹加减。天麻9g，全蝎5g，白附子5g，胆南星9g，天竺黄9g，石菖蒲10g，郁金9g，远志9g，茯苓12g，川芎9g，当归9g，桃仁9g。

用法：水煎服，每日1剂。

3）气虚血瘀

主症：半身不遂，口眼歪斜，语言謇涩，神疲乏力，面色少华，头晕心悸，舌质淡或有瘀斑，苔薄白，脉沉细或弦细。

治法：益气活血，祛瘀通络。

方药：补阳还五汤加味。生黄芪、丹参、鸡血藤各30g，当归、赤芍、川芎、地龙各15g，桃仁、红花各10g，川牛膝12g。

加减：气虚偏重者，重用黄芪或加太子参30g；血瘀重者，加三棱、桃仁、莪术各10g，水蛭6g，蟅虫3g；口眼歪斜者，加白附子6g，僵蚕、全蝎各10g；肢体麻木、伸屈不利者，加桑枝30g，蜈蚣2条，乌梢蛇12g；言语謇涩者，加远志、郁金各10g，石菖蒲12g；素体阳虚、四肢不温者，加附子10g，肉桂6g（或桂枝10g）。

用法：水煎服，每日1剂。

4）血虚风盛，脉络瘀阻

主症：半身不遂，以患肢强痛、屈伸不利、僵硬拘急为主，可兼有偏身麻木，口眼歪斜, 言语謇涩, 头晕耳鸣, 两目干涩, 腰酸痛, 心烦失眠, 心悸盗汗, 舌质暗红, 苔少或薄黄, 脉弦细。

治法: 养血平肝, 息风通络。

方药: 四物汤合天麻钩藤饮加减。当归、赤芍、生地黄、川芎、钩藤、天麻、川牛膝各 10g, 菊花、丹参各 15g, 桑寄生、生石决明 (先煎) 各 10g。

用法: 水煎服, 每日 1 剂。

(2) 验方

1) 导痰方: 猪苓 12g, 陈皮 6g, 制半夏 9g, 胆南星 9g, 枳实 12g, 天竺黄 9g, 炒川黄连 3g, 鲜石菖蒲 15g, 郁金 9g, 生石决明 30g, 生大黄 (后下) 9g。水煎服, 每日 1 剂。适用于中风呕吐痰涎, 胸闷作呕, 手足不利, 神志时清时昧, 烦躁不安, 便秘等。

2) 清化热痰方: 大生地黄 18g, 北沙参 18g, 麦冬 15g, 川石斛 (先煎) 18g, 甜苁蓉 12g, 远志 6g, 丹参 12g, 炒槐花 12g, 天竺黄 9g, 广郁金 9g, 石菖蒲 9g。水煎服, 每日 1 剂。适用于神志不清, 半身不遂, 言语不清, 便秘等。

3) 平肝泄痰通肺方: 钩藤 (后下) 15g, 牡蛎 30g, 石决明 (先煎) 30g, 生大黄 (后下) 4.5g, 猪苓 12g, 枳实 12g, 黄芩 9g, 天竺黄 9g, 牡丹皮 9g, 炒槐米 9g。水煎服, 每日 1 剂。适用于中风眩晕, 口眼歪斜, 肢体麻木不遂, 面红口苦, 便秘。

3. 药物禁忌

(1) 口服抗凝血药

1) 慎与苯氧丁酸类降血脂药合用: 苯氧丁酸类降血脂药 (如氯贝丁酯、非诺贝特、苯扎贝特等) 可增强抗凝血药的作用, 故合用应慎重。一般抗凝血药的用量应减少, 并应经常测定凝血酶原时间, 以防出血。

2) 不宜与奎尼丁合用: 奎尼丁具有直接抑制凝血因子 Ⅱ、Ⅶ、Ⅸ、Ⅹ 的合成作用, 可使口服抗凝血药作用减弱。

3) 慎与广谱抗菌药合用: 广谱抗菌药 (如氯霉素及四环素类、氨基糖苷类及磺胺药类) 能抑制胃肠道内细菌的繁殖, 阻碍其参与维生素 K 的生物合成, 因而也减少了凝血酶原的合成 (因凝血酶原合成时需维生素 K 的参与)。所以, 两者合用可使抗凝血药作用明显增强, 甚至引起出血。如临床并用应适当调整抗凝血药的用药剂量。

4) 慎与蛋白同化激素合用: 由于蛋白同化激素 (如苯丙酸诺龙、司坦唑醇等) 能增强口服抗凝血药对受体的亲和力, 使抗凝血作用增强, 故两者并用时应注意出血倾向。

5) 慎与肝药酶抑制药合用: 肝药酶抑制药 (如氯霉素、异烟肼、甲硝唑、西咪替丁等) 能使抗凝血药代谢减慢, 抗凝作用增强, 同时自发性出血等不良反应也增大。

6) 慎与血浆蛋白亲和力较强的药物同用: 血浆蛋白亲和力较强的药物 (如保泰松、羟基保泰松、水合氯醛、甲状腺片、甲芬那酸、甲苯磺丁脲、依他尼酸等) 能使抗凝血药从血浆蛋白结合部位置换出来, 血药浓度增高, 抗凝作用增强, 合用易引起出血。

7）不宜与药酒及含乙醇饮料同用：乙醇可使肝药酶代谢的竞争性抑制，而使抗凝血药如醋硝香豆素、双香豆素等作用加强，导致用药后发生意外而加重病情。

8）不宜过食富含维生素 K 的食物：维生素 K 可抵消抗凝作用，降低抗凝血药（如双香豆素、醋硝香豆素等）的药效，动物肝脏及绿叶蔬菜、西红柿、苜蓿等富含维生素 K 的食物与口服抗凝血药具有拮抗作用，故口服抗凝血药期间不宜过食这类食物。

9）不宜与阿司匹林合用：阿司匹林具有抑制血小板聚集的作用，并能引起血浆蛋白结合部位的置换，所以两者合用可使抗凝作用明显增强，更易引起出血等不良反应。

（2）肝素

1）慎与碳酸氢钠、乳酸钠合用：因碳酸氢钠、乳酸钠均可增强肝素的抗凝血作用，故两者合用时需慎重。

2）慎与维生素 C 并用：维生素 C 可对抗肝素的抗凝血作用，并用时可使凝血酶原时间缩短，因此两者并用时应慎重。

3）不宜与大剂量苯海拉明、异丙嗪、吩噻嗪类合用：大剂量的苯海拉明、异丙嗪及吩噻嗪类药（如氯丙嗪、氟奋乃静等）能降低肝素的抗凝血作用，故不宜合用。

4）慎与水杨酸类药及依他尼酸合用：水杨酸类药（阿司匹林、水杨酸钠等）和依他尼酸易引起胃黏膜损伤出血。若与抗凝血药肝素合用，则可加剧出血倾向。

5）慎与双嘧达莫、右旋糖酐合用：双嘧达莫、右旋糖酐均有抑制血小板聚集，加强肝素抗凝血的作用。与肝素合用应注意用药剂量，以防引起出血。

（3）双香豆素

1）禁与考来烯胺并用：考来烯胺属阴离子型变换树脂，因静电吸附作用可与双香豆素形成复合物，减少双香豆素的吸收，使作用降低。

2）忌与利福平合用：利福平能促进凝血因子合成，并促进抗凝血药物代谢，因而合用后，双香豆素的抗凝血作用降低。

3）忌与肝素合用：因两者有药理拮抗作用。

4）不宜与镇静催眠药合用：因为镇静催眠药（如巴比妥类、格鲁米特、甲丙氨酯、水合氯醛等）有酶促作用，能诱导肝微粒体中的药物代谢酶，使双香豆素代谢加快，血药浓度降低，半衰期缩短，从而使其作用减弱。

（4）甘露醇：忌与箭毒、氨基糖苷类、两性霉素 B 合用。因甘露醇与箭毒合用可增加神经肌肉阻滞作用，与氨基糖苷类（如链霉素、庆大霉素等）合用可增加耳毒性，与两性霉素 B 合用易引起肾损害。

（5）慎用血管收缩药物：中风患者血管腔变得狭窄，血流量减少从而引起缺血、缺氧。因此，慎用血管收缩药对防止血栓形成很有意义。

（6）慎用血管扩张药：脑梗死急性期缺血区血管呈麻痹状态及过度灌流，血管扩张药可导致脑出血及加重脑水肿，宜慎用或不用。

（7）忌急速降血压：脑血栓患者的血压如偏高，不宜快速降到正常，否则可加重脑组织血液灌注不足，加重病情。因此。降血压应缓慢，并注意不可降至过低，以免发生意外。

（8）慎单独大量应用止血中药，如三七粉、仙鹤草、侧柏叶、血余炭等，可诱发血栓形成，加重病情，故需慎用。如确需使用，应在辨证基础上配伍其他药同用。

（9）慎用利尿药：长期利尿，可使患者血液黏稠度增加，诱发或加重本病。

三十三、脑出血

【概述】

脑出血（cerebral hemorrhage）是中老年人常见的急性脑血管病，病因多样，绝大多数是高血压小动脉硬化的血管破裂引起，故有人也称其为高血压性脑出血。按照是否外伤因素引起的可分为外伤性脑室内出血和自发性脑室内出血。

1. 病因

（1）高血压。

（2）脑动脉粥样硬化、病毒、立克次体感染等引起的脑动脉炎、结节性动脉周围炎。

（3）血液病（白血病、再障、血小板减少性紫癜、血友病、红细胞增多症、镰状细胞病）。

（4）脑淀粉样血管病，多见于老年人，临床上以反复性和（或）多发性脑叶出血为主要临床表现，以额、顶叶的皮质最为明显。

（5）动脉瘤、动静脉畸形、Moyamoya（烟雾病）。

（6）硬膜静脉窦血栓形成。

（7）夹层动脉瘤。

（8）原发性或转移性肿瘤，侵蚀血管引起脑出血，肿瘤内新生血管破裂出血。

（9）梗死后脑出血，抗凝或溶栓治疗。

（10）维生素 C 和 B 族缺乏，脑内小血管内膜坏死，可发生点状出血亦可融合成血肿。

（11）过敏反应：可产生脑部点状出血。

（12）颅内肿瘤出血。

（13）脱水、败血症所致脑静脉血栓形成及妊娠高血压疾病等，有时可引起脑出血。

2. 临床表现

（1）病史及症状：多数有高血压病史，中老年人多见，寒冷季节发病较多。大多在活动状态时起病，突发剧烈头痛伴呕吐，多有意识障碍，发病时血压较高，神经系统局灶症候与出血的部位和出血量有关。病史询问应注意对上述病史的了解。

（2）体征

1）有程度不同的意识障碍，早期多血压显著升高，重症者脉洪缓慢，呼吸深缓，常伴中枢性高热，病情恶化时呈现中枢性呼吸、循环衰竭。瞳孔形状不规则、双侧缩小或散大、双侧大小不等，光反应迟钝或消失。脑膜刺激征阳性。眼底可见视网膜动脉硬化和视网膜出血，偶有视盘水肿。可有上消化道出血、心律失常、肺水肿等。

2）局限性定位体征

①壳核型：主要有三偏征（偏瘫、偏盲、偏身感觉障碍），双眼同向凝视，左侧半球可有失语。

②丘脑型：可有偏瘫，偏身感觉障碍，双眼垂直性注视麻痹和会聚不能，瞳孔缩小。

③脑叶型：意识障碍轻，抽搐发作和脑膜刺激征多较明显，局灶体征因受损脑叶不同而异。

④脑桥型：昏迷深瞳孔小、高热、呈去大脑性强直或四肢瘫（重型者），轻型者有交叉性麻痹和感觉障碍、眼球运动障碍（眼外肌麻痹、同向凝视麻痹、核间性眼肌麻痹）。

⑤小脑型：为眩晕、眼球震颤、共济失调（轻型），重型者昏迷、四肢松软等。

⑥脑室型：针尖样瞳孔，昏迷深，高热和去大脑性强直。

3. 辅助检查

（1）血：通常脑出血患者的血常规检查中可见白细胞增高，超过 $10 \times 10^9/L$ 以上者，占 60% ~87%。血中非蛋白氮、尿素氮均较正常为高，而血红蛋白等其他数值通常没有变化。

（2）脑脊液：脑出血患者由于脑水肿而导致颅内压升高。如果临床上有影像学作为依据可以明确诊断，则不做腰椎穿刺以防止脑疝的发生。怀疑有小脑出血的患者，更不可用做腰椎穿刺来判定病变性质及了解脑脊液的压力等情况。

（3）尿：急性脑出血时常会发生轻度糖尿或蛋白尿，这可能和脑出血急性期的应激性有关系。随着脑出血的稳定，糖尿或蛋白尿会逐渐消失。

（4）影像学检查

1）颅脑 CT 扫描：是诊断脑出血安全有效的方法，能显示脑出血的部位、出血量、占位效应、是否破入脑室或蛛网膜下隙及周围脑组织受损的情况。

2）颅脑 MRI 检查：对急性期脑出血的诊断 CT 优于 MRI，但 MRI 能更加准确地显示血肿演变的过程，对某些脑出血患者的病因探讨会有帮助。

3）脑血管造影（DSA）：非高血压性脑出血或临床怀疑有血管异常时，应进行脑血管造影检查。

【饮食宜忌】

1. 饮食宜进

（1）饮食原则

1）宜含铬食物：当吃了动物性脂肪等含胆固醇较高的食物后，胆固醇虽被肠道吸收，但肝脏却会自动减少胆固醇的合成并且提高胆固醇的排出量。如果多吃素食，肠道吸收的胆固醇虽然减少，而肝脏却合成大量的胆固醇，并自动减少胆固醇的排出量，来补偿摄取胆固醇的不足。由此可见，肝脏就像一个胆固醇的调节器，能自动调节血中胆固醇的含量，而肝脏这种调节能力是建立在人体铬的水平基础上的。人体缺铬，肝脏调节胆固醇的作用失灵，胆固醇便会沉积，从而引起动脉粥样硬化症。如果多食用含铬量高的食品，就可以预防或治疗动脉粥样硬化症。正常人血铬的含量为每 100mL 含 0.001~0.005mg，头发铬的含量为每克头发 1μg。全小麦面粉含铬量较高，为了防治动脉粥样硬化，宜多吃这类食物。

2）宜食洋葱、橘子：洋葱营养丰富，含多种氨基酸、维生素 A、B 族维生素、维生素 C 及柠檬酸、苹果酸、多糖 A、多糖 B 等。它能抑制高脂肪膳食引起的血浆胆固醇增加，并使纤维蛋白溶解活性下降，故动脉硬化症患者宜食。橘子含有大量的维生素 C。如果每日吃 2~3 个橘子，那就足够供应体内所需的维生素 C。维生素 C 能使胆固醇变成胆汁酸，这样血液中的胆固醇含量会大大减少，就不易患动脉硬化。此外，橘子还含有丰富的果胶，能阻止胆汁酸在小肠中逆流，促使其排出体外。这样，维生素 C 将大量的胆固醇变成胆汁酸，而果胶又使胆汁酸加快排泄。因此，橘子是脑动脉硬化症患者的宜食佳品。

3）宜食含维生素 B_6 高的食物：近年来，在动脉硬化症的防治研究中，维生素 B_6 的作用引起了人们的重视。有关专家研究发现，维生素 B_6 与人体脂类代谢有关，当维生素 B_6 的作用降低时，人体可出现动脉粥样硬化病变。食物中缺乏维生素 B_6，是心血管疾病的基本原因。人们通过食物摄入到体内的动物蛋白中，含有丰富的甲硫氨基酸，在维生素 B_6 不足的情况下，甲硫氨基酸就会在代谢过程中产生一种称为胱氨酸的物质。据研究，胱氨酸对动脉壁有一定毒性作用，可引起动脉血管内壁的细胞坏死、脱落，形成瘢痕，易使血液中的胆固醇和三酰甘油沉积在粗糙的动脉内壁上，引起动脉粥样硬化。专家们强调，人们不可忽视对维生素 B_6 的补充，香蕉的维生素 B_6 含量十分丰富。此外，糙谷类食物、豆类、胡萝卜等含维生素 B_6 也较多。老年人，尤其是动脉硬化症患者宜常吃这些食物。

4）宜食紫菜：干紫菜含蛋白质、脂肪、糖类、胡萝卜素、维生素 B_1、维生素 B_6、维生素 B_{12}、维生素 C、烟酸、钙、磷、铁、碘、叶绿素、甘露醇胆碱、红藻素、胶质、多种氨基酸等，营养成分比较全面。现代医学研究证明，紫菜可降低血浆胆固醇含量，对防止动脉硬化有一定疗效，故宜常食。

5）宜食芝麻：芝麻的脂质内富含不饱和脂肪酸。芝麻中含有约 60% 的芝麻蛋白，其中除赖氨酸低于大豆外，组氨酸、蛋氨酸、半胱氨酸等 8 种氨基酸含量均高于大豆。芝麻油稳定，不易氧化酸败，含有芝麻精及芝麻酚等抗氧化成分，具有预防动脉硬化和抗高血压、消除疲劳、延缓衰老等作用。

6）宜食核桃：核桃可使人体胆固醇的数值降低。每日吃 3 个核桃，可使患心脏病的危险减少 10%。核桃所含的丰富油脂 70% 是亚油酸等多价不饱和脂肪酸。亚油酸的功能是将胆固醇排出体外，使多余的胆固醇不易被吸收。经常吃能使胆固醇数值降低 5%，可有效预防心脑血管病。

7）宜食大蒜：大蒜不仅是调味品，还与人体健康密切相关。英国大蒜研究所负责人卢思尔说，若想活到 90 岁，大蒜就应该是你食物的基本组成部分，如果每周吃两三头大蒜，身体就会得到极大的好处。不少疾病都是因血液中脂肪水平过高引起的，而鸡蛋、香肠、奶酪、咸肉等食物中脂肪成分很高，若在吃这类食物的同时吃大蒜，人体的脂肪水平就不会出现明显上升。另外，吃含高脂肪的食物、精神过度紧张、吸烟、喝酒，都能使血液变得黏稠，但经常吃大蒜就会使血液稀释，从而防止高血压、心脏病、脑出血等疾病。委内瑞拉科学院血栓病研究室首次找到的一种名叫大蒜素N的化合物，具有抗血小板凝聚作用，可预防心脑血管梗死。我国山东盛产大蒜地区的居民，每日平均食用大蒜40g，动脉硬化患病率比其他地区低。因此，宜常食大蒜。

8）宜食巧克力：巧克力可预防心脑血管病，是美国加利福尼亚大学一个科研小组最新的发现。因为巧克力含有苯酚这种物质可防止血液中的脂蛋白发生氧化，从而防止这种物质氧化后沉积在血管壁上。脂蛋白氧化后形成附着在血管壁上的沉积物，是心脑血管疾病发生的主要因素之一。因此宜食巧克力。

（2）饮食搭配

1）豇豆、木耳与鸡肉：豇豆具有解渴健脾、补肾止泻、益气生津等功效；木耳有益气、养胃、润肺、凉血、止血、降脂减肥的作用，对高血压、高脂血症、糖尿病及心脑血管病有防治作用；鸡肉有填精补髓、活血调经等功效。三者搭配食用，其功效增强。适宜于脑出血、糖尿病、高血压、高脂血症等患者食用。

2）大蒜与黄瓜：二者同食能抑制糖类转变为脂肪，降低胆固醇。适宜于脑出血、肥胖及和高血压患者食用。

3）银耳与莲子：银耳与莲子搭配，有助于胃肠蠕动，减少脂肪吸收，对脑出血、肥胖症、脂肪肝、高脂血症、高血压、面部黄褐斑、雀斑有疗效。

（3）药膳食疗方

1）黑豆红枣饮：黑豆适量，大枣15g。黑豆炒熟，研粉，每次取30g，与大枣同煎饮服。每日1剂，连食数周，或时时服食。适于脑卒中后遗症见腰酸、眩晕、筋骨缓弱者。脑卒中发作期不宜食用。

2）猪胆绿豆粉：猪胆汁50g，绿豆粉100g。拌匀，晾干，研末。每日2次，每次6g，开水吞服，连续服完为1个疗程。适于中经络口眼歪斜、半身不遂、言语謇涩者。神识昏迷、张口撒手者不宜服用。

3）地沥姜蜜粥：生地黄汁50mL，淡竹沥15g，生姜3片绞取汁，蜂蜜15g，粳米60g。煎粳米成粥，加入诸味，再烧沸。每日分2次食，连食数日。适于脑卒中闭证见牙关紧闭、两手握固、筋脉拘挛、便闭尿少等症状者。脑卒中脱证撒手遗尿者不宜应用。

4）姜汁白矾饮：鲜姜汁100mL，白矾6g。白矾用开水化开，加入姜汁，灌肠。适于脑卒中昏迷不省人事属闭证者。脑卒中脱证神昏撒手遗尿者不宜服用。

5）参附粥：人参10g，附子30g，粳米50g。人参、附子共煎1小时，取汁与粳米煮成粥。缓缓喂服。适于脑卒中脱证目合口张、撒手弛腿、呼吸低微、冷汗淋漓、二便失禁等症状者。脑卒中闭证牙关紧闭、两手握固者不宜应用。

6）人乳梨汁：人乳100mL（牛乳亦可），鲜梨榨取汁100mL。蒸热饮服。每日1剂，连饮1~3个月。适于各种脑血管意外偏瘫者。脑卒中神昏、大便失禁、撒手遗尿者不宜服食。

2. 饮食禁忌

（1）忌油腻食物：动物脂肪、脑髓、内脏，以及全脂奶粉、冰淇淋、蛋黄等，可使血浆内胆固醇和三酰甘油含量升高，从而引起动脉粥样硬化。因此，应忌油腻食物。

（2）不宜多食食盐：食盐过多（每日大于 10g），可引起高血压。如减少盐的摄入量（每日少于 6g），则可使血压下降，从而降低发生脑血管病的危险性。因此，应保持饮食清淡，限制盐过多的摄入。

（3）忌多食驴肉：多食驴肉可生痰化风，又有止血作用，可凝滞气血，加重中风患者的病情，故脑动脉硬化患者忌多食。

（4）忌食鸡肉：鸡肉性温热，易助热生火动风，公鸡的头、翅、爪更易助热动风，脑动脉硬化患者食用，容易诱发中风，故应忌食。

（5）忌食鲤鱼：鲤鱼虽性平，但久食则可生热，故不宜食用。

（6）忌食带鱼：脑动脉硬化多为热灼血脉或痰火横窜经络所致。本品温热，气味厚重，食用则加重病情，故应忌食。

（7）忌食鱿鱼：鱿鱼温热且味甘，易生痰湿，多食可以引动痰火，脑动脉硬化患者应忌食。

（8）忌多食酱：酱能生痰动气，多食积久，痰浊阻遏经络，容易导致中风，故脑动脉硬化患者忌多食。

【药物宜忌】

1. 西医治疗

（1）保持呼吸道通畅：昏迷患者可取头侧位，不宜仰卧位，以防舌后坠而堵塞气道。及时翻身拍背部，以利痰液咳出，同时勤吸痰液，也可雾化吸入，以利于痰液的湿化，有呼吸道阻塞的征象时应及时气管切开，以免缺氧而加重脑水肿。可以吸混合 5% 二氧化碳的氧气，以间歇吸入为宜，尽量避免吸入纯氧过久，因纯氧可导致脑血管痉挛，甚至发生氧中毒。

（2）维持营养和水电解质平衡：通常在起病的第 1～2 日禁食为好，每日输液量以 1500～2000mL 为宜，并记录出入量，应用大剂量的脱水剂，一定注意钾的补充。另外，要注意防止和纠正酸中毒、非酮症糖尿病、高渗性昏迷，昏迷或不能进食者，第 3 日可插胃管鼻饲果蔬汁以保障营养供应。适当限制液体入量，一般每日不宜超过 2500mL，如有高热、呕吐、多汗、利尿过多等可酌情增加。避免使用高糖液体，必要时给脂肪乳剂注射液（脂肪乳）、人血白蛋白、氨基酸或能量合剂等。

（3）血压控制：一般主张舒张压超过 120～130mmHg 时，应进行降压治疗，但血压要控制平稳，使 24 小时内血压的"波峰"和"波谷"接近，这样既可避免血压波动对血管壁的损害，又可防止血压过低可能导致的脑灌注不足。常用利血平 0.5～1mg，肌内注射；25% 硫酸镁 10mg 深部肌内注射，6～12 小时可重复使用。也可用如转换酶抑制剂等其他口服降压药物或加用利尿药，但强烈扩张血管的药物应慎用或不用，当患者对降压应答完全不敏感时，则须注意颅内高压所致的血压增高。

（4）降颅压治疗：可使用 20% 甘露醇 250mL 静脉滴注，每日 2～4 次。或甘油果糖（布瑞得）250mL 静脉滴注，同时注意检测肾功能、尿量、血钾等。也可酌情选用呋塞米（速尿）、白蛋白，使用脱水药要注意水及电解质平衡。急性期短期应用肾上腺皮质激素有助于减轻脑水肿，但对高血压、动脉粥样硬化、糖尿病、溃疡病有不利作用，故使用应审慎，更不可长期使用。一般可用地塞米松（氟美松）5mg 肌内或静脉注射，每日 3~4 次，在 1~2 周逐渐减量至停止，或用氢化可的松（可的索，皮质醇，cortisol）每日 100~200mg，静脉滴注。

（5）物理降温治疗：又称亚低温治疗，是一种治疗脑出血的辅助方法，在脑出血初期对保护脑组织、降低脑细胞耗氧很有帮助，且越早应用越好。

（6）抗生素治疗：脑出血初期除非有并发感染，一般不需要应用抗生素药物。如果昏迷时间较长，虽已重视护理但仍难免有部分患者并发肺部、泌尿系统感染，应及时发现并尽可能查明致病菌以利于抗生素药物的正确选用。

目前，止血药物一般已经停止使用，如果患者存在凝血功能障碍可应用，但时间不得超过 1 周。有学者认为，对点状出血、渗血，特别是合并消化道出血时，止血药和凝血药的应用可能发挥一定的作用。

（7）手术治疗：脑出血患者哪些需要手术治疗、手术时机等问题尚无定论。手术的目的主要是清除血肿、挽救患者的生命。

（8）其他对症治疗：患者躁动不安时，注意有无小便潴留、床垫不适、疼痛。可酌用小剂量镇静止痛药，如苯巴比妥（鲁米那）0.03g，每日 3 次；或地西泮（安定）2.5~5mg，每日 3 次。兴奋激动或有抽搐发作时，可给地西泮（安定）10mg，肌内注射或静脉注射，必要时可重复。禁用吗啡、哌替啶等抑制呼吸中枢的药物。对中枢性高热应予退热药和物理降温。

（9）脑出血恢复期的治疗

1）防止再出血：再发性脑出血是脑血管疾病幸存者中死亡和致残的主要原因之一。再发性脑出血的间隔时间在 3 个月至 5 年，占同期脑出血的 19.5%（58/297）。首次发病后 1 年内再发者 37.9%，2 年内再发者 75.8%，3 年内再发者 93%，即绝大多数患者在 3 年内再发。

2）药物治疗

①钙通道拮抗药：脑出血后，血肿周围脑组织缺血、缺氧，病灶内神经细胞处于钙超载状态，应用钙通道拮抗药能减轻超载状态防止细胞死亡，改善脑微循环，增加脑血流供应。常用的药物有：尼莫地平（尼达尔），20~40mg，每日 3 次；或尼莫地平（尼莫通），30mg，每日 3 次；桂利嗪（脑益嗪），25mg，每日 3 次。低血压、脑水肿明显、颅内压增高者慎用。

②脑代谢赋活剂：可选用促进神经代谢药物，如吡拉西坦（脑复康）、胞磷胆碱、脑活素（脑蛋白水解物）、γ-氨酪酸、泛癸利酮（辅酶 Q_{10}）、维生素 B 族、维生素 E 以及扩张血管药物等，也可选用活血化瘀、益气通络等方剂。

3）改善脑循环：近年来多采用长春西汀（润坦，博健）20~30mg，加入适量盐水或葡萄糖液中静脉滴注。也可以使用具有轻度扩血管作用的药物，如灯盏花、丹参酮等药物。

4）康复治疗：康复医学收集各种有助于功能恢复、功能调整、功能改善以及功能辅助的方法即康复疗法，加以有目的、有计划地选择采用。

2. 中医治疗

辨证治疗：

（1）风痰瘀血，痹阻经络

主症：半身不遂，口舌歪斜，舌强语謇或不语，偏身麻木，头晕目眩。舌暗淡，苔薄白，或白腻，脉弦滑。

治法：祛风通络，养血和营。

方药：大秦艽汤加减。秦艽12g，当归尾12g，赤芍12g，川芎15g，生地黄20g，牛膝15g，羌活15g，防风10g，熟地黄20g，茯苓15g，生石膏30g，黄芩12g。

加减：若仅见口眼歪斜而无半身不遂者，可用牵正散加荆芥、防风、白芷以散风邪；兼表热者加金银花、连翘、薄荷以疏散风热，必要时加红花以活血化瘀。

用法：水煎服，每日1剂。

（2）肝阳暴亢，风火上扰

主症：半身不遂，偏身麻木，舌强语謇或不语，口舌歪斜，头痛眩晕，面红目赤，口苦咽干，心烦易怒，尿赤便干。舌质红或红绛，苔薄黄。

治法：滋阴潜阳，镇肝息风。

方药：镇肝熄风汤加减。怀牛膝10g，龙骨24g，生芍药24g，天冬24g，麦芽12g，代赭石30g，牡蛎24g，玄参15g，川楝子12g，茵陈蒿12g，甘草3g，龟甲15g。

加减：面红口干，舌红少苔者加生地黄、熟地黄、首乌、枸杞子；头目眩晕者加珍珠母、夏枯草。

用法：水煎服，每日1剂。

（3）痰湿蒙塞心神

主症：素体阳虚，湿痰内蕴，发病神昏，半身不遂；肢体松懈，瘫软不温，甚则四肢逆冷，面白晦暗，痰涎壅盛。舌质暗红，舌苔白腻，脉沉滑或沉缓。

治法：辛温开窍，豁痰息风。

方药：急用苏合香丸灌服，并用涤痰汤加减。半夏12g，胆南星6g，陈皮12g，枳实12g，茯苓12g，党参12g，石菖蒲9g，竹茹12g，甘草3g，生姜6g。

加减：痰涎壅盛者，可加入蛇胆、陈皮、皂角炭以强化痰之力；若风盛，可加天麻、钩藤、僵蚕，以平肝息风。

用法：水煎服，每日1剂。

（4）元气衰败

主症：神昏，面色㿠白，瞳孔散大，手足逆冷，二便失禁，气息短促，多汗肤凉。舌紫或萎缩，苔白腻，脉散或微。

治法：益气回阳，扶正固脱。

方药：参附汤加减。人参30g，制附子15g，干姜3片，炙甘草6g。

用法：水煎服，每日1剂。

（5）阴虚风动

主症：半身不遂，口舌歪斜，舌强语謇或不语，偏身麻木，烦躁失眠，眩晕耳鸣，手足心热。舌质红绛或暗红，少苔或无苔，脉细弦或细数。

治法：峻补真阴，佐以扶阳。

方药：生脉散加味。熟地黄15g，麦冬12g，石斛12g，巴戟天12g，肉苁蓉12g，五味子9g，石菖蒲9g，远志6g，附子3g，肉桂1g，人参15g。

加减：必要时可加黄芪以益气护卫。

用法：水煎服，每日1剂。

3. 药物禁忌

（1）呋塞米

1）不宜食味精：味精的主要成分为谷氨酸钠，服用味精后既可加重钠水潴留又有协同排钾的作用，增加低血钾的发生率。故服用呋塞米期间应少食或不食味精。

2）忌酒及酒制品：呋塞米可导致体内钾减少，而酒及酒制品（药酒、含乙醇饮料等）亦可使钾减少，加重低血钾症状从而使心肌对洋地黄类强心药敏感性增高，发生中毒反应。另外，酒所含的乙醇有抑制中枢、扩张血管的作用。若两者合用，可加重直立性低血压。

3）忌高盐饮食：服用呋塞米期间若食盐过多（如过食腌鱼、腌肉等），不利于呋塞米利尿作用的发挥。

（2）硝普钠：忌与可乐定、甲基多巴合用。因硝普钠为速效强效降压药，若与可乐定、甲基多巴合用易发生急剧血压下降。

（3）硫酸镁

1）不宜与地高辛、维生素B_2合用：硫酸镁有导泻作用，能使肠蠕动加快，因而可使地高辛、维生素B_2吸收减少，血药浓度降低，疗效减弱。

2）忌与氨基糖苷类抗生素合用：氨基糖苷类抗生素（如新霉素、链霉素、庆大霉素等）可抑制神经肌肉接点的传递作用，故与硫酸镁合用可加重硫酸镁引起的呼吸麻痹。

3）不宜与四环素类药物合用：因四环素类药物（如四环素、多西环素等）能与镁离子生成螯合物，减少吸收，降低疗效。

4）不宜与含有雄黄的中成药合用：含有雄黄的中成药，如牛黄消炎丸、六神丸、牛黄解毒丸、安宫牛黄丸等，因为硫酸镁所产生的微量硫酸，可使雄黄中含的硫化砷氧化，毒性增加。

5）不宜与红管药片合用：中成药红管药片中的槲皮素能与镁离子生成螯合物，降低其疗效，故硫酸镁不宜与红管药片合用。

（4）甘露醇：忌与箭毒、氨基糖苷类、两性霉素B合用。因甘露醇与箭毒合用可增加神经肌肉阻滞作用；与氨基糖苷类（如链霉素、庆大霉素等）合用可增加耳毒性；与两性霉素B合用易引起肾损害。

（5）慎用镇静药：镇静催眠药（如氯丙嗪、苯巴比妥等）、麻醉镇痛药（如吗啡、哌替啶等）等对呼吸和心搏具有抑制作用，可加重二氧化碳潴留，对本病患者有一定的影响，应慎用。

（6）忌用激素类药物：泼尼松、地塞米松、氢化可的松、醛固酮等可使水钠潴留，长期服用可引起恶性高血压，加速动脉硬化，应忌之。

（7）忌不正规服降压药物：有些高血压病患者不正规服用降压药，血压高时服药，血压低时停药，这样极易造成血压的波动甚至反弹，从而诱发脑出血。

三十四、帕金森病

【概述】

帕金森病（Parkinson disease，PD）又名震颤麻痹（shaking palsy），是发生于中老年期一种常见的锥体外系疾病。在我国，PD 总患病率为 34.8/10 万人口。临床上，将震颤、肌强直、运动减少三主症称为帕金森综合征。按照帕金森综合征的病因不同，临床上将其分为原发性、继发性和症状性 3 种。

1. 病因

原发性震颤的主要病理是黑质变性，但引起黑质变性的原因至今不明，脑炎、动脉硬化、颅脑损伤、基底节肿瘤或钙化等病损，一氧化碳、二硫化碳、锰、汞、氰化物、利血平、吩噻嗪类或丁酰苯类药物及抗抑郁剂（单胺氧化酶抑制剂及三环类抗抑郁剂）等中毒，均可产生与震颤麻痹类似的临床症状或病理改变，这些情况统称为震颤麻痹（Parkinson）综合征。肽类与 γ - 氨基丁酸（GABA）等与本病发病的关系，目前亦在研究。在震颤麻痹患者中，10%～15% 其家族中有同样病史，称为家族性震颤麻痹或家族性帕金森病，说明本病与遗传有一定的关系。

新近发现 MPTP（1 - 甲基 - 4 - 苯基 - 1，2，3，6 - 四氢吡啶），一种阿片类镇痛剂的衍生物，对黑质细胞有特异性毒性，能产生酷似本病的症状，从而提出环境中的致病因素。有的学者疑及结构与之相似的农业和工业毒素，但均尚缺乏统计论据。

2. 临床表现

本病基本上是中、老年人疾病，性别一般男性略多，男女之比为（1.25～1.61）∶1。起病多很缓慢，逐渐进展。主要临床症状包括震颤、肌强直及运动徐缓等。

（1）震颤：本病的典型震颤为静止性震颤，是因肢体的促动肌与括约肌节律性（每秒 4～6 次）交替收缩而引起。震颤多自一侧上肢的远端开始，然后逐渐扩展到同侧下肢及对侧上下肢，病程后期累及下颌、口唇、舌及头颈部，上肢的震颤较下肢重，手指的节律性震颤形成所谓"搓丸样动作"。在本病早期，震颤仅于肢体处于静止状态时出现，随意运动时可减轻或暂时停止，情绪激动时加重，睡眠时可完全停止。

（2）强直：促动肌和拮抗肌的肌张力都有增高。在关节做被动运动时，增高的肌张力始终保持一致，而感到均匀的阻力，称为"铅管样强直"。如患者合并震颤，则在屈伸肢体时可感到在均匀的阻力上出现断续的停顿，像齿轮在转动一样，称为"齿轮样强直"。四肢、躯干、颈部及面部肌肉均可受累。由于这些肌肉的强直，患者出现特殊姿势，头部前倾、躯干俯屈、上臂内收、肘关节屈曲、腕关节伸直、手指内收，拇指对掌、指间关节伸直、髋及膝关节均略为弯曲。疾病进展时，这些障碍逐渐加重。严重者腰部前弯几乎成直角。头部前倾严重时下颌几乎可触胸。肌强直严重者可引起肢体的疼痛。

（3）运动徐缓：肌强直加上姿势、平衡及翻正反射等障碍可引起一系列的运动障碍。在本病的初期，常因臂肌及手指肌的强直，使患者上肢不能做精细动作，表现为书写困难，所写的字弯曲不正，越写越小，称为"写字过小症"。日常生活不能自理，坐下时不能起立，卧床时不能自行翻身，解系鞋带和纽扣、穿脱袜子和裤子、剃须、洗脸及刷牙等动作都有困难。行走时起步困难，但一迈步即以极小的步伐向前冲去，且越走越快，不能及时停步或转弯，称为"慌张步态"。因躯干僵硬加上平衡障碍，故当患者欲转弯时，乃采取连续小步使躯干和头部一起转向。患者因失去联合运动，行走时上肢的摆动消失。面肌运动减少形成"面具脸"，表现为面部无表情、不眨眼、双目凝视等。

（4）其他：由于中脑背盖部至边缘回的多巴胺传递系统也常被病变波及，患者可有自主神经紊乱现象，包括唾液和皮脂腺分泌增加、汗腺分泌增加或减少、二便排泄困难和体位性低血压，有时患者可有言语障碍、语音变低、发音呈爆发性、发音不准，部分患者有精神症状如抑郁和痴呆等。

本病并不导致瘫痪或感觉麻木，后期患者卧床不起系因重度强直与运动减少。深、浅反射亦无异常。

3. 辅助检查

本病实验室检查可无异常，新近研究发现脑脊液中 DA（多巴胺）的代谢产物高香草酸（homovanillic acid，HVA）含量降低，尿中 DA 及其代谢产物 HVA 含量亦降低。颅脑 CT 检查 90% 以上的患者有脑萎缩。

【饮食宜忌】

1. 饮食宜进

（1）饮食原则

1）宜食富含钙的食物：我国规定每日钙的供给量，成年人为 800mg，孕妇为 800～1500mg，乳母为 2000mg。

2）宜食富含优质蛋白质的食物：富含蛋白质的食物有猪瘦肉、牛肉、鸡、鸭、鱼、虾、牛奶、鸡蛋、米、面粉、豆类及其制品、核桃仁和花生仁等。

3）宜食蛋黄：蛋黄含有丰富的卵磷脂。卵磷脂被消化后，有助于合成大脑中的乙酰胆碱，有利于增强记忆力，能影响人的精神状态，对改善老年性痴呆有一定作用。

4）宜食富含维生素 B_{12} 的食物：维生素 B_{12} 有减少发生老年性痴呆症的作用。动物的肝脏和肾脏含量最为丰富，发酵的豆制品，如臭豆腐、腐乳、豆豉等含量也很丰富。

5）宜食大枣：大枣含有丰富的蛋白质、脂肪、糖类、有机酸、胡萝卜素、维生素 B_2、维生素 B_1、维生素 C 及钙、磷、铁、镁等，对改善老年性痴呆有一定作用。

6）宜食核桃仁：核桃仁有强神健脑、补肾固精、润肺定喘和强筋壮骨等功效，对老年性痴呆患者有益。

（2）饮食搭配

1）人参、大枣与牡蛎肉：将人参5g，大枣5枚，牡蛎肉30g，洗净，大枣去核后加适量水一起煎煮熟后食用。有养心安神、增智抗老之功效。适于震颤麻痹，症见疲倦乏力、头晕健忘，心神不宁者。

2）银耳与鹌鹑蛋：二者同食，能补肾强精、益气养血、健脑强身。

2. 饮食禁忌

（1）忌高脂肪食物：过食高脂肪食物，可使体内血脂水平升高，诱发或加重脑动脉硬化，脑动脉壁变厚，管腔狭窄，脑组织供血不足，致本病病情加重。

（2）忌含锰、汞的食物：锰、汞进入人体后，可与红细胞结合，妨碍氧的输送，或刺激血管内膜引起血管痉挛，致使脑血液循环发生障碍，导致大脑缺血、缺氧，加重病情，患者应少食含锰食物，如小麦、萝卜缨、扁豆、茄子、胡萝卜等。

【药物宜忌】

1. 西医治疗

（1）抗胆碱药：常用的药物有：①苯海索（benzhexol，安坦，artane），1～2mg，每日1次。②丙环定（开马君），起始量每次2.5mg，每日3次，逐渐增至每日量20～30mg，分3次口服。其他还有甲磺酸苯扎托品（cogentin）、环戊丙醇（cycrmine）等，作用均与苯海索相似。

（2）金刚烷胺（amantadine）：常用量为0.1g，每日3次。通常早饭及午饭后服用，晚上服用可引起失眠。

（3）多巴胺替代疗法：常用的复方制剂标准片有美多巴（madopar）和心宁美（sinemet），控释片有Madopar – HBS和息宁控释片（sinemet CR），液体型美多巴或弥散型美多巴（dispersible madopar，DM）。美多巴（苄丝肼/L – dopa = 1∶4）125mg（25/100）、250mg（50/200），心宁美（卡比多巴/L – dopa = 1∶10）125mg、250mg。最初用125mg的复方制剂半片，以后每2～3日增加半片，通常维持在300～450mg为宜，分3～4次服用。

（4）多巴胺能受体激动剂：常用的药物有：①溴隐亭（hromocriptine）：1.25mg，每日1次，逐渐增加剂量，最佳剂量为10～20mg；②培高利特（pergolide）：从25μg开始，逐渐增加剂量至每日200～300μg；③泰舒达（trastal）：从每日50mg开始，可增至每日150～250mg；④卡麦角林（cabergoline）：每日2～4mg。

（5）外科治疗：手术治疗是PD治疗中的一种方法，但不能作为首选，也不适用于所有的PD患者。

2. 中医治疗

辨证治疗：

（1）气血两虚

主症：神呆懒言，面包㿠白，肢体震颤，颈项僵直或肢体拘挛，活动减少，行走不稳，气短乏力，头晕眼花，自汗动则加重，口角流涎。舌胖，有齿痕，舌质暗淡，舌苔薄白或白腻，脉细无力。

治法：益气养血，息风通络。

方药：八珍汤合天麻钩藤饮加减。党参 15g，当归 15g，天麻 10g，白术 10g，钩藤 15g，牛膝 10g，全蝎 6g，茯苓 10g，丹参 20g，黄芪 30g，炙甘草 6g。

用法：水煎服，每日 1 剂。

（2）肝肾阴虚

主症：表情呆板，肢体震颤幅度大，动作迟缓，肢体拘挛，活动笨拙，伴头晕目眩，耳鸣健忘，急躁易怒，多梦，腰膝酸软。舌体瘦小，舌质红苔少，脉弦细数。

治法：补肾养阴，柔肝息风。

方药：大定风珠加减。生地黄 15g，石斛 15g，白芍 15g，肉苁蓉 10g，续断 15g，龟甲 30g，鳖甲 30g，钩藤 30g，五味子 10g，麦冬 10g。

用法：水煎服，每日 1 剂。

（3）风痰阻络

主症：肢体震颤，四肢拘挛，动作不利，伴胸胁满闷，痰涎增多。舌体胖，舌质淡，苔白腻，脉弦滑。

治法：行气化痰，息风通络。

方药：导痰汤加减。半夏 10g，胆南星 6g，枳实 6g，茯苓 15g，陈皮 10g，天麻 10g，钩藤 20g，木瓜 10g，僵蚕 10g。

用法：水煎服，每日 1 剂。

（4）血瘀动风

主症：表情呆板，面色灰暗，肢体僵直，屈伸不利，震颤幅度较大，可有肩背疼痛，舌蹇语涩。舌紫暗或夹有瘀斑，脉弦涩。

治法：活血化瘀，息风通络。

方药：补阳还五汤加减。黄芪 30g，桃仁 10g，红花 12g，当归 15g，赤芍 10g，牛膝 12g，地龙 10g，钩藤 15g，全蝎 6g，川芎 15g。

用法：水煎服，每日 1 剂。

（5）阴阳两虚

主症：震颤日久，表情呆板，肢体僵直，行动迟缓，言语困难，日常生活能力逐渐下降，面色无华，神疲乏力，自汗畏寒，纳呆，失眠。舌淡，脉沉细弱。

治法：阴阳双补，兼以息风。

方药：地黄饮子加减。山茱萸 15g，生地黄 30g，茯苓 10g，肉桂 6g，五味子 6g，杜仲 15g，牛膝 12g，菟丝子 10g，肉苁蓉 10g，钩藤 20g，附子（先煎）6g。

用法：水煎服，每日 1 剂。

3. 药物禁忌

（1）左旋多巴

1）不宜与单胺氧化酶抑制剂合用：单胺氧化酶抑制剂能增强外周多巴胺的效应，合用易引起不良反应，如血压上升、心率加快等。

2）不宜与甲基多巴合用：合用既可产生相加的降压效果，又可使帕金森症状加重。

3）服左旋多巴和苯海索不宜食高蛋白食物：高蛋白饮食因与左旋多巴竞争主动转运系统，从而降低左旋多巴及苯海索的疗效。也不宜食富含维生素 B_6 的食物，维生素 B_6 为多巴胺脱羧酶的辅基，可在外周加强左旋多巴的代谢，使穿过血脑屏障的药物减少，疗效降低。

（2）美金刚：不宜与肌肉松弛剂或解痉药合用，合用易引起不良反应。

（3）卡比多巴：不宜与金刚烷胺、丙环定、苯海索合用，合用易加重不良反应。

（4）忌用攻下、利尿类中药：攻下、利尿类中药（如大黄、芒硝、车前草、木通等）可致阴伤更甚，阴虚筋脉失于濡养，使病情加重。

（5）忌长期过量服用利血平、吩噻嗪、丁酰苯类药物：可阻断多巴胺受体，耗竭中枢递质多巴胺，引起症状性震颤麻痹，加重本病病情。

（6）忌用含汞的药物：朱砂等含汞的药物进入人体后，可加重大脑缺血、缺氧，使病情加重。

三十五、老年期痴呆症

【概述】

老年期痴呆症（AD）指老年人的脑功能障碍产生的获得性和持续性智能障碍综合征。常见的病理变化为弥散性脑萎缩，为缓慢的智能全面减退性疾病。

1. 病因

目前认为与以下疾病有关：Alzheimer 病、脑血管病、Pick 叶性萎缩、Parkinson 病（PD）、进行性核上性麻痹、Huntington 病、小脑变性、肌萎缩侧索硬化、肝豆状核变性、迟发性异染性白质脑病、缺氧、脑外伤、感染、脑积水、颅内占位性病变、多发性硬化、自身免疫病、中毒、药物及各种代谢营养障碍等原因引起的大脑损害等。

2. 临床表现

（1）早期阶段：记忆力障碍，尤其是近期记忆障碍。学习新知识、掌握新技能的能力下降，注意力不集中，兴趣及积极性减退，可有多疑、固执与斤斤计较。症状很轻微，进展很缓慢，常被忽略和认为是老年人的自然过程。不过此时患者还能保持自身日常生活能自理，判断能力基本正常，还能参加一定的社会工作。

（2）中期阶段：智能减退与人格变化已相当显著，有明显的认知功能障碍。近事遗忘严重，远事遗忘也常受影响，可出现定向力、计算力、理解判断力的障碍，情绪不稳定，注意力涣散，行为异常，有的可有幻觉、妄想等。这一阶段，患者生活自理能力降低，需要别人的帮助，会出现意外事故，需要护理人员更加耐心仔细地照顾患者。

（3）晚期阶段：患者丧失各种定向力，智能减退和人格衰败十分严重，生活不能自理。可有随地大小便，缄默，重复言语，刻板动作，被害妄想、幻觉以及各种躯体及神经系统方面的异常。更甚者，可没有思考、说话、领会或活动能力。

由于引起痴呆的原因不同，其临床病程也不尽相同。

3. 辅助检查

一般可行脑电图、脑 CT 或 BMI 检查，必要时可行脑脊液检查，予以明确诊断。

【饮食宜忌】

1. 饮食宜进

（1）饮食原则

1）宜食富含钙的食物：我国规定每日成年人钙的供给量为800mg。含钙丰富的食物有虾皮、发菜、海带、乳类、豆类及其制品、骨头汤、黑木耳、瓜子、芝麻酱、核桃仁、山楂、大枣、柑、橘及新鲜蔬菜等。

2）宜食富含优质蛋白质的食物：有猪瘦肉、牛肉、鸡、鸭、鱼、虾、牛奶、鸡蛋、米、面粉、豆类及其制品、核桃和花生等。

3）宜食蛋黄：胆碱是神经系统的递质，神经系统的各种信息依靠这种递质传递。胆碱的主要原料是卵磷脂，而蛋黄中含有丰富的卵磷脂。卵磷脂被消化后，有助于合成大脑中的乙酰胆碱。胆碱流入血液中，很快地到达大脑各神经元之间，有利于增强记忆力。摄入含胆碱食物的多少，能影响人的精神状态。有控制地供给营养胆碱，对改善老年期痴呆症有一定作用。因此，宜适当吃些含卵磷脂较多的蛋黄。

4）宜富含维生素 B_{12} 的食物：美国学者发现，维生素 B_{12} 有减少发生老年期痴呆症的作用。60 岁以上的老年人即使没有贫血，也应该经常补充维生素 B_{12}，以降低发生痴呆的危险。人体内维生素 B_{12} 的总含量为 $2 \sim 5$mg，维持人体正常代谢所必需的最小量每日为 $1 \sim 2\mu$g，一般每日膳食摄入量 $5 \sim 15\mu$g。动物性食物是人体维生素 B_{12} 的最佳来源，动物的肝脏和肾脏含量最为丰富，对于新陈代谢日渐衰退的中老年人，宜常吃含维生素 B_{12} 多的食物。另外，发酵的豆制品中维生素 B_{12} 含量也很丰富，如臭豆腐、腐乳、豆豉等，其中以臭豆腐含量最高，每100g含维生素 $B_{12}1.8 \sim 9.8\mu$g。

5）宜食大枣：民间有这样的俗语："一日三个枣，一生不见老。"大枣含有丰富的蛋白质、脂肪、糖类、有机酸、胡萝卜素、维生素 B_2、维生素 B_1、维生素 C 及钙、磷、铁、镁等。每100g鲜枣含维生素 C $300 \sim 600$mg，比苹果高 15 倍；含糖量达23%，干枣达70%，比甜菜还高。

6）宜食核桃：核桃是一种滋补强壮食品，富含脂肪、蛋白质、糖类、纤维素、多种维生素、钙、镁、锌、碘等，在我国素有"长寿果"之美称，具有强神健脑、补肾固精、润肺定喘和强筋壮骨等功效。尤其对头晕无力、记忆衰退、失眠心悸等有益。

7）宜食花生：花生是一种养生益寿食品，富含不饱和脂肪酸、蛋白质、8 种必需氨基酸、多种维生素和钙、铁等，特别是含有的脑磷脂、卵磷脂和维生素 E，具有增强记忆、延缓大脑衰老的功效。民间亦有"常吃花生能养生，吃了花生不想荤"的谚语。

8）宜食芝麻：芝麻又称胡麻，有黑、白两种，性能基本相同，入药多用黑芝麻。芝麻富含维生素 E，可促进细胞的分裂，能防止自由基对人体的危害，抵消或中和细胞内衰老物质的积聚，起到延年益寿的功效。

9）宜食花粉：花粉含有蛋白质、氨基酸、多种维生素和对生命有重要作用的微量元素，特别是所含的黄酮类物质是延缓细胞衰老的基本功能因子。

10）宜食枸杞子：枸杞子富含甜菜碱、枸杞多糖、脂肪、蛋白质、牛磺酸、胡萝卜素和维生素 B_1、维生素 B_2、维生素 E、维生素 C 等，具有养阴补血、益精明目等功效。

11）宜食白木耳：白木耳又称银耳，是一种名贵的滋补品，含有 17 种氨基酸及多种维生素与银耳多糖，被誉为"菌中之冠"，具有补肾益气、生津润肺、提神健脑等保健功效。

12）宜食大豆：大豆富含的亚油酸可减少胆固醇，防止动脉硬化。尤其是所含的皂草苷和卵磷脂具有显著的保健功效，能够有效地预防大脑衰老和延缓机体老化。

13）宜食肉皮和猪蹄：肉皮和猪蹄含有极为丰富的胶原蛋白，经常食用肉皮和猪蹄，不仅可使贮水功能低下的组织细胞得以改善，减少皱纹，促进生长发育，而且会收到补益精血、滋润肌肤，光泽头发、抗老防衰等功效。

14）宜食猪血：猪血富含蛋白质和铁，为人体血红蛋白的重要成分，尤其是含有容易吸收的血红素型铁。若中老年人经常食用猪血，既可使精力充沛，又能有效地延缓衰老。

15）宜食骨头汤：随着年龄的增长，人骨髓制造红细胞和白细胞的功能会自然减退。如能经常喝各种动物骨头汤，就可摄取一定数量的骨胶原，使骨髓生产血细胞能力增强，从而起到延缓衰老、延年益寿等作用。

（2）饮食搭配

1）辣椒与苦瓜：苦瓜有解除疲劳、清心明目、益气壮阳、延缓衰老的作用。辣椒富含维生素 C，两者组合，是理想的健美、抗衰老佳品。适宜于老年期痴呆症患者食用。

2）芹菜与大枣：芹菜性温，味甘，能平肝清热、祛风利湿；大枣性味甘温，具有补脾胃、生津液的功效。两者都含有丰富的铁质，若搭配食用，有滋润皮肤、抗衰老、补血养筋的作用。适宜于老年期痴呆症患者食用。

3）山药与鹿肉、大枣：鹿肉含有粗蛋白、粗脂肪及无机盐；山药含皂苷、胆碱、糖蛋白、维生素 C 等。两者与大枣搭配，可抗衰老、降血脂、增强免疫力。适宜于老年期痴呆症患者食用。

2. 饮食禁忌

（1）忌食含铝的食物：据调查，智力障碍、记忆力下降、口齿不清的老年期痴呆症患者，神经细胞含铝量是正常人的 4 倍以上。铝与衰老密切相关，应尽量减少摄入铝的机会。宜少吃油条、油饼等，不吃以磷酸铝钠盐为发酵剂的糕点。

（2）忌饮酒：酒精可直接损伤大脑，导致脑神经基底核发生不可恢复的病理改变，加重本病。

（3）忌过饱：每餐饭尤其是晚餐吃得过饱，易使大脑中纤维细胞生长因子过多，引起脑动脉硬化。

（4）忌饮食中缺乏卵磷脂：鱼类、豆制品、蛋黄等食物不仅含有丰富的卵磷脂，还含有维生素 C、维生素 E、B 族维生素，这些成分都是天然抗氧化、抗衰老的保护剂，对预防和治疗本病具有不可替代的作用。故在饮食中应保证摄入量。

【药物宜忌】

1. 西医治疗

（1）一般支持治疗

1）生活护理：饮食上除注意色、香、味、软及充足的营养外，禁烟酒，宜低盐、低脂。有些痴呆患者可出现不知饥饱，要指导家属按时喂饭，进食过量会增加胃肠道负担，过少则营养不足，控制体重在标准体重±10%，注意指导饮食卫生。生活起居要有规律，痴呆患者大多白天睡眠增多而夜里失眠，故要减少白天卧床时间。生活环境要清洁，空气新鲜，避免感染。

2）训练脑功能：各种类型痴呆，均引起脑功能障碍、智能衰退。一般人的大脑老化约从30岁开始，从此时起就要注意经常用脑，如读书、计算、记忆等思维方法去刺激大脑，增强对神经功能衰退的抵抗力。对老年性痴呆（AD）患者早、中期护理重点仍然是用脑，同时配合原发病的治疗与护理。老年人参加旅行、做零活、编织毛线或园艺操作，患痴呆的危险仅是不参加这些活动者的一半。

（2）心理社会治疗：心理治疗包括支持性心理治疗（应用解释、疏导、安慰、鼓励和暗示等帮助患者解除对疾病及其后遗症的担忧、恐惧、失望心理）和家庭心理治疗（让患者及其家属一起听医生分析病情，帮助家属和患者间建立和谐的人际关系，并指导家属对患者进行康复训练和护理等）。

（3）药物治疗

1）乙酰胆碱前体

①吡拉西坦（NTP）：用 NTP 6g，每日2次，共14日。

②磷脂酰丝氨酸（FIDIA）：用 FIDIA 500mg/d，治疗3周后老年性痴呆（AD）患者脑区域性葡萄糖代谢增加14.8%，以基底节和视觉皮质最明显。

2）胆碱酯酶抑制剂（ChEI）：已证实有效的药物有他可林、安理申、艾斯能、加兰他敏、毒扁豆碱、石杉碱甲，其他还有正庚斯的明、苯羟基丙氨酸及美曲磷脂等。

①艾斯能（卡巴拉汀）：一般开始剂量为 1.5mg，每日2次；2周后可逐渐加量至 3mg，每日2次；4周可加至 4.5mg，以至 6mg，每日2次。每日最高推荐剂量为 6mg，每日2次。获得最佳疗效并为患者耐受良好的剂量为 1.5~6mg，每日2次。可出现轻至中度的不良反应，最常见的是胃肠道症状如恶心、呕吐、腹泻及眩晕、头痛等，女性更多见。

②安理申（盐酸多奈哌齐）：药物作用时间长，半衰期近70小时，每日1次即可，每次 5mg。服用1个月后可增至每日1次，每次 10mg。应当在夜间休息前口服。

③Exe10n：第二代 AchE 抑制剂，也是目前唯一对日常生活中的认知行动及综合能力有显著疗效的 AchE 抑制剂。推荐的起始剂量是每次 1.5mg，每日2次，2周后剂量可增加，最大剂量为 12mg/d。

④加兰他敏：第二代竞争性 AchE 抑制剂，推荐剂量为 30~60mg/d，1个疗程至少 8~10周。

3）毒蕈碱受体激动剂：SB-202026：本品具有安全、耐受性好等优点，用量

25mg、50mg 或 75mg，每日 2 次，在使用本品的第 4 周就能起效。

4）消炎镇痛药物：经常服用阿司匹林的老人患老年性痴呆（AD）和认知障碍的危险性明显降低，这使消炎镇痛药物在临床上使用成为可能。

5）自由基清除剂：银杏叶、金丝桃苷等应用可显示一定疗效。

2. 中医治疗

辨证治疗：

（1）髓海不足

主症：表情呆滞，双目少神，沉默少语或语不达意，思维呆钝，记忆减退，头昏目花，懒怠思卧，齿枯发焦，腰膝酸软，步履艰难，小便频数或失禁，舌体瘦小，或伴半身不遂，口舌歪斜，言语謇涩，肢体麻木，舌质淡或淡红。苔薄白或少苔，脉沉细尺部无力。

治法：补肾益脑，填髓增智。

方药：补天大造丸或补肾益髓汤加减。熟地黄 15g，山萸肉 18g，怀山药 30g，河车粉 6g（分冲）、龟甲胶 15g（烊化）、猪脊髓 15g，五味子 10g，骨碎补 15g，川断 10g，石菖蒲 10g，广郁金 10g，炙远志 10g，川芎 10g。

加减：心烦尿黄、舌红少苔者去紫河车粉，加莲子心；耳鸣耳聋甚者加胡桃肉、磁石。精血亏虚较甚，骨肉痿弱、毛发枯焦、头晕耳鸣者，加制首乌 15g，黄精 15g，鹿角胶 15g（烊化），以填精益髓；肝肾亏虚者，症见头晕耳鸣、腰膝酸软明显者，加牡仲 15g，桑寄生 15g，怀牛膝 15g，以补肝肾、壮腰膝、强筋骨；兼有肾阳亏虚，症见面白无华、形寒肢冷、静而少言者，加肉苁蓉、仙灵脾、益智仁以温肾助阳；血不养心或水不济火者，症见心烦心悸、夜寐不安者，加炒枣仁 30g，柏子仁 10g，茯神 10g，以养心安神，或黄连 6g，肉桂 3g，生地黄 30g，以交通心肾；兼有痰热内蕴，苔黄腻、脉细滑者，加胆南星 10g，竹茹 10g，天竺黄 10g，以清热化痰；瘀血内阻，舌紫、脉涩者，加丹参 15g，赤芍 10g，红花 10g，以活血化瘀；大便干结或便秘者，加首乌 15g，枳实 10g，肉苁蓉 15g，以润肠通腑醒脑；食欲不振者，加鸡内金 10g，神曲 10g，砂仁 6g，以醒脾助运。伴有中风半身不遂、舌强语謇者，加僵蚕 10g，地龙 10g，全蝎粉 2g（分冲），鸡血藤 30g，以活血通络。

用法：水煎服，每日 1 剂。

（2）肝肾亏虚

主症：神情呆滞，智能减退，善忘颠倒，言不达意，沉默少醒，兼见头晕眼花，视物不清，耳鸣耳聋，腰膝酸软，形体消瘦，肌肤不荣，筋惕肉瞤，颧红盗汗，面红心烦，少寐多梦，或伴半身不遂，口舌歪斜，言语謇涩，肢体麻木，舌红、少苔或无苔，脉细数。

治法：滋补肝肾，安神定志。

方药：左归丸或杞菊地黄丸加减。熟地黄 15g，怀牛膝 15g，怀山药 15g，枸杞子 15g，山茱萸 15g，菟丝子 15g，鹿角胶 15g（烊化），龟甲胶 15g（烊化），菖蒲 10g，远志 10g，川芎 10g，牡丹皮 10g，茯苓 15g，泽泻 10g。

加减：肾阴虚明显，症见耳鸣耳聋、颧红盗汗、腰膝酸痛、舌细脉细数者，加制首乌15g，黄精15g，生地黄15g；肝阴虚明显者，症见头晕目眩、视物模糊、急躁易怒、膝软膝痛，舌红脉弦细，加女贞子15g，沙苑子15g，白芍15g，以养阴柔肝；兼有肾阳虚，症见形寒肢冷、舌淡红、脉沉细者，加肉苁蓉15g，仙灵脾10g，益智仁30g，以温肾助阳；精血亏虚，症见面白无华、舌淡脉细者，加当归10g，制首乌15g，白芍15g，以养血柔肝；阴虚阳亢，症见面红目赤、急躁易怒、脉细弦有力者，加天麻10g，钩藤15g，潼蒺藜15g，以平肝潜阳；水不济火、心肾不交者，症见心烦心悸、失眠多梦、舌尖红，脉细数者，加黄连6g，肉桂3g，以交通心肾；伴有中风半身不遂、舌强语謇者，加僵蚕10g，地龙10g，全蝎粉2g（分冲），鸡血藤30g，以化痰活血、舒筋通络；兼有痰热内蕴，症见苔黄腻、脉细滑者，加胆南星10g，竹茹10g，天竺黄10g，以清热化痰开窍；兼瘀血内阻，症见舌紫、脉细涩者，加丹参30g，赤芍15g，生山楂15g，以活血化瘀；大便干结或便秘者，加何首乌15g，肉苁蓉15g，全瓜蒌15g，以润肠通腑醒脑。阳亢化风见肢麻震颤者可加磁石30g，珍珠母30g等。

用法：水煎服，每日1剂。

（3）脾肾两虚

主症：记忆减退，计算无能，表情呆滞，沉默寡言，言不达意，静而少动，面色㿠白，倦怠乏力，口角流涎，行动迟缓，形寒肢冷，或腰膝酸软，腹胀便溏或五更泄泻，食欲不振或完谷不化，下肢浮肿，小便清长，舌体胖嫩有齿痕，苔白或滑，脉沉迟无力。

治法：温补脾肾，健脑增智。

方药：金匮肾气丸或还少丹加减。熟附子10g，肉桂6g，熟地黄15g，山萸肉15g，山药15g，泽泻10g，牡丹皮10g，茯苓15g，肉苁蓉15g，白术10g，干姜6g，益智仁30g，石菖蒲10g。

加减：气虚明显者，症见气短乏力、自汗、倦怠，加黄芪30g，党参15g，陈皮10g；阳虚明显，面色㿠白、形寒肢冷较甚者，加仙灵脾10g，巴戟天10g，补骨脂10g，以温肾助阳；阳虚及阴，症见颧红、舌淡红、脉沉细者，加黄精15g，制首乌15g，石斛15g，以滋养脾肾之阴；兼肝肾亏损，头晕耳鸣、腰膝酸软明显者，加杜仲15g，怀牛膝15g，川断15g，以滋补肝肾；形体消瘦、骨肉痿弱，精血亏虚较甚者，加鹿角胶15g（烊化），龟甲胶15g（烊化），制首乌15g，以滋补精血；食欲不振者，加鸡内金10g，神曲10g，砂仁6g，以醒脾助运；肢体浮肿者，加泽泻10g，猪苓10g，桂枝6g，以温阳利水；兼有痰湿者，症见苔厚腻、脉滑，加党参15g，陈皮10g，半夏10g，以健脾化痰；兼有瘀血者，症见舌紫、脉涩，加丹参15g，赤芍10g，生山楂15g，以活血化瘀。

用法：水煎服，每日1剂。

（4）心肝火盛

主症：智能减退，精神恍惚，情志不畅，神情呆滞如愚，多突然加重，善忘颠倒，言语错乱，强哭强笑，声高气粗，坐卧不宁，面红目赤，心烦不眠，胸闷急躁，眩晕头痛，或伴肢体麻木不遂，语言謇涩，小便短赤，舌红尖赤，苔黄，脉弦数。

治法：平肝潜阳，清心安神。

方药：天麻钩藤饮合泻心汤化裁。天麻10g，钩藤15g，石决明30g（先下），怀牛膝15g，白芍15g，玄参15g，生龙骨30g（先下），生牡蛎30g（先下），石菖蒲10g，广郁金10g，炙远志10g，牡丹皮10g，大黄10g，黄连10g，黄芩10g，黄柏10g，生山栀10g，知母10g，炒枣仁30g，夜交藤30g，生地黄30g，淡竹叶10g。

加减：肝火亢盛，面红目赤、坐卧不安、急躁易怒明显者，加龙胆草6g，生山栀10g，赤芍15g，以清泻肝火；因水不涵木致肝阳上亢者，症见头晕耳鸣、腰膝酸软、舌红脉细者，加生地黄30g，天冬15g，山萸肉15g，以滋水涵木；肝郁气滞，忧郁多疑、胸胁胀痛者，加柴胡10g，合欢花30g，夜交藤30g，以疏肝解郁、安神定志；阳亢化风，四肢抽搐、筋惕肉瞤明显者，加潼蒺藜15g，羚羊粉0.6g（分冲），珍珠母30g（先下），以清肝、镇肝息风；大便秘结者，加大黄10g，全瓜蒌30g，枳实10g，以泻热通腑、醒脑安神；肝旺夹痰者，症见强哭强笑、语言颠倒、苔黄厚腻、脉弦滑数者，加胆南星10g，天竺黄10g，竹茹10g，以清热化痰；兼夹瘀血，舌紫暗者，加丹参15g，川芎10g，生山楂15g，以活血化瘀；伴中风半身不遂、舌强语謇者，加僵蚕10g，胆南星10g，全蝎粉2g（分冲）、鸡血藤30g，以化痰活血通络。兼心阴受损，舌红少苔、脉细数者，加麦冬15g，百合15g，柏子仁10g，以养阴安神；心烦不寐者，加茯神10g，青龙齿15g（先下），磁石30g（先下），以重镇安神；心肾不交，腰膝酸软、头晕耳鸣、舌红少苔者，加肉桂3g，五味子10g，山萸肉15g，以滋水济火、交通心肾。

用法：水煎服，每日1剂。

（5）痰浊阻窍

主症：智能减退，精神淡漠，表情呆滞，反应迟钝，默默不语，或喃喃自语，或语言颠倒，喜独自居住，精神抑郁，或强哭强笑，多寐喜卧，形体肥胖，头身困重，脘闷腹胀，痞满不适，口多涎沫，面白少华，不思饮食，或有半身不遂，口舌歪斜，言语謇涩，肢体麻木，舌体胖大，舌质淡，苔白厚腻，脉沉滑或弦滑或濡细。

治法：健脾化痰，涤痰开窍。

方药：涤痰汤化裁。人参10g，白术10g，茯苓15g，半夏10g，枳实10g，胆南星10g，竹茹10g，石菖蒲10g，广郁金12g，远志10g，甘草6g，大贝母10g，砂仁6g，川芎10g，僵蚕10g。

加减：脾虚明显，倦怠乏力、神疲懒言、食欲不振较甚者，重用人参，加黄芪30g，山药15g，神曲10g，以健脾助运；湿浊较甚，头身困重、口多痰涎、脘闷腹胀者，加藿香10g，佩兰10g，蔻仁6g，以芳香化湿；痰湿化热，苔黄腻、脉滑数者，加全瓜蒌15g，天竺黄10g，远志10g，以清热化痰；痰阻血瘀，舌紫脉涩者，加丹参15g，赤芍10g，生山楂15g，以活血化瘀；痰阻气滞，脘闷腹胀、痞满不适明显者，加木香6g，川朴10g，枳实10g，以化湿理气开窍；强哭强笑、语言颠倒明显者，用转呆汤加白芍15g，合欢花30g，炒枣仁30g，黄连6g，以疏肝解郁、清心养心；伴有中风半身不遂、舌强语謇者，加地龙10g，全蝎粉2g（分冲），鸡血藤30g，以活血通络；苔黄燥、大便秘结者加酒制大黄10g，芒硝8g（分冲）。

用法：水煎服，每日1剂。

（6）气滞血瘀

主症：智力减退，神情呆滞，语言颠倒，情绪躁扰，多言易怒，行为古怪，颜面晦暗，胸胁胀闷，失眠善忘，口干不欲饮，久病反复加重或肢体麻木不遂，时有晕厥发生，舌淡暗有瘀斑，苔薄，脉细涩。

治法：行气活血，通络宣窍。

方药：通窍活血汤化裁。麝香0.3g（分冲），桃仁10g，红花10g，当归10g，川芎10g，赤芍10g，枳壳10g，丹参15g，怀牛膝15g，香附10g，石菖蒲10g，广郁金10g，远志10g，地龙10g。

加减：病程较久或瘀斑瘀点明显者，加全蝎粉2g（分冲），蜈蚣粉3g（分冲），以搜风剔络、逐瘀开窍；瘀久血虚，症见面白少华、头晕心悸、舌淡紫者，加制首乌15g，阿胶10g（烊化）、熟地黄15g，以养血活血；兼夹痰热，苔黄腻者，加天竺黄10g，竹茹10g，胆南星10g，以清热化痰；兼夹痰湿，脘闷腹胀、苔白厚腻者，加茯苓15g，陈皮10g，半夏10g，以健脾化湿；兼有肝郁气滞，郁闷不舒、胸胁胀痛者，加柴胡10g，木香6g，佛手10g，以疏肝理气；伴中风半身不遂，舌强语謇、肢体麻木者，加全蝎粉2g（分冲），僵蚕10g，鸡血藤30g，伸筋草15g，以搜风剔络、舒筋活血。

用法：水煎服，每日1剂。

3. 药物禁忌

（1）服药期间忌饮酒：有资料表明，嗜酒者左半脑的密度小于不饮酒者，长期饮酒可导致脑组织疏松，大脑的重量下降，甚至出现脑部脱水和脑萎缩，从而诱发和加重本病。

（2）甲磺酸二氢麦角毒碱

1）忌与噻嗪类利尿药和降压药合用：噻嗪类利尿药（如氢氯噻嗪）和降压药（如利血平等）均可增强甲磺酸二氢麦角毒碱的不良反应，合用易发生意外。

2）忌饮酒和药酒：因饮酒可加重甲磺酸二氢麦角毒碱不良反应，故服甲磺酸二氢麦角毒碱期间应忌饮酒及一切含酒的药物。

（3）都可喜/萝巴新：忌与单胺氧化酶抑制药合用，如普鲁卡因制剂、利血平等与都可喜/萝巴新合用，易增强其不良反应。

（4）喜得镇

1）不宜与与吩噻嗪利尿剂和降压药合用：两者均可增强喜得镇的不良反应，合用易发生意外。

2）不宜与与药酒合用：药酒中乙醇可加重喜得镇的不良反应。

（5）都可喜：不宜与单胺氧化酶制剂合用。单胺氧化酶制剂与都可喜合用，易增强都可喜的不良反应。

（6）忌用麻黄、芒硝：麻黄、芒硝均有收缩血管的作用，可加重本病病情，故应忌用。

（7）慎用尼莫地平、长春新碱：对脑压升高的患者，应慎用上述药物，因这些药可使脑血管扩张，加重病情。

第三章　外科疾病

一、颈椎病

【概述】

颈椎病（cervical spondylopathy）系指因颈椎间盘退行性变及其继发病理改变（包括器质性改变和动力性改变）刺激或压迫邻近的神经根、脊髓、椎动脉等组织，并引起各种症状和（或）体征者。

1. 病因

颈椎病的病因与发病机制尚未完全清楚，一般认为与颈椎退行性变、颈部的急性创伤与慢性劳损、颈部炎症、先天性畸形等因素有一定的关系。目前一般将颈椎病分为颈型、神经根型、脊髓型、椎动脉型等类型。

2. 诊断要点

由于各型颈椎病受累的组织不同，各型颈椎病患者的主诉和临床表现特点自然不同。

（1）颈型颈椎病：其症状和体征局限于颈部，又称局部型颈椎病。以青壮年发病居多，绝大多数患者有长期低头工作史。主要表现为枕颈疼痛，颈肌僵硬，静息后重，活动后稍缓解。活动受限，颈部酸胀不适，并伴有相应的压痛点。少数患者可有一过性上肢麻木，但无肌力下降及感觉异常。

X 线检查可以发现颈椎的生理曲度变直或消失，颈椎椎体轻度退行性变。侧位伸屈动力摄片可发现约 1/3 的病例椎间隙松动，表现为轻度梯形变或伸屈活动变大。

（2）神经根型颈椎病：根性痛是最常见的症状，疼痛范围与受累椎节的颈脊神经分配的区域相一致。与之相伴的是该神经分布区域的感觉障碍，以麻木、感觉过敏或减弱为多见。根性肌力障碍主要表现为肌无力和肌萎缩，在手部以大、小鱼际肌及骨间肌最为明显。当有颈椎间盘突出时，可出现压头试验或臂丛牵拉试验阳性。腱反射早期活跃，后期逐渐减弱甚或消失。如出现病理反射则提示脊髓本身有损害。

侧位 X 线片可见生理前凸减小、变直甚或成"反曲线"，椎间隙变窄，病节椎体退行性变，前后缘有骨刺形成。侧位伸屈动力摄片可发现椎间不稳。

CT、MRI 检查可发现病变节段椎间盘侧方突出或椎体后方骨质增生，也可以发现硬膜囊有无压迫。如合并脊髓损害，MRI 检查尚可以看到脊髓信号改变。

（3）脊髓型颈椎病：起病缓慢，部分患者有颈部外伤史。一般先是双侧或单侧下肢出现发沉、发麻，随之出现行走困难，步态不稳，不能跨越障碍物，易跌倒。手部动作笨拙，精细动作失灵，协调性差。胸腹部可有束带感。早期感觉障碍较轻，重症时出现片状或条状感觉减退。四肢腱反射亢进，肌张力增高，Hoffmann 征阳性，可出现踝阵挛和髌阵挛，重则 Babinski 征可能阳性。

侧位 X 线片多能显示颈椎生理前凸减小、变直甚或成"反曲线"，椎间隙变窄，大多数病节椎体退行性变，前后缘有骨刺形成。侧位伸屈动力摄片可显示受累节段椎间不稳，相应平面的项韧带有时可有骨化。

CT 检查对椎体后缘骨刺、椎管矢状径的大小、后纵韧带钙化、黄韧带骨化，以及椎间盘突出的方向的判断比较准确和迅速，而且能够发现椎体后缘致压物是位于正中还是偏移，对术前评价、制订手术方案有重要意义。

MRI 的分辨力更高，能从矢状面显示多节段的颈椎、椎间盘、脊髓、前后纵韧带、黄韧带等结构，直接观察到硬膜囊是否受压。脊髓型颈椎病在 MRI 图像上常表现为脊髓前方呈弧形压迫，多平面的病变可使脊髓前缘呈波浪状。病程长者，椎管后缘也压迫硬膜囊，从而使脊髓呈串珠状。脊髓有变性者可见病变部位脊髓信号增强，严重者有空洞形成。值得注意的是，X 线片退行性变最严重的部位有时不一定是脊髓压迫最严重的部位，MRI 的定位较 X 线片更准确可靠。

（4）椎动脉型颈椎病：头颈旋转引发眩晕是本病最显著的特点，眩晕可为旋转性、浮动性或摇晃性。头痛部位主要在枕部，也可放射至两侧颞部深处，以跳痛和胀痛多见，常伴有恶心、呕吐、汗出等症。头颈部过度旋转或伸屈可诱发猝倒，反向活动后恢复正常。旋颈诱发试验阳性。

侧位 X 线片多能显示颈椎生理前凸减小、变直甚或成"反曲线"，椎间隙变窄，大多数病节椎体退行性变，前后缘有骨刺形成。侧位伸屈动力摄片可显示受累节段椎间不稳，相应平面的项韧带有时可有骨化。

DSA 检查主要用于椎动脉的观察，影像清晰，较常规的椎动脉造影效果好，但对其细小分支，尤其是椎管内行走之分支则难以判定。

【饮食宜忌】

1. 饮食宜进

（1）饮食原则

1）宜合理搭配：饮食要合理搭配，不可单一或偏食。粗细、干稀、主副食搭配，营养全面，可促进患者的康复和满足机体需要。通过饮食取得营养，才能有利于颈椎病的康复和维持身体健康。

2）宜对症进食：对症进食，是饮食疗法中的关键。如由颈椎椎体增生、骨质退化疏松等原因引起的颈椎病，应多吃鱼、鸡蛋、黑豆、黄豆、猪尾骨等补肾益精及含钙、磷丰富的食物。如颈椎病属湿热阻滞经络者，应多吃些狗肝、苦麦菜、丝瓜等清热解毒通络的食物。如属寒湿阻滞经络者，应多吃些狗肉、羊肉等温经散寒之食物。如属血虚气滞者，应多进食公鸡、鲤鱼、黑豆等食物。

3）宜补肾：中医学认为，肾主骨，肝主筋腱，肾中精气充盈，骨质才免于疏松、退化；脾血充足，筋腱才强壮有力。因此，颈椎病患者的食疗要从补肾着手。中老年人防治骨质疏松、退化，需从补肾、增加钙与磷的角度考虑。常用的补肾药物有菟丝子、枸杞子、杜仲、续断、山萸肉、桑椹子、金樱子、鹿茸、党参等。动物性食物有狗肉、羊肉、鸡肉等。豆菜类有枸杞叶、头勾菜、黑豆、黄豆等。含钙、磷较高的食物有虾皮、泥鳅、猪骨等。

　　总之，对症进食，有利于颈椎病患者的康复。

　　（2）药膳食疗方

　　1）人参 3g，粳米 50g，大枣肉 15g，白糖适量。将人参粉碎成细粉，粳米用水淘洗干净，粳米、大枣肉放入锅中加适量水，用武火烧沸，再改文火煮熬，粥成后调入人参细粉及适量白糖。每日 1 剂，温热食，连食 2~4 周。

　　2）莲子、生党参、粳米各 50g，枸杞子 15g，冰糖适量。莲子用温水浸泡，粳米、生党参、枸杞子用水淘洗净，全部原料入锅中，加水适量，用武火烧沸，改文火煮熟，加入冰糖调味即可。每日 1 剂。温热食，连食 2~4 周。

　　3）黄芪、桂圆肉各 20g，粳米 50g，白糖适量。黄芪切片，置锅中加水 500mL，煎取汁，粳米用水洗净，取黄芪液及适量水煮沸，放桂圆肉同煮成粥后加适量白糖即可。每日 1 剂，温热食。

2. 饮食禁忌

　　（1）忌饮食偏嗜：人体的阴阳是平衡的，饮食过寒、过热都会使阴阳失调而致脏腑受伤。如久食生冷寒凉会伤脾胃之阳气，导致寒湿内生，从而进一步加重颈椎病的症状。

　　（2）忌烟酒：烟酒都属刺激品。吸烟可直接刺激神经系统，过量饮酒体内会产生酒湿。酒湿阻滞经络，也会直接或间接影响到颈椎病的康复。

【药物宜忌】

1. 西医治疗

　　（1）硬膜外封闭治疗：患者侧卧，选第 7 颈椎与第 1 胸椎棘突间进行穿刺，也可移至其上一个间隙或下一个间隙；确定针在硬膜外后，先注入泼尼松龙（1%）、利多卡因各等比例的混合液 2mL，若无反应，5 分钟后再注入混合液 5~7mL。观察 15 分钟后，患者可出手术室，休息 1~2 小时后回家，一般 1 次/2 周，至多注射 3 次。

　　（2）药物治疗：维生素 B_1 20mg/次，3 次/日，或维生素 B_{12} 500μg/次，1 次/（1~2 日），肌内注射；地巴唑 10mg，3 次/日；疼痛明显者服萘丁美酮 1.0g/次，1 次/日，或双氯芬酸钠缓释胶囊 50mg/次，2 次/日。椎动脉型颈椎病，可口服血管扩张类药物，如桂利嗪，25mg/次，3 次/日；氟桂利嗪，5mg/次，1 次/晚。

　　（3）物理治疗：是治疗颈背疼痛的传统疗法，对多数患者有疗效。常用的颈部物理治疗有超短波、磁疗、蜡疗、红外线疗法，低、中频脉冲电刺激疗法等。可消炎镇痛，松解粘连，促进临床恢复。

　　（4）局部制动：急性发作期间，可用颈围领固定制动，以减轻局部无菌性炎症反应，消肿止痛。但颈围领应用时间不宜过长，以 2 周为宜，症状好转即可去除颈围领，并进行颈部练功活动，以免长期制动造成颈部肌肉萎缩、颈肌力下降，反而影响治疗。

（5）手术治疗：当颈椎病发展到一定程度，必须采用手术治疗方可中止对神经组织的损害。

2. 中医治疗

（1）辨证治疗

1）寒湿阻络

主症：因感受风寒而发病，颈项强痛，活动不利，肢端麻木疼痛，肢体酸冷，得热则舒。舌质淡紫，苔薄白，脉沉弦和沉迟。

治法：祛风除湿，除湿通络。

方药：温经除痹汤加减。桑枝 30g，豨莶草 24g，狗脊 24g，荆芥穗 12g，姜黄 12g，枳壳 12g，蜈蚣 12g，全蝎 6g，土鳖虫 15g，乌梢蛇 15g，两面针 15g，鸡骨草 20g，桂枝 12g，甘草 9g。

用法：水煎服，每日 1 剂。

2）气滞血瘀

主症：因颈部外伤而发病，颈项强痛，动则加剧，痛点固定不移，常伴肢体麻木。舌质淡红，或紫暗有瘀斑，脉弦或涩。

治法：活血理气，通经止痛。

方药：防风归芎汤加味。防风 12g，当归 12g，川芎 6g，荆芥 6g，羌活 6g，白芷 6g，细辛 3g，丹参 12g，乳香 6g，没药 6g，苏木 6g。

用法：水煎服，每日 1 剂。

3）气虚血痹

主症：颈项胀痛沉重，眩晕，头痛，膝软，耳鸣，心悸，气短，夜尿频。舌淡、苔白，脉沉细弱。

治法：益气养血，舒筋通络。

方药：黄芪桂枝五物汤加味。黄芪 15g，桂枝 6g，白芍 12g，党参 9g，白术 9g，当归 12g，茯苓 9g，木香 6g，鸡血藤 12g，红花 5g，炙甘草 3g。

用法：水煎服，每日 1 剂。

4）肝阳上亢

主症：眩晕，头痛，目赤，舌淡苔白，急躁易怒，面红，口干，便秘，尿赤。舌红、苔黄，脉弦数。

治法：平肝潜阳，活血通络。

方药：天麻钩藤饮加减。天麻 10g，钩藤 12g，生地黄 10g，杜仲 10g，牛膝 9g，生龙骨 10g，生赭石 9g，石决明 9g，桑寄生 12g，当归 9g，丹参 9g，菊花 10g，川芎 6g。

用法：水煎服，每日 1 剂。

5）痰瘀互结

主症：头颈项疼痛，头重如裹，眩晕，恶心或呕吐，纳呆，舌淡红，苔白或腻，脉弦滑。

治法：化痰祛瘀，通络止痛。

方药：温胆汤加减。半夏10g，竹茹12g，枳壳10g，陈皮10g，云苓9g，桂枝10g，白术9g，当归9g，川芎12g，白芷9g，丹参9g。

（2）验方

1）灵仙冰片散：威灵仙300g，续断60g，透骨草80g，伸筋草80g，川芎50g，白芷50g，川乌30g，冰片6g，米醋400mL。将上药为粗末装入布袋中，用米醋浸湿药袋，放入锅内蒸10分钟，取出晾至40℃~50℃，热熨颈部，1~2小时/次，1~2次/日，15日为1个疗程。

2）活血通络汤：祖师麻、千年健各20g，活马根30g，伸筋草、桂枝各10g，丹参、川芎、鹿衔草各15g，甘草5g。水煎服，1剂/日，分2次服。

3）白芍巴戟汤：当归、白芍各15g，鸡血藤30g，甘草、通草各6g，桂枝、姜黄、淫阳藿、巴戟天各10g。水煎服，1剂/日，分2次服。

4）葛根四虫散：葛根、全蝎、僵蚕、地龙、鳖甲各60g，蜈蚣30条，丹参、白芍、牛膝各30g，姜黄15g，羌活、独活、桔梗、桂枝各10g。研细末，过筛为散剂，分成45包，口服，3次/日，15日为1个疗程。

5）二灵补肾汤：葛根、熟地黄、淫阳藿、威灵仙、木瓜、白芍各30g，肉苁蓉、自然铜、川芎各15g，补骨脂、乌梢蛇各18g，全蝎、甘草各10g，蜈蚣2条，天麻12g。水煎服，1剂/日，分2次服。

6）复方龙马自来胶囊：马钱子、地龙、全蝎、蜈蚣、土鳖虫、水蛭各10g。烘干研末，0.3g胶囊分装。2粒/次，2次/日，饭后温水送服。

3. 药物禁忌

（1）止痛药忌以果汁或清凉饮料服用：果汁或清凉饮料的果酸容易导致药物提前分解或溶化，不利于药物在小肠内的吸收，而大大降低药效，而且阿司匹林、吲哚美辛等止痛药物本来对胃黏膜就有刺激作用，果酸则可加剧对胃壁的刺激，甚至造成胃黏膜出血。

（2）解热镇痛药不宜饭前服：因为阿司匹林等解热镇痛药可在胃中经过胃酸作用析出水杨酸，刺激胃黏膜引起胃肠道反应。

（3）阿司匹林、吲哚美辛

1）忌饮酒：因酒精能增加胃酸分泌，并且两者（药和酒）都能使胃黏膜血流加快，故用阿司匹林、吲哚美辛治疗颈椎病时，不宜在用药后同时饮酒，否则会引起胃黏膜屏障的损伤，甚至导致胃出血。

2）禁以茶水服阿司匹林：因茶中含有鞣酸、咖啡因及茶碱等成分，咖啡因有促进胃液分泌的作用，可加重阿司匹林对胃的损害。

3）服阿司匹林忌过食酸性食物：因为阿司匹林对胃黏膜有直接刺激作用，与酸性食物（醋、酸菜、咸肉、鱼、山楂、杨梅等）同服可增加对胃的刺激。

4）有出血倾向者禁用阿司匹林：因阿司匹林可抑制凝血酶原合成并阻断前列腺素代

谢，降低血小板黏附性，故本病患者有出血倾向者应禁忌使用，以免引起或加重出血。

（4）维生素 B_1

1）忌饮茶：因饮茶可影响维生素 B_1 的吸收而使其疗效降低。

2）忌食生鱼、蛤蜊：因为生鱼、蛤蜊肉中含有破坏硫胺素的硫胺酶（维生素 B_1 分解酶），长期吃生鱼和蛤蜊，会造成维生素 B_1 缺乏。服用维生素 B_1 治病时，应禁食这些食物，否则会降低药效。

3）忌饮酒：因酒中所含乙醇易损害胃肠黏膜，可影响维生素 B_1 的吸收，故含乙醇的食物（如酒、啤酒等）忌与维生素 B_1 同服。

4）忌与氢氧化铝凝胶同服：因维生素 B_1 与氢氧化铝凝胶合用，会由于氢氧化铝凝胶的吸附作用而减少其吸收，降低其疗效。

5）不宜与氨茶碱并用：因维生素 B_1 在碱性溶液中不稳定，故不宜与碱性药物如氨茶碱同用，以免引起化学反应，降低疗效。

6）不宜与含有鞣质的中药或中成药合用：含有鞣质的中药有五倍子、桂皮、狗脊、侧柏等，中成药有四季青片、虎杖浸膏片、感冒宁、复方千日红片、肠风槐角丸、肠连丸、紫金粉、舒痔丸、七厘散等。因为鞣质可与维生素 B_1 结合产生沉淀，不易被吸收利用，故应忌合用。

7）不宜与药用炭、白陶土同服：因为维生素 B_1 可被药用炭、白陶土吸附而降低疗效，故一般不宜同服。如必须合用，可先服维生素 B_1，2~3 小时后再服药用炭或白陶土。

8）忌与含乙醇的药物同服：因乙醇易损害胃肠黏膜，可影响维生素 B_1 的吸收，故含乙醇的制剂（如风湿酒、鹿茸精等）忌与维生素 B_1 同服。

9）慎与碳酸氢钠、巴比妥类同服：因同用可引起分解，使维生素 B_1 疗效降低或失效。但维生素 B_1 可减轻巴比妥类药物所引起的戒断症状。

10）不宜与阿司匹林并用：阿司匹林是酸性药物，其在胃中会析出水杨酸，刺激胃黏膜，引起恶心，甚至溃疡。水杨酸在碱性环境中可排泄出大部分，而维生素 B_1 也是酸性药物，如与阿司匹林同服，会使阿司匹林中析出的水杨酸蓄积致毒。这不但对治病不利，而且还会给患者带来新的病症。

（5）忌长期使用抗炎止痛药：阿司匹林、吲哚美辛、布洛芬等抗炎止痛药能比较迅速地缓解颈椎病的临床症状，减轻患者的痛苦。但本类药对病变本身却无治疗作用，长期服用，剂量需越来越大，而效果却越来越低，且有较大的副作用，会导致许多并发症，如肾乳头坏死、间质性肾炎、血压升高、贫血、消化道溃疡、肝功能损害、白细胞和血小板减少等，其危险性远远大于颈椎病本身。

（6）忌长期大量服用中药活血剂：颈椎病患者，尤其是老年颈椎病患者，不宜长期大量服用活血化瘀中药，因为长期大量服用中药活血剂可出现牙龈出血、眼球结膜出血、咯血等不同病症。这是因为所有活血化瘀中药均会影响血液黏稠度，如果大量服用，易造成出血倾向，尤其是老年人因动脉硬化，血管壁弹性差，更易出现严重的出血现象。所以，活血化瘀药忌长期大量使用。

二、急性阑尾炎

【概述】

急性阑尾炎（acute appendicitis）即阑尾的急性化脓性感染，是急腹症中最常见的病因（约占 1/4），是腹部外科常见病。

1. 病因

（1）阑尾管腔阻塞

1）堵塞阑尾腔的粪石、干结的粪块、食物碎屑、异物、蛔虫等。

2）阑尾壁曾被破坏而致管腔狭窄或粘连。

3）阑尾系膜过短而形成的阑尾扭曲，阻碍管道通畅。

4）阑尾壁内淋巴组织增生或水肿引起管腔变狭窄。

5）阑尾开口于盲肠部位的附近有病变，如炎症、息肉、结核、肿瘤等，使阑尾开口受压，排空受阻。

其中粪石梗阻最为常见，约占 1/3。梗阻为急性阑尾炎发病常见的基本因素，因此急性阑尾炎发病初期经常先有剑突下或脐部绞痛，这是阑尾管腔受阻、内压增高引起的症状。

（2）细菌入侵：也有无梗阻而发病者，其主要因素为阑尾腔内细菌所致的直接感染。

少数患者发生于上呼吸道感染后，因此也被认为感染可由血运传至阑尾。还有一部分感染起于邻近器官的化脓性感染，侵入阑尾。

（3）其他：被认为与发病有关的其他因素中有因胃肠道功能障碍（腹泻、便秘等）引起内脏神经反射，导致阑尾肌肉和血管痉挛，一旦超过正常强度，可以产生阑尾管腔狭窄、血供障碍、黏膜受损，细菌入侵而致急性炎症。此外，也有人认为急性阑尾炎发病与饮食习惯和遗传有关，认为遗传因素与阑尾先天性畸形有关。过度扭曲、管腔细小、长度过长、血运不佳等都是易发生急性炎症的条件。

2. 临床表现

（1）腹痛：多为上腹或脐周疼痛，数小时至 24 小时后转至右下腹痛，呈持续性，伴阵发性加剧。此种疼痛称为转移性右下腹痛，为本病特征性症状。少数患者起病时即为右下腹痛。

（2）胃肠道症状：恶心，或伴呕吐，程度较轻。偶有便秘、腹泻、食欲减退。盆位阑尾会有里急后重、尿频、尿痛，阑尾穿孔者有腹胀。

（3）全身症状：早期头痛、乏力，加重后出现口渴、脉速、发热、出汗，穿孔后可有畏寒、高热。出现黄疸时则可能已并发门静脉炎。

（4）右下腹压痛：麦氏点（McBurney 点）压痛有决定性诊断意义。阑尾位置变异，可在阑氏点（Lanz 点）、右上腹、左下腹固定压痛。若出现反跳痛、肌紧张、肠鸣音减弱或消失，说明阑尾化脓、坏疽或穿孔，形成腹膜炎。

3. 辅助检查

（1）结肠充气试验（Rovsing 征）：先以一手压迫左下腹降结肠区，再以另手反复按压其上端，引导气体冲击阑尾根部，出现右下腹痛时为阳性。

（2）腰大肌试验：左侧卧位后将右下肢向后过伸，引起右下腹者痛者为阳性，说明阑尾为盲肠后位，贴近腰大肌。

（3）闭孔内肌试验：仰卧位，将右下肢屈曲，内旋髋关节引发右下腹痛者为阳性，提示阑尾位置较低、靠近闭孔内肌。

（4）直肠指诊：直肠右前方压痛，触及包块者为阳性，系盆位阑尾或炎症波及盆腔。

（5）实验室检查：白细胞（10～20）×10^9/L，中性粒细胞＞0.75，尿常规基本正常，盲肠后位阑尾可见尿中少量红细胞和白细胞。

【饮食宜忌】

1. 饮食宜进

（1）饮食原则

1）半量流质饮食：术后第 2～3 日，肠功能恢复后，宜给半量流质饮食，如米汤、菜汁、果汁，每次 100～125mL，每日 6～7 次。

2）流质饮食：术后第 4～5 日宜给流质饮食，每次 200～250mL，每日 6～7 次，如鸡蛋汤、米汤、藕粉、牛奶、蒸蛋羹等。

3）半流质饮食：术后第 6～7 日，宜给半流质饮食，如面片、细面条、馄饨、鸡蛋汤、蒸嫩蛋羹等。

4）软饭与普通饮食：手术 1 周经进食半流质饮食如无不适，宜改为软饭，2 周后改为普通饮食。

（2）饮食搭配

1）香菇与荸荠：香菇能补气益胃；滋补强身、有降压调脂的功效。荸荠具有清热化痰、消滞等功效。两者搭配，具有调理脾胃、清热生津的作用。常食能补气强身、益胃消食，适用于脾胃虚弱、食欲缺乏及湿热等病症。

2）莼菜与鲫鱼：莼菜为睡莲科植物，是珍贵蔬菜之一，富含蛋白质及多种维生素和无机盐，有防癌、降压、调脂作用。与鲫鱼搭配食用，可为机体提供丰富的营养，并能和胃调中、补虚利水、消炎解毒。

2. 饮食禁忌

（1）非手术时

1）忌胀气食物：如牛奶、黄豆及其豆制品、甘薯、土豆、豌豆、荞麦面等，应忌食。

2）忌食含纤维食物：如芹菜、菠菜、大白菜、香椿、蒜苗、韭菜、韭黄、香菜、雪里蕻、冬笋、毛笋等，应忌食。

3）忌食油腻食物：如鸡汤、肉汤、羊汤、肥肉、排骨汤、甲鱼、火腿、鸽肉等，应忌食。

4）忌食发物：如狗肉、羊肉、笋干、大葱、南瓜、牛肉、辣椒、蒜苗等，应忌食。

（2）手术后

1）禁食：术后 24 小时内应严格禁食。

2）忌食粗糙食物：手术 5~6 日后忌食粗糙食物。

3）忌食发物：手术 2 周后，尽管恢复良好，已经拆线，但这段时间的抵抗力还是很弱的，炎症发生的危险依然存在。此时必须禁食狗肉、羊肉、牛肉、大葱、南瓜、香菜、熏鱼、熏肉、辣椒、韭菜、蒜苗、淡菜等。

4）忌食变质、不洁食物：被污染、变质的食物含有大量的细菌及其毒素，对胃黏膜有破坏作用，应绝对禁食。

5）忌食油腻、韧性食物：油腻、韧性食物都不易消化，食用后会加重胃的负担和胃黏膜的损伤，故应忌食。

6）忌食莜麦：莜麦甘、寒，伤胃，食后可损伤消化系统的功能，故患者不宜食用。

7）忌食炒米：《随息居饮食谱》说："炒米虽香，性燥助火。"食后会资助胃热，使病情加重，故患者不宜食用炒米。

8）忌食水芹：水芹寒、凉，伐脾败胃，容易影响脾胃的消化、吸收功能。孟诜说："热食之，亦寒气不下，甚损人胃。"故患者忌多食。

9）忌食蟹：《食鉴本草》说，蟹"性极冷，易成内伤腹痛"，多食可加重病情，故忌过多食用。

10）忌食牡蛎：牡蛎肉性偏凉，不易消化，多食、久食容易导致脾胃虚弱，故忌食用。

11）忌食蛙肉：《医林纂要》说："蛙肉生食，大寒，令人泻。"食用后可影响脾、胃、肠的消化与吸收功能，故应忌食。

12）忌食酥油：酥油甘、寒，伤阳助湿，容易影响消化系统的功能，故应忌食。

13）忌食梨：梨性凉，可致脾胃虚寒，泄泻、腹痛症状加重，应忌食。

14）忌食西瓜：西瓜寒、凉，既伤阳助寒，又含水分过多，多食会冲淡胃液，降低消化功能，故应忌食。

15）忌多食柿子：柿子虽可收敛、固涩、止泻，但性寒、凉，伤正，多食可导致腹胀不适，故忌多食。

【药物宜忌】

1. 西医治疗

（1）非手术治疗：仅限于单纯性阑尾炎早期，阑尾周围脓肿早期及手术禁忌者。应用抗生素，目前常采用头孢菌素或其他新型 β–内酰胺类抗生素与甲硝唑联合。其优点为抗菌谱更广，抗耐药菌力更强，而毒性、副作用则更少。对轻型急性阑尾炎，抗生素应用近似预防性质，可选用一般抗生素短时间应用。只有对炎症严重的患者才适合正规治疗性应用，重型阑尾炎（坏疽或穿孔性）目前主张采用第三代头孢菌素加甲硝唑联用（头孢曲松 2g，静脉滴注，每日 1 次）或用亚胺培南能收到良好效果。

（2）阑尾切除术：原则上急性阑尾炎，除黏膜水肿型可以保守治疗外，都应采用阑尾切除手术治疗，去除病灶。

（3）阑尾周围脓肿引流术：适用于无局限趋势，非手术治疗无效的阑尾周围脓肿。

2. 中医治疗

辨证治疗：

（1）瘀滞期

主症：此期病机特点主要是气血瘀滞，虽可有化热，但热象不很显著。无寒热，或仅有微热，腹部隐隐作痛，痛处拒按，或出现包块。舌质不红，舌苔薄白或白腻，脉弦或弦细。此期属急性单纯性阑尾炎。

治法：以行气活血为主，辅以清热解毒、通里攻下。

方药：阑尾化瘀汤。川楝子 15g，桃仁 10g，牡丹皮 10g，木香 10g，金银花或连翘 15g，生大黄（后下）10g。

加减：血聚成块者，加红藤 30~50g。

用法：水煎服，每日 1 剂。

（2）蕴热期

主症：此期病机特点是气血瘀滞的基础上逐渐化热，故气血淤滞与化热症状往往并见。症见发热、口干、口渴、大便秘结、尿赤，腹痛较重而拒按，舌质略红，舌苔黄或黄腻，脉弦数或滑数或洪大。此期属化脓性阑尾炎，或症状较轻的阑尾脓肿。

治法：以清热解毒为主，辅以行气活血，通里攻下。

方药：阑尾清化汤。金银花或连翘 30g，蒲公英 30g，牡丹皮 15g，赤芍 12g，川楝子 10g，生大黄（后下）15g。

加减：湿热重者可加黄连、黄芩各 9g；大便燥结者可加番泻叶 9g；湿重者可加白蔻、防风、木通、滑石等利湿药。

用法：水煎服，每日 1 剂。

（3）毒热期

主症：此期病机特点是毒热炽盛，治疗不当，容易出现变证。此期症状见壮热恶寒或不恶寒，口干渴、面红目赤，口唇焦烈，大便秘结或热结旁流，尿短赤。腹硬满而剧痛，拒按，舌质干红或绛，舌苔黄腻或起芒刺，脉弦滑数或洪大。此期包括较重的化脓、坏疽性阑尾炎，阑尾炎穿孔并发局限性或弥漫性腹膜炎，或症状较重的阑尾脓肿。

治法：以通里攻下为主，辅以清热解毒、行气活血。

方药：阑尾清解汤。金银花或连翘 30g，蒲公英 30g，败酱草 30g，冬瓜仁 30g，牡丹皮 15g，赤芍 10g，木香 10g，生大黄（后下）15g。

加减：大热、大渴者加生石膏 30g；肠结腑实者加甘遂末 1~2g。

用法：水煎服，每日 1 剂。

3. 药物禁忌

（1）氨基糖苷类抗生素：忌食酸化尿液的食物。氨基糖苷类抗生素在碱性环境中作用较强，各种蔬菜、豆制品等食物可碱化尿液，提高氨基糖苷类的疗效，而肉、鱼、蛋、乳制品与素食混合可酸化尿液，降低氨基糖苷类的疗效，故应避免食用。

（2）红霉素

1）不宜与四环素合用：因两者合用会增加红霉素对肝脏的不良反应。

2）忌过食酸性食物：红霉素用药期间不可过食酸菜、醋、咸肉、鸡肉、鱼肉与山楂、杨梅等酸性食物，否则会发生酸碱中和而降低药效。

3）头孢菌素、红霉素忌用果汁服用：果汁中的果酸容易导致药物提前分解或溶化，不利于药物在肠内的吸收，而大大降低药效。另外，红霉素在酸性液体作用下易被迅速水解，有时甚至与酸性液体反应生成有害物质。

4）忌过食海味食物：在应用红霉素期间，不宜过食螺、蚌、蟹、甲鱼、海带等海味食品，因为这些食品中富含的钙、镁、铁、磷等金属离子会和红霉素结合，容易形成一种难溶解又难吸收的物质，降低药物疗效。

（3）头孢克洛忌与食物同服：头孢克洛与食物同服，血药峰浓度仅为空腹服用时的50%~75%，故宜空腹给药。

（4）四环素类药

1）忌食含金属阳离子化合物的食品：服用四环素类药（四环素、多西环素、金霉素）期间若同时吃含钙、镁、铝、铁等金属阳离子化合物的食品（如豆制品、油条、熟制卤肉、咸鱼、海蜇、海带等），易形成不溶性络合物，妨碍药物的吸收，降低药效。

2）忌食碱性食物：因四环素与碱性食物（菠菜、胡萝卜、黄瓜、苏打饼干、茶叶等）同服，可使胃液的盐酸被中和，从而使胃液 pH 值升高，四环素的溶解性降低，进入小肠的吸收率下降，故服四环素期间应避免过食碱性食物。

3）忌饮牛奶：牛奶中含有大量的钙，可阻碍四环素吸收，故不宜同服，尤其对乳幼儿更不能用牛奶送服。

4）不宜与对肝脏有损害的药物合用：四环素类与依托红霉素、异烟肼、氯丙嗪、氯磺丙脲、保泰松、苯妥英钠、苯茚二酮、甲睾酮、辛可芬、氯噻嗪等对肝脏有损害的药物合用，可使四环素类药物对肝脏的毒性增加，故四环素类药物不宜与对肝脏有损害的药物合用，尤其对肾衰竭患者更应注意。

5）不宜与碳酸氢钠合用：四环素类与制酸药碳酸氢钠合用，可使胃液中的盐酸被中和，从而使胃液 pH 值升高，四环素类的溶解性降低，进入小肠的吸收率下降，药效降低，故四环素类药物不宜与碳酸氢钠合用。

6）不宜与铁剂（如硫酸亚铁）合用：硫酸亚铁与四环素类在消化道内易形成难容的螯合物，影响四环素类的吸收，使四环素的血药浓度下降40%~50%，故四环素类不宜与铁剂合用。如需用铁剂，两药应间隔3小时以上服用，可避免相互影响。此外，亦可停用四环素类后再服用硫酸亚铁，或改用其他抗生素。

7）不宜与含钙、镁等金属离子的药物合用：因为这类药物（如氢氧化铝凝胶、氧化锌、碳酸钙、三硅酸镁、枸橼酸铋钾等）会在消化道内与四环素类结合成难以溶解的络合物，使四环素作用减弱，故四环素类不宜与含钙、镁、铝、铋、锰、锌等金属离子的药物合用。临床上如需联用，两药的服药时间应间隔2小时。

8）不宜与双嘧达莫合用：双嘧达莫除了扩张冠状血管外，还具有对抗二磷腺苷（ADP）、降低血小板黏附与聚集、抑制血栓形成的作用。四环素类为广谱抗生素，能抑制肠道内正常菌的生长，使肠道内细菌合成维生素K的数量减少，而维生素K的减少会影响凝血酶原的合成，使凝血时间延长，故两药长期合用将会增加出血倾向。如必须联用时，应定期检查凝血酶原时间，大于14秒时应停药。

9）不宜与活性炭、硅酸银合用：活性炭、硅酸银（含活性炭、白陶土、氯化银）具有吸附作用，与四环素类合用可使其疗效降低，故四环素类药物不宜与活性炭、硅酸银合用。

10）不宜与氨非咖、氨茶碱合用：氨非咖、氨茶碱为碱性，可使四环素类疗效降低，故四环素类不宜与氨非咖、氨茶碱合用。

11）不宜与考来烯胺合用：考来烯胺为阳离子交换树脂，其受静电吸附所形成的复合物干扰四环素类在肠道的吸收，从而减弱四环素类的疗效，故四环素类不宜与考来烯胺合用。

12）不宜与复合维生素B合用：复合维生素B与四环素类合用将使四环素类的作用降低，甚至失效，故四环素类药物不宜与复合维生素B合用。

13）不宜与含有硼砂的中成药合用：硼砂为碱性，可使四环素类吸收减少，疗效降低，故四环素类不宜与含硼砂的中成药（痧气散、红灵散、行军散、通窍散等）合用。

14）不宜与牛黄解毒片合用：牛黄解毒片含有石膏，其中的钙离子能与四环素类形成络合物，使疗效降低，故四环素类药物不宜与牛黄解毒片合用。

15）不宜与含钙、镁、铁等金属离子的中药合用：这些药物有防风丸、解肌宁咳丸、橘红丸、鹭鸶涎丸、清眩丸、追风丸、明目上清丸、牛黄上清丸、黄连清胃丸、胃痛宁、舒胃丸、白金丸、女金丹等。因为这些药物含有的金属离子会与四环素类形成络合物，不易被肠道吸收，从而减弱四环素类的疗效，故四环素类不宜与含钙、镁、铁等金属离子的中药合用。

（5）头孢菌素类：参见"肺炎"。

（6）忌用对胃黏膜有刺激作用的药物：许多内服药，如阿司匹林、保泰松、吲哚美辛、磺胺嘧啶、复方新诺明、先锋霉素、洋地黄、氨茶碱、泼尼松、可的松等均有刺激胃黏膜的作用，甚至会引起胃黏膜糜烂出血，故忌用。

（7）慎用酸性药物：酸性药物可使胃酸增多，刺激胃黏膜，故应慎用维生素C等酸性药物。

（8）忌用大量祛寒药：不应一发生症状就大剂量使用祛寒药物如干姜、附子、吴茱萸等，以免造成胃火上炎而加重病情。

（9）忌用热性温补之品：因为本病由湿热之邪所引起，故患病期间，禁止使用具有温里补阳作用的药物，如红参、附子、干姜、吴茱萸、丁香、细辛、荜茇、高良姜、鹿茸、补骨脂、菟丝子、巴戟天、淫羊藿、牛鞭、仙茅、黄狗肾、锁阳、蛤蚧、肉苁蓉等；中成药，如十全大补丸、右归丸、金匮肾气丸等。

三、前列腺增生

【概述】

前列腺增生亦称前列腺良性肥大（BPH），是老年男子的常见病。男性自40岁以上，前列腺可有不同程度的增生，50岁以上才出现症状。随着我国人均寿命的增长，前列腺增生的发病率已逐渐增加，成为泌尿科和老年医学的一个重要课题。

1. 病因

BPH发生的具体机制还不明确，可能是由于间质和上皮细胞的增殖与细胞凋亡的平衡性被破坏，增殖增多而凋亡减少引起。前列腺增生的两个基本条件是增龄和有功能的睾丸，发病机制主要涉及雄激素等激素的作用、细胞凋亡、间质-上皮细胞相互作用、生长因子等方面。BPH的发生是多种因素综合作用的复杂过程。

2. 临床表现

症状取决于梗阻程度、病变发展的速度，以及是否合并感染和结石。前列腺增生未引起梗阻或轻度梗阻时可全无症状，对健康亦无影响。

（1）尿频：为早期症状。首先是夜尿次数增加，尤其是在入睡前或失眠时尿频，但每次尿量不多，因增生的前列腺局部刺激膀胱颈和三角区。夜间比较明显。随病情发展，膀胱残余尿量增多，尿频亦逐渐加重，可发展至尿滴沥、尿失禁。

（2）排尿困难：进行性排尿困难是前列腺增生的主要症状。排尿困难发展很缓慢。有时被以为是老年人的自然现象而不引起注意，患者常不能说出出现排尿困难的准确时间，可以长达十余年。轻度梗阻时，排尿费力，射程缩短，尿线细而无力，成滴沥状。

（3）尿潴留：梗阻达到一定程度时，出现膀胱残余尿。梗阻程度愈重、残余尿量愈大，逐渐发生尿潴留，继之出现尿失禁。前列腺增生的任何阶段都可发生急性尿潴留，受凉、劳累、饮酒是较常见的诱发因素。

（4）其他症状：前列腺增生合并感染时，可有尿频、尿急、尿痛等膀胱炎症状，有结石时症状更明显，并可伴有血尿。晚期可出现肾积水、肾功能不全。长期排尿困难可发生腹股沟疝、脱肛或内痔。

（5）直肠指诊：是简单而有价值的诊断方法，应列为首选。直肠指诊可触到增大的前列腺，表面光滑、质韧、有弹性，中央沟变浅或消失。

3. 辅助检查

（1）残余尿测定：残余尿测定有助于了解梗阻和排尿困难的程度并能排除尿道狭窄。

（2）超声波检查：超声波检查可以准确测量前列腺的前后、左右、上下各径，计算前列腺重量，对突出膀胱的单纯中叶肥大，而直肠指检无明显体征的病例更有帮助。亦能测定残余尿，发现膀胱结石和憩室。鉴别前列腺癌。

（3）CT检查：可发现前列腺增生的腺体部分，能将其与正常腺体区分开。

（4）膀胱镜检查：可直接看到增大的前列腺是两侧叶增大，还是中叶增大或三叶都增大。并能根据前列腺尿道的形态及膀胱膨胀程度，判断膀胱梗阻的严重程度。

【饮食宜忌】

1. 饮食宜进

（1）饮食原则

1）宜食含锌丰富的食物：锌能防止前列腺肥大。锌的作用广泛，可增强抵抗力、增进食欲、防治前列腺肥大等。年过50岁的人，常吃含锌多的食物，如南瓜子、核桃、花生、鱼、贝壳类食物、猪瘦肉、牛奶、栗子、苹果等，可预防本病。

2）宜食蜂花粉制品：服用蜂花粉及其制品，可使前列腺组织增加血液循环，减轻水肿，提高疗效，而且无不良反应。因为蜂花粉含有大量的氨基酸、微量元素和各种维生素，其中的丙氨酸、谷氨酸、甘氨酸对前列腺肥大有一定的疗效。蜂花粉能明显缩小前列腺增生组织。

3）宜食豆瓣酱：豆瓣酱是防治前列腺增生及肠癌的良药，食之可降低二者的患病率。

（2）饮食搭配

1）绿豆与黑木耳：对膀胱有热、尿道涩痛，绿豆与黑木耳煎汤饮服有防治作用。

2）绿叶蔬菜与粗粮：可保持大便通畅。

（3）药膳食疗方

1）桂浆粥：肉桂5g，车前草30g，粳米50g。先煎肉桂、车前草。去渣取汁，后放入粳米煮粥，熟后加入红糖，空腹食用，可温阳利水。

2）参芪冬瓜汤：党参15g，黄芪20g，冬瓜50g，味精、香油、盐适量。将党参、黄芪放入沙锅内，加水煎15分钟，去渣滤清，乘热加入冬瓜片，继续煮至冬瓜成食，加调料即成，可佐餐用，有健脾益气、升阳利尿之用。

3）杏梨石韦饮：苦杏仁10g，石韦12g，车前草15g，大鸭梨1个，冰糖少许。将苦杏仁去皮打碎，鸭梨切成块去核，与石韦、车前草加适量水同煮，待熟入冰糖。代茶饮，可泻肺火、利水道。

4）利尿黄瓜汤：黄瓜1个，萹蓄15g，瞿麦10g，味精、盐、香油适量。先煎萹蓄、瞿麦，去渣取汁，将药汁重新煮沸，加入黄瓜片，加调料，置冷后即可食用，可通调水道。

5）黄芪鲤鱼饮：生黄芪60g，鲜鲤鱼1条。共煮，饮汤食肉。适于中气不足之排尿困难、小腹坠胀等。

6）补肾羹：羊肾1对，葱白、生姜各10g，冬葵子500g。羊肾去筋膜切细，加葱白、生姜、水适量煮熟，调入盐、味精。加炒香冬葵子。适于肾气不足之癃闭。

7）薏苡仁与郁李仁：薏苡仁50g，郁李仁15g，同煮成粥食用。

8）通草与小麦：通草5～10g，小麦25g，同放锅内加水400mL，煮15分钟，用汁沏绿茶1～2g，分3次饮用。

9）莲花蕾与甘草：莲花蕾20g，甘草5g，同放锅内加水300mL，煮沸后加入绿茶，冷却后分3次饮用。

2. 饮食禁忌

（1）忌食发物：前列腺肥大对发物非常敏感，临床常见食用发物后出现小便不通之症。这可能因发物进入人体后，刺激机体，使已经肥大的前列腺充血、水肿而压迫尿道，产生小便淋漓不畅、排尿困难等症状。常见的发物有羊肉、狗肉、猪头肉、鲫鱼、虾、南瓜、香菜、韭菜、蒜苗等，应忌食。

（2）忌食辛辣、刺激性食物：因其可使机体湿热加重，前列腺充血肿胀，影响排尿，故应忌食辣椒、生姜等。此外，酒对本病也有很大的影响，特别是白酒，饮入后会使前列腺充血。

（3）忌食生冷食物：前列腺肥大遇热刺激会充血肿胀，而遇寒冷刺激又会收缩，导致尿液流通不利，故本病患者应忌食用生冷食物。凉菜在秋冬季节亦会导致本病发生，故在天气寒冷时，对凉拌菜等应忌食。

【药物宜忌】

1. 西医治疗

（1）药物治疗

1）选择性 α_1 受体阻滞剂

①阿夫唑嗪（alfuzosin）：为短效选择性 α_1 受体阻滞剂，每次服5mg，每日2次。

②特拉唑嗪（terazosin）：为长效选择性 α_1 受体阻滞剂，从小剂量用起，首剂服1mg，逐渐加量至5mg或10mg，每日1次。

③多沙唑嗪（doxazosin）：为长效选择性 α_1 受体阻滞剂，从小剂量用起，首剂服2mg，逐渐加量至4mg或8mg，每日1次。控释片商品名可多华，每次4～8mg，每日1次。

④坦洛新（tamsulosin）：为长效高选择性 α_1 受体阻滞剂，每次服0.2～0.8mg，每日1次。特点是改善下尿路刺激症状优于其他 α_1 受体阻滞剂，对血压影响很小。

⑤萘哌地尔（naftopidil）：为长效高选择性 α_1 受体阻滞剂，每次服25mg，每日1次，睡前服用，高龄患者首剂用量酌减，可服12.5mg。治疗BPH作用与坦洛辛相似，临床还可作为降压药使用治疗轻、中度高血压。

2）5α 还原酶抑制药

①非那雄胺（finasteride）：是目前对BPH疾病发展进程影响最大的药物，长程治疗可使前列腺体积缩小20%～30%，非那雄胺治疗作用缓慢，每次服5mg，每日1次，持续服药2～3个月方可见效，6个月后获得最大疗效，连续使用6年疗效持续稳定。

②依立雄胺（epristeride）：是一种非竞争性 5α 还原酶抑制药，每次服 5mg，每日 1 次。有报道服药 4 个月，对症状评分、最大尿流率、前列腺体积、残余尿量均有改善。

3）联合治疗：是指联合应用 α_1 受体阻滞剂和 5α 还原酶抑制药治疗 BPH。联合治疗适于前列腺体积增大伴下尿路症状的 BPH 患者，更适于 BPH 临床进展危险较大的患者。目前的研究结果已经证实，长期应用联合治疗，其临床疗效优于单一用药。

4）植物药：植物药治疗 BPH，在改善下尿路症状方面有一定的临床疗效，并且耐受性好，容易被患者接受，长期以来在国内外得到广泛应用，但其有效成分还不十分清楚，作用机制也有待充分证实。

①普适泰（prostat）：为裸麦花粉破壳提取物制药。每次服 1 片，每日 2 次，能改善症状评分和最大尿流率，减少残余尿量，有效率为 85%，但前列腺体积无明显改变。

②伯泌松（permixon）：为矮小美洲棕榈的果肉和种子中提取的固醇酯药物。每次服 160mg，每日 2 次，服用 3 个月，改善症状评分及最大尿流率的作用与非那雄胺近似，缩小前列腺体积的作用不如非那雄胺。

③通尿灵（tadenan）：为非洲果木树皮提取物制药，是一种生长因子抑制药，能改善膀胱收缩功能，用于治疗有轻、中度症状的 BPH 已近 30 年。每次服 50mg，每日 2 次，4 周后症状评分及最大尿流率均有不同程度的改善，8 周后改善率达 82% 和 53%，但前列腺体积无明显变化。

④保前列（cefasabal）：又称西发通，含有美国锯叶棕果、欧洲七叶树种子、新疆一枝黄花 3 种植物的提取物，对 5α 还原酶活性、DHT 与受体结合、炎性介质的生成均有抑制作用。一般在症状明显时每次服 2 片，每日 4 次，连续用药 1～3 个月；症状减轻后改为每次服 1 片，每日 3 次。

5）女性激素：对早期患者有一定效果，常用的有己烯雌酚，每日 2～4mg，3～4 周为 1 个疗程。雌二醇和炔雌醇的作用较己烯雌酚强，疗效较好。长期服药除胃肠道不适外，常使乳腺发胀、乳头变黑。有心功能不全者不宜长期服用。

6）α 受体阻滞剂：膀胱颈、前列腺包膜和腺体、尿道均有肾上腺 α 受体，α 受体阻滞剂可使患者排尿症状改善，尿液动力学测定有明显好转。常用的有酚苄明 5～10mg，每日 2 次，口服。

（2）外科治疗：①手术治疗；②激光治疗；③微创治疗。

2. 中医治疗

（1）辨证治疗

1）肾阳虚

主症：小便点滴不爽，排出无力，尿液清白，畏寒肢冷，腰腿酸软或冷痛，精神委顿，面色㿠白，苔白、舌质淡、脉沉细弱。

治法：温肾化气，利尿启癃。

方药：济生肾气丸（《济生方》）加减。熟地黄 15g，山药 30g，山黄肉 10g，牡丹皮 10g，泽泻 10g，茯苓 30g，附子 9g，桂枝 10g，牛膝 10g，车前子 10g（包煎），黄芪

30g，人参9g。

加减：年老体弱，肾督虚衰，精神萎靡，腰脊酸痛，加人参、鹿茸、杞子、仙灵脾、肉苁蓉、紫河车等补益精血之品；若兼有表寒，见脊背畏寒、身痛无汗、舌淡少苔、脉沉紧或浮紧，可用麻黄附子细辛汤加牛膝、车前子等，以温阳解表、利水。

用法：水煎服，每日1剂。

2）肾阴虚

主症：溺癃不爽，尿少黄赤，咽干心烦，手足心热，大便秘结，或梦遗，舌质红，或有裂纹，无苔或苔花剥，脉细数。

治法：滋养肾阴，通利水道。

方药：六味地黄丸（《小儿药证直诀》）加减。山药15g，山萸肉10g，牡丹皮10g，泽泻10g，茯苓10g，女贞子15g，旱莲草10g，龟甲10g，鳖甲10g，寸冬10g，生地黄15g。

加减：若阴虚而阳不化气，小便欲解不得，可用滋肾通关丸。

用法：水煎服，每日1剂。

3）中气下陷

主症：小腹坠胀，时欲小便，尿少不畅，时时肛坠，欲解大便，神疲乏力，气短懒言，纳食减少，苔薄白，舌质淡，脉细弱。

治法：升清降浊，化气行水。

方药：补中益气丸（《脾胃论》）加味。人参10g，黄芪30g，白术10g，当归10g，升麻6g，柴胡9g，陈皮10g，甘草5g，肉桂6g，通草10g，车前子10g，猪苓10g，泽泻10g。

用法：水煎服，每日1剂。

4）瘀结阻窍

主症：小便点滴难下，或闭塞不通，小腹胀满疼痛，或见小便不禁。舌质紫暗或有瘀斑，面色偏黑，脉细涩。

治法：行瘀散结，通利水道。

方药：抵挡丸（《证治准绳》）加减。大黄10g，当归尾12g，生地黄12g，穿山甲10g，芒硝5g，桃仁10g，肉桂5g，昆布10g，海藻10g，虎杖25g，牛膝10g，三棱10g，莪术10g，滑石20g，通草10g。

加减：若小便不通，胀闷难忍者，可加麝香少许吞服；如病久面色无华，精神不振，气血两虚加黄芪、人参等扶正之品，以助化气行水之力；尿不禁者，加缩泉丸。

5）湿热下注

主症：尿频尿急，或闭塞不通，小腹膨隆胀满；或尿少黄赤，排尿时茎中灼热；或尿血鲜红，大便秘结，舌红苔黄腻，脉滑数。

治法：清利湿热，通利小便。

方药：八正散（《太平惠民和剂局方》）加减。木通10g，车前子15g（包煎），萹蓄12g，瞿麦12g，大黄5g，栀子10g，滑石20g，夏枯草10g，昆布20g，海藻10g，丹参 30g，红花 6g，王不留行 15g。

加减：若舌苔黄腻者加苍术、黄柏、玉米仁，以加强清热化湿作用；若见心烦，口舌糜烂者，加黄连、竹叶，以清心降火；兼尿血者加白茅根、三七参，以凉血止血、活血通经。

用法：水煎服，每日 1 剂。

（2）验方

1）知柏坤草汤：知母、黄柏、牛膝各 20g，丹参 30～50g，大黄 10～15g，益母草 50g，水煎服。每日 1 剂，主治前列腺肥大。

2）化坚汤：醋炙鳖甲、生牡蛎、皂角刺各 30g，胡桃夹 6g，夏枯草、瓦楞子、穿山甲、昆布、海藻各 15g，生白芍 50g，花粉 10g，水煎服，每日 1 剂，7 日为 1 个疗程。主治前列腺肥大。于小便通畅无阻后再服 10 剂。

3）益气通关汤：黄芪 30～60g，党参 15g，白术 10g，茯苓 12g，柴胡 6g，升麻 3～6g，知母 10g，肉桂 3～6g，通草 3～6g，冬葵子 20g，石花（地衣）10g，甘草 3g，水煎服，每日 1 剂。主治前列腺肥大并发尿潴留，见有气虚证候者。

4）癃闭散：穿山甲（炒）、肉桂以 6：4 的比例制成散剂，每日 2 次，每次 10g，蜜水冲服，20 日为 1 个疗程。主治前列腺增生症。

3. 药物禁忌

（1）喹诺酮类药物

1）忌过食碱性食物：过食碱性食物（如菠菜、黄瓜、胡萝卜、苏打饼干、茶叶等）可减少喹诺酮类药物的吸收，故服喹诺酮类药物期间应避免食用。

2）忌饮茶：饮茶有许多益处，但茶叶中含有鞣酸、咖啡因及茶碱，喹诺酮类药物与茶水同服可降低药效，故一般不宜与茶水同服。

（2）服中成药忌辛辣食物：尿感宁、金钱草冲剂、金水宝与辛辣食物共用可降低疗效。

（3）特拉唑嗪

1）慎与硝苯地平、维拉帕米、普萘洛尔合用：合用可引起直立性低血压及晕厥，故有低血压病史者慎用。

2）慎用于低血压患者：特拉唑嗪过量可引起直立性低血压及晕厥故有低血压病史者慎用。

（4）酚苄明：与甲基多巴合用，双侧腰交感神经切除的患者可发生完全性尿失禁。

（5）忌用温补中药：前列腺增生症的患者常常是虚实相兼，虽多以肺、脾、肾三脏虚，气化不利为本虚，但常又合并下焦湿热、肺经湿热之表实之证，中药治疗切不可一味地温肾补虚，以致病邪留滞，加重病情。

（6）其他：某些抑制神经系统的药物，或缓解平滑肌的药物，甚至有些抗心脑血管药，均可加重排尿困难，甚至诱发尿潴留，如氯丙嗪、丙咪嗪、氨茶碱、普萘洛尔、硝苯地平、阿托品等，有的"效果"来得很快，一般在用药后 2～4 小时即可发病。

（7）忌强利尿药：前列腺增生症的患者在使用利尿药时不宜使用强效利尿药，如呋塞米、依他尼酸等，这些药常导致电解质失去平衡，进而导致尿潴留。若需使用，须改用中效利尿药，如双氢克尿噻（氢氯噻嗪）、螺内酯等。

四、骨质疏松症

【概述】

骨质疏松症（osteoporosis）是一种全身性骨骼疾病，以骨量减少、骨的微结构退化、骨强度减低、脆性增加及易于骨折为特征。它的发生一方面与年龄增长造成机体衰退有关，另一方面也与后天的营养、发育、运动、环境、种族及遗传密切相关。多发生于 70 岁以上的男性和女性。

1. 病因

在自然情况下，人的骨量在一生的变化可分为 3 个阶段，第三阶段的过度骨量减少是骨质疏松症形成的重要原因。

（1）骨量增加及储备期：自出生直到 30~35 岁，骨的容积及质量随生长、发育不断增加，到达自身的峰值水平。这是人生中骨量储备最重要的阶段，在这一阶段，如果不能达到较高的峰值水平，在老年期就容易发生骨质疏松。

（2）骨代谢相对平衡期：女性自 30 至绝经期，男性自 30 岁到 70 岁，在这一阶段，骨量的增加基本停止，甚至出现缓慢的骨量流失。该阶段，骨量基本保持相对恒定的水平。

（3）基本骨量减少期：女性绝经后，男性在 70 岁后，主要由于性激素水平的下降，骨量出现较为快速的丢失，骨量呈负平衡，出现骨质疏松的表现。

骨质疏松的影响因素较多，但遗传是骨质疏松最重要的影响因素。除此之外，女性较男性更容易发生骨质疏松，营养不良、吸烟、酗酒、长期饮用咖啡饮料、缺乏运动、长期卧床、缺乏日照、居住于高纬度地区及钙或维生素 D 摄入不足都是骨质疏松的好发因素。

2. 临床表现

老年性骨质疏松症在出现临床症状前，常有一段潜伏期，骨重量减少到骨骼不能承受日常的负荷，一般需数十年。最常见的症状和体征为：

（1）疼痛：胸腰背部疼痛最为常见。疼痛一般沿脊柱向两侧扩散，有时可放射到胸胁、臀部和下肢。久坐、久站或多行走后疼痛加重，休息后症状一般可减轻，任何增加腹内压的情况都可加重症状，如咳嗽、喷嚏和排便用力时。疼痛的主要原因是骨转换过快，骨吸收增加，在骨吸收过程中，骨小梁受损、消融及骨膜下骨皮质破坏引发骨骼疼痛。检查可见骶棘肌痉挛或有压痛，相应部位有压痛及叩击痛，累及神经根受压，可有感觉减退或过敏。

（2）畸形：脊柱后凸及身高下降，是骨质疏松症晚期患者的临床征象，大多在疼痛后出现。脊柱后凸畸形的严重程度及发生部位与多种因素有关。正常人每人有 24 个椎体。椎体大部分为骨松质组成，此部位是人体负重的主要部分，尤其是胸$_{11}$、胸$_{12}$及腰₁椎体负荷量更大。当骨质疏松症时，患者椎体内骨小梁萎缩变细、数量减少和出现微骨折，疏松脆弱的椎体受压，逐步变形。每个椎体的缩短导致身高下降。随着年龄的增长，骨质疏松程度加重，脊柱后凸的位置下降。驼背曲度加大，致使膝关节屈曲弯缩加重，影响行走。严重者肋弓与髂嵴接触，造成胸廓畸形，影响肺活量，使心肺功能受限。

3. 辅助检查

（1）血、尿钙磷含量测定：老年性骨质疏松症一般血清钙、磷无异常。若骨吸收增加，血清钙可升高；伴有骨折者，血清钙显著低于无骨折者，血清磷可显著高于无骨折者。如无骨折、血清钙偏低时，应考虑钙或维生素 D 缺乏、肾病或甲状腺功能低下等因素，应进一步寻找病因，以利于正确治疗。

（2）骨形成的生化指标测定

1）血清碱性磷酸酶（SALP）：肝和胆道系统功能正常者血清碱性磷酸酶活性可粗略代表骨形成情况。

2）骨碱性磷酸酶（BALP）：骨细胞释放的碱性磷酸酶特异性较好，可用电泳或单克隆抗体放射免疫法测其活性。

3）骨钙素（BGP）：是骨骼中含量最高的非胶原蛋白，由成骨细胞分泌，受 $25-(OH)_2D_3$ 调节。骨钙素是成骨细胞在新骨形成开始矿化时合成分泌的，其特异性效好。

4）血清 I 型前胶原羧基端前肽（PICP）：是成骨细胞合成释出前胶原纤维的细胞外分解产物。它是反映成骨细胞活动状况的敏感指标，与骨形成正相关。但老年性骨质疏松症变化不显著。

（3）骨吸收的生化测定

1）尿羟脯氨酸（HOP）：是反映骨更新的指标，其检测方法简便，但影响因素较多，如生长发育期、饮食和患有广泛的炎症。老年性骨质疏松症患者的尿羟脯氨酸变化不显著。

2）尿羟赖氨酸糖苷（HOLG）：较尿羟脯氨酸更灵敏，老年性骨质疏松症患者的尿羟赖氨酸糖苷可升高。

3）血浆抗酒石酸盐酸磷酸酶（TRAP）：由破骨细胞分泌，是反映破骨细胞活性和骨吸收的敏感指标，一般不受饮食、运动和年龄等影响。老年性骨质疏松症患者的血浆抗酒石酸盐酸磷酸酶增高不显著。

4）尿脱氧吡啶啉（D-PYR）：尿脱氧吡啶啉是骨和牙本质中 I 型胶原纤维的分解产物，是反映骨吸收和骨转换的指标，较尿羟脯氨酸更为特异和灵敏，测 I 型胶原羟基末端变联肽也可反映骨吸收。老年性骨质疏松症患者的尿脱氧吡啶啉增高不明显。

（4）X 线检查：X 线检查是基层医院的常规检查，是诊断骨质疏松症患者骨量减少的传统方法，但只能定性，不能定量。通常，在普通 X 线平片上发现骨密度下降时已有 30% ~ 50% 的骨丢失，但它可以发现引起胸、腰、背疼痛的其他原因，这一点对老年人非常重要。

（5）骨密度测定：骨密度测定为目前诊断骨质疏松症的重要手段，常用的检测方法有单光子吸收测定法（SFA）、双能 X 线吸收测定法（DEXA）、定量 CT（QCT）和定量超声（QUS）等测量方法。

【饮食宜忌】

1. 饮食宜进

（1）饮食原则

1）宜食含钙多的食物：含钙多的食物有牛奶、奶粉、牡蛎、蛋、黄豆及其制品、猪骨头汤、鱼（泥鳅）、虾、干贝等，宜多食。其次，萝卜缨、白菜、芹菜、油菜、蒜苗、韭菜、大枣、柿子、橄榄等含钙也较多，也应多食。值得指出的是，我国水产品很丰富，特别是淡水鱼的生产发展很快，淡水鱼肉钙的含量有的比海水鱼还多，而且钙在淡水鱼肉内是同蛋白质结合在一起的，更有利于消化和吸收，宜多食。

2）宜补充维生素 D：维生素 D 经太阳紫外线照射后，是促进钙沉淀骨化的重要物质，服用维生素 D 能增强肠道对钙的吸收，并使之沉淀骨化，使骨质坚实。因此，骨质疏松综合征患者宜常服维生素 D，并晒太阳。

3）宜适量补充氟：用氟化物治疗骨科疾病是近 10 年的尝试，美国等一些国家开始探索用氟化物来防治骨质疏松综合征。饮用水中含微量氟化物，有助于防治骨质疏松综合征。饮用一定量含氟水的居民，发生骨盆骨折的数量较另一组居民少一半；饮用含氟水长达 5～10 年的 70 岁以下女性，其骨骼的坚固性较没有饮用含氟水者的明显增强。因此，有学者认为，患骨质疏松综合征的患者宜适量补充氟。

4）宜食含锰的食物：骨质疏松综合征的原因之一是缺锰。美国一位篮球超级球星患了骨质疏松综合征，常出现骨折，医生分析这位运动员的血液时发现，他血液中没有锰，锌和铜的含量亦不足。这位球星在服用无机盐补充剂和改变饮食 6 周后，又生龙活虎地重返球场了。此后，科学家又对动物和人进行锰剂试验，其结果都说明，锰缺乏是引起骨质疏松综合征的原因之一。因此，骨质疏松综合征患者，在补足维生素 D、钙等的同时，也应适当多吃些含锰较高的食物。

（2）饮食搭配

1）蟹粥：鲜湖蟹 2 只，取蟹肉（带黄），待粳米粥熟时，加入蟹肉，再加生姜、醋和酱油。常服。

2）乌鸡与三七：雄乌鸡（约 500g）1 只，去毛及内脏，洗净；三七 5g，切片，纳入鸡腹中，加少量黄酒，隔水清炖，熟后用酱油蘸食。常食。

（3）药膳食疗方

1）黄豆猪骨汤：黄豆 250g，猪骨 1000g，加水 5000mL 慢火炖熟，加入姜、盐等调味品，以菜汤食之。本汤猪骨，强筋健胃，黄豆去其黏腻之味，适于骨质疏松症早期腰背疼痛，缓慢而持久；或日常饮食以防治骨质疏松症的发生。

2）羊骨大枣汤：羊骨 500g，大枣 150g。先将骨砸烂，加入水，慢火煮约 1 小时，加入大枣煮约 20 分钟，后取出，饮汤，可佐餐。本汤强筋健胃，培补脾胃。适于老年骨质疏松症，腰膝酸软疼痛、四肢乏力等症。

3）楂枣莲苡粥：山楂50g，大枣50g，莲子30g，薏苡仁100g。上四味加水煎取浓汁，去渣，后加入粳米、冰糖，文火煮粥，可频服或顿服。适于骨症疏松症脾气虚弱者，症见：胃脘不适、纳呆、饮食不馨、恶心呕吐等症。

4）何首乌粥：何首乌30g，加入1500mL水，煎取浓汁，加入龙眼肉10g，粳米100g，大枣7枚，冰糖适量，温火煲成粥。本方滋肝补肾，益气养血。方中何首乌、龙眼肉补肝肾、益精血；粳米大枣养胃益气。该粥适于骨质疏松症后期肝肾亏损，气血亏虚而见腰膝酸软乏力，爪甲不荣等症。

5）海带饮：海带9g。将海带洗净，开水冲泡，代茶饮。适于骨质疏松症患者后期出现骨质增生者。

6）黄芪茯苓猪骨汤：黄芪30g，土茯苓6g，猪骨500g。将猪骨洗净，砸碎，与黄芪、土茯苓一起放入沙锅内，加清水适量，先用武火煮沸，再改用文火煲2小时，加入调料。本汤具有补肾强腰，健脾益气之功，适于骨质疏松症患者见有腰膝疼痛、四肢乏力、纳呆、小便不利，甚见浮肿等症。

2. 饮食禁忌

（1）忌食不易消化的食物：骨质疏松症患者脾胃消化功能欠佳，脾气亏虚，胃腐熟水谷的功能下降，故不宜食用高粱面、山芋等不易消化的食物。

（2）忌偏食：各类营养物的供给应平衡补充，如骨质疏松患者不仅仅缺乏维生素D，而且亦有可能缺乏维生素 B_6、维生素 B_{12}、维生素 K 等，而这些物质的缺乏也增加了骨质疏松症发生的危险性。

（3）忌食辛辣油腻之品：辛辣之品性热属阳，进入体内易助热生火，耗伤津，使肾精更亏而加重病情，故当忌食辣椒、芥末之类。油腻过重易助长湿热，蕴阻脾胃，而影响运化功能，故忌肥肉等油腻之品。

（4）忌食糖：多食糖能影响钙质的吸收，间接地导致骨质疏松综合征，故应忌多食糖。

（5）忌蛋白质摄入过多：摄入蛋白质过多会造成钙的流失。

（6）忌饮食过咸：吃盐过多，会增加钙的流失，使骨质疏松综合征症状加重。

（7）忌饮咖啡：喝咖啡多者较不喝者易流失钙。

【药物宜忌】

1. 西医治疗

（1）钙剂：钙及维生素 D 的补充治疗是骨质疏松症治疗的基础，但它们单独应用还不能足够有效地预防和治疗骨质疏松。目前我国营养学会推荐成人每日钙摄入量为800mg 元素钙，绝经后妇女和老年人每日钙摄入应达到1000mg。足够量的钙摄入对维持骨骼的健康非常有益，可减缓骨量的流失，改善骨矿化。目前常用的钙制剂有碳酸钙、氨基酸钙、葡萄糖酸钙等，可根据情况选用。

（2）维生素 D：维生素 D 目前推荐用量为每日 400~800U。常用的制剂有维生素

D、$\alpha - (OH) D_3$ 及 $1, 25 - (OII)_2 D_3$。

（3）雌激素及选择性雌激素受体调节剂（ERT、SEMR）：激素疗法曾是缓解病症的首选方法，既可以抑制骨转换，又可以减少破骨细胞数量和抑制其活性。

常用的雌激素制剂有：

1）雌二醇制剂：17β - 雌二醇为天然雌激素中生物活性最强者，但作用时间短，不能口服，只能用皮肤贴剂或胶剂。苯甲酸雌二醇是 17β - 雌二醇的衍生物，为油剂，肌内注射用，每次 1mg 肌内注射，每 3 日 1 次。戊酸雌二醇是长效、高效的雌二醇衍生物，每次 5mg 肌内注射，每 3 周注射 1 次。环戊烷丙酸雌二醇开始每周注射 1～5mg，每周 1 次，以后每 3～4 周 2～5mg。

2）结合雌激素：是从孕马尿中提取的天然雌激素，每日剂量 0.625～3.75mg。

3）雌三醇：是雌二醇和雌酮的代谢产物，活性弱，容易从尿中排出。制剂有口服片剂、针剂等。

4）合成类固醇雌激素：炔雌醇或乙烯雌二醇是合成雌激素中活性最强的一种，活性为己烯雌酚的 10～20 倍。

5）炔雌醇三甲醚：在体内约 54% 在肝脏脱甲基变成炔雌醇，$50\mu g$/片。

（4）孕激素：孕激素（progestin）包括孕酮（progesterone）、孕二酮（pregnanedione）、甲羟孕酮（medroxy - progesterone）和左炔诺孕酮（norethindmne）等。在一定条件下，孕激素可增强雌激素的抗骨质疏松作用（孕激素本身也有较弱的抗骨吸收作用），同时又可拮抗雌激素的子宫内膜增生与乳腺增生作用，降低子宫内膜癌的危险。

（5）降钙素

1）鲑降钙素：第 1 周 50～100U，每日 1 次，肌内注射；第 2 周 50～100U，每周 3 次，肌内注射（隔日 1 次）；第 3 周至第 12 周 50～100U，每周 1 次，肌内注射。12 周为 1 个疗程。

2）密钙息：每日肌内注射 50～100U，疼痛减轻或消失后每周注射 50～100U，3 个月为 1 个疗程。喷鼻剂每日 50U，每周 5 次。

3）益钙宁：每次 10U，肌内注射，每周 2 次，一般用 4 周。如果停止用药后出现疼痛，可重复应用。

（6）双膦酸盐

1）骨膦：400mg，口服，6 个月为 1 个疗程。

2）羟乙二膦酸钠：每次 200mg，每日 2 次，午、晚餐前 1 小时各服 1 片。服药 2 周后停药 11 周为 1 个周期。停药期间需补充钙剂和维生素 D_3。

3）依膦：每次 200mg，口服，每日 2 次。服药 2 小时内，避免食用高钙食物。服药 2 周后停药 11 周为 1 个周期。停药期间需补充钙剂和维生素 D_3。

（7）氟化物

1）氟化钠：每日 40～60mg。30%～60% 的患者有效果。

2）特乐定：每日 3 次，每次 1 片，嚼碎服或吞服，最好在用餐时服用。肾衰竭及高钙血症忌用。

（8）甲状旁腺素（PTH）：目前 PTH_{1-34} 片 Foneo 已经上市，可供临床选择应用。甲状旁腺素可单独给药或与其他药合用治疗骨质疏松症，每日 20U 肌内注射，可应用 1 年，更长时间应用如何尚缺乏足够的临床经验报道。

2. 中医治疗

辨证治疗：

（1）肾精不足

主症：头昏，耳鸣，神疲乏力，腰膝酸软，腰背隐痛等。

治法：补肾益精。

方药：熟地黄 12g，首乌、补骨脂、杜仲各 15g，核桃仁 10g，鹿茸（冲）3g。

用法：水煎，每日 1 剂，分 2 次服，10 日为 1 个疗程。

（2）肾阳不足

主症：畏寒怕冷，神疲乏力，肢端发冷，腰膝酸软等。

治法：温补肾阳。

方药：山药、枸杞子、菟丝子、杜仲各 15g，熟地黄、山茱萸各 12g，鹿角胶（先煎）、当归、附子（先煎）各 10g，肉桂 6g。

用法：水煎，每日 1 剂，分 2 次服，10 日为 1 个疗程。

（3）肾阴虚

主症：腰膝酸软，五心烦热，口干舌燥，潮热盗汗。

治法：滋阴益肾。

方药：紫河车（冲）、砂仁各 6g，杜仲、牛膝、生地黄、龟甲（先煎）、天门冬、麦门冬各 15g，茯苓 20g，黄柏、人参各 9g。

用法：水煎，每日 1 剂，分 2 次服，10 日为 1 个疗程。

3. 药物禁忌

（1）钙剂

1）葡萄糖酸钙、氯化钙、醋酸钙：不宜多食植物性食物，尤其是菠菜，因为许多植物性食物含有植酸和草酸，可与钙形成不溶性钙盐降低钙吸收。

2）葡萄糖酸钙、氯化钙、醋酸钙：长期应用可致尿路结石。

3）葡萄糖酸钙：不可与两性霉素、头孢菌素、氯苯那敏、肾上腺素、碳酸氢钠、链霉素、四环素、妥布霉素联用。

（2）黄体酮：长期应用可引起子宫内膜萎缩、月经减少、乳房疼痛性肿胀。

（3）己烯雌酚

1）不宜与氨苄西林合用：氨苄西林可影响己烯雌酚的吸收而导致己烯雌酚作用降低，故己烯雌酚不宜与氨苄西林合用。

2）不宜与利福平合用：利福平能促进己烯雌酚的代谢灭活，从而减弱己烯雌酚的药效，故己烯雌酚不宜与利福平合用。

（4）甲状腺素

1）不宜与胰岛素合用：因为甲状腺素类药物如碘赛罗宁、甲状腺素等可抑制胰腺分泌胰岛素，使用胰岛素后可加速甲状腺素的代谢，从而使病情加重。

2）不宜与强心苷及口服降血糖药合用：因甲状腺素可使后者（如地高辛、氯碘丙脲、格列本脲等）的作用增强，不良反应增加，所以合用须特别注意。

3）不宜与苯妥英钠、阿司匹林合用：因甲状腺素与苯妥英钠、阿司匹林合用可使甲状腺素的作用增强，不良反应也加重，所以二者合用应慎重。

4）不宜与双香豆素合用：因甲状腺素可与抗凝血药双香豆素竞争与血浆蛋白结合，从而使后者在血浆中游离增加，抗凝作用及其毒性反应均增强，所以合用时必须减量。

5）不宜与降血脂药考来烯胺合用：因考来烯胺为阴离子型交换树脂，经静电吸附可形成复合物，妨碍甲状腺素吸收，降低甲状腺素疗效。如需合用，二者服药时间应间隔4小时以上。

五、糖尿病足坏疽

【概述】

糖尿病足坏疽（diabetic gangrene），是糖尿病最常见的慢性并发症之一，近年来其发病率呈不断增高的趋势。本病病程较长，多在5～10年以上，且患者年龄较大，起病多缓慢。本病为肢体大、中、小动脉粥样硬化和微血管病变，并伴有周围神经病变，肢体出现缺血、缺氧、坏疽、感染等。是糖尿病患者致残的主要原因之一，严重影响着糖尿病患者的生活质量和健康长寿，已引起世界各国医务工作者的广泛关注。

1. 病因

（1）患糖尿病：糖尿病足坏疽是糖尿病的常见并发症。糖尿病（DM）是一组综合征，其病因和发病机制较为复杂，至今尚未完全明了，但基于目前的认知水平，归纳起来可概括为八大因素。即遗传因素、病毒感染、自身免疫、化学毒物、胰岛素拮抗激素分泌过多、神经因素、B细胞功能和释放胰岛素（Ins）异常、Ins受体及受体抗体异常。糖尿病时胰岛素分泌和（或）胰岛素作用缺陷导致胰岛素生物活性绝对或相对不足，引起一系列糖、脂肪及蛋白质代谢紊乱，形成了血管并发症的基础。

（2）并发肢体血管病变：糖尿病并发大血管和微血管病变是糖尿病足坏疽的主要病理变化。大血管病变是指肢体大、中、小动脉硬化性狭窄或阻塞而言。微血管是指微小血管和毛细血管网，是微循环血液和组织之间物质交换的场所。糖尿病微血管病变是由基因遗传所决定的，血糖控制不好是其促发因素。微血管病变在糖尿病坏疽的发生中占有重要的地位。

（3）其他因素：高血糖、微血管病变导致的神经功能障碍在诱发和加重缺血性溃疡或坏疽中是一个很危险的因素。糖尿病患者抗感染能力低下，在肢体缺血的情况下，极易招致细菌感染，导致严重坏疽发生，甚至还会引发脓毒血症。

2. 临床表现

患者多有糖尿病的症状及体征；但亦可无明显糖尿病表现，经过相关检查显示患有糖尿病。除此之外，在肢体的表现主要有肢体缺血、神经功能障碍和感染三个方面。

其临床特点为：四肢发病，下肢病变重，上肢病变轻；常以对称性双下肢病变为主，大血管、微血管同时受累；发病缓慢，肢体缺血逐渐加重，常继发感染而成湿性坏疽。

（1）肢体缺血症状：早期患者常有肢体发凉、怕冷或怕热、麻木、疼痛，在寒冷季节或夜间加重。有的患者首先出现间歇性跛行，提示有较大血管病变引起下肢的缺血。随着病变进展，上述症状逐渐加重，间歇性跛行距离日渐缩短。当病变发展，下肢缺血进一步加重时，会出现静息痛，疼痛多发生在足趾及足的远端，平卧休息时疼痛加剧，夜间尤甚，影响睡眠。下肢下垂时由于重力作用，肢体血流量增加，可以适当缓解疼痛，因此不少患者常常强迫性坐位睡觉，导致下肢继发性水肿，又进一步加重了病情。

当肢体缺血严重时，肢端可以发生溃疡和坏疽。根据动脉阻塞与微血管病变的偏重、主次不同，坏疽的性质、程度也不同，可以分为以下几个类型。

1）以血管病变分类

①微血管病变性坏疽：临床最为常见，肢体中、小动脉病变轻，足背和胫后动脉搏动多存在。常在皮肤营养不良的基础上因外伤、皮肤干裂和感染发生溃疡和坏疽，可见于足部任何部位，深浅不等，感染严重者可诱发大面积坏疽。

②大血管病变性坏疽：由肢体中、小动脉病变引起。由于较大动脉主干闭塞，肢体缺血严重，类似于动脉硬化闭塞症，往往有较大范围的坏疽和继发感染。

③混合型坏疽：以肢体中、小动脉病变为主，微血管病变较轻，临床上以动脉硬化闭塞症的特点为主，多见于动脉硬化闭塞症病程长，糖尿病病程短者。

2）以坏疽性质分类

①湿性坏疽：占糖尿病坏疽的 72.5% ~ 76.6% ，是致残的主要原因。表现为肢体远端局部软组织皮肤糜烂，开始形成浅溃疡，继之溃烂深入肌层，甚至深达肌腱，破坏骨质，大量组织坏死腐败，形成脓腔，分泌物往往较多，周围组织红肿热痛。其病理基础是糖尿病微血管病变和细小动脉硬化。

②干性坏疽：占糖尿病坏疽的 5.9% ~ 7.5% 。表现为受累肢端末梢感觉迟钝或消失，皮肤呈暗褐色，随后出现坏死，局部皮肤、肌肉、肌腱等干枯、变黑、干尸化，甚至自行脱落。病变部分与健康皮肤之间界限清楚，多无分泌物和肢端水肿。其主要病理基础是肢体中、小动脉闭塞过程中血流逐渐中断，组织脱水干化且多无感染所致。

③混合型坏疽：占糖尿病坏疽的 18% ~ 20% 。表现为既有肢端的缺血干性坏死，又有足背、足底、小腿等处的湿性坏疽。其病理基础是微循环障碍和小动脉阻塞同时并存，且并发感染所致。

（2）肢体缺血的体征

1）动脉搏动变化：足背及胫后动脉搏动减弱或消失，如有大动脉病变可有股、腘动脉搏动减弱或消失。若病变发生于上肢，也可有尺、桡动脉搏动减弱或消失。

2）营养障碍征：皮肤干燥、蜡样改变、弹性差，皮温降低，皮色苍白或紫红，体毛稀疏或脱落，指（趾）甲生长缓慢、变形、脆裂、肥厚、失去光泽，肌肉萎缩等，并随缺血程度加重日益明显。

3）肢体位置试验（Buerge 试验）阳性：患者平卧，肢体抬高 45°，皮肤呈淡红色为正常，若皮肤很快变为苍白色或青紫色为异常。然后让患者坐起，肢体下垂，若足部恢复原来颜色时间超 10 秒，甚至延长至 45 ~ 60 秒，为阳性，提示动脉血流量减少。

4）肢端压迫试验（泛红试验）：压迫患肢皮肤数秒钟，使皮肤出现苍白瘢痕，停止压迫后 1 ~ 2 秒恢复原状者为正常，如恢复时间超过 4 ~ 5 秒为阳性，提示动脉有阻塞，组织血流量不足。

（3）末梢神经功能障碍表现：糖尿病周围神经病变表现为末梢神经功能障碍，常常是糖尿病坏疽和感染的开端，主要表现有两种：

1）对称性周围神经病变：为最早、最常见的神经病变。以四肢末端感觉障碍为主，下肢多于上肢，出现对称性的疼痛和感觉异常。感觉异常常先于疼痛出现，多从四肢末端上行，出现麻木、蚁行样、发热、怕冷或触电样感觉，并有"袜套"样感觉迟钝，即所谓"无痛足"。

2）非对称性周围神经病变：以单侧下肢损害及运动神经受累为主。由于运动神经受累，肌力常有不同程度的减退，并伴有不同程度的肌肉萎缩和疼痛，局部肢体活动受限，肢体软弱无力。

（4）感染：糖尿病患者由于存在微血管病变的病理基础，为感染提供了有利条件，轻度的外伤（包括抓痕、皲裂、挤压等）即可成为细菌侵入的途径。因局部防御功能薄弱和神经功能障碍，感染会沿肌间隙迅速蔓延，并产生大量脓液和腐败组织，形成筋膜腔高压综合征，甚至感染骨质发展成为骨髓炎。感染严重者，会引发全身性感染（脓毒血症）。常见的细菌有葡萄球菌、念珠菌、真菌等，单以厌氧菌感染引发的感染最为严重。感染可加重局部微血管病变，使皮肤细小血管栓塞而促使坏疽迅速扩展，二者互为因果。这也是糖尿病坏疽率和病死率高的又一个主要因素。

3. 辅助检查

（1）实验室检查：需检测血糖、尿糖以了解糖尿病控制情况。血液流变学检查可以了解血液黏度特别是纤维蛋白原的变化情况。若伴有感染，血象中的白细胞及中性粒细胞会不同程度增高。伴有糖尿病肾病时肌酐、尿素氮及尿蛋白会相应增高。

（2）肢体血流图：对糖尿病坏疽做肢体血流量检测，均见受累肢体血流量明显减少，一般受累肢体供血量下降约 50% 以上。

（3）甲皱微循环：所有的糖尿病肢体动脉闭塞症患者经甲皱微循环观察，均可见典型的微循环障碍表现，包括管襻模糊不清，管襻条数减少，异常管襻增多、血管断线呈团块状，以及襻周见到渗出和出血斑等。

（4）多普勒超声检查：糖尿病患者肢体中、小动脉发生病变时，应用多普勒检查，可测定动脉供血状况和阻塞部位。检查部位包括足背动脉、胫后动脉、腘动脉和股动脉等，可见血管弹性减低、内径缩小，血液流速减慢，流量减少，甚至血管腔闭塞无血流等。

（5）X 线检查：CT、DSA 等检查可以检测出动脉供血状况和阻塞部位，为糖尿病足坏疽的临床诊断、鉴别及治疗提供一定的依据。患肢踝部和足部摄片，可显示有骨质疏松，有坏疽感染存在时可见到骨髓炎等表现。

（6）肌电图检查：糖尿病足坏疽常伴有周围神经病变，肌电图电生理检查可发现运动神经传导速度减慢，神经活动电位波幅降低，并可见视神经电位和纤颤波。感觉神经传导速度也可减慢，远端较近端更为明显。

【饮食宜忌】

1. 饮食宜进

（1）饮食原则：糖尿病患者都必须进行总热量的控制。在总热量不变的前提下，宜采用高糖类（碳水化合物）饮食，糖类要占总热量的 50%～65%。食物的选择应以谷类主食为基础，其次补充薯类、蔬菜、水果等，鼓励食用含高纤维的缓慢性糖类，即摄食后血糖升高缓慢且不明显，也称"低反应型"糖类，对改善餐后高血糖有特殊好处。蛋白质的供应一般倾向于适当提高，占总热量的 15%～20% 为宜，豆类、肉、蛋、奶、鱼含丰富的蛋白质，都可选用。脂肪对人体是必不可少的，但不宜过多，以 ＜总热量的 30% 为好。宜多选用植物性脂肪，少用动物性脂肪。豆油、花生油是较好的选择。动物食品中，水产品比肉类好，牛羊瘦肉比猪肉好，里脊、臀尖比五花肉好。最好多食粗粮、蔬菜、海藻、杂豆，少食荤腥。食物的种类要丰富多样，注意粗细搭配，以粗为主。要少食多餐，少吃零食，不偏食。

许多食品对糖尿病有很好的治疗保健作用，如燕麦、莜麦、小麦、麸皮、糯米、山药、薏苡仁、芡实、魔芋、豆类及豆制品、银耳、黑木耳、黄花菜、竹笋、蘑菇、菠菜、白菜、韭菜、芹菜、卷心菜、洋葱、萝卜、胡萝卜、茭白、南瓜、苦瓜、豌豆秧、甘薯叶、紫菜、海带、枸杞子、山楂、鸡肫皮、鸽肉、蚕蛹、黄鳝等都是糖尿病患者可常食用的，可根据具体情况选用。山药健脾补肾，芋头开胃通畅，地瓜生津止渴、通便，藕调中开胃，这几种食物淀粉含量高，只含极少的植物蛋白，糖尿病患者并发肾病，尿素氮、肌酐增高时，可多加选用。另据现代研究，苦瓜有降血糖作用，南瓜有促进人体胰岛素分泌作用，黄鳝鱼中含特有物质"鳝鱼素"，可降低人体血糖，可以经常食用。

（2）食疗药膳方

1）参杞茶：红参片 3g，枸杞子 10g。一起放入有盖杯中，用沸水冲泡，加盖闷 15 分钟。代茶饮，至水淡无味，可将红参片嚼食。治疗糖尿病气虚为主，燥热不甚者。人参益气生津，枸杞子滋阴补肾，有降血糖作用，可常服。

2）芹菜汁：芹菜 500g。洗净捣烂挤汁服用。芹菜具有降血压，降血糖，降血脂作用，但是脾胃虚弱者宜少食。

3）黄精粥：黄精 10g，百合 10g，粳米 50g。共煮粥。每日 1 剂。适用于糖尿病患者口干、乏力、倦怠，或兼饮食减少者。

4）薏苡仁粥：薏苡仁 25g，山药 25g。研细末。煮粥食用。适用于糖尿病患者腹泻、食欲不振，或兼水肿者。

5）鳝鱼粥：黄鳝 50g，粳米 100g。将黄鳝、粳米放入锅中，加水适量，熬成稀粥。

为 1 日量，分 3 次服。补五脏，疗虚损。鳝鱼中含有特有物质"鳝鱼素"，可降低人体血糖，对糖尿病患者有较好的治疗作用。

6）荞麦饼：荞麦 300g，糯米粉 150g，葛根 50g，橘皮 5g，砂仁 3g，乌梅 5g。荞麦、葛根打成面粉备用。将橘皮、砂仁、乌梅用水 500mL 煎煮 20 分钟，滤取浓缩汁。将荞麦面、葛根粉、糯米粉同浓缩汁和成面团，做成小饼，放入锅中蒸熟，可代主食。适用于糖尿病患者口干、嗳气、纳呆。

7）小米饼子：小米面 500g，黄豆面 100g，蚕蛹 50g。蚕蛹烘干，研成面，与小米面、黄豆面一起加水适量，做成饼子，上屉蒸熟即成。具有和中，健脾，益肾，除烦热，止消渴，和胃安眠之功效。

8）凉拌苦瓜：苦瓜 150g。苦瓜洗净，切成片，加盐少许拌匀，5 分钟后，用清水洗过，随个人口味酌加盐、味精、醋、辣椒油或香油，拌匀即成。苦瓜清热生津，降血糖。糖尿病患者宜常食。脾胃虚寒者慎用。

9）拌海带：海带 150g。海带切丝，入沸水中烫熟晾凉，以大蒜、香油、醋、味精拌匀即成。海带泄热、祛脂、降压，含较多的食物纤维，对降低餐后高血糖有好处。胃寒者不宜多食。

10）黄芪南瓜汤：黄芪 30g，南瓜 200g。黄芪用纱布包，与南瓜同煮熟，喝汤，吃瓜。黄芪益气、补虚、降血糖，南瓜含糖量低，有补中益气，促进人体胰岛素分泌作用。糖尿病患者宜常食。气滞湿阻患者忌服。

11）菠菜根汤：菠菜根 200g，鸡肫皮 25g。煮汤食用。滋阴润燥，健脾消滞，适用于糖尿病患者食积腹胀，消化不良，呕吐反胃等。菠菜根有降血糖作用。

12）冬瓜豆腐汤：按家常法清炖食用。具清热、利水、消痰、生津、润燥之功效。肥胖的糖尿病患者可多多食用。年长者不宜多用，虚寒肾冷、久病滑泄者忌用。

13）鲤鱼汤：鲤鱼 1 条（500g），黄芪 30g，冬瓜 200g。黄芪用纱布包，按家常法炖汤，少放盐，去纱布包，食肉喝汤。黄芪补气，冬瓜利水，鲤鱼利水消肿，健脾开胃，含丰富的优质蛋白，含磷少，适用于糖尿病肾病白蛋白低、浮肿。

14）蚕蛹炒鸡蛋：蚕蛹 30g，鸡蛋 1 个。按家常法炒熟，食用。蚕蛹有降血糖、降低胆固醇作用，是糖尿病、高血脂、脂肪肝患者的较佳食品。

2. 饮食禁忌

（1）忌食甜食：糖、糖果、香蕉、甘蔗、柿子、柿饼、含糖饮料等可使血糖迅速升高，尽量避免食用。其他水果原则上要少量吃，每次约 100g，最好在两餐之间吃。血糖控制不佳时，暂时不要吃。

（2）忌辛辣油腻之物：辣椒、芥末、胡椒等辛辣之品以及肥肉、猪内脏、奶油、油炸食品可助湿化热，加重病情。坚果、瓜子类食品如胡桃、松子、粟子、花生、芝麻、花生酱、芝麻酱、桂圆干、干枣、各种瓜子等含油脂、蛋白质较多，热量亦高，尽量少吃。蛋黄、蟹子、蛤蜊、海螺、蛏子含胆固醇高，也不宜多吃。

（3）忌食豆类：糖尿病肾病患者，特别是有肾功能不全时，各种豆类是绝对禁忌的，因植物蛋白可加重肾病的发展。海鱼含磷高，糖尿病肾病患者要少吃。牛奶含磷也高，不宜多吃。补充蛋白质推荐用鸡蛋白和河鱼。

（4）忌吸烟：吸烟可引起和加重动脉闭塞，糖尿病并发糖尿病足时，继续吸烟会大大增加截肢率。故糖尿病患者要忌烟。

（5）忌饮酒：酒精本身含热量很高，不利于患者的饮食控制计划，此外，酒精还可加重动脉粥样硬化，引起酒精肝，并可掩盖低血糖症状。因此，糖尿病患者最好不饮酒。

【药物宜忌】

1. 西医治疗

（1）控制血糖

1）口服药物：目前常用的治疗糖尿病的口服药有以下几类：磺酰脲类和格列奈类促胰岛素分泌剂，其主要作用是针对 2 型糖尿病胰岛素分泌不足；双胍类和噻唑烷二酮类药物，这两类均为胰岛素增敏剂；以及 α - 葡萄糖苷酶抑制药，主要作用于肠道 α - 葡萄糖苷酶，减慢肠道葡萄糖吸收，控制餐后高血糖。应结合病情酌情选用。具体用法参见"糖尿病"。

2）胰岛素治疗

①1 型糖尿病的治疗：应用多种组合方案使机体达到接近生理状态上胰岛素分泌的两种形式，如每餐前 20～30 分钟皮下注射速效胰岛素，以控制餐后高血糖，其剂量按血糖变化及每餐量的多少进行个体化调节，有很大的灵活性。为保持基础胰岛素水平，可以早晨或睡前注射中效胰岛素（NPH）或长效胰岛素制剂。常用的强化胰岛素治疗方案是三餐前注射速效胰岛素加睡前注射中效胰岛素制剂。初始剂量为 0.5～1.0U/（kg·d），如肾糖阈值正常，可按血糖或尿糖定性估计或调整睡前、早餐前、晚餐前的 RI 用量，三餐前 30 分钟皮下注射，三餐前及睡前的剂量分别顺序是早餐前＞晚餐前＞中餐前＞睡前，每 3～4 日调整 1 次，每次调整不超过原始用量的 20%，直至获得满意效果为止。应为患者制订一个执行计划，监测血糖并按病情调整方案，以达到良好控制。

②2 型糖尿病的治疗：2 型糖尿病患者同时存在胰岛素分泌缺陷和作用缺陷，表现为第一时相分泌减弱或高峰延迟；胰岛素对葡萄糖刺激的反应敏感性降低，体内高血糖不能刺激适当的胰岛素分泌；严重者整体胰岛素分泌能力降低；胰岛素抵抗使机体对胰岛素的需要量增加。高血糖纠正后这些缺陷可以得到改善。通常，空腹血糖（FBG）小于 7.8mmol/L 者不需要胰岛素治疗。FBG 在 7.8～11.1mmol/L 者，若需胰岛素治疗可于睡前注射中效或长效胰岛素制剂以维持基础胰岛素水平。重度者（FBG ＞ 11.1mmol/L）可每日注射 2 次中效胰岛素，或加用速效胰岛素，或用预混制剂。2 型糖尿病由于有较明显的胰岛素抵抗，有时需要偏大一些的初始剂量，血糖控制后可减少，若胰岛素用量小于 0.3U/（kg·d）时提示可改为口服药物治疗。既该型病例（FBG ＞13.9mmol/L）或以上方法控制不满意时可采用强化胰岛素治疗方案治疗。老年患者用胰岛素治疗时应给予特别注意。

（2）控制糖尿病血管病变

1）药物治疗：控制糖尿病足坏疽主要是防治动脉硬化，降低血液黏度和凝固性，改善肢体血液循环和微循环。

①运用调脂药物改善糖尿病的脂质代谢异常，防治动脉硬化，包含羟甲基戊二酰辅酶 A（HMA－CoA）还原酶抑制剂、贝特类及烟酸衍生物等。

②运用降黏、去纤、祛聚、溶栓综合治疗：可改善血液流变学状态，促进侧支循环建立，改善微循环，从而减轻肢体缺血，达到防治因缺血导致的肢体坏疽。常用的药物有：前列腺素 E_1 100μg，加入 0.9% 生理盐水 250～500mL 中，静脉滴注，1 次/日，15 次为 1 个疗程；654－2 注射液 10～20mg，加入 0.9% 生理盐水 250～500mL 中，静脉滴注，1 次/日，15 次为 1 个疗程；降纤酶 5U，加入 0.9% 生理盐水 250～500mL 中，静脉滴注，1 次/日，10 次为 1 个疗程；爱维治注射液 800mg，加入 0.9% 生理盐水 250～500mL 中，静脉滴注，1 次/日，15 次为 1 个疗程。

2）股动脉注射疗法：药物动脉注射疗法是从患肢动脉注射药物，可以增加肢体血液内的药物浓度，更能发挥药物的治疗作用。根据病情可选用不同的药物治疗。

①川芎嗪注射液：40mg，加入 5% 葡萄糖溶液 20mL 内，患肢股动脉注射，隔日 1 次，10～15 次为 1 个疗程。可以扩张血管，改善肢体循环。

②丹参注射液：10mL，加入 5% 葡萄糖溶液 20mL 内，患肢股动脉注射，隔日 1 次，10～15 次为 1 个疗程。改善患肢血液循环。

③妥拉唑啉注射液：25mg，加入 0.5% ～1% 普鲁卡因 20mL 内，患肢股动脉注射，隔日 1 次，7～10 次为 1 个疗程。可以扩张血管，并有缓解患肢疼痛的作用。

④地塞米松注射液：10mg，加 654－2 10mg，加入 0.5% 普鲁卡因 20mL 内，患肢股动脉注射，每日 1 次，连用 7 次。可以扩张血管，解除血管痉挛，促进炎症消散，缓解肢体疼痛，抗过敏等。

3）手术治疗：各种动脉重建手术，也是改善肢体血液循环的有效方法。血糖过高和一些慢性并发症不是动脉重建术的禁忌证。对于糖尿病患者肢体大血管的硬化性闭塞，动脉重建术可以通过重建动脉通道，改善患肢的血液供应，从而使许多患者免于截肢。临床实施动脉重建术时，最好应用胰岛素使血糖降低到一定的程度，并且并发症和感染得到有效的控制后施行，术式的选择，则应根据临床体征，以及动脉造影、彩色多普勒超声等检查结果，明确血管闭塞的部位和范围，然后施行相应的手术。主要手术方式有血管搭桥术、血栓内膜剥落术、静脉动脉化术、腰交感神经切除术及大网膜移植术等。

（3）防治感染：患者肢体缺血营养障碍和神经功能障碍，使足部不耐任何损伤，极易发生感染，感染又促进缺血进展，最终发生坏疽，常常是导致截肢或者截趾的重要因素。所以应把合理应用抗生素，防治感染放在治疗本病的重要地位。但是抗生素不能代替手术治疗，积极有效地采用清创术驱除感染病灶，引流脓液，才能彻底地控制感染。

（4）积极治疗并发症：糖尿病并发症很多，主要有心脑血管疾病，糖尿病肾病，视网膜病变和周围神经病变等。周围神经病变引起的末梢神经功能障碍，是导致糖尿病坏疽的主要因素之一，因此积极治疗神经病变，改善神经功能，可以防止坏疽的发生。对神经性疼痛者，可以适当使用止痛药物，但需严格掌握药物的禁忌及剂量。此外，还应联合内科医师积极治疗糖尿病的其他并发症。

2. 中医治疗

（1）辨证治疗

1）阴寒型

主症：肢体明显发凉、怕冷，呈苍白色，遇冷则症状加重。舌质淡，苔薄白，脉沉迟。此型多属于疾病早期。

治法：温经散寒，活血通脉。

方药：当归四逆汤加减。当归 30g，丹参 30g，黄芪 30g，鸡血藤 30g，党参 15g，王不留行 30g，玄参 30g，赤芍 15g，郁金 15g，桂枝 10g，熟附子 10g，川牛膝 10g，甘草 10g，通草 6g，大枣 10g。

用法：水煎服，每日 1 剂。

2）血瘀型

主症：肢体明显发凉、怕冷，疼痛，肢端、小腿有瘀斑，或足呈紫红色、青紫色。舌质绛或有瘀斑，脉弦涩。此型多属病变严重缺血、瘀血期。

治法：活血化瘀，通络止痛。

方药：丹参通脉汤。丹参 30g，当归 30g，鸡血藤 30g，桑寄生 30g，川牛膝 15g，黄芪 15g，郁金 15g，地龙 15g，川芎 15g。

用法：水煎服，每日 1 剂。

3）湿热下注型

主症：轻度肢体坏疽感染，脓少，红肿，疼痛，伴有低热。舌苔白腻或黄腻，脉滑数。此型属于肢端坏疽局限者。

治法：清热利湿，活血化瘀。

方药：四妙勇安汤加味。金银花 30g，玄参 30g，当归 30g，赤芍 15g，川牛膝 15g，黄柏 10g，黄芩 10g，栀子 10g，连翘 10g，苍术 10g，防己 10g，紫草 10g，红花 6g，生甘草 10g。

用法：水煎服，每日 1 剂。

4）热毒炽盛型

主症：严重肢体坏疽感染，红肿热痛，脓多，恶臭，伴有高热、神志模糊、谵语。舌质红绛，舌苔黄燥或黑苔，脉洪数。此型属于严重肢体坏疽及感染者。

治法：清热解毒，凉血化瘀。

方药：四妙活血汤。金银花 30g，蒲公英 30g，地丁 30g，玄参 15g，当归 15g，黄芪 15g，生地黄 15g，丹参 15g，川牛膝 12g，连翘 12g，漏芦 12g，防己 12g，黄柏 10g，黄芩 10g，贯众 10g，红花 10g，乳香 3g，没药 3g。

用法：水煎服，每日 1 剂。

5）脾肾阳虚型

主症：肢体发凉，全身畏寒怕冷，腰膝酸软，乏力倦怠，胃纳或退。舌质淡，脉沉细。此型属于坏疽愈合期或恢复期。

治法：温肾健脾，活血化瘀。

方药：补肾活血汤。熟地黄 30g，桑寄生 30g，当归 15g，鸡血藤 15g，丹参 30g，川续断 15g，川牛膝 15g，红花 12g，破故纸 15g，茯苓 15g，白术 10g，仙灵脾 10g，狗脊 15g，陈皮 6g，山药 10g。

用法：水煎服，每日 1 剂。

（2）验方

1）熏洗疗法：利用中药煎汤熏蒸和浸洗患肢，在周围血管疾病的治疗中已广泛应用。但糖尿病动脉闭塞症患者由于周围神经病变，局部感觉障碍，所以要严格控制水温，以不烫手为宜，避免水温过高而烫伤。对于坏疽正处于进展阶段或干性坏疽已稳定者，不宜应用熏洗疗法。

2）湿敷法

①马黄酊湿敷：具有清热解毒、消肿止痛的作用。可以消除炎症，减轻疼痛，控制感染扩展。用于溃疡、坏疽继发感染，周围炎症明显、疼痛剧烈者。

②抗生素湿敷：可以抑制细菌生长，减轻局部组织水肿，控制感染。适用于坏疽继发感染，经清创引流后的创面覆盖和保护。抗生素的选择需根据脓液培养加药敏试验结果确定，并经常更换，避免产生耐药性。

3. 用药禁忌

（1）口服降血糖药

1）忌与鹿茸、甘草及其制剂合用：由于鹿茸、甘草及其制剂含有糖皮质激素样物质，可使血糖升高，如与胰岛素、格列本脲、苯乙双胍等合用时，可发生拮抗作用，降低降血糖药的疗效。

2）禁与普萘洛尔合用：普萘洛尔阻滞 β 受体抑制糖原分解，合并用药可加强降血糖药（如甲苯磺丁脲、格列本脲、苯乙双胍）的降糖效应，结果导致严重低血糖。

3）不宜与利尿药合用：噻嗪类利尿药（如氢氯噻嗪等）能直接抑制胰岛 B 细胞的功能，使血浆胰岛素水平下降，血糖升高，与口服降血糖药（氯磺丙脲）、格列齐特、苯乙双胍合用有药理性拮抗；其他利尿药，如依他尼酸、呋塞米亦可使本类药的降血糖作用减弱。

4）不宜与含有乙醇的中成药合用：因乙醇为药酶诱导剂，能使肝脏药酶活性增强，使磺酰脲类降血糖药如氯磺丙脲、双胍类降血糖药（苯乙双胍）代谢加快，半衰期缩短，药效降低。故本类药不宜与含乙醇的中成药（如风湿骨痛酒、豹骨木瓜酒、虎骨酒、国公酒等）合用。

（2）磺酰脲类降血糖药

1）不宜与氯霉素合用：氯霉素为肝药酶抑制药，能抑制肝脏微粒体内药酶的活性。当氯霉素与甲苯磺丁脲合用时，可使后者的代谢减慢，半衰期延长，增强甲苯磺丁脲的作用和不良反应。故两药合用须根据患者血糖水平调整剂量，否则可能致低血糖性休克。

2）不宜与异丙嗪合用：异丙嗪能使磺酰脲类的作用降低，疗效减弱。故磺酰脲类降糖药物（如甲苯磺丁脲、氯磺丙脲、格列齐特等）不宜与异丙嗪合用。

3）不宜与双香豆素等抗凝血药合用：由于磺酰脲类降血糖药（如甲苯磺丁脲）的血浆蛋白结合率较强，可置换血浆蛋白中结合的双香豆素，从而增加游离双香豆素的血药浓度，加强抑制凝血酶原和凝血因子Ⅶ、Ⅳ、Ⅹ在肝中的合成，提高抗凝血作用。另外，双香豆素有酶抑作用，可抑制甲苯磺丁脲等药的代谢，使其半衰期从原来的 4.5 小时延长到 18 小时。因此一般应避免合用，若确需合用。应按血糖水平和血液凝固时间调节两药剂量。另外，醋硝香豆素、双香豆素亦有类似作用。

4）不宜与利福平合用：利福平具有药酶诱导作用，合用可降低降血糖药的血药浓度，使其疗效减弱。

5）不宜与吩噻嗪类药物合用：甲苯磺丁脲等噻嗪类降血糖药与吩噻嗪类药物（如氯丙嗪、奋乃静等）合用能引起黄疸及肝功能异常，故两药不宜合用。

6）不宜与甲状腺素、胰高糖素合用：由于后两者均能使血糖增高，使降血糖药（如苯甲苯磺丁脲）的降血糖作用减弱。

7）不宜与苯妥英钠合用：因为苯妥英钠能提高血糖含量，从而减弱磺酰脲类降血糖药如甲苯磺丁脲的效力，偶尔可引起高渗性非酮症性昏迷，这可能与苯妥英钠能抑制胰岛素的分泌有关。

8）忌与异烟肼合用：磺酰脲类降血糖药（如甲苯磺丁脲等）与异烟肼合用，易引起高血糖及尿糖症。

（3）甲苯磺丁脲

1）慎与氯贝丁酯合用：氯贝丁酯能与甲苯磺丁脲竞争性与血浆蛋白结合，把后者从结合部位置换出来，从而增强其作用和毒性，故并用时应予注意。

2）忌与烟酸、雄性激素合用：烟酸、雄性激素（甲睾酮等）可降低甲苯磺丁脲的作用，故两者不宜同用。

3）忌与巴比妥类药物合用：巴比妥类药（如苯巴比妥、戊巴比妥、司可巴比妥等）与甲苯磺丁脲合用，可降低其活性。

（4）格列吡嗪：忌与肾上腺素合用。格列吡嗪与肾上腺素合用，使其降血糖作用降低。

（5）格列喹酮片：忌与拟交感神经药、烟酸合用。因拟交感神经药（如麻黄碱、异丙嗪等）及烟酸与格列喹酮合用，可减弱疗效。

（6）双胍类降血糖药

1）不宜与抗凝血药物合用：双胍类降血糖药（如苯乙双胍）与抗凝血药如双香豆素等合用，会置换血浆蛋白结合的双香豆素，从而使抗凝血作用增强，导致出血倾向，故应避免合用或慎用。

2）苯乙双胍不宜与四环素合用：与四环素合用易引起乳酸性酸中毒，故应避免合用。

（7）阿卡波糖：不宜与抗酸药、考来烯胺、吸附剂、消化酶同服。抗酸药（碳酸氢钠、氢氧化铝等)、考来烯胺、肠道吸附剂 (药用炭、枸橼酸铋钾等)、消化酶制剂 (胃蛋白酶合剂、多酶片等) 与阿卡波糖同服,均有可能降低其降血糖作用。

(8) 慎用保泰松及水杨酸类、磺胺类、四环素类药物:泰松可延长磺酰脲类降血糖药物的生物半衰期,水杨酸类药物可增强其降血糖作用,从而促使发生低血糖反应。另外,磺胺类、四环素类等也有类似作用,应慎重使用。

(9) 慎用 β 受体阻滞剂:普萘洛尔等 β 受体阻滞剂可引起糖及脂质代谢紊乱,心功能差的患者使用易发生心功能不全,故有窦性心动过缓、房室传导阻滞及糖尿病下肢动脉阻塞性病变者均应禁用。

(10) 慎用糖皮质激素:如泼尼松、氢化可的松等能升高血糖,对抗胰岛素制剂及磺酰脲类药物的降血糖作用。因此,在治疗糖尿病时应慎用糖皮质激素,以免影响降血糖药物的疗效。

(11) 并发酮症酸中毒者禁用苯乙双胍:苯乙双胍降血糖的作用主要是促进脂肪组织摄取葡萄糖,使组织中无氧酵解增加。但由于苯乙双胍在代谢中产生大量乳酸,可引起严重的乳酸性酸中毒,充血性心力衰竭、肝肾功能不全者尤为危险。故糖尿病酮症酸中毒和急性感染时禁用格列本脲、苯乙双胍。

(12) 其他:1 型糖尿病患者要用胰岛素,忌用磺脲类降糖药,不可单独使用双胍类、糖苷酶抑制剂等其他降糖药。2 型糖尿病患者在伴有酮症酸中毒、昏迷。严重感染、重大手术等应激情况时,忌用口服降糖药。

(13) 糖尿病患者合并肝、肾功能不全时:要用胰岛素,口服降糖药可加重肝、肾功能衰竭。糖尿病肾病患者使用格列本脲还可引起严重的低血糖,有时可导致死亡。

(14) 忌用肾毒性药物:糖尿病以阴津亏虚,燥热内盛为主要病机,因此治疗当用滋阴润燥,清热生津之品,特别在疾病的早中期,附子、肉桂、干姜、制川乌、制草乌、鹿茸等湿热壮阳药物不可轻用。糖尿病后期,特别是合并肾病时,患者以阳虚为著,苦寒药如黄连、黄柏、大黄、苦参、龙胆草、木通。防己、马兜铃等损阳、劫阴、伐胃一般不用。特别是木通、防己、马兜铃可导致肾功能衰竭,应禁用。氨基糖苷类、新霉素、两性霉素等许多肾毒性药物禁用于糖尿病肾病患者。

六、动脉硬化闭塞症

【概述】

动脉硬化闭塞症 (arteriosclerotic obliterans, ASO) 是常见的慢性肢体动脉闭塞性疾病。本病多见于 40 岁以上的中老年人,男性多于女性。近年来随着我国人民生活水平的不断提高和饮食结构、习惯的变化,本病的发病日渐增多。据有关调查资料对 60 岁以上老年人抽样调查结果显示,动脉硬化闭塞症的发病率高达 79.94%。肢体动脉硬化闭塞症是全身性动脉粥样硬化在肢体的局部表现,常并发冠心病、高血压病、脑血管病和糖尿病等,病残率和致死率较高。严重危害人类身体健康和生活质量。

1. 病因

(1) 老龄:动脉硬化闭塞症的发病基础是动脉粥样硬化。在青年时期,动脉粥样硬化病变较轻，随着年龄的增长而逐渐加重。老年人动脉发生退行性病变，内膜不断受到损害，内皮细胞屏障功能降低，抗凝物质减少，促凝物质增多，故容易发生动脉硬化闭塞症。所以临床上多发生于50岁以后的中、老年患者。国内外一般把40岁以后的年龄作为诊断动脉硬化闭塞症的依据。

（2）性别：动脉硬化闭塞症的患者，男性明显多于女性，比例约为8∶1。发病年龄女性比男性晚10年左右，这可能与雌激素保护血管的作用有关。男性总胆固醇50～60岁达到峰值，而女性峰值年龄为60～70岁，绝经期之后女性的低密度脂蛋白胆固醇才开始升高，动脉硬化闭塞症的发病率也随之增高。

（3）高脂血症：国内外一致认为，动脉粥样斑块的发生与摄取过多饱和脂肪有关，食物中过多的饱和脂肪可使血中胆固醇增高，而含饱和脂肪最多的食物主要为动物脂肪及肉类。欧美国家人民的膳食内脂肪含量很高，所以动脉硬化闭塞症的发病率极高。近年来，我国随着经济的振兴，生活的好转，动脉硬化闭塞症的发病率日渐增多。

（4）吸烟：长期吸烟被认为是引起动脉硬化闭塞症的主要发病原因之一。在动脉硬化闭塞症患者中吸烟者占80%以上。烟草中的化学成分有4000多种，对心血管系统有多种病理生理作用。吸烟使交感神经兴奋，肾上腺素、去甲肾上腺素和5-羟色胺等血管活性物质增多，引起血管痉挛和内皮细胞损伤。CO与血红蛋白结合，降低血液携氧能力，尼古丁含量增加，这些作用均能促进动脉粥样硬化的发生与发展。

（5）高血压：大部分学者认为高压血流对动脉壁产生张力性、机械性损伤，内膜的屏障作用逐渐降低，动脉壁结构遭到破坏，为粥样斑块形成创造了条件。认为高血压是动脉硬化闭塞症发病的重要因素之一。

（6）感染：近些年来，感染因素在动脉硬化闭塞症发病中的作用引起许多学者的兴趣，经过大量的研究工作，认为感染是动脉硬化闭塞症的一个致病因素。其中对肺炎衣原体（Cpn）和人巨细胞病毒（HCMV）的研究较多，导致动脉粥样硬化的机制可能有以下几方面：①血管内皮细胞、平滑肌细胞、血中单核巨噬细胞等受感染后引起血管壁细胞功能减退；②受感染的内皮细胞、平滑肌细胞表面表达抗原性，通过免疫应答导致局部内膜损伤；③受损的内皮、平滑肌细胞释放毒性成分，改变血管通透性，促进血栓形成；④形成免疫复合物沉积在血管壁，激活补体进一步损伤血管内膜；⑤影响脂质代谢，造成血脂大量堆积，并可促进平滑肌细胞增殖，增加凝血因素有利于血栓形成。

（7）遗传：临床上家族性患病非常多见，认为可能是因为常染色体显性遗传所致的家族性高脂血症，成为这些家族成员患动脉硬化闭塞症的原因。

（8）微量元素：有人认为动脉硬化闭塞症的发生与微量元素有关，如铬、锰、锌、钼、硒摄入量太少，铝和钴等摄入量过多可发生本病。

（9）其他：此外，纤维蛋白原增高，肥胖，高血糖，维生素C缺乏，抗原—抗体结合形成的免疫复合物，动脉壁酶活性降低，血管通透性增加，交感神经兴奋，精神紧张和情绪激动等均是发生动脉硬化闭塞症的因素。

2. 临床表现

动脉硬化闭塞症多见于 40 岁以上的中老年人，主要发生在下肢，上肢比较少见。病变部位常见于主动脉、髂总动脉、股动脉、胭动脉等，由于主干动脉血管发生狭窄或闭塞造成肢体远端供血不足而产生缺血为主的临床症状。其具体表现取决于肢体动脉闭塞的程度、范围和速度，以及侧支循环建立的状况。常有高血压病、糖尿病、高脂血症、偏瘫和冠心病等既往病史。

（1）慢性缺血表现

1）间歇性跛行：患者在行走一段路程后，出现下肢疼痛症状，止步休息 3～5 分钟后疼痛即可缓解，可继续行走，但当行走上述路程后肢体疼痛又复发。以上症状称作"间歇性跛行"，是肢体慢性动脉供血不足的典型表现。疼痛的范围和性质与动脉病变的部位有关。以小腿部位为主，也有患者表现为股部和臀后部酸胀、疲累感。

2）静息痛：由于在静息状态时人体血液循环变缓慢，因此患肢的缺血程度相对加重，于是产生疼痛，称为"静息痛"。这种疼痛多在患者平卧后 10～15 分钟出现，初在足趾，尔后逐渐扩展至足底和足踝部，为针刺痛或烧灼痛，令人难以忍受。静息性疼痛可呈持续性，不但在晚间平卧时感觉疼痛，而且在白天也感到疼痛，这是由于局部组织严重缺血、缺氧，发生缺血性神经炎所致。

3）怕冷发凉：患肢怕冷发凉，其严重程度取决于患肢局部缺血程度，在主干动脉狭窄的同时，有较丰富的侧支循环建立，肢体远端血液循环尚好，故怕冷发凉的症状不明显。但随着病情发展，肢体缺血比较明显时，患肢则始有怕冷发凉的症状，并有麻木感觉。

4）营养障碍症状：随着动脉闭塞程度的不断加重，肢体出现营养障碍性改变。患肢皮肤变干燥、脱屑，菲薄而光亮；出汗减少或完全停止出汗；趾背、足背及小腿部汗毛稀疏或脱光；趾甲生长缓慢，长期不用修剪，变干燥，坚厚，嵌甲畸形；小腿肌肉萎缩而变细变瘦。

（2）急性缺血表现：动脉硬化闭塞症虽然主要是慢性疾病，但因有动脉粥样斑块、动脉纤曲，高脂血症和血液高凝状态等有利于血栓形成的多种因素，所以血栓形成或栓子脱落引起肢体远端急性缺血的机会较多，临床表现有 3 个特点：一是过去肢体缺血症状不明显，突然发生动脉血栓栓塞而出现肢体远端急性缺血症状；肢体剧烈疼痛，皮肤苍白，温度降低，感觉和运动障碍等。二是患者原有下肢慢性动脉缺血的表现，因有新的血栓形成或栓塞，致使病情突然加剧，出现剧烈疼痛，皮肤苍白、发花，肢体冰冷和感觉丧失等症状。此两种情况病情都比较严重，很快便可出现肢体大面积坏疽，须施行高位截肢手术；另一种情况则是当微小栓子脱落引起指（趾）小动脉栓塞时，发生"白指"或"蓝指症"，重则发生手指、足趾溃疡或坏疽。

（3）主要体征

1）动脉搏动减弱或消失：根据动脉搏动减弱或消失的部位，临床上可以粗略地判断动脉病变的部位和范围。如系双侧股动脉搏动减弱或扪不到跳动，说明病变部位在主 - 髂动脉；若是一侧股动脉有跳动，另一侧减弱或消失，则证明病变在髂 - 股动脉处；股 – 腘动脉病变时，则腘动脉、胫后动脉及足背动脉搏动都有减弱或消失。

2）皮温降低：患侧肢体皮肤的温度降低，而且病情越重越明显，通过两侧肢体对比检查或自肢体近侧逐渐移向远侧的方法，可以查出手感皮温改变的范围。当髂动脉发生闭塞时，则自大腿近侧以下皮肤温度降低；股动脉闭塞时，大腿下 1/3 以下皮肤温度降低；腘动脉闭塞时，则小腿部以下皮肤温度降低，足部通常冰凉。

3）血管杂音：在狭窄动脉区可以听到收缩期血管杂音，这是闭塞性动脉硬化症所具有的一个早期体征。血管杂音的性质与动脉狭窄程度有关，即狭窄越严重则杂音音调越长，并多伴有震颤。音调短而不清者不能说明动脉有明显的狭窄。

4）溃疡与坏疽：疾病发展至晚期，由于肢体严重缺血、缺氧而发生溃疡或坏疽。溃疡常因轻微的损伤而引起，好发于肢体的远侧部位，如趾端、甲沟处、足跟或小腿下 1/3 胫骨前缘等处。坏疽多先自趾部开始，逐渐向上扩展，常到达足背乃至踝关节附近。

3. 辅助检查

（1）实验室检查：血脂测定及脂蛋白测定可以发现胆固醇、三酰甘油增高和（或）低密度脂蛋白、极低密度脂蛋白增高而高密度脂蛋白降低。在肢体坏疽感染时，常有白细胞总数和中性粒细胞增加，久病身体虚弱继发贫血者，可有血红蛋白、红细胞下降。血糖、尿常规检查可及时发现糖尿病。

（2）X 线检查：肢体 X 线平片，可见有不规则串珠状钙化斑点，同时胸部 X 线平片可见主动脉弓凸出及其动脉壁有条状钙化影。足部有坏疽或溃疡时，X 线平片可显示骨质疏松、骨髓炎、骨破坏。

（3）动脉血管造影或数字减影血管造影：血管造影显示动脉闭塞的解剖部位和范围，临床价值很大，特别是对手术适应证和手术方法的选择均具有决定意义。

（4）心电图检查：可证实有无冠状动脉受累情况。

（5）其他检查：如血液流变学检查、微循环检查、超声多普勒血管检测、光电肢体容积检查、心功能检查、电子计算机 X 线断层扫描等检查，对周围血管疾病的诊断，特别是对动脉硬化闭塞症的诊断、鉴别诊断、判断病情及临床疗效具有一定价值。

【饮食宜忌】

1. 饮食宜进

（1）饮食原则

1）宜合理膳食：基本要求：①控制总热量。达到热量的摄入与消耗平衡，避免肥胖。②采用低脂饮食。严格控制胆固醇和饱和脂肪酸的摄入。适当增加不饱和脂肪酸的摄入。动物性脂肪含饱和脂肪酸多，可升高血脂；植物性脂肪含不饱和脂肪酸多，有利于降低血中胆固醇。③采用低动物蛋白饮食。有研究证实动物性蛋白的摄入量与高脂血症、冠心病的发病率呈正相关。④低糖饮食。蔗糖（白糖、红糖）、果糖可升高血脂。⑤多用富含纤维素和维生素的食物。⑥少吃盐，多食醋。在日常生活中，许多食物具有降脂作用，如大豆及其制品富含不饱和脂肪酸、维生素 E 和卵磷脂，三者均可降低胆固醇，并具有减肥和预防动脉硬化的作用。又如玉米含丰富的钙、镁、硒等矿物质以及卵磷脂、亚油酸、维生素 E，具有很好的降胆固醇作用。鱼类含有多种人体必需的不饱和脂肪酸，其降脂作用是植物油的数倍，对中老年人的心血管有良好的保健作用。其他如牛奶、鸡蛋、燕麦、荞麦面、大蒜、洋葱、黄瓜、芹菜、韭菜、茄子、空心菜、香菇、生姜、海带、魔芋、茶叶、菊花、山楂等者有明确的降脂减肥功效，可多食用。

2）宜食含微量元素食物：摄入微量元素，如钙、锰、镁、铬、钒等，对心脏功能有益。

3）宜食含水溶性纤维素的食物：可降低人体的胆固醇含量，对于防治冠心病有非常重要的意义。含水溶性纤维素的食物有柠檬、大麦、燕麦、大豆和豌豆等，其中以燕麦和大豆中的含量最高。

4）宜食含铜食物：微量元素铜的充分供应可明显减少冠心病的发病。一般成人每日从食物中应摄入铜 2mg。但从目前普遍情况来看，有 75% 的人每日从饮食中只摄取正常需要量的一半，有些地区每日摄取量仅为 0.8mg。含铜丰富的食物有牡蛎、向日葵籽、核桃仁和果仁等。

5）宜食酸奶：酸奶是经过发酵的牛奶，不仅含有牛奶的营养素，而且胆固醇含量很低，每 100g 酸奶仅含胆固醇 12mg，是鸡蛋胆固醇含量的 1/57，是鸡蛋黄胆固醇含量的 1/142。

6）宜食大蒜油：医学家曾做过试验，选择 20 名身体健康者每日服用一定量的大蒜油，6 个月后检验发现血清胆固醇平均下降了 17%。在另一组研究中，医生把 62 名冠心病患者分为 A、B 两组，A 组每日服用一定量的大蒜油，B 组则不服用。8 个月后，A 组患者的病情普遍减轻，动脉粥样硬化程度下降，血清中对心脏有保护作用的高密度脂蛋白胆固醇升高，对心脏不利的低密度脂蛋白胆固醇下降。而 B 组则几乎没有什么变化，证明大蒜油对冠心病有独特的疗效。为了减少大蒜的气味，可先用开水浸泡几分钟，待刚烫透心时食用，就能减少其气味。

（2）食疗药膳方

1）山楂茶：生山楂片（干品）15g，菊花 5g，枸杞子 10g，草决明 5g，细茶 3g。沸水泡开，不拘时饮。消食开胃，补肾，清肝，明目，通便，降血脂，降血压。宜常服。

2）西红花茶：西红花 1g。温冰泡，代茶饮。活血解郁，降脂。可常服。

3）银杏叶茶：银杏叶 5g。水泡，代茶饮。活血，降压，降脂。可常服。

4）荷叶茶：荷叶 5g。沸水泡开，代茶饮。解暑，清热，散瘀，降脂。夏季可常服。

5）酸枣仁饮：酸枣仁 15g，女贞子 10g。水煎服。补肾，安神，降脂。适用于睡眠较差者。

6）燕麦粥：燕麦片 50g。煮粥常服。有健脾，降压，降脂之功效。

7）芹菜粥：芹菜 100g，粳米 50g。芹菜洗净切碎，与粳米共煮粥，宜常食。适用于胆固醇增高、高血压。

8）荞麦面条：荞麦面条、油菜、香菇适量。按家常法做。宜常食。消食，下气，降血脂。脾胃虚寒、体弱者不宜用。

9）茵陈蒿蒸炒面：茵陈蒿、炒面适量。先将茵陈蒿（鲜品）用开水烫，去除苦味，与炒面拌匀，蒸熟吃。茵陈清热利湿，利胆消炎，降血脂。适用于高脂血症兼脂肪肝、肝炎、肝硬化者。

10）清炒海带丝：海带250g，醋30mL，香油、酱油、姜、葱各少许。先将海带泡发，切丝备用。坐锅加适量植物油烧热，下葱、姜炒片刻，再放入其他调料，加少许水，放入海带丝炒熟，作菜肴常食。海带利水泄热，祛脂降压，适用于高脂血症、高血压。

11）木耳豆腐汤：木耳5g，豆腐100g。加调料、水适量，炖汤，常食。和脾胃，消腹胀，降血脂。

12）炒洋葱：加少许植物油清炒，宜常食。洋葱健脾胃，降血脂，降血压，抗衰老。生、熟吃均可。

13）凉拌琼枝：琼枝（石花菜、凉粉菜）100g。琼枝洗净，去杂，加适量水熬成胶冻状。加姜、醋拌食。清热、消炎，降血脂。脾胃虚寒者慎用。

14）清蒸黄花鱼：黄花鱼1条（约300g）。按家常法清蒸。黄花鱼含丰富的不饱和脂肪酸，有良好的降血脂功效。

2. 饮食禁忌

（1）忌食辛辣刺激之物：胡椒、桂皮、花椒、大小茴香、芥末、辣椒等味辛辣，性温热，易伤津助火，应忌用。

（2）忌烟酒：酒可影响肝脏功能，扰乱脂代谢，升高血脂；中医认为酒性热，少用活血舒筋，多用易助湿生热，损脾胃，伤肝肾，因此，高脂血症患者最好不用白酒，可饮少量葡萄酒。烟草有损肝脏，干扰脂肪代谢，应忌用。

（3）忌食甜食：蔗糖、果糖、蜂蜜、各种糕点甜食（油饼、油条、炸糕、巧克力、冰激凌、雪糕）都可使血脂升高，应忌用。

（4）忌食油腻之物：肥肉、带皮禽肉、肉制品（香肠、午餐肉等）、鱼子、鱿鱼、动物内脏（肝、脑、肾、肺、肚、肠等）、猪头肉、蛋黄、全脂奶粉、乳酪、棕榈油、猪油、牛羊油、奶油、鸡鸭油、黄油、油豆腐、豆腐泡、素什锦等含胆固醇、饱和脂肪酸多，应少用。

（5）忌高糖饮食：多食巧克力、糖果、甜点心等，可使血糖升高，又可使三酰甘油的合成增加，引起血脂升高。此外，血糖升高，可使血液呈黏滞状态，流动速度变慢，引起心肌缺血、缺氧。

（6）忌暴饮暴食：进食过饱可使体重增加，超重或身体肥胖使冠心病发病率上升。暴饮暴食易使胃肠压力增加、充血，横膈抬高，致冠状动脉供血不足，引起心肌缺血、缺氧。晚餐暴食，更易引起心绞痛和心肌梗死的发生。

（7）忌食忌菜籽油：菜籽油为不饱和脂肪，若食用量多，很容易在人体内被氧化，形成过氧化脂质，其积存过多，能引起心肌梗死。

（8）忌食花生仁：花生仁可缩短凝血时间及再钙化时间，提高血浆中肝素的耐受能力，增加血栓形成与凝血酶原活性，多食会加重病情。

（9）忌饮咖啡：咖啡可使胆固醇增高，致动脉硬化的低密度脂蛋白胆固醇增多。

【药物宜忌】

1. 西医治疗

（1）降血脂疗法：动脉硬化闭塞症的发病因素中，脂质代谢异常占有重要地位，患者的血脂含量多高于正常，应用药物治疗降低血脂，对于延缓血管病变的发生和发展有积极的作用，成为临床上常用的辅助治疗。

1）贝特类

①氯贝丁酯（氯贝丁酯）：其作用机制主要通过抑制腺苷酸环化酶，使脂肪细胞内cAMP含量减少，抑制脂肪组织水解，使血中非酯化脂肪酸含量减少，导致肝脏极低密度脂蛋白（VLDL）合成及分泌减少，适用于高三酰甘油血症。常用剂型为胶丸，每丸0.125g，0.25g，0.5g，0.25～0.5g/次，3次/日。饭后服用，用药1～2周后，酌情减量维持。若服用3个月以上降脂作用不明显，可加用或换用其他降脂药。

②非诺贝特（力平脂）：为氯贝丁酯的衍生物。其作用机制主要是通过激活属于类固醇激素受体一类的核受体，能增加脂蛋白脂酶（LPL）、ApoA I、ApoA II及LPL的基因表达，而增加血中ApoA I、ApoA II、高密度脂蛋白（HDL）及LPL的浓度，使血中VLDL加速降解，减低血中TG水平进而减低血中低密度脂蛋白（LDL）水平，有利于防止动脉粥样硬化病变的发生和发展。常用剂量为0.1g/次，3次/日，连服2～6个月。

其他同类的药物有：利贝特（新氯贝丁酯）：口服，50mg/次，3次/日；益多脂：口服，0.25g/次，3次/日；苯扎贝特：口服，0.2g/次，3次/日。

2）烟酸：属B族维生素，较大剂量应用时，具有扩张血管、降低血脂的作用。其降低血中TG及VLDL含量的作用迅速而可靠，适用于各种类型高脂血症。常用剂量为0.1g/次，3次/日，饭后服。以后逐渐增至1～2g/次，3次/日，饭后服。

其他同类药物有：烟酸肌醇：不良反应较少，作用缓和而持久，适用于高脂血症、肢端动脉痉挛症等。口服，0.2g/次，3次/日；阿昔莫司：是一种新的人工合成的烟酸衍生物，具有抑制脂肪组织释放非酯化脂肪酸，减少TG及VLDL的生成，还有扩张血管、降低血糖等作用，适用于高胆固醇血症以及高三酰甘油三酯，常用剂量0.25g/次，3次/日，饭后服用。

3）弹性酶（胰肽酶E）：能阻止胆固醇（TC）的合成及促进胆固醇转化为胆酸，从而降低TC，另外还有抗动脉粥样硬化及抗脂肪肝的作用，适用于高胆固醇血症。常用剂量300U/次，3次/日，口服。2～8周为1个疗程。

4）羟甲基戊二酰辅酶A：还原酶抑制药，能抑制细胞合成胆固醇，也能干扰脂蛋白的生成，主要用于高胆固醇血症以及轻度的高三酰甘油血症。

①洛伐他丁：每日晚饭后口服，10～80mg。

②普伐他丁：每日晚饭后口服，10～40mg。

③辛伐他丁：每日晚饭后口服，5～40mg。

④血脂康：国产中药制剂，主要成分也是洛伐他丁，口服，0.6g/次，2次/日。

5）海鱼油制剂：主要是含 Omega-3 脂肪酸，通过抑制肝内脂质及脂蛋白的合成，适用于高三酰甘油血症。另外还能扩张冠状动脉，减少血栓形成，延缓动脉粥样硬化的进程，减低冠心病的发病率。

国内常用制剂有：

①多烯康胶丸：口服，1.8g/次，3次/日。

②脉平康：口服，0.45～0.9g/次，3次/日。

③鱼油烯康：口服，4粒/次，3次/日。

（2）解痉疗法：应用血管扩张药，解除血管痉挛，促进侧支循环建立，从而改善肢体血供，缓解疼痛，防治坏疽的发生，也是临床常用的辅助治疗之一。

1）前列腺素 E$_1$：具有明显扩张血管，减低末梢血管阻力，增加血液流量，提高皮肤温度的作用；同时还具有抑制血小板聚集，改善高凝状态，疏通微循环的作用。用法：100～300μg 加入生理盐水或5%葡萄糖溶液 250～500mL 中，静脉缓慢滴注，1次/日，15次为1个疗程。

2）妥拉唑啉：具有β受体阻滞作用，能松弛血管平滑肌，同时还具有组织胺样或胆碱能样作用，可促进血管扩张。片剂，口服，25～50mg/次，3次/日；注射剂，10～50mg/次，血管内注射，1次/日。

3）血管舒缓素：属于糖蛋白类，为丝氨酸蛋白酶。对血管有明显的舒张作用，能扩张末梢血管引起血压下降。注射剂，10～20U/次，1次/日，肌内或皮下注射。

4）罂粟碱：是非特异性的平滑肌松弛药，对大、小动脉平滑肌均有松弛作用，从而降低整个外周血管阻力。注射剂，30～60mg/次，2～3次/日，肌内注射。

（3）祛聚疗法：是应用血小板抑制药，抗血小板聚集，防止血栓形成。

1）阿司匹林：可抑制环氧化酶，阻断 TXA$_2$ 的产生，具有抗血小板聚集效应。并有延长出血时间，防止血栓形成及抗动脉硬化等作用。片剂，口服，25mg/次，3次/日。

2）双嘧达莫：抑制磷酸二酯酶，提高血小板内 cAMP 含量，延长血小板存活期，并抑制 ADP 引起的血小板聚集。片剂，口服，25～50mg/次，3次/日。

3）己酮可可碱：是一种抗血小板聚集和扩张血管药物。可改善血液流体性状和增加末梢组织的血液流量。片剂，口服，100～200μg/次，可逐渐增加到400μg，3次/日。6～8周为1个疗程。

4）降纤疗法：降纤酶5U，加入5%葡萄糖溶液或0.9%生理盐水 250～500mL 中，静脉滴注，1次/日，10次为1个疗程。

（4）药物动脉注射疗法：药物动脉注射疗法是从患肢动脉注射药物，可以增加肢体血液内的药物浓度，更能发挥药物的治疗作用，促进侧支血管形成，改善肢体微循环。根据病情可选用不同的药物治疗。

1）川芎嗪注射液：40mg，加入 5% 葡萄糖溶液 20mL 内，患肢股动脉注射，隔日 1 次，10 ～ 15 次为 1 个疗程。可以扩张血管，改善肢体循环。

2）丹参注射液：10mL，加入 5% 葡萄糖溶液 20mL 内，患肢股动脉注射，隔日 1 次，10 ～ 15 次为 1 个疗程。改善患肢血液循环。

3）妥拉唑啉注射液：25mg，加入 0.5 ～ 1% 普鲁卡因 20mL 内，患肢股动脉注射，隔日 1 次，7 ～ 10 次为 1 个疗程。可以扩张血管，并有缓解患肢疼痛的作用。

4）前列腺素 E_1：40μg，加 2% 利多卡因 50mL，加入 0.9% 生理盐水 50mL 内，患肢股动脉注射，每日 1 次，10 ～ 15 次为 1 个疗程。能抑制血小板聚集，抑制动脉粥样斑块形成，并可扩张血管，改善肢体血液循环。

5）硫酸镁注射液：25% 硫酸镁 10mL，维生素 C 250mg，加入 0.5% 普鲁卡因 20mL 内，患肢股动脉注射，每日 1 次，7 ～ 10 次为 1 个疗程。可以扩张血管，缓解疼痛，促进创口愈合。

6）地塞米松注射液：10mg，加 654 - 2 10mg，加入 0.5% 普鲁卡因 20mL 内，患肢股动脉注射，每日 1 次，连用 7 次。可以扩张血管，解除血管痉挛，促进炎症消散，缓解肢体疼痛，抗过敏等。

药物治疗是针对动脉硬化闭塞症发展的不同阶段，采用不同的药物治疗。药物治疗是治疗动脉硬化闭塞症的主要疗法，绝大多数患者经药物治疗症状得以缓解，病情控制，为其他治疗方法的应用提供条件。

第 I 期（局部缺血期）：主要应用扩张血管药物，以扩张血管，解除血管痉挛，促进侧支血管建立，改善肢体血液循环；配合应用降脂、降纤、抗血小板、祛聚等药物以降低血液高凝状态，防止动脉粥样斑块形成和促使动脉粥样斑块消退，以改善和恢复肢体血流。

第 II 期（营养障碍期）：主要应用扩张血管药物、解痉药物，如发生动脉血栓，可联合应用溶栓、抗凝药物，保证肢体血供，避免肢体缺血进一步加重，发生坏疽。可配合应用降纤、降黏、祛聚等药物。

第 III 期（坏死期）：肢体坏死时多伴有感染，应根据脓液细菌培养及药物敏感试验选择有效足量的抗生素，在此之前，可选择广谱的抗生素，可配合应用降纤、祛聚等药物。

老年体弱和长期患病消耗者，易发生严重并发症，应予支持疗法，输液、输血，纠正水、电解质平衡紊乱等。

合并高血压者，应积极控制高血压，以免发生脑血管意外；患有糖尿病者，应积极治疗糖尿病，血糖应控制在 6 ～ 8mmol/L，可延缓血管病变的进展，有利于疾病的康复和创口的愈合。如患者出现心、脑血管并发症，以及肝肾功能衰竭等，都应积极地予以治疗，以改善患者的预后。

（5）手术疗法：动脉硬化闭塞症多属节段性阻塞，而且位置比较高，所以手术治疗的适应证比较多。

1）动脉血栓内膜剥脱术：动脉血栓内膜剥脱术主要适用于动脉硬化闭塞症病变局限，短段动脉严重狭窄或完全闭塞，范围在 5 ~ 6cm。可在直视下切除血栓和血管内膜，恢复血流。

2）动脉血栓摘除术：当动脉硬化闭塞症并发急性动脉栓塞或血栓形成时，应尽早施行动脉血栓摘除术。动脉栓塞后 6 ~ 8 小时，是手术取栓的最佳时机。目前常用于临床的取栓术有两种方法：①Fogarty 球囊导管取栓术；②动脉切开取栓术。

3）血管重建术。

4）坏疽足趾切除术。

5）截肢术。

2. 中医治疗

（1）辨证治疗

1）阴寒型

主症：肢体明显发凉，冰冷，肢体呈苍白色（尤以肢端为重），遇寒冷肢体发凉、苍白色、疼痛加重；疾病恢复期，寒凝血瘀未消除，仍遗留阴寒证；舌苔白，舌质淡；脉象沉迟、弦细。此型多为Ⅰ期（局部缺血期）、Ⅱ期（营养障碍期）动脉硬化闭塞症，属于疾病恢复阶段。

治法：温经散寒，活血化瘀。

方药：阳和汤加味。熟地黄 30g，炙黄芪 30g，鸡血藤 30g，党参 15g，当归 15g，干姜 15g，赤芍 15g，怀牛膝 15g，肉桂 9g，白芥子 9g，熟附子 9g，炙甘草 9g，鹿角霜 9g，地龙 12g，炙麻黄 6g。

用法：水煎服，每日 1 剂。

2）血瘀型

主症：肢体发凉怕冷，麻木，瘀痛，肢体持续性固定性疼痛，或急性肢体缺血剧痛（急性血瘀症），肢端、小腿、股部出现瘀斑、瘀点，手部或足部呈紫红色、青紫色，瘀肿，舌有瘀点、瘀斑，或舌质红绛、紫暗；脉象弦涩或沉细。此型多属Ⅱ期动脉硬化闭塞症，严重肢体缺血、缺氧，可能发生肢体坏疽。

治法：活血化瘀。

方药：活血通脉饮加减。丹参 30g，赤芍 30g，当归 15g，川芎 15g，川牛膝 15g，金银花 30g，土茯苓 30g。

用法：水煎服，每日 1 剂。

3）湿热下注型

主症：轻度肢体坏疽感染，发红、肿胀、疼痛，或肢体大片瘀斑感染（急性瘀血炎症），紫红，瘀痛，伴有发热或低热，舌苔白腻或黄腻，舌质红绛；脉象滑数或弦数。此型多属Ⅲ期（坏死期）1 级动脉硬化闭塞症，发生轻度肢体坏疽感染，或肢体瘀斑感染等。

治法：清热利湿，活血化瘀。

方药：四妙勇安汤加味。金银花 30g，玄参 30g，当归 15g，赤芍 15g，牛膝 15g，黄柏9g，黄芩9g，栀子9g，连翘9g，苍术9g，防己9g，紫草9g，生甘草9g，红花6g。

用法：水煎服，日1剂。

4）热毒炽盛型

主症：严重肢体坏疽感染，红肿热痛，或脓液多，有恶臭味，伴有高热、恶寒、神志模糊、谵语、口渴引饮，便秘溲赤等，舌苔黄燥或黑苔，舌质红绛、紫暗，或有瘀斑；脉象洪数或弦数。此型多属Ⅲ期2、3级动脉硬化闭塞症，发生严重肢体坏疽感染，出现毒血症或败血症。

治法：清热解毒、活血化瘀。

方药：四妙活血汤。金银花30g，蒲公英30g，紫花地丁30g，玄参18g，当归15g，黄芪15g，生地黄18g，丹参15g，牛膝12g，连翘12g，漏芦12g，防己12g，黄芩9g，黄柏9g，贯众9g，乳香3g，没药3g，红花9g。

用法：水煎服，每日1剂。

5）脾肾阳虚型

主症：肢体发凉、萎缩，腰痛，足跟痛，腰膝酸软无力，全身畏寒怕冷，神疲乏力，或伴有阴冷，阳痿，性欲减退，或食少纳呆，腹部胀满，舌苔白，舌质淡；脉象沉细。此型属于Ⅰ、Ⅱ期动脉硬化闭塞症，或疾病恢复阶段。

治法：补肾健脾，活血化瘀。

方药：补肾活血汤。熟地黄30g，桑寄生30g，当归15g，鸡血藤15g，丹参30g，川续断15g，川牛膝15g，红花12g，破故纸15g，茯苓15g，白术9g，仙灵脾9g，狗脊15g，陈皮6g。

用法：水煎服，每日1剂。

（2）验方

1）活血止痛散：透骨草、延胡索、当归尾、姜黄、川椒、海桐皮、威灵仙，川牛膝、乳香、没药、羌活、白芷、苏木、五加皮、红花、土茯苓各10g。将上药共为粗末，用纱布包扎好，加水煎煮后，过滤去渣，趁热熏洗或溻渍患肢，1~2次/日，每次1小时。适用于动脉硬化闭塞症Ⅰ、Ⅱ期的患者。能够改善肢体血液循环和微循环，促进侧支循环建立，改善组织代谢状况，具有活血通脉、消肿散瘀的作用。

2）解毒洗药：蒲公英30g，苦参、黄柏、连翘、木鳖子各12g，金银花、白芷、赤芍、牡丹皮、甘草各10g。用法同活血止痛散。适用于肢体坏疽继发感染，局部红肿热痛，脓液多及有坏死组织，炎症明显者。具有抗菌消炎、解毒消肿和清洁创口作用。

3. 药物禁忌

（1）服降血脂药不宜食动物油：因动物油可增加体内脂肪，降低降血脂药（如氯贝丁酯、非诺贝特、烟酸类等）的疗效。

（2）氯贝丁酯：不宜与呋塞米合用，可出现尿量明显增加、肌肉僵硬、腹痛、腰疼及全身不适。

（3）非诺贝特、苯氯贝特：不宜与抗凝血药合用。合用增强抗凝血药的作用，易引起出血。

（4）洛伐他汀：不宜与免疫抑制剂吉非贝齐、烟酸合用。合用可引起肌病。

（5）血管收缩药：慎用肾上腺素类药物收缩血管，致心脏缺血，动脉粥样硬化患者血管腔变窄，血流量减少，慎用对防止血流减少有意义。

（6）慎用的中药：高脂血症以脾肾亏虚为本，痰浊、瘀血为标，补虚多用清补之品，少用温补药物。祛邪多用淡渗利湿、芳香化浊之品，不用苦寒燥湿药物。附子、肉桂、干姜、细辛、吴茱萸等温里药助热生火，阴虚火旺者不宜使用。苦参、黄芩、黄连、秦皮、山豆根、黄柏、蚤休、龙胆草、白头翁、木通等苦寒败胃之品，要严格掌握适应证，不可长期大量服用。熟地黄、阿胶、龙眼肉等药物滋腻碍胃，不可多用久用。

（7）慎用可引起血脂失调的药物：常用西药中有许多药物可引起血脂失调，如氢氯噻嗪、普萘洛尔、氧烯洛尔、胺碘酮、孕激素、糖皮质激素、雷尼替丁、苯妥英钠、氯丙嗪、胰岛素、干扰素、左旋多巴、维生素D等在长期和（或）大量应用时，都有使血脂升高的作用，应予以注意，要在医生的指导下使用。能替代的尽量用同类的其他药物，没有替代的尽量控制剂量与疗程。如治疗溃疡病时，血脂高或老年人可选用西咪替丁，而不是雷尼替丁，因后者可升高血脂，而前者则不然。

（8）需慎用的药物：患轻中度高脂血症者，最好选择膳食治疗和增加体力活动，必要时辅以少量的中西降脂药物。在选择降脂西药时，要明确药物的毒副作用。如烟酸类药物副作用较明显，禁用于高脂血症合并溃疡病、肝病、痛风、青光眼、糖尿病等；贝丁酸类药物一般耐受性较好，有时有轻度胃肠道反应，下列情况应慎用：心血管病、胆石症、溃疡病、肝肾功能不全、甲亢；他汀类药物多数认为较安全，但由于使用时间不长，尚需进一步观察，有的患者有转氨酶升高或胃肠道反应，其中拜斯亭（亦属他汀类）因可导致横纹肌溶解，已在欧美及我国市场禁售。因此降脂西药的选择一定要慎重，尤其是肝功能不全和有其他严重疾病者，一定要在专业医生的指导下使用。

七、肢体动脉栓塞症

【概述】

肢体动脉栓塞（arterial embolism and thrombosis）是指来自心脏、近侧动脉壁脱落的或由外界进入动脉的栓子，堵塞动脉，阻塞血流，而引起肢体急剧缺血甚至坏死的一种病理过程。该病是周围血管疾病中较危重疾病。起病急骤，发展迅速，截肢率及死亡率均较高，预后较差。本病男女均可罹患，老年多见。

1. 病因

肢体动脉栓塞多由心脏脱落的血栓、大动脉内硬化斑块的碎片、细菌栓、空气、异物等阻塞肢体动脉所致，其中心血管脱落的血栓临床上最常见。根据栓子的来源，可以将肢体动脉栓塞发病原因分为心源性、血管源性、医源性和原因不明等。

2. 临床表现

肢体动脉栓塞临床症状、体征的轻重与栓塞部位、受累动脉痉挛程度、继发性血栓形成范围和侧支循环状况有关。动脉栓塞的肢体常具有特征性的 5 "P" 征：疼痛、麻木、无脉、苍白和运动障碍。

（1）肢体疼痛：肢体动脉栓塞后，大部分患者突然发生肢体剧烈疼痛。疼痛部位开始于栓塞处，以后逐渐向栓塞远端肢体延伸，并演变为持续性。随栓子移动，疼痛部位可以变化，如脱落的栓子栓塞于腹主动脉分叉处形成跨栓，开始常有剧烈的腹痛；若栓子较小，被血流冲到股动脉，疼痛便转移至股部，而腹部疼痛消失。轻微的体位改变或患肢被动活动均可导致剧烈疼痛，因此患肢常处于轻度屈曲的强迫体位。少数患者仅感患肢酸痛或木痛，而被忽视。

（2）肢体麻木和运动障碍：由于周围神经有缺血性损害，受累肢体远端可出现袜套型感觉丧失区，近端有感觉减退区，再近端有感觉敏感区。感觉减退区平面低于栓塞的部位。由于周围神经损害及肌肉组织严重缺血，可使患肢手指、足趾运动障碍，出现手、足下垂等症状。患肢还可有针刺样感觉，甚者出现麻痹。当肢体出现麻痹和感觉消失时，提示将发生肌肉坏死。

（3）肢体皮色和温度改变：由于栓塞动脉远端组织缺血，皮肤呈蜡样苍白。如果皮下静脉丛还积聚少量血液未被排空，在苍白的皮肤区可散在大小不等的青紫斑块。浅静脉瘪陷，在皮肤上呈细蓝色的线条，肢体变细。由于供血障碍，患肢皮肤温度降低并有冰冷感觉。皮肤温度降低的程度、范围与动脉栓塞的部位、血循环状况有关。一般皮肤温度改变的平面比真正栓塞平面约低 10cm。当腹主动脉分叉处栓塞时，臀部及双侧下肢大片皮温降低，降低的区域以肢体的远段部分最为明显，触之冰凉；若髂动脉栓塞时，同侧下肢股部以下皮温降低；股总动脉栓塞，股部中段以下皮温降低；腘动脉栓塞，小腿中段及其远侧皮温降低。锁骨下动脉和腋动脉栓塞，症状可涉及整个上肢；若肱动脉栓塞，前臂可出现皮色及皮温改变。若栓塞仅发生在胫前、胫后动脉或尺、桡动脉中的某一单支动脉，因有较丰富的侧支循环存在，通常临床表现较轻而且局限。

（4）动脉搏动减弱或消失：肢体主干动脉栓塞后，栓塞平面以下动脉血流量减少，压力降低，而使动脉搏动减弱；若栓子完全阻塞血管腔时，远端动脉搏动消失，而栓塞平面以上的动脉搏动反而增强。通常检查动脉搏动时，须从指、趾端进行，以防止在邻近栓塞远段扪按时，因血液冲动血栓对远段动脉发生的传导，误认为动脉搏动依然存在，而延误治疗。

（5）组织坏死：若肢体动脉栓塞病程较长，患肢严重缺血，必将发生不可逆的组织坏死。组织坏死的范围与栓塞的平面和侧支循环建立的状况有密切关系。若主干动脉栓塞，可发生广泛的组织坏死，表现为肢体冰凉、皮肤暗紫瘀斑、起水疱，组织增厚、发硬、压痛等筋膜间隙综合征；指、趾呈干性坏死，并伴有全身症状，如高热、寒战，萎靡不振，心率加快或心律不规整，严重者血压降低，出现中毒性休克的表现，危及生命。

3. 辅助检查

（1）实验室检查：血液流变学检查常有血液黏度、血小板黏附和聚集性、纤维蛋白原值异常。血磷酸肌酸激酶（CPK）、乳酸脱氢酶（LDH）明显升高，提示可能已发生肌肉坏死。肢体发生坏死时，血液常规检查有白细胞及中性粒细胞计数增高等异常。

（2）无损伤性检查：超声多普勒听诊器或血流记录仪，不能闻及正常的动脉音；肢体血管彩色多普勒超声及肢体血流图等检测无血流或无动脉波形出现，可以确定肢体动脉闭塞部位、程度、血流状态及侧支循环建立状况。

（3）X线检查：肢体动脉造影检查可以明确栓塞部位、形态，以及侧支代偿情况：动脉造影的主要征象为：①若栓子完全阻塞动脉腔，造影剂至栓塞部位突然中断，端面呈杯口状凹陷；②栓子阻塞部分动脉腔，造影剂断续通过，动脉内显示充盈缺损；③栓塞平面上、下有侧支显示。

【饮食宜忌】

1. 饮食宜进

（1）饮食原则：合理的饮食是疾病治疗的一部分，自古有医食同源，食药同用之说。肢体动脉栓塞症的患者多有风湿性心脏病、冠状动脉硬化性心脏病、心肌梗死、动脉粥样硬化等病史，应食用低脂、低胆固醇、低盐食物。宜饮食清淡、多食富含维生素C和富含植物蛋白的食物。

1）宜坚持低盐饮食：可预防高血压的发生，尤其是老年人，心血管调节功能较差，加上血管壁硬化，在持续高血压的作用下，导致血管壁损伤而发生动脉硬化闭塞症，增加了肢体动脉栓塞症的发病机会。

2）宜饮食清淡：平时应养成饮食清淡的习惯，多食富含维生素C的食物，如新鲜蔬菜、水果等；多食富含植物蛋白的食物，如豆类及其制品；在可能的条件下，以食植物油为宜，如豆油、菜籽油、玉米油、茶油等。

3）宜食含微量元素食物：有些微量元素，如锰、镁、铬、钒等对血管有益，应注意摄入。

4）宜食含铜的食物：微量元素铜的充分供应可明显减少脑动脉硬化的发病。含铜丰富的食物有牡蛎、向日葵籽、核桃仁和果仁等。

5）宜食山楂：山楂含有多种维生素和丰富的钙、铁、果糖、黄酮类等，有散瘀、止血、提神、消积、化痰等作用。近年来发现，山楂在强心、抗心律失常、增加冠状动脉血流量、降血脂均有一定功效。临床上常用山楂及山楂制品作为肢体动脉栓塞的辅助治疗，并取得了一定疗效。

（2）食疗药膳方

1）阳和粥：熟地黄30g，白芥子、甘草、干姜、肉桂、麻黄各5g，鹿角胶10g，粳米50g，白糖适量。将诸药择净，放入锅中，加清水适量，水煎取汁，再加粳米煮粥，待熟时调入鹿胶、白糖，再煮一两沸即成，每日1剂，7日为1个疗程，连续3~5个疗程。温阳散寒，通络止痛。适用于面容憔悴，神情怠倦，喜暖怕冷，患肢沉重，酸痛麻木，局部皮肤苍白，皮温较低，迟趺阳脉（足背动脉）搏动减弱或消失，患肢持久性静止痛，尤以夜间为甚，舌淡苔白，脉沉细、弱等。

2）八味地黄粥：肉桂、附片、熟地黄、山药、枣皮、茯苓、泽泻、牡丹皮各 10g，粳米 50g，白糖适量。将诸药择净，放入锅中，加清水适量，水煎取汁，再加粳米煮粥，待熟时调入白糖，再煮一两沸即成，7 日为 1 个疗程，连续 3～5 个疗程。温阳散寒，通络止痛。适用于患肢冷痛等。

3）鹿肉二莲粥：鹿肉 150g，雪莲花 5g，莲米、粳米各 50g，调味品适量。将鹿肉洗净，切细。先取二米淘净，加清水适量煮粥，待沸后调入鹿肉、雪莲花，煮至粥熟时，加入调味品，再煮一两沸即成，每日 1 剂，7 日为 1 个疗程，连续 3～5 个疗程。温阳散寒，通络止痛。适用于患肢冷痛，遇寒尤甚等。

4）四妙勇安粥：金银花、玄参、当归各 15g，甘草 5g，粳米 100g，白糖少许。将诸药择净，放入锅中，加清水适量，水煎取汁，加粳米煮粥，待熟时调入白糖，再煮一两沸即成，每日 2 剂，7 日为 1 个疗程，连续 3～5 个疗程。清热解毒，通络止痛。适用于皮肤红、肿、热、痛，患处起疱，渐变为紫黑色，逐渐浸润蔓延，溃破腐烂，疼痛异常，并伴有发热、口干、食欲减退、便秘、尿黄赤、舌红苔黄腻、脉洪数或细数等。

5）公英石膏二藤粥：蒲公英 15g，石膏、忍冬藤、藤梨根各 30g，粳米 50g，白糖适量。将诸药择净，放入锅中，加清水适量，浸泡 5～10 分钟后，水煎取汁，加粳米煮粥，待熟时，调入白糖，再煮一两沸即成，每日 1 剂，7 日为 1 个疗程，连续 3～5 个疗程。清热解毒，通络止痛。适用于皮肤溃疡腐烂，疼痛等。

6）四黄二藤粥：黄连、黄芩、黄柏、大黄各 10g，忍冬藤、藤梨根各 30g，粳米 50g，白糖适量。将诸药择净，放入锅中，加清水适量，浸泡 5～10 分钟后，水煎取汁，加粳米煮粥，待熟时，调入白糖，再煮一两沸即可，每日 1 剂，7 日为 1 个疗程，连续 3～5 个疗程。清热解毒，通络止痛。适用于患肢疼痛，口干便秘、尿黄短赤等。

2. 饮食禁忌

（1）不宜暴饮暴食。

（2）应避免经常食用过多的动物脂肪及胆固醇较高的食物：如肥肉，动物肝、脑、肾等脏器，蛋黄、鱼子、奶油之类。

（3）应避免嗜食辛辣油腻炙煿之品等不良饮食习惯：这样有利于防止肢体动脉栓塞症的发生和发展。

【药物宜忌】

1. 西医治疗

（1）一般治疗：保护患肢，避免足跟及内外踝长期受压，导致坏死。注意患肢保暖，禁止热敷（因局部感觉异常易造成烫伤、坏死，并加重组织代谢）。疼痛剧烈时给予对症治疗。注意观察生命体征变化，加强支持治疗，维持水电解质及酸碱平衡，积极治疗心血管疾病等。若患肢出现坏死、感染，应选用敏感抗生素治疗。

（2）药物治疗：药物治疗只是急性肢体动脉栓塞的辅助治疗方法，但作为术前准备和术后处理，它可以提高手术疗效。药物治疗适用于以下情况：①全身状况差，不能耐受手术治疗者；②腘动脉或肱动脉段以远的栓塞；③患肢已出现明显组织坏死征象，无保全肢体可能者；④手术取栓前后的治疗。常用药物有：

1）溶栓药物：是指能直接激活纤维蛋白溶解系统，使具有溶栓活性的纤溶酶溶解纤维蛋白，以达到溶解血栓目的的药物。溶栓药物能溶解新鲜血栓，在发病后72小时内应用最佳。

①尿激酶：20万~60万U加入生理盐水250~500mL中，静脉滴注，1次/日，连续应用5~7日。

②链激酶：用药前30分钟先静脉注射地塞米松2.5~5mg，首次应用剂量为25万~50万U，加入生理盐水100mL，30分钟内静脉滴注完毕。再以链激酶60万U、地塞米松1.25~2.5mg，加入5%葡萄糖注射液250~500mL，作为维持量连续静脉滴注6小时；并以此量1次/6小时，视病情应用1~5日。

2）抗凝药物：是指能阻止血液凝固和防止血栓形成的药物。通过强化抗凝血酶Ⅲ（AT-Ⅲ）形成，抑制凝血酶及某些凝血因子来产生抗凝作用；并可促使内皮细胞释放组织纤溶酶原致活物，促进纤溶性，降低血液黏度，产生抗栓作用，防止血栓形成和滋长。

①低分子量肝素：（齐征、博璞青等）4100~5000U/次皮下注射，1次/12小时，一般用药7~10日。

②肝素：皮下注射，50mg/次，1次/12小时，一般用药4~6日后改口服抗凝剂维持。

③华法林：口服，第1日20~30mg，第2日10mg，第3日改为维持量2.5~5mg/d，连续服用1~6个月。

3）抗血小板药物：主要有选择性地干扰和抑制花生四烯酸（AA）的代谢过程，从而使血栓素A_2（TXA_2）的生成减少，或者增加前列环素（PGI_2）合成，抑制血小板黏附、聚集和释放反应。

①阿司匹林：口服，每次50mg，3次/日。

②吲哚美辛：口服，每次25~50mg，3次/日。

③双嘧达莫：口服，每次50mg，3次/日。

4）解除血管痉挛药物：主要是应用扩张血管药物，作用于肾上腺素受体和直接作用于小动脉平滑肌，扩张小动脉。

①罂粟碱：30~60mg/次，肌内注射，1~2次/日。

②妥拉唑林：口服，25mg/次，3~4次/日，或肌内注射，1~2次/日。

③烟酸：口服，50~100mg/次，3~4次/日。

④酚妥拉明：口服，25mg/次，3~4次/日，或5mg/次，肌内注射或静脉注射，1~2次/日。

⑤丁酚胺：口服，25~50mg/次，3~4次/日。

⑥前列腺素E_1 100μg，加入5%葡萄糖溶液或0.9%生理盐水250~500mL中，静脉滴注，1次/日，15次为1个疗程。

但也有学者提出在急性肢体动脉栓塞治疗中，解除动脉痉挛不是主要的，应用解痉药物可能会因血流从受累区转至正常血管床，进而造成病变区更加缺血的后果。

（3）动脉注射治疗：经栓塞近侧动脉行穿刺注射药物或置管注射药物，可以产生比全身用药更好的疗效。临床常用股动脉穿刺注射和股动脉置管注射药物，穿刺注药，1次/日，置管注药1～2次/日，或持续滴注，10～20次为1个疗程。

1）尿激酶：10万～50万U/次，加入生理盐水50mL，1次/日。

2）1%利多卡因：5～10mL/次，1次/日。

3）前列地尔（凯时）：10μg，加入生理盐水10mL。

4）2.5%硫酸镁溶液：30～50mL。

5）罂粟碱：30～60mg，加入生理盐水20mL中。

（4）手术治疗：动脉栓塞后6～8小时内，栓子尚未与血管内膜粘连，内皮细胞尚无明显损伤，是手术取栓的最佳时机。若发病时间较长，已有局限性组织坏死，但无明显大面积组织坏死，取栓术后能恢复主干动脉的血流，仍应手术取栓以降低截肢平面。主要有：①Fogarty球囊导管取栓术；②取栓术加内膜切除术；③血管移植转流术。④截肢术。

2. 中医治疗

（1）辨证治疗

1）阴寒证

主症：发病急骤，患肢剧痛，冰凉，皮色苍白或苍黄。舌淡红，苔薄白，脉沉细或沉迟。此型多属于肢体动脉栓塞症早期。

治法：温经散寒，活血通脉。

方药：阳和汤加味。熟地黄30g，炙黄芪30g，鸡血藤30g，党参15g，当归15g，干姜15g，怀牛膝15g，赤芍15g，肉桂10g，白芥子10g，鹿角霜（冲）10g，熟附子10g，炙甘草、麻黄6g。

用法：水煎服，每日1剂。

2）血瘀证

主症：患肢呈持续性、固定性疼痛，麻木，皮肤暗紫，有瘀点或瘀斑。舌紫暗，苔白，脉弦细而涩。此型多属于肢体动脉栓塞症的早、中期阶段。

治法：活血化瘀，通络止痛。

方药：活血通脉饮加味。丹参30g，赤芍60g，金银花30g，土茯苓60g，当归15g，川芎15g，板蓝根15g，栀子10g。

用法：水煎服，每日1剂。

3）湿热证

主症：患肢疼痛剧烈，皮肤暗红，有水疱或脓疱，局部坏疽，周围炎性肿胀。舌红绛，苔黄腻，脉弦数或滑数。此型属肢体动脉栓塞症局限性组织坏死期。

治法：清热利湿，活血通络。

方药：四妙勇安汤加味。金银花30g，当归15g，玄参30g，赤芍15g，牛膝15g，黄芩 10g, 黄柏 10g, 栀子 10g, 连翘 10g, 苍术 10g, 防己 10g, 紫草 10g, 甘草 10g, 红花 6g, 木通 6g。

用法：水煎服，每日 1 剂。

4）热毒证

主症：患肢紫红肿胀，灼痛难忍，广泛坏疽，伴全身发热或高热，口渴欲饮，便秘溲赤等。舌红绛，苔黄厚或黑苔，脉洪数或弦数。此型属肢体动脉栓塞症坏疽期并严重感染。

治法：清热解毒，养阴活血。

方药：四妙活血汤加味。金银花 30g, 蒲公英 30g, 紫花地丁 30g, 玄参 15g, 当归 15g, 黄芪 15g, 生地黄 15g, 丹参 15g, 牛膝 12g, 连翘 12g, 漏芦 12g, 防己 12g, 黄柏 10g, 黄芩 10g, 贯众 10g, 红花 10g, 制乳香 3g, 制没药 3g。水煎服。

加减：若病变在上肢者，加桑枝、姜黄；在下肢者，加黄柏、牛膝；若疼痛较重者，加炙穿山甲、蜈蚣等；发热甚者，加生石膏、知母等。

用法：水煎服，每日 1 剂。

（2）中成药内服

1）溶栓胶囊：2 粒/次，口服，3 次/日，连服 1~2 个月。

2）活血通脉片：10 片/次，口服，3 次/日，连服 1~2 个月。

3）四虫片：10 片/次，口服，3 次/日，连服 1~2 个月。

4）通塞脉片：5 片/次，口服，3 次/日，连服 1~2 个月。

5）血府逐瘀胶囊：6 粒/次，口服，2 次/日，连服 1~2 个月。

6）脉血康：2 粒/次，口服，3 次/日，连服 1~2 个月。

7）血塞通片：2 片/次，口服，3 次/日，连服 1~2 个月。

8）西黄丸：口服，3g/次，2 次/日。

3. 药物禁忌

（1）肝素

1）不宜与碳酸氢钠、乳酸钠合用：碳酸氢钠、乳酸钠均可增强肝素的抗凝血作用。

2）不宜与维生素 C 合用：维生素 C 可对抗肝素的抗凝血作用，并用时可使凝血酶原时间缩短。

3）不宜与大剂量苯海拉明、异丙嗪、吩噻嗪类合用：大剂量的苯海拉明、异丙嗪，以及吩噻嗪类药，如氯丙嗪、氟奋乃静等，能降低肝素的抗凝血作用。

4）不宜与水杨酸类药、依他尼酸合用：水杨酸类药和依他尼酸易引起胃黏膜损伤出血，若与抗凝血药肝素合用，则可加剧出血倾向。

5）不宜与双嘧达莫、右旋糖酐合用：双嘧达莫、右旋糖酐均有抑制血小板聚集、加强肝素抗凝血的作用，与肝素合用应注意用药剂量，以防引起出血反应。

（2）肝素钠

1）理化性质的配伍禁忌：①阿米卡星、庆大霉素、卡那霉素、妥布霉素、头孢噻啶、头孢孟多、头孢哌酮、头孢噻吩钠、乳糖红霉素、万古霉素、多黏菌素 B、青霉素、链霉素等抗生素禁忌与肝素配伍；②柔红霉素、多柔比星等抗肿瘤药禁忌与肝素配伍；③麻醉性镇痛药、氢化可的松、异丙嗪、氯丙嗪、氯喹等禁忌与肝素配伍。

2）药理学相互作用，增加出血危险性：①肝素与阿司匹林等非甾体抗炎药均可延长出血时间，两药联用可引起显著出血；②低分子右旋糖酐可降低血黏度、防止红细胞聚集，影响血小板功能，与肝素有独立的协同作用；两药联用可增加出血危险性；③肝素可使口服抗凝药治疗复杂化，两药联用可引起出血前状态，终致严重出血；④双嘧达莫（潘生丁）：具有抑制血小板功能，与肝素联用增加出血危险性；⑤链激酶、组织型纤维蛋白溶酶原激活剂（t－PA）：与肝素联用易增加出血危险；⑥肾上腺皮质激素、促肾上腺皮质激素、依他尼酸（利尿酸）、甲巯咪唑（他巴唑）、丙硫氧嘧啶：与肝素有协同作用，联用时增加出血危险性。

3）其他药理学相互作用：①血管紧张素转换酶抑制剂：肝素能抑制 18－羟基化酶、从而影响肾上腺皮质合成醛固酮，即使应用小剂量肝素几天后也会产生低醛固酮症。肾功能衰竭患者应用 ACEIs 治疗时，加用肝素可引起急性高钾血症。应用肝素时，如补充钾盐或应用保钾利尿药须注意监测血钾；②硝酸甘油：可以干扰肝素的抗凝血作用。停用硝酸甘油后，肝素剂量也必须减少，以防过量发生出血症。这种作用在硝酸甘油低浓度时亦可存在，但在应用硝酸甘油后再给予肝素，两药则无相互作用；③降血糖药：肝素可间接地使降糖药蛋白结合率减少，以及可能抑制其代谢和清除，使降糖药血药浓度增高引起低血糖反应。肝素与胰岛素受体相互作用，但可改变胰岛素的亲和力和作用；④抑肽酶（Aprotinin）：此药用于心脏搭桥手术减少出血，但可引起凝血时间延长，在大剂量应用此药后，肝素用量增加；但有人主张，在无血栓危险时肝素仍用原剂量；⑤羟苄西林、氨苄西林、青霉素、替卡西林等可影响血小板功能，在大剂量用药时联用肝素有可能增加出血。

4）不宜与强心苷、抗组胺药、烟碱类药物合用：均可降低肝素的临床效应。

5）不宜与新鲜全血合用：可降低肝素抗凝作用。

6）不宜与维生素 K 合用：可拮抗肝素抗凝作用。

7）不宜与水杨酸钠、阿司匹林、对氨基水杨酸钠、保泰松、布洛芬、吲哚美辛合用：与肝素联用可增加出血倾向。

8）不宜与双嘧达莫合用：与肝素联用可增加抗凝效应和出血倾向。

9）不宜与头孢菌素合用：可增加肝素致出血危险（相加作用），应避免头孢菌素与 20 000U/d 以上的肝素联用。

10）不宜与乙胺碘肤酮合用：在水溶液中与肝素可形成复合物，增强抗凝作用。

11）不宜与三七合用：可对抗肝素的抗凝作用。

12）不宜与硝酸甘油合用：可能降低肝素作用。

13）不宜与丙磺舒合用：可加强肝素作用，易发生出血。

14）不可配伍液体：最好不与含糖液体配伍。

15）不可配伍药物：巴比妥，头孢菌素 I，苯海拉明，红霉素，庆大霉素，麻醉药，普鲁卡因胺，氯丙嗪。

（3）华法林（苄丙酮香豆素钠）

1）药动学相互作用：①降低口服抗凝剂吸收；考来烯胺可降低华法林的生物利用度，机制是阻断华法林的肠肝循环。灰黄霉素、利福平、格鲁米特、抗酸药（如硫糖铝）及轻泻药等均可影响华法林吸收，而降低其生物利用度；②血浆蛋白的置换作用：口服抗凝剂包括华法林，在血浆中是以非共价键结合方式转运的。非甾体抗炎药（如阿司匹林、吲哚美辛、布洛芬、保泰松、酮洛芬、萘普生、羟基保泰松等），磺胺药（磺胺异噁唑、复方新诺明等）水合氯醛，氯贝丁酯，青霉素及丙磺舒等均可竞争华法林的蛋白结合位点，可使游离香豆素增高，出血倾向加大。另外，磺吡酮与华法林有选择性蛋白置换反应；③代谢改变：咪康唑、胺碘酮与华法林联用时可使华法林清除率降低，但对S－华法林代谢抑制比对R－华法林抑制要强得多，而使血中S－华法林浓度增高。机制：由于肝酶系统P450同工酶的立体选择性抑制。另外，甲硝唑、磺吡酮、保泰松亦有类似作用。依诺沙星、西咪替丁可立体选择性抑制R－华法林转化为R－6－羟基华法林和R－7－羟基华法林。肝代谢的非立体选择性改变，包括利福平、巴比妥类、苯妥英钠、氨鲁米特（氨基格鲁米特）、卡马西平、双硫醒，可诱导肝微粒体酶活性增强，降低华法林的血药浓度。

2）药效学相互作用：①药物协同作用：肝素与口服抗凝药具有协同作用。影响血小板功能药物（阿司匹林、噻氯匹定、前列腺素合成酶抑制剂、氯丙嗪、苯海拉明、大剂量羧苄西林等青霉素类药、双嘧达莫等）与华法林联用需注意有增加出血的危险性。能使华法林与受体结合增强的药物有奎尼丁、甲状腺素、同化激素、苯乙双胍，也有人认为它们与华法林的相互作用不明确。减少维生素K合成和影响凝血酶原合成的药物，如各种广谱抗生素等。另外，阿扎丙宗、托美丁、酮洛芬、氧氟沙星、诺氟沙星、局部用的水杨酸甲酯、布洛芬等与华法林有药效学协同效应；②药物拮抗作用：摄取维生素K和富含维生素K的食物可降低华法林的抗凝作用，机制与维生素K依赖的凝血因子合成增多有关。

3）原因不明的药物相互作用：①维生素C可降低华法林的抗凝作用；②维生素A、维生素E、二氮嗪、丙硫氧嘧啶、丙吡胺、口服降糖药、磺吡酮等，可增强华法林的抗凝作用。

4）不宜与氟哌啶醇合用：可使华法林血药浓度降低。

5）不宜与氯氮䓬合用：可使华法林血药浓度降低。

6）不宜与卡马西平合用：可加速华法林代谢。

7）不宜与他莫昔芬合用：可增强华法林抗凝作用。

8）不宜与肝素合用：与华法林联用抗凝效应增强，但两药应间隔3~4小时。

9）不宜与甲苯磺丁脲合用：与华法林联用可增强降糖作用（干扰药物代谢）。

10）不宜与喹诺酮类（萘啶酸、环丙沙星、诺氟沙星、氧氟沙星等）合用：可增强华法林抗凝作用。

11）不宜与水合氯醛合用：可增强华法林抗凝效应。甲状腺功能亢进症患者应减少华法林用量。

12）不宜与螺内酯合用：具有肝酶诱导作用，能显著减低口服抗凝血药物双香豆素类的抗凝作用和血药浓度，增加双香豆素的消除率；故临床应避免同时服用华法林与螺内酯。

13）不宜与阿司匹林合用：与华法林联用可能引起严重的出血反应。机制：①阿司匹林从血浆蛋白结合点置换华法林，使其血中游离型浓度升高；②抗凝血协同作用。

14）不宜与胺碘酮合用：能增强华法林的效果，增加出血性。两药联用时，必须减少华法林剂量：如每日应用胺碘酮400mg，应减少华法林用量50%；每日应用胺碘酮600mg，应减少华法林用量65%以上。

15）不宜与西咪替丁合用：能明显增强华法林的抗凝作用，增加副作用，易发生软组织和泌尿道出血等症状。两药必须联用时，应酌减华法林的剂量，并要监测各项凝血参数。

16）不宜与对乙酰氨基酚（醋氨酚）合用：能增强华法林的抗凝作用。正在应用华法林的患者，如需使用对乙酰氨基酚，用量应不超过1.5g/d。

17）不宜与普罗帕酮合用：能增强华法林的抗凝作用。两药联用时华法林应减量。

18）不宜与吡罗昔康合用：抑制醋硝香豆素的氧化，使其清除率与生物利用率比值下降30.8%，增强抗凝作用。两药避免同时给药，并降低抗凝药剂量，使用其他抗凝剂也应遵循这个原则。

（4）醋硝香豆素（新抗凝）

1）下列因素增强醋硝香豆素效力：肝毒性药物及化学物质、低胆碱血症、低胱氨酸症、饥饿状态、低维生素C状态、奎宁、大量烟碱、水杨酸盐类药物及磺胺类药物。

2）下列因素降低醋硝香豆素效力：巴比妥类药物、皮质激素类药物、高维生素K饮食（蔬菜、鱼类、鱼肝油等）、输血。

（5）尿激酶

1）不宜与化学药物配伍使用。

2）忌酸性液体：可使尿激酶降低活性或失效。

3）不宜与溶栓剂与抗凝剂和（或）阿司匹林联用：有生命危险。

4）不得以任何方式与其他药物混合。

（6）烟酸（尼古丁酸）

1）不宜与降压药、吩噻嗪类合用：烟酸可使其作用加剧。

2）不宜与胍乙啶合用：与烟酸扩张血管有协同作用，可产生体位性低血压（烟酰胺无扩张血管作用，可代用）。

3）不宜与纤维蛋白酶合用：烟酸可使其失活。

（7）慎用利尿药物：常用的利尿药物有呋塞米、依他尼酸、氢氯噻嗪、甘露醇、高渗糖等，这些药物通过利尿，使血液变黏稠，易促进血液凝集，加重本病的症状，故应慎用。

（8）避免使用收缩血管的药物：本病的发生与血管痉挛收缩有关，如用收缩血管的药物，无异于雪上加霜，加重病情，故应慎重。这些药物有去甲肾上腺素、麻黄素、增压素等。

（9）忌长期大量服用激素类药物：因为长期大量服用激素类药物可导致医源性肾上腺皮质功能减退，诱发或加重感染，扩大溃疡面，延缓伤口愈合，抑制生长发育。

（10）忌长期大量使用止痛药物：本病患者疼痛较剧，止痛为本病常用的对症疗法之一。止痛药物如哌替啶、吗啡等均有较好的止痛效果，但长期使用易成瘾，故忌长期大量使用。

（11）慎用清热解毒药物：本病虽有红肿热痛的症状，但不宜大量使用清热解毒之品，以免造成血液瘀滞而不利疾病的治疗。

（12）慎用补益药物：本病的病机为寒湿外侵，气血瘀滞，故不宜使用补益药物。

（13）慎用止血类药物：常用的止血药物有氨基己酸、氨甲苯酸、氨甲环酸、酚磺乙胺等。因此类药物可促使血凝，加重血栓形成和栓塞血管疾病。

第四章　妇科疾病

一、老年性阴道炎

【概述】

老年性阴道炎又称萎缩性阴道炎，是一种非特异性阴道炎，发病率高，绝经的妇女有 30% ~50% 可罹患此病，一些年轻妇女也会患此病。

1. 病因

妇女绝经后，卵巢功能衰退，内源性雌激素水平降低，阴道壁萎缩变薄，黏膜变薄，上皮细胞内糖原减少，阴道内 pH 值增高，局部抵抗力降低，致病菌容易入侵繁殖引起炎症。

2. 临床表现

（1）阴道分泌物增多，稀薄，有时呈淡黄色或脓性。

（2）外阴瘙痒、灼热感、性交痛。

（3）检查见阴道萎缩性改变，上皮皱襞消失、萎缩、菲薄。

（4）阴道黏膜点状充血，白带呈黄色或脓性，有时有浅表溃疡，溃疡面可与对侧粘连，严重者造成狭窄甚至闭锁，炎症分泌物引流不畅形成阴道积脓或宫腔积脓。

3. 辅助检查

（1）阴道分泌物检查：可见大量基底细胞而无滴虫、真菌，合并感染时见有脓细胞。

（2）宫颈刮片：对于血性白带应当进行宫颈刮片的细胞学检查，以初步排除宫颈癌的存在。如果排除宫颈癌仍有血性白带，需要进行诊断性刮宫来排除子宫其他恶性疾病的存在。

（3）局部活组织检查：对阴道壁肉芽组织或溃疡，需与阴道癌相鉴别，可行局部活组织检查。

【饮食宜忌】

1. 饮食宜进

（1）饮食原则

1）宜多进清淡而有营养的饮食：如牛奶、豆类、鱼类、蔬菜、水果等。

2）饮食宜稀软清淡：可选用粳米、糯米、山药、扁豆、莲子、薏苡仁、百合、红枣、桂圆肉、栗子、黑芝麻、黑大豆、蚌肉、核桃仁、动物肝脏、蛋类等补益脾肾的食物。

3）老年性阴道炎证属湿热下注可选用鸡冠花、车前草、芹菜等品。

4）宜进食富含 B 族维生素的食物：由于老年性阴道炎与 B 族维生素缺乏有关，故宜多进食含有 B 族维生素丰富的食物，如小麦、高粱、芡实、蜂蜜、豆腐、韭菜、牛奶等；宜多食水果和新鲜蔬菜。

5）宜进食清淡、富含营养的食物：由于老年人消化功能较差，加之炎症反应，更不利于食物的消化吸收，故老年性阴道炎患者宜选用清淡且富含营养的食物，如牛奶、豆类、鱼类、新鲜蔬菜和水果等。

6）宜进食具有滋补脾肾作用的食物：中医学认为，老年性阴道炎与脾肾阴虚有关，故宜选用粳米、糯米、山药、扁豆、莲子、薏苡仁、百合、大枣、龙眼肉、栗子、黑芝麻、黑大豆、蚌肉、核桃仁、动物肝脏、蛋类等具有补益脾肾作用的食物。

7）宜进食具有清热利湿作用的食物：由于老年性阴道炎属湿热下注，故宜选用鸡冠花、车前草、芹菜等具有清热利湿作用的食物。

（2）饮食搭配

1）马齿苋与洋葱：马齿苋有清热解毒、宽中下气、利水祛湿、散血消肿、止痢消炎、杀虫灭菌之功效，有"天然维生素"的美称，与具有相同功效的洋葱搭配食用，杀虫灭菌作用更强。对老年性阴道炎、细菌性阴道炎、盆腔炎具有一定的作用。

2）绿豆与蒲公英：蒲公英含有蛋白质、脂肪、粗纤维及大量的钙、铁和多种维生素，还含有蒲公英甾醇、胆碱、菊糖等有效成分，能清热解毒、利尿散结，若与清热解毒的绿豆同食，其功效大增，可清热解毒、利尿消种。适于外阴炎等多种炎症、小便不利、大便秘结等症。

3）苦菜与绿豆：苦菜的主要营养成分有蛋白质、脂肪、糖类、粗纤维、胡萝卜素、维生素 B_1、维生素 B_2、烟酸、维生素 C 及钙、磷、铁等，有清热解毒、凉血止痒作用，若与清热解毒的绿豆同食，其功效大增。适于外阴炎等多种炎症。

（3）药膳食疗方

1）山药 30g，猪瘦肉 200g，鱼鳔 10g。将山药洗净，猪瘦肉洗净，切成块，鱼鳔洗净，切成丝，放入锅中，加适量作料、水，煮开后改文火煮 2 小时。每日 2 次，食用。用于滋阴补肾，涩精止带。

2）淡菜 20g，黑木耳 10g，乌鸡 1 只，黄酒、食盐、葱段、姜片各适量。将淡菜、黑木耳水发，洗净；乌鸡去毛、去内脏，洗净，切成块。一起放入沙锅中，加入黄酒、食盐、葱段、姜片、水，炖至熟烂即可。每日 2 次，食用。用于益肾补脾，收涩止带。

3）芡实 500g，晒干或烘干，研成细粉。每日 2 次，每次 10g，加糖少许，用开水调服。益肾补脾、收涩止带，适于老年性阴道炎证属肝肾阴虚。

4）金樱子 30g，生姜 4 片，洗净；猪小肚 2 个，用盐擦洗干净，放滚水中去臊味。把全部用料放入锅，加清水适量，武火煮沸后，改文火煲 1~2 小时，调味供用。补肾止带，适于肾气不足型老年性阴道炎，症见腰膝酸软、白带过多、清稀微腥、淋漓不绝、小便清长、夜尿频多，也可用于脱肛、子宫下垂、崩漏等证属肾气虚者。

5）将熟地黄 20g、黄芪 20g，分别拣杂，洗净，晒干或烘干，切成片，放入沙锅，加清水浸泡 30 分钟，用小火煎煮 1 小时，去渣取汁。将芡实 100g 洗净，晒干或烘干，研成细粉，与熟地黄、黄芪煎汁同入锅中，边加热边搅拌成羹，离火后调入蜂乳 20g，拌和均匀即成。早、晚 2 次分服，也可当点心食用。益肾补脾、收涩止带，适于老年性阴道炎证属肝肾阴虚。

6）鹿茸、怀山药各 30g，洗净；乌鸡肉 25g，去皮，洗净切块，放至滚水中煮 5 分钟，取出过冷，把全部用料放入炖盅内，加开水适量，盖好盅盖，隔滚水文火炖 2～3 小时，汤成趁热服。温肾壮阳、收敛止带，适于老年性阴道炎证属肝肾阴虚；症见腰膝酸软，头晕耳鸣，畏寒肢冷，带下清稀、绵绵不断，小便频多，亦可用于更年期综合征之证属阳气虚者。

7）猪膀胱 1 个反复洗净，内装鹿茸片 10g，白果仁 20g，山药 30g，扎紧膀胱口，放入锅中，炖煮 40 分钟，猪膀胱熟烂后取出，切成小块，放入精盐，黄酒及麻油适量，拌匀即成。佐餐随意食用。益肾补脾、收涩止带，适于老年性阴道炎证属肝肾阴虚。

8）金樱子 30g，洗净后加水煎服，或与冰糖适量炖服。补肾固摄，适于老年性阴道炎证属肝肾阴虚，症见带下过多、腰酸耳鸣、四肢不利、夜尿频多。

9）金樱子 30g，白果 12 粒，洗净，同入锅中，加适量水，蒸煮 30 分钟即成。上、下午分服。益肾补脾、收涩止带，适于老年性阴道炎证属肝肾阴虚。

10）将菟丝子 30g，覆盆子 30g，五味子 20g，金樱子 30g，浸泡于低度白酒 500mL 中，10 日后开始饮用。每晚饮用 1 酒杯（约 20mL）。益肾补脾、收涩止带，适于老年性阴道炎证属肝肾阴虚。

11）将金银花 30g，甘草 5g 加水煎煮，过滤取汁，以汁煮绿豆 100g 成羹。上、下午分食。清热利湿、消暑利湿，适于老年性阴道炎证属湿热下注。

12）将薏苡仁 60g 洗净，入锅，加适量水，大火煮沸，改用小火煨煮至薏苡仁熟烂，加入洗净的蚕豆花 30g，加煮 10 分钟即成。早、晚分食。清热利湿，适于老年性阴道炎证属湿热下注。

13）栀子仁 5g 碾成细末。先煮莲子 10g，粳米 50g，粥成时，调入栀子末稍煮即可，加白糖适量调匀服食，分 2 次服，每日 1 剂，每 2 个疗程连服 3～5 日。清热化湿，适于老年性阴道炎证属湿热下注兼有心火盛，症见带下黄、心烦易怒、失眠。

14）将白扁豆花 40 朵洗净，打入鸭蛋 2 个，加少许盐搅匀，入油锅内用麻油适量煎熟即可。早、晚分食，连服 2～3 日。清热利湿、健脾止带，适于老年性阴道炎证属湿热下注。

15）将新鲜金银花 30g，新鲜蒲公英 100g 洗净，用温开水浸泡后捣烂，取汁即成。上、下午分服。清热利湿，适于老年性阴道炎证属湿热下注。

16）鸡翅 4 个，剁块后置碗中，淋入姜汁、黄酒，加白糖、精盐、豆粉适量拌匀。将油烧热后下蒜泥，豆豉 30g 炒香，放入鸡翅，加苦瓜条 250g，葱段，翻炒后，加入半碗清水，小火焖 30 分钟，出锅即可。佐餐随意食用。清热利湿、益气补虚，老年性阴道炎证属湿热下注。

17）将新鲜鸡冠花 30g 洗净，晾干，切碎后放入沙锅，加水浸泡片刻，放入洗净的金银花 30g，拌和均匀，煎煮 30 分钟，用洁净纱布过滤，取汁，趁温热时调入蜂蜜30mL，和匀即成。早、晚 2 次分服。清热利湿，适于老年性阴道炎证属湿热下注。

18）将玉米须 50g 洗净，与淘洗干净的赤小豆 100g 一同投入沸水锅中，用大火煮沸，改用小火煮至赤小豆熟烂即成。上、下午分食。清热利湿，适于老年性阴道炎证属湿热下注。

19）将生大黄 5g 洗净，放入杯中，用沸水冲泡，加盖焖 10 分钟，去渣取汁，与淘洗干净的薏苡仁 100g 同入锅中，加适量水，用大火煮沸，改以小火煨煮至薏苡仁熟烂，趁热调入白糖 15g，待糖溶化即成。上、下午分食。清热利湿，适于老年性阴道炎证属湿热下注。

20）将冬瓜子 30g，白果 10 个加水煎汤，去渣取汁。早晨空腹顿服（一次服完），连服 7 日。清热利湿，适于老年性阴道炎证属湿热下注。

21）先将采摘的新鲜车前草 500g，新鲜蒲公英 500g 分别择洗干净，连根将全草放入温开水中浸泡 10 分钟，捞出，切成碎小段，捣烂，用洁净双层纱布包裹；绞压取汁，即成。早、晚 2 次分服。清热利湿，适于老年性阴道炎证属湿热下注。

22）将马齿苋 250g 除根，去老茎，洗净，切成段。先把绿豆 100g 淘洗干净后放入煲内，加适量清水，用小火煮约 15 分钟。再放入猪瘦肉 100g，马齿苋 10g，蒜茸适量，煮 1~2 小时至猪肉熟烂，放入麻油，精盐调味即成。上、下午分食。清热利湿，适于老年性阴道炎证属湿热下注。

23）将薏苡仁 50g，山药 30g，莲子 30g 洗净，同入锅中，加适量水，大火煮沸，改用小火煎煮至薏苡仁，莲子熟烂，趁热调入藕粉 20g，搅匀即成。上、下午分服。健脾益气、利湿止带，适于老年性阴道炎证属脾虚。

24）将白扁豆 60g 洗净，入锅，加适量水，大火煮沸，改用小火煨煮至白扁豆熟烂，调入白糖 30g 即成。上、下午分服，吃豆饮汤。健脾益气、利湿止带，适于老年性阴道炎证属脾虚。

25）先将人参 3g，茯苓 10g，怀山药 15g 分别晒干或烘干，粉碎成细粉，与豆沙泥50g、赤砂糖 100g、猪油 20g 混合后拌匀，制作成馅泥，备用。将糯米粉 250g 用开水搅拌揉软，做成 20 个糯米粉团，并将备用的馅泥包裹在里面，做成 20 个汤圆，按需用量投入沸水锅中，煮熟即成。每日 2 次，每次 10 个汤圆。健脾益气、利湿止带，适于老年性阴道炎证属脾虚。

26）将白果 8 粒去壳，莲子 30g 去心，与洗净的冬瓜子 40g 同入锅中，加适量水，用小火炖 30 分钟，至莲子熟烂后加入白糖 15g 即成。上、下午分服。健脾益气、利湿止带，适于老年性阴道炎证属脾虚。

2. 饮食禁忌

（1）忌食葱、姜、蒜、辣椒等辛热刺激性食物：以免诱发阴道瘙痒。

（2）忌海鲜发物、腥膻之品：如鳜鱼、黄鱼、带鱼、黑鱼、虾、蟹等水产品，可助长湿热，食后能使外阴瘙痒加重，不利于炎症的消退，故应忌食。

（3）忌甜腻食物：油腻食物如猪油、肥猪肉、奶油、牛油、羊油等，高糖食物如巧克力、糖果、甜点心、奶油蛋糕等，这些食物有助湿增热的作用，会增加白带的分泌量，并影响治疗效果。

（4）忌饮酒：酒能助长湿热，故应禁忌。同样，含酒饮食如酒酿、药酒等均不宜饮用。

【药物宜忌】

1. 西医治疗

要注意自我护理，讲究卫生，内衣要用纯棉布料制作，并要宽松舒适，勤换洗。平时清洗外阴不要用热水烫洗，不用肥皂，应该用温水清洗，没有炎症时不用药物。绝经或手术切除卵巢后可以适当补充雌激素，可改善更年期症状，预防老年性阴道炎。

（1）抑制细菌生长：用 1% 乳酸或 0.5% 醋酸液冲洗阴道，每日 1 次，甲硝唑 200mg 放入阴道深部，每日 1 次，连用 7～10 日为 1 个疗程。

（2）增加阴道抵抗力：己烯雌酚 0.125～0.25mg 放入阴道，每晚 1 次，7 日为 1 个疗程。也可用妊马雌酮软膏涂阴道，每日 2 次。严重者可合用口服药物，如服用尼尔雌醇 2mg，每 2～4 周 1 次；或用己烯雌酚 0.125～0.25mg，每日 1 次，连服 7 日。

2. 中医治疗

（1）辨证治疗：本病辨证以肾虚为纲，常兼有湿热，故以滋补肝肾、清热利湿为治则。

1）肝肾阴虚

主症：白带增多，色黄质稀或夹有血丝，有臭气，阴部灼热，痒痛不适，或伴有尿频、尿痛，或小便失禁，头晕耳鸣，腰膝酸软，心烦易怒，舌红苔少，脉细数。

治法：滋阴益肾，清热祛湿。

方药：熟地黄 15g，山药 15g，茯苓 15g，泽泻 12g，牡丹皮 12g，山茱萸 10g，知母 6g，黄柏 10g，芡实 15g，金樱子 15g。

用法：水煎服，每日 1 剂。

2）湿热下注

主症：白带或多或少，色黄或黄赤，有时为脓带，有臭气，阴部灼热，痒痛，口苦口干，尿黄，舌红苔黄腻，脉细滑。

治法：清热利湿止带。

方药：猪苓 10g，茯苓 20g，车前子（包煎）10g，泽泻 10g，栀子 10g，黄柏 10g，茵陈 10g，薏苡仁 20g，赤芍 15g，牛膝 15g。

用法：水煎服，每日 1 剂。

（2）验方

1）女贞子 12g，墨旱莲 15g，何首乌 10g，山茱萸、赤芍各 12g，白芍 10g，龟甲 20g，薏苡仁 30g，茯苓 20g，紫草 12g，泽泻 10g。水煎服，每日 1 剂。用于渗湿清热。

2）淫羊藿、仙茅各 10g，知母 12g，黄柏 10g，赤芍 12g，益母草 15g，甘草 10g。

水煎服，每日 1 剂。用于清热祛湿止痒。

3）猪苓 10g，茯苓 20g，车前子 10g，泽泻 10g，栀子 10g，黄柏 10g，茵陈 15g，薏苡仁 20g，赤芍 15g，牛膝 15g。水煎服，每日 1 剂。用以清热利湿止带。

（3）中成药：知柏地黄丸每次 1 丸，每日 2 次，口服，10 ~ 14 日为 1 个疗程。

（4）熏洗外阴

1）菊花、紫花地丁各 30g，半枝莲 25g，苦参 30g。煎汤后熏洗外阴，每日 1 次，10 日为 1 个疗程。

2）黄柏 100g，甘草、川椒、白芷各 50g。煎煮后熏洗外阴，每晚 1 次，10 次为 1 个疗程。

3. 药物禁忌

（1）甲硝唑

1）不宜饮酒及含酒精饮料：酒精在体内代谢的中间产物乙醛是有毒物质，它必须经过乙醛脱氢酶的氧化，才能消去毒性，完成其代谢过程。但甲硝唑能抑制乙醛脱氢酶的活性，造成体内乙醛蓄积中毒，表现为口苦、恶心、呕吐、呼吸困难、血压降低等症状。

2）不宜饮用牛奶：牛奶为含钙丰富的食品，所含钙离子能和甲硝唑结合形成沉淀，既破坏食物的营养，又降低药物的疗效。

3）不宜食用蘑菇、菜花等含钙量高的食物：服用甲硝唑时食用蘑菇、菜花等含钙离子丰富的食物，药物可和钙离子结合生成不溶性的沉淀物，破坏食物的营养，降低药物的疗效。

（2）克林霉素、林可霉素

1）不宜用饮料服用：各种饮料中的甜味剂（环己氨基磺酸盐）均可与林可霉素、克林霉素形成不溶解的复合物，使吸收率减少 75%，从而降低林可霉素、克林霉素的疗效。

2）不宜饭后服用：林可霉素、克林霉素与食物同服时会使其吸收减少，疗效降低。因此，宜饭前服用林可霉素、克林霉素。

3）不宜与大环内酯类抗生素合用：大环内酯类抗生素（如红霉素、螺旋霉素等）与克林霉素、林可霉素合用并不能增强抗菌效果，反而影响克林霉素、林可霉素的抗菌作用。

（3）喹诺酮类药物

1）不宜食用碱性食物：偏碱性的食物（如菠菜、胡萝卜、黄瓜、苏打饼干等）可减少喹诺酮类药物的吸收，影响其疗效。

2）不宜用茶水服用：饮茶有许多益处，但茶叶中含有鞣酸、咖啡因、茶碱等成分，喹诺酮类药物与茶水同服可降低其药效。

3）不宜与碱性药物、抗胆碱药物、H_2 受体阻滞剂合用：碱性药物（如氢氧化铝、氧化镁）、抗胆碱药物（如苯海索、阿托品、琥珀胆碱）、H_2 受体阻滞剂（如西咪替丁）等均可降低胃液酸度而使喹诺酮类药物的吸收减少，从而影响其疗效。

4）不宜与非甾体抗炎药合用：喹诺酮类药物与非甾体抗炎药（如吲哚美辛、布洛芬等）合用，可增加药物的不良反应。

5）不宜与氨茶碱、咖啡因、华法林合用：喹诺酮类药物有抑制肝细胞色素 P450 氧化酶的作用，可减少对氨茶碱、咖啡因及华法林的清除，可使氨茶碱、咖啡因和华法林的血药浓度升高，引起毒性反应。

6）不宜与利福平、氯霉素合用：利福平可抑制细菌 RNA 合成，氯霉素可抑制细菌蛋白质合成，与喹诺酮类药物合用可使喹诺酮类药物作用降低，疗效减弱。

（4）己烯雌酚

1）不宜与氨苄西林合用：氨苄西林可影响己烯雌酚的吸收而导致己烯雌酚作用降低，疗效减弱。

2）不宜与利福平合用：利福平能促进己烯雌酚的代谢灭活，从而减弱己烯雌酚的药效。

（5）服鹤草酚忌酒及油腻食品：服鹤草酚期间若饮酒或吃油腻食品（如肥肉和油炸食品等），可增加鹤草酚的毒性。

（6）服酮康唑忌食碱性食物：因为酮康唑在酸性环境中易于吸收，所以服药期间若过食碱性食物（菠菜、胡萝卜、黄瓜、苏打饼干、茶叶等）则使 pH 值升高，酮康唑作用减弱。

（7）忌用热性温补之品：因本病由温热之邪所引起，故患病期间应禁用具有温里补阳作用的药物，如红参、附子、干姜、吴茱萸、丁香、细辛、高良姜、鹿茸、淫羊藿、牛鞭、锁阳、肉苁蓉等；中成药如十全大补丸、金匮肾气丸等。

二、慢性宫颈炎

【概述】

慢性宫颈炎可由急性期转变而来，或因经期、性生活不洁引起，临床最为多见，约占已婚妇女半数以上，部分患者有可能诱发宫颈癌。因此，积极预防和治疗宫颈炎，对维护妇女健康、预防宫颈癌均有重要意义。

1. 病因

慢性宫颈炎多由急性宫颈炎转变而来，常因急性宫颈炎治疗不彻底，病原体隐藏于宫颈黏膜内形成慢性炎症，多见于分娩、流产或手术损伤宫颈后，病原体侵入而引起感染。也有的患者无急性宫颈炎症状，直接发生慢性宫颈炎。慢性宫颈炎的病原体主要为葡萄球菌、链球菌、大肠埃希菌及厌氧菌。目前沙眼衣原体及淋病奈瑟菌感染引起的慢性宫颈炎亦日益增多，已引起注意。此外，单纯疱疹病毒也可能与慢性宫颈炎有关。病原体侵入宫颈黏膜，并在此处潜藏。由于宫颈黏膜皱襞多，感染不易彻底清除，往往形成慢性宫颈炎。

2. 临床表现

（1）白带增多，可呈乳白色黏液状，有时呈淡黄色，脓性或带有血性。伴有息肉形成时亦有不规则的阴道出血或性交后出血，可有腰骶疼痛及下腹坠痛和痛经，于月经、排便或性交后加重。

（2）可见宫颈糜烂及肥大、息肉、腺体囊肿等。根据宫颈糜烂面的大小，可分为：轻度，指糜烂面占整个子宫颈面积的 1/3 以内；中度，指糜烂面占整个子宫颈面积的 1/3～2/3；重度，指糜烂面占整个子宫颈面积的 2/3 以上。

3. 辅助检查

宫颈糜烂与早期子宫颈癌很难鉴别，须做宫颈刮片、阴道镜检查和活体组织检查。

【饮食宜忌】

1. 饮食宜进

（1）饮食原则：虚者宜清补，实者宜清淡。宜多食新鲜蔬菜、水果等；平时宜多食扁豆、薏苡仁、怀山药、莲子、白果、芡实、鸡冠花等食品。余参见"急性宫颈炎"。

（2）药膳食疗方

1）鲫鱼 1 条，薏苡仁 30g，生姜 5g。将鲫鱼去内脏，洗净，薏苡仁炒黄，放入锅中，加适量水煮开后文火煮 2 小时，加佐料即可。食鱼喝汤，每日 1 次。用于健脾利水、祛湿止带。

2）薏苡仁 50g，芡实 30g，粳米 60g，香油、食盐各适量。薏苡仁、芡实、粳米淘洗干净后加适量水煮成粥，加香油和食盐调味。分 2 次服用。用于健脾清热、利湿止带。

3）将白胡椒 10 粒洗净，焙干，研细末。鲜鸡蛋 1 个壳上开一小孔，将胡椒末放入蛋内，再用纸封固小孔，文火隔水蒸熟，去壳食鸡蛋。温中健脾、化湿止带，适用于慢性子宫颈炎，证属脾气虚寒，症见带下量多、色白、质稀，食欲不振，脘腹胀满，大便溏薄。该方温中散寒而不过燥，补益脾胃而化湿，为治脾气虚寒之食疗佳方。

4）大蒜 10g，剥去外皮，洗净，切碎成糜状；苋菜 250g 去根部，洗净，切成小段。起油锅，下蒜茸、适量食盐，炒蒜茸至微黄有蒜香味，再下苋菜，翻炒至熟即可。随意食用。清热利湿止带，适用于子宫颈炎证属湿热下注，症见带下色黄、质稠或如脓样，有秽臭味，或伴有外阴瘙痒，小便黄而短或小便频急。凡阴道炎、宫颈炎、子宫内膜炎等阴道分泌物多而色黄，有臭气，或同时有尿频、尿急等泌尿感染症状者，中医学认为皆由湿热所致，可选作佐膳或随意食用。

5）将蒲公英 30g、半边莲 40g、白花蛇舌草 30g、金银花 50g、葱白 15g 洗净，放入锅，加清水适量，武火煮沸后，文火煲 1 小时，去渣取汁，放入红糖适量调味，顿服或频频饮服。清热解毒、散结消癥，适用于阴道炎、宫颈炎等证属湿热，症见带下量多，色黄而稠，气味秽臭，小便短黄，口苦咽干，或下阴微肿，瘙痒。

6）将槐花 10g、冬瓜仁 20g 加水至 1000mL，煎成浓汤后去渣，再放入薏苡仁 30g 和粳米 50g，同煮成粥服食，每日 1 次。适用于子宫颈炎证属湿热，症见白带多、脓样或带血丝，全身酸胀，腰腹为甚，饮食欠佳。

7）椿根白皮 60g 加水煎汤，去渣取汁，冲红糖适量即可。每日 1 剂，代茶饮，连用 5~7 日。清热燥湿、除烦止带，适用于子宫颈炎或淋浊等属湿热者。

8）文蛤肉 200g 用清水洗去泥沙；大蒜 10g 去皮，豆豉 15g 洗净，混合后共捣烂如泥。把文蛤肉、豆豉、大蒜共放碟内，加白糖、食盐、生油适量混匀，文火隔水蒸熟即可。随意食用。清热利湿止带，适用于子宫颈炎，证属湿热，症见带下量多、色黄而质黏腻，心烦失眠，适于体质较弱而有子宫颈炎证属湿热者。

9）将金银花 30g、菊花 15g、葛根 30g 放入沙锅，加水 5 碗，煮沸 20 分钟后取汁去渣，用药汁与粳米 100g 慢火煮粥，粥成后加入冰糖适量调味即可食用，温服每日 3~4 次，连用 3~5 日。清热解毒，适于阴道炎、宫颈炎等证属湿热。

10）将马齿苋、车前草各 30g，分别洗净，一起放入药煲中，加水 300mL 浸泡 10 分钟，煎汤代茶饮，可连服。适用于子宫颈炎证属湿热，或合并泌尿系统感染，症见白带多、腰酸腹胀痛明显、尿频、尿急、尿痛。

11）墨鱼 250g 剖开，洗净，肉及内贝壳留用；白芷 12g，红枣 4 枚（去核）洗净；煅牡蛎 30g 用煲汤袋装好。把全部用料放入锅，加清水适量，武火煮沸后，文火煲约 2 小时，调味供用。适用于慢性子宫颈炎证属肾虚失摄，症见带下量多、色赤或淡白、淋漓不断，腰膝酸软，体倦乏力。

12）将桂圆树根或根皮 60g 加水适量煎汤，去渣取汁，入红糖适量调味。每日 1 剂，代茶饮，连服 1 周为 1 个疗程。温阳补肾、祛湿止带，适用于带下量多、色白质稀，属肾虚内寒者。

13）将益智仁 90g，煅牡蛎 90g，共研细末备用。每日早晨空腹用米汤泡服 9g，连用 10 日为 1 个疗程。益肾消肿、缩尿止带，适用于宫颈炎，白带量多属肾虚者。

14）鹿角屑 120g 焙黄，研为细面备用。每次 6g，每日 2 次，温黄酒适量冲服。补肾壮阳、利血止带，适用于带下量多、色白稀薄属肾阳虚者。

15）将韭菜 150g 洗净，切成长 3cm 的段；羊肝 200g 洗净切片。把锅烤热，下清油烧沸后放入羊肝翻炒，将熟时放入韭菜与调料，每日服食 1 次，可供佐餐。适用于肾阳虚型慢性子宫颈炎，症见白带清稀、色白、量或多或少，腰腹怕冷，小便清长。

16）益母草 30g，当归 15g，鹿角霜 6g，加水，黄酒适量共煎汤，去渣取汁，入红糖适量调味。上为 1 日量，分早、晚温服，连服 7 日为 1 个疗程。活血补肾、消水止带，适用于带下量多属冲任虚损者。

17）先煎土茯苓 30g，去渣取汁，再将薏苡仁 20g、山药 50g、粳米 100g 加入，煎熬成粥即可。上为 1 日量，分早、晚温服，连服 1 周。清热解毒、利湿止带，适于子宫颈急慢性炎症，表现带下量多、色黄味臭，伴小腹胀痛，或发热口渴者。

18）先蒸何首乌 50g，取浓汁去渣，将鸡蛋 2 枚打入搅匀，再上笼蒸。上为 1 日量，每日 1 次，连服 1 周。补肾益精止带，适用于肾虚腰痛，白带清稀量多。

19）将猪皮 100g 洗净切块，与生姜 3 片，金樱子 30g 同放入陶瓷罐内，加水以文火隔水炖至猪皮熟透，放入食盐少许即成。上为 1 日量，每日 2 次，佐餐食用，连服 1 周。收涩止带、和血祛湿，适用于一般性子宫颈炎，或伴有体虚面色不华者。

20）将车前子根 9g 捣烂，用适量糯米的淘米水兑入，拌匀。每日 1 次，空腹饮下，常服。利水、渗湿、止带，适用于妇女一般性白带量多。

2. 饮食禁忌

（1）忌食辛辣刺激性食物：辛辣刺激性食物（如酒、茶、姜、葱、蒜、咖啡、辣椒、芥末、胡椒、花椒、咖喱等）属阳热之品，易生热助火，伤耗津液，可使膀胱刺激症状加重。

（2）忌饮酒：饮酒后会加重炎症充血，不利于炎症的控制，甚至可使膀胱刺激症状加重。

（3）忌饮水不足：患者应多饮水、勤排尿，以便冲洗掉尿道中的淋菌及炎症渗出物。如果患者饮水不足，尿量减少，甚至可加重症状。

（4）忌食食发物：发物对炎症发热有导致病情加重的作用，并使膀胱刺激症状加重，故不宜食用公鸡肉、羊肉、鲫鱼、韭菜、南瓜、雀肉等。

（5）忌食酸性食物：尿液的酸碱度对细菌的生长及药物的抗菌活力都有密切的关系。醋、杨梅、山楂、柠檬等酸性食物可使尿液酸化，有利于细菌的生长繁殖，并能降低红霉素、青霉素、头孢菌素等抗生素的杀菌能力。

【药物宜忌】

1. 西医治疗

（1）局部用药：适用于宫颈糜烂面积小或糜烂较浅者。可将治糜灵栓或益宝疗放入阴道，隔日 1 次；平素原液涂宫颈，每周 1～2 次。

（2）物理疗法：糜烂面积较大或糜烂较深的，可用电熨术、冷冻、激光等进行治疗。

（3）手术：对宫颈肥大、糜烂面较广、不典型增生者，可行宫颈锥切、Leep 刀环形电切术。

2. 中医治疗

以清热化瘀、祛风燥湿、滋补肝肾、调和冲任药物煎汤内服，外治以局部用药为主。

（1）辨证治疗

1）脾气虚弱

主症：带下量多，色白或淡黄，质黏稠，无臭气，绵绵不断，精神倦怠，食欲缺乏，便溏，舌淡胖边有齿印，苔白或腻，脉缓弱。

治法：健脾益气，除湿止带。

方药：苍术 10g，白术 15g，党参 20g，山药 20g，陈皮 6g，柴胡 3g，车前子 15g，白芍 12g，薏苡仁 30g，茯苓 15g。

用法：水煎服，每日 1 剂。

2）肾阳不足

主症：带下量多，质清稀如水，淋漓不断，腰酸膝软，形寒怕冷，大便溏薄，小便频数，夜尿多，舌淡，苔白润，脉沉弱。

治法：补肾固精止带。

方药：续断 20g，杜仲 15g，鹿角胶 15g，山药 20g，白术 15g，莲须 12g，芡实 18g，龙骨 30g，牡蛎 30g。

用法：水煎服，每日 1 剂。

3）肾阴亏虚

主症：带下量多，色淡褐或黄白相间，质稠，有气味，阴部灼热，头晕目眩，五心烦热，失眠多梦，腰膝酸软，舌淡、苔少，脉细数或弦数。

治法：滋阴益肾，降火止带。

方药：熟地黄 15g，山茱萸 10g，山药 15g，牡丹皮 12g，茯苓 20g，泽泻 10g，知母 6g，黄柏 10g，芡实 15g，金樱子 15g。

用法：水煎服，每日 1 剂。

4）湿热蕴结

主症：带下量多，色黄质稠，或为赤带，或赤白相间，有臭气，口苦口腻，脘闷少食，或伴小腹疼痛，大便溏而不爽，小便短黄，舌红，苔黄腻，脉滑数或弦数。

治法：清热利湿止带。

方药：猪苓 15g，茯苓 20g，泽泻 12g，车前子 15g，茵陈 10g，黄柏 10g，栀子 10g，赤芍 15g，牡丹皮 12g，牛膝 15g。

用法：水煎服，每日 1 剂。

（2）验方

1）金银花、败酱草、薏苡仁各 30g，丹参 15g，连翘、赤芍各 9g。水煎服，每日 1 剂。腰痛者，加菟丝子 30g，川续断、桑寄生各 12g；腹坠胀者，加川楝子 12g，香附 9g；白带腥臭者，加鱼腥草、刘寄奴各 15g。

2）青黛 10g，青果核 6g，硼砂 60g，炉甘石、人中白各 90g，黄柏 25g，西瓜霜、甘草各 30g，石膏 150g，冰片、黄连各 1g。上药共研细末，清洁子宫颈口后，将药粉喷于宫颈糜烂处，隔日 1 次，10 次为 1 个疗程。月经期停用，治疗期间禁房事。

3. 药物禁忌

参见"老年性阴道炎"。

三、慢性盆腔炎

【概述】

慢性盆腔炎指的是女性内生殖器官、周围结缔组织及盆腔腹膜发生慢性炎症，是常见妇科疾病。本病是不孕症的常见病因，对于未生育的妇女来说，预防本病尤为重要。

1. 病因

（1）慢性输卵管炎与输卵管积水：慢性输卵管炎以双侧居多，输卵管呈轻度或中度肿大，伞端可部分或完全闭锁，并与周围组织粘连。有时输卵管峡部黏膜上皮和纤维组织增生粘连，使输卵管呈多发性、结节状增厚，称峡部结节性输卵管炎。输卵管炎症较轻时，伞端及峡部粘连闭锁，浆液性渗出物积聚形成输卵管积水；有时输卵管积脓变为慢性，脓液渐被吸收，浆液性液体继续自管壁渗出充满宫腔，亦可形成输卵管积水。积水输卵管表面光滑，管壁甚薄，由于输卵管系膜不能随积水输卵管囊壁的增长扩大而相应延长，故积水输卵管向系膜侧弯曲，形似腊肠样或蒸馏瓶状，卷曲向后，可游离或与周围组织有膜样粘连。

（2）输卵管卵巢炎及输卵管卵巢囊肿：输卵管发炎时波及卵巢，输卵管与卵巢相互粘连形成炎性肿块，或输卵管伞端与卵巢粘连并贯通，液体渗出形成输卵管卵巢囊肿。

（3）慢性盆腔结缔组织炎：炎症蔓延至宫骶韧带处，使纤维组织增生、变硬。若蔓延范围广泛，可使子宫固定，宫颈旁组织增厚。

2. 临床表现

（1）症状

1）全身炎症症状多不明显，有时仅有低热，易感疲倦。由于病程时间较长，部分患者可出现神经衰弱症状，如精神不振、周身不适、失眠等。当患者抵抗力差时，易有急性或亚急性发作。

2）慢性炎症形成的瘢痕粘连及盆腔充血，常引起下腹部坠胀、疼痛及腰骶部酸痛。常在劳累、性交后及月经前后加剧。

3）慢性炎症导致盆腔淤血，患者常有经量增多；卵巢功能损害时可致月经失调；输卵管粘连阻塞时可致不孕。

（2）体征：子宫常呈后倾后屈，活动受限或粘连固定。若为输卵管炎，则在子宫一侧或两侧触到呈索条状增粗的输卵管，并有轻度压痛；若为输卵管积水或输卵管卵巢囊肿，则在盆腔一侧或两侧触及囊性肿物，活动多受限；若为盆腔结缔组织炎时，子宫一侧或两侧有片状增厚、压痛，宫骶韧带常增粗、变硬，有触痛。

3. 辅助检查

（1）B超：对输卵管积水、输卵管卵巢囊肿之诊断有价值。

（2）腹腔镜：为了明确诊断，或者是考虑手术治疗时，可进行腹腔镜检查。

【饮食宜忌】

1. 饮食宜进

（1）饮食原则

1）宜进食高热能饮食：摄入足量的糖类和脂肪，以供给人体足够的热能，这样就能减少蛋白质为提供热能而分解，有利于炎症的控制，故急性盆腔炎患者可食用甘薯、芋头、土豆、苹果、马蹄粉、怀山药粉、藕粉等。

2）宜进食高蛋白质饮食：蛋白质是人体的重要组成成分，若蛋白质摄入不足，则会使机体抵抗力降低，不利于感染的控制。而食物中蛋白质的主要来源是蛋类、瘦肉、鱼类、牛奶及豆类，这些食物不仅蛋白质含量高，而且生物效价也高，易于机体吸收。因此，盆腔炎患者应进食足够的富含优质蛋白质的食物，如鸡肉、鱼类、猪瘦肉、鸡蛋、牛奶、豆类及其制品等。

3）宜进食富含维生素及无机盐的食物：谷类、豆类、蛋黄及新鲜蔬菜、水果（如红枣、乌梅、芹菜、橘子、胡萝卜等）中含有丰富的维生素 E、维生素 C、B 族维生素及微量元素锌、锡、铜等，有利于炎症的控制。故盆腔炎患者宜多进食富含维生素及无机盐的食物。

4）宜进食易消化、富有营养的食物：急性盆腔炎伴有高热时，患者的胃肠功能较差，此时宜进食易消化、富有营养的流质或半流质饮食，如牛奶、米汤、藕粉、鸡蛋汤、菜汁、水果汁、面条、馄饨、蒸蛋羹、赤小豆、薏苡仁、绿豆、冬瓜、扁豆、马齿苋等。

5）宜进食具有清热利湿作用的食物：由于盆腔炎属湿热瘀毒，故宜选用鸡冠花、车前草、芹菜等具有清热利湿作用的食物。

6）宜进食具有理气、活血、散结的食物：由于慢性盆腔炎证属湿热瘀毒，潴留下焦，日久则气血瘀滞，脉络失和，甚至结成瘀块，故宜选用理气、活血、散结的食物及药食兼用之品，如橘核、橘皮、橘络、荔枝核、青皮、核桃仁、红花、土鳖虫、丹参、赤芍、天仙藤、山楂、果丹皮、玫瑰花、金橘等。

（2）饮食搭配

1）橘皮、橘核与橘络：橘皮、橘核与橘络加入适量水煎煮后服用，具有行气通络、消肿散结的功效，适于各种慢性盆腔炎。

2）青皮与红花：青皮与红花加入适量水煎煮后代茶饮，具有活血化瘀、补虚止痛等功效，适于慢性盆腔炎患者饮用。

（3）药膳食疗方

1）将麦芽 20g，鸡内金 15g，全瓜蒌 25g，蒲公英 25g，玄参 25g，甘草 15g，加水煎汤，去渣取汁，入薏苡仁 50g 煮粥。上为 1 日量，分早、晚服，连服 1 周。用于慢性盆腔炎，证属湿热壅阻者。

2）将黄芩 15g，黄连 6g，黄柏 15g，虎杖 30g，丹参 10g，加水适量煎汤，去渣取汁，加入白糖适量调匀。上为 1 日量，分早、晚温服，连服 10 日为 1 个疗程。用于慢性盆腔炎或有盆腔炎性包块，证属湿热壅阻者。

3）将金钱草 60g，杜仲 30g，木通 12g，加水煎汤，去渣取汁，加白糖适量调味。上为 1 日量，代茶饮，连服 10 日为 1 个疗程。适于慢性盆腔炎，带下量多，证属湿热壅阻者。

4）败酱草、紫花地丁、紫草根各 15g，共煎，去渣取汁，调入红糖适量，每日分 2～3 次，每个疗程连服 3～5 日。用于慢性盆腔炎，证属湿热壅阻，症见带下黄多、腰酸腹痛、外阴灼热、大便黏滞不爽、小便黄短。

5）肉桂 2～3g，粳米 50～100g，红糖适量。同时可加薏苡仁 100g。将肉桂煎取浓汁去渣，再用粳米煮粥，待粥煮沸后，调入肉桂汁及红糖，同煮为粥。或用肉桂末

1～2g 调入粥内同煮服食。每日分 2 次，温热服用。适于慢性盆腔炎，证属寒湿血滞。

6）先将橘核 100g，枳壳 100g 分别拣去杂质，洗净，晒干或烘干，共研成极细末，备用。再将蒲黄 60g 拣去杂质，晒干或烘干，研成极细末，与橘核，枳壳细末充分混合均匀，装瓶，备用。每日 2 次，每次 6g，温开水调服。适于慢性盆腔炎，证属气滞血瘀。

7）橘核 100g 洗净，晒干或烘干，研成细粉，瓶装，备用。每日 2 次，每次 5g，温开水送服。适于慢性盆腔炎，证属气滞血瘀。

8）将橘皮 30g，橘络 10g 分别洗净，橘皮晾干后切成细丝，与橘络同放入沙锅，加水浸泡片刻，待用。将橘核 50g 洗净，晾干后敲碎，倒入沙锅，拌和均匀，视需要再加适量清水，煎煮 30 分钟，用洁净纱布过滤，取滤汁放入容器，趁其温热时，调入蜂蜜 30mL，拌和均匀即成。上、下午分服。适于各类慢性盆腔炎，也适于慢性盆腔炎，证属气滞血瘀。

9）将荔枝核 30g 洗净，晾干，敲碎后放入沙锅，加水浸泡片刻后，煎煮 30 分钟，用洁净纱布过滤，取汁放入杯中，趁温热调入蜂蜜 20mL，拌和均匀，即成。上、下午分服。适于慢性盆腔炎，证属气滞血瘀。

10）将小茴香 2g，红花 10g 分别拣去杂质，洗净，晾干后，小茴香切碎，与红花同放入沙锅，加水浸泡 30 分钟，大火煮沸后，用中火煎煮 30 分钟，以洁净纱布过滤取汁，放入容器即成。可代茶频饮。适于慢性盆腔炎，证属气滞血瘀。

11）将红藤 30g，皂角刺 20g，丝瓜络 30g，地龙 10g，水蛭 10g，路路通 20g 分别拣去杂质，洗净，晾干或晒干，红藤、皂角刺、丝瓜络、地龙、水蛭切碎后，与路路通同时放入沙锅，加足量水浸泡透，浓煎 30 分钟，用洁净纱布过滤，取滤汁放入容器，待其温热时，加入蜂蜜 30mL，调匀即成。上、下午分服。适于慢性盆腔炎，证属气滞血瘀，以及输卵管不通者。

12）将青皮 10g，红花 10g 分别拣去杂质，洗净，青皮晾干后切成丝，与红花同入沙锅，加水浸泡。30 分钟后；煎煮 30 分钟，用洁净纱布过滤，取汁即成。代茶频饮。适于慢性盆腔炎，证属气滞血瘀。

13）将红花 6g，血竭 4g 共研细末，乌鸡蛋 3 个上打一小口，取出少量蛋清，将药末分装蛋内搅匀，用白纸封口，上笼蒸 8～10 分钟即成。行经前每日早晨食蛋 3 个，黄酒送下。适于慢性盆腔炎，证属气滞血瘀。

14）将土鳖虫 6g 洗净，晒干或微火焙干，研成极细末，备用。将鸡蛋 2 只逐个磕开小裂口，滤出蛋清，盛入碗中，按顺时针方向连续搅打 50 次，将土鳖虫细末调入并加少许清水，再按顺时针方向连续搅打 50 次，使药末分布均匀，隔水用小火炖 15 分钟，即成。上、下午分服。适于慢性盆腔炎，证属气滞血瘀。

15）将天仙藤 20g 拣去杂质，洗净，晒干或烘干，切成碎小段，放入纱布袋，扎紧袋口，备用。将白果 10 枚，莲子 30g 分别洗净，放入温开水中浸泡 30 分钟，白果去心，莲子泡发透，与淘洗干净的粳米 100g 同放入沙锅，加适量水，先用大火煮沸，放入天仙藤药袋，再用小火煨煮 40 分钟，取出药袋，滤尽药汁；继续用小火煨煮至白果、莲子花烂，粥黏稠即成。早晚分食。适于慢性盆腔炎，证属气滞血瘀。

16）将川楝子、川芎各 10g，煎煮，去渣取汁，调入白糖 20g 煮沸饮服，每日 2～3 次，连服数日。适于慢性盆腔炎，证属气滞血瘀，症见下腹胀痛、经前或劳累加重、乳房胀痛、烦躁易怒。

17）将干姜 800g，白芍 400g，研成细面备用。每次服 6g，每日 2 次，用温黄酒水适量送服。适于妇女慢性盆腔炎，表现为白带量多、寒性腹痛等症者。

2. 饮食禁忌

（1）忌烟、戒酒，忌食辛辣刺激性食物：辛辣刺激之物，能加重机体的湿热，故当忌之。

（2）忌过食热性食物：有许多食物性热，食后能使人体内热加重，不利于本病的治疗，这类食物如羊肉、狗肉、海马、香菜、荔枝及各种炒货如炒瓜子、炒花生等。

【药物宜忌】

1. 西医治疗

坚持经期、产后及流产后的卫生保健。积极彻底治愈急性盆腔炎，以防转化为慢性盆腔炎。

（1）药物治疗：对局部压痛明显，急性或亚急性发作时，与治疗急性盆腔炎相同；在加用抗生素同时，可加用糜蛋白酶 5mg 或透明质酸 1500U，肌内注射，隔日 1 次，5～10 次为 1 个疗程。上法对炎症的消散、粘连软化及瘢痕吸收可起一定作用。

（2）物理疗法：温热的良性刺激可促进盆腔血液循环、改善组织的营养状态、提高新陈代谢，以利于炎症吸收和消退。常用的有短波、超短波、离子透入、蜡疗等。

（3）手术治疗：经长期非手术治疗无效而症状明显或反复急性发作者，或已形成较大炎性包块者，可采取手术治疗。

2. 中医治疗

（1）辨证治疗：本病由湿热、湿毒之邪乘虚入侵，与气血互结，蕴积胞脉、胞络，气血瘀滞，或肝经积郁，气滞血瘀，不通为痛。病情缠绵难愈，重伤正气，故临床常见寒热错综、虚实夹杂之证。

1）湿热瘀结

主症：低热起伏，小腹疼痛或灼痛拒按，腰骶酸痛，月经量多，或淋漓日久，带下增多，色黄黏稠或有秽气，尿赤便秘，口干欲饮，纳呆，舌红，苔黄腻，脉弦滑或滑数。

治法：清热祛湿，理气化瘀。

方药：当归 10g，白芍 12g，生地黄 12g，黄连 6g，香附 12g，桃仁 12g，红花 10g，莪术 10g，延胡索 12g，牡丹皮 12g。

加减：阴道出血淋漓不止者，去当归，加地榆 20g，茜草根 15g，以凉血活血，祛瘀止血；小腹疼痛甚者，加蒲黄 10g，五灵脂 10g，以祛瘀止痛。

用法：水煎服，每日 1 剂。

2）气滞血瘀

主症：小腹胀痛、刺痛，白带增多，经行腹痛，月经色暗有块，块下痛减，经前乳房胸胁胀痛，情志抑郁，舌暗，有瘀点或瘀斑，苔薄，脉弦涩。

治法：行气活血，化瘀散结。

方药：红花 10g，枳壳 10g，赤芍 15g，柴胡 10g，甘草 6g，桔梗 10g，牛膝 12g。

加减：腹痛甚者，加乳香 10g，没药 10g，以化瘀止痛；恶露日久不绝，经期延长者，可加益母草 30g，茜草根 15g，以活血止血。

用法：水煎服，每日 1 剂。

3）寒湿瘀结

主症：小腹冷痛，得热则舒，或坠胀疼痛，月经后期，量少色暗有块，白带增多，质稀色白，面白肢冷，舌淡苔白润，脉沉细或沉紧。

治法：温经散寒，活血化瘀。

方药：小茴香 6g，干姜 8g，延胡索 12g，没药 10g，当归 12g，肉桂 3g，赤芍 15g，蒲黄 10g，五灵脂 10g。

加减：白带多者，加苍术 15g，茯苓 20g，以燥湿健脾；腹痛明显者，加香附 12g，艾叶 10g，以散寒止痛。

用法：每日 1 剂，水煎服。

4）气虚血瘀

主症：小腹疼痛，隐隐而作，或小腹坠痛，带下量多，色白质稀，月经或多或少，或经期延长，精神萎靡，体倦乏力，面色萎黄，舌淡，苔薄白或薄腻，脉细弦。

治法：益气健脾，化湿活血。

方药：党参 20g，扁豆 15g，茯苓 20g，山药 20g，莲子肉 20g，薏苡仁 30g，桃仁 10g，红花 10g，当归 12g，甘草 6g。

加减：腹痛明显者，加蒲黄 10g，五灵脂 10g，以化瘀止痛；月经量多者，去当归，加茜草根 15g，益母草 20g，以化瘀止血；气虚明显者，加黄芪 30g，以补气行血。

用法：水煎服，每日 1 剂。

5）肾虚血瘀

主症：小腹疼痛，绵绵不休，白带增多，腰膝酸楚，头晕目眩，神疲乏力，舌暗或有瘀点，苔薄，脉沉细。

治法：补益肝肾，活血祛瘀。

方药：熟地黄 20g，山药 20g，枸杞子 20g，山茱萸 10g，菟丝子 20g，桑寄生 20g，川牛膝 15g，丹参 15g，当归 10g，白芍 12g，鸡血藤 20g，甘草 6g。

加减：腰酸痛甚者，加狗脊 15g，乌药 10g；兼气虚者，加党参 20g，黄芪 20g；白带多者，加芡实 20g，莲子肉 15g，薏苡仁 30g，牡蛎 30g。

用法：每日 1 剂，水煎服。

（2）验方

1）当归、川芎各 10g，白芍 12g，生地黄 12g，黄连 6g，香附 12g，桃仁 12g，红花 10g，莪术 10g，延胡索 12g，牡丹皮 12g。水煎服，每日 1 剂。用于清热利湿、理气化瘀。

2）当归 12g，生地黄 15g，桃仁 12g，红花 10g，枳壳 10g，赤芍 15g，柴胡 10g，甘草 6g，桔梗 10g，牛膝 12g。水煎服，每日 1 剂。用于行气活血、化瘀散结。

3）黄芩 15g，黄连 6g，黄柏 15g，虎杖 30g，丹参 10g。将黄芩、黄连、黄柏、虎杖、丹参加水适量煎汤，去渣取汁，加入白糖调匀。此为 1 日量，分早晚温服，连服 10 日为 1 个疗程。

（3）中药离子导入法：用黄柏 30g，当归 30g，香附 20g，加水浓煎，也可用 1% 小檗碱或复方丹参注射液。使用时用纸吸透药液，放在消毒的布垫上，放在外阴，连接电离子导入治疗仪阳极，另用无药的湿布垫放在腰骶部，连接阴极，治疗量为 5 ~ 10mA，每次 20 ~ 30 分钟，每日 1 次，10 次为 1 个疗程。

3. 药物禁忌

（1）用庆大霉素忌食酸化尿液的食物：氨基苷类抗生素庆大霉素在碱性环境中作用较强，各种蔬菜、豆制品等食物可碱化尿液，能增强本类药疗效；而肉、鱼、蛋、乳制品与素食混合可酸化尿液，降低本类药疗效，故当忌食或少食。

（2）用灭滴灵期间忌饮酒：因为在应用灭滴灵治疗期间饮酒，可发生恶心、呕吐、晕厥，偶尔可引起无害的暗黑色尿。余参见"老年性阴道炎"。

四、宫颈癌

【概述】

宫颈癌是最常见的妇科恶性肿瘤，占女性生殖系统恶性肿瘤的半数以上，其病死率为妇女恶性肿瘤的首位。患者年龄分布呈双峰状，为 35 ~ 39 岁和 60 ~ 64 岁，平均年龄为 52.2 岁。由于宫颈癌有较长癌前病变阶段，因此宫颈细胞学检查可使宫颈癌得到早期诊断与早期治疗，并有希望达到治愈。

1. 病因

病因尚未完全明了，与以下因素有关。

（1）根据国内外资料，认为其发病与早婚、性生活紊乱、过早性生活、早年分娩、密产、多产、经济状况、种族和地理环境等因素有关。过早性生活指 18 岁前已有性生活；早婚指 20 岁前已结婚，此时其下生殖道发育尚未成熟，对致癌因素的刺激比较敏感，一旦感染某些细菌或病毒后，又在多个男子性关系刺激下发展而导致宫颈癌。在未婚及未产妇中，宫颈癌发病率明显低。约 50% 的患者有早婚史。多次结婚也是发病因素之一。高危男子是宫颈癌发病因素的论点已被重视，凡配偶有阴茎癌、前列腺癌或其前妻曾患宫颈癌均为高危男子，与高危男子有性接触的妇女易患宫颈癌。

（2）高危型人乳头瘤病毒感染是宫颈癌的主要危险因素。90% 以上的宫颈癌伴有高危型人乳头瘤病毒感染。高危型人乳头瘤病毒亚型产生 E6 和 E7 癌蛋白，与宿主细胞的抑癌基因 P53 和 Rb 相结合，导致细胞周期控制失常发生癌变。此外，单纯疱疹病毒Ⅱ型及人巨细胞病毒等也可能与宫颈癌的发生有关系。

2. 临床表现

早期子宫颈癌症状不明显，仅有性交后出血或白带增多，无疼痛，易被忽略。晚期有下列症状：

（1）多数患者都有不规则阴道出血，量多少不一，也可发生大出血。

（2）阴道排出多量带有恶臭味的液体，常为淘米水样或血性。

（3）下腹部、腰背部或下肢疼痛。

（4）后期可有直肠坠感、消瘦、贫血及下肢水肿。

（5）癌侵犯膀胱，可出现尿频、尿痛、血尿及排尿困难；癌侵犯直肠可引起便血、腹泻、里急后重等。

3. 辅助检查

（1）宫颈刮片细胞学检查：是宫颈癌筛查的主要方法，应在宫颈转化区取材。

（2）碘试验：正常宫颈阴道部鳞状上皮含糖原丰富，被碘溶液染为棕色或深赤褐色。若不染色，为阳性，说明鳞状上皮不含糖原。瘢痕、囊肿、宫颈炎或宫颈癌等鳞状上皮不含或缺乏糖原，均不染色，故本试验对癌无特异性。然而碘试验主要是识别宫颈病变的危险区，以便确定活检取材部位，提高诊断率。

（3）阴道镜检查：宫颈刮片细胞学检查Ⅲ级或Ⅲ级以上，TBS分类为鳞状上皮内癌变，均应在阴道镜观察下并选择病变部位进行活组织检查，以提高诊断正确率。

（4）宫颈和宫颈管活组织检查：是确诊宫颈癌及其癌前病变最可靠和不可缺的方法。选择宫颈转化区3、6、9、12点处取4点活检，或在碘试验、阴道镜观察到的可疑部位取活组织做病理检查。所取组织既要有上皮组织，又要有间质组织。若宫颈刮片为Ⅲ级或Ⅲ级以上涂片，宫颈活检阴性时，应用小刮匙搔刮宫颈管，刮出物送病理检查。

（5）宫颈锥切术：当宫颈刮片多次检查为阳性，而宫颈活检为阴性，或活检为原位癌，但不能排除浸润癌时，均应做宫颈锥切术，并将切下的宫颈组织分成12块，每块做2~3张切片检查以确诊。

4. 宫颈癌临床分期

0期：原位癌。

Ⅰ期：癌灶局限于宫颈（癌扩展到宫体，不影响分期）。

ⅠA：肉眼未见病灶，仅在显微镜下可见浸润癌。间质浸润深度最深≤5mm，宽度≤7mm。

ⅠB：临床可见癌灶局限于宫颈，肉眼可见浅表的浸润癌，病灶范围超过ⅠA期。

Ⅱ期：癌灶已超出宫颈，但未达盆壁。癌累及阴道，但未达阴道下1/3。

ⅡA：癌累及阴道，无宫旁浸润。

ⅡB：癌累及宫旁。

Ⅲ期：癌灶超过宫颈，阴道浸润已达下1/3，宫旁浸润已达盆壁，有肾盂积水或肾无功能（非癌所致的肾盂积水或肾无功能者除外）。

ⅢA：癌累及阴道为主，已达下 1/3。

ⅢB：癌浸润宫旁为主，已达盆壁，或有肾盂积水或肾无功能。

Ⅳ期：癌播散超出真骨盆或癌浸润膀胱黏膜及直肠黏膜。

ⅣA：癌浸润膀胱黏膜或直肠黏膜。

ⅣB：癌浸润超出真骨盆，有远处转移。

【饮食宜忌】

1. 饮食宜进

（1）饮食原则

1）宜进食高蛋白、高维生素饮食：早期宫颈癌对消化道功能一般影响不大，应尽可能补给蛋白质、糖类、脂肪、维生素等。大多数晚期宫颈癌患者出现食欲缺乏、饮食无味、食量下降，但肿瘤又过度消耗人体能量，甚至出现恶病质，如果此时营养摄入不足，抗病力会减弱，不利于病情恢复。因此，晚期宫颈癌患者亦应以高蛋白、高维生素饮食为宜，以弥补肿瘤过分消耗，提高机体的免疫功能和抗癌能力。可根据患者胃肠道功能情况适当给予蛋、奶、瘦肉、鱼类、豆类食物及新鲜蔬菜和水果。

2）宜进食低脂肪、易消化饮食：由于中晚期宫颈癌患者常有腹部疼痛或腰骶部疼痛，肿块如压迫或侵犯直肠，可出现排便困难、里急后重、黏液血便等消化道表现，此时患者消化功能低下，食欲也较差，饮食调养十分重要，若过食高脂肪食物，会影响消化功能，使必需的营养得不到补充，以致机体抵抗力降低，不利于疾病的康复。因此，宫颈癌患者，尤其是中晚期宫颈癌患者宜选择低脂肪、易消化、新鲜稀软的膳食，如猪瘦肉、猪肝、青菜、菠菜、莲藕、龙眼肉、桑葚、怀山药、薏苡仁、木耳、香菇、新鲜水果、米汤、稀粥、豆浆等。

3）宜进食具有补血、止血、抗癌作用的食物：宫颈癌患者阴道出血多时，应食用一些具有补血、止血、抗癌作用的食物，如莲藕、薏苡仁、山楂、黑木耳、乌梅、花生衣、荠菜、金针菇、百合等。

4）宜进食具有补益气血作用的食物：宫颈癌手术后的患者气血大伤，宜选用具有补益气血作用的食物加以调理，如大枣、菠菜、猪肝、桑葚、枸杞子等。

5）宜进食具有健脾和胃作用的食物：宫颈癌化疗或放疗的患者，由于药物或放射线的作用，出现消化道反应，如食欲缺乏、恶心、呕吐、腹痛、腹泻等，宜选用具有健脾和胃的食物加以调理，如姜汁、甘蔗汁、乌梅、金橘等。

6）宜进食具有补气养血、生精补肾作用的食物：宫颈癌化疗、放疗产生骨髓抑制者，可出现白细胞、血小板下降而影响化疗、放疗继续进行，应配以补气养血、生精补肾的食物调理，如山药、龙眼肉、桑葚、枸杞子、猪肝、甲鱼、阿胶等。

7）宜进食具有清热利湿、滋阴解毒作用的食物：宫颈癌患者放疗出现放射性膀胱炎和放射性直肠炎时，应给予具有清热利湿、滋阴解毒作用的食物，如绿豆、赤小豆、冬瓜、西瓜、薏苡仁、莲藕、菠菜、荸荠等。

8）宜食有抑制宫颈肿瘤作用之食品：如薏苡仁、山药、海参、甲鱼、香菇、菱角、芦笋、金针菜等。

9）有出血症状者当选食既有凝血功能又有抑癌作用之食品：如荠菜、淡菜、藕粉、苜蓿、海参、黑木耳等。

（2）饮食搭配

1）龙眼肉与乌梅：龙眼肉浸出液能有效地抑制宫颈癌细胞的生长；乌梅性平味酸，对宫颈癌亦有治疗作用。二者搭配作用更强，适于宫颈癌患者食用。

2）芦笋与海参：芦笋有明显的抗癌效果，海参亦有抑癌作用。二者搭配，适用于各种癌症患者的辅助治疗。

3）黑木耳、大枣与粳米：黑木耳所含有的一种多糖是极好的免疫促进剂，能显著提高机体的免疫力，经常食用可增强体质，预防癌症发生；大枣不仅营养丰富，而且还具有抑制肿瘤细胞生长的作用。二者与粳米搭配，具有滋养肝肾、润燥止血、抗癌的作用。适于宫颈癌患者食用。

4）百合与大枣、糯米：百合与大枣、糯米搭配，制成汤圆，有健脑益智、防老抗衰、醒脾开胃的功效，亦是癌症患者的理想食品。

5）栗子与薏苡仁：栗子与薏苡仁均含有丰富的糖类、蛋白质及多种维生素、氨基酸，薏苡仁中还含有阻止癌细胞生长的物质，具有防癌抗癌功效，栗子与薏苡仁搭配食用，营养丰富，能补益脾胃、补肾利尿、利湿止泻、防癌。适于宫颈癌患者食用。

6）桑葚、黑芝麻与粳米：桑葚、黑芝麻与粳米三者搭配，具有滋补肝肾、养阴抗癌之功效。适于宫颈癌患者食用，对癌症患者放化疗后脱发、便秘也有一定治疗作用。

2. 药膳食疗方

（1）山药15g，山茱萸10g，女贞子20g，龟甲25g，猪瘦肉100g。将上药用凉水浸泡1小时后，加适量水煎熬，去渣留汁后加猪瘦肉煮熟，再加适量调料即可。食肉喝汤，每日1剂。用于滋阴养血。

（2）薏苡仁50g，菱角20g，大枣10枚，黄鱼鳔5g。将其淘洗干净后，同煮成粥。温热服食，每日1剂。用于健脾利湿、清热解毒。

（3）蘑菇150g，水发海参250g。蘑菇洗净。水发海参洗净，切片。锅中素油烧至七成热，加少量姜片、葱花，出香后，加入海参，急火翻炒片刻，加料酒适量，再加鲜汤适量，再炒片刻，然后加入蘑菇，煮沸后，加少许精盐、味精，煨5分钟，湿淀粉勾芡，淋上麻油，佐餐食用。每日1剂，分2次食，时时服食。适于各型子宫颈癌。脾胃虚弱痰多便溏者不宜多食。

（4）芡实50g，鳝鱼250g。芡实洗净；鳝鱼剖开，去内脏及头，洗净，切段。同入锅，加水适量，煮沸后，小火煨2小时，调味，分次饮汤吃鳝鱼及芡实。每日1剂，时时服食。适于子宫颈癌腰酸腿软、带多恶臭、尿频、尿急属肝肾精血亏虚、湿热下注者。时见阴道出血者不宜服食。

（5）菱角20只，藕粉50g，红糖20g。菱角壳肉分开，取肉晒干，研细粉。菱壳加水适量，煎30分钟，滤去壳，调入菱粉、藕粉，搅拌呈糊状，再入红糖，调匀食用。每日1剂，时时服食。适于各型子宫颈癌，尤适于时见阴道出血者，也可用于乳腺癌、胃癌等。纳呆腹胀便溏者不宜服食。

（6）新鲜山楂 50g，胡萝卜 100g，红糖 15g，蜂蜜 15g。山楂洗净，切碎，去核。胡萝卜洗净，切片。同入锅煎 30 分钟。同入榨汁机榨取浆汁，调以红糖，蜂蜜，拌匀分 2 次食。每日 1 剂，时时服食。适于口苦咽干、尿黄、便艰、带多色黄秽臭、苔黄腻属湿热瘀结型子宫颈癌，也可用于肺癌、鼻咽癌。形寒肢冷、带下清稀、阴道流血量多者不宜食用。

（7）红苋菜 200g。洗净，水煎，温服。每日 1 剂，分次饮服，连饮数日至数周。适于口渴便艰、带多色黄、苔黄腻属湿热下注型子宫颈癌。畏寒便溏者不宜多饮。

（8）新鲜苦瓜 100g。洗净，加调料煮汤，佐餐服食。每日 1 剂，连食数周。适于各型子宫颈癌。尤适于热毒盛、肝肾阴虚见口苦口渴、便艰、尿黄、阴道流血、舌红、心烦者。

3. 饮食禁忌

（1）忌食辛辣刺激性食物：宫颈癌患者身体虚弱，若食用辣椒、姜、葱、蒜、酒等辛辣及刺激性较强的食物，可刺激癌细胞，从而加重病情。

（2）忌营养不良：如果饮食缺乏营养，身体不能获得充足的养分，免疫功能低下就容易使癌变加重。

（3）不宜食肥腻厚味、油煎烤炸等生湿、生痰、生热食品及易导致出血的具有活血作用的食品。

（4）禁饮酒及咖啡等热性饮料。

【药物宜忌】

1. 西医治疗

普及防癌知识，提倡晚婚晚育并开展性教育。定期开展子宫颈癌普查普治，做到早发现、早治疗。积极治疗子宫颈中、重度糜烂，及时诊断和治疗子宫颈不典型增生，以阻断子宫颈癌的发生。

（1）手术治疗：适用于ⅠA 至ⅡB 期患者，年轻患者可保留卵巢及阴道功能。

1）ⅠA1 期：选用经腹筋膜外子宫切除术，要求保留生育功能者可行宫颈锥形切除术。

2）ⅠA2 期：选用改良式广泛子宫切除术及盆腔淋巴结清扫术。

3）ⅠB 至ⅡB 期：多选用广泛子宫切除术及盆腔淋巴结清扫术。术中冷冻切片检查髂总淋巴结有癌转移者，应做腹主动脉旁淋巴结清扫或取样。进一步明确病变范围，选择术后治疗方案。

（2）放射治疗：适用于各期患者，特别是晚期或无法手术的患者。包括腔内照射和体外照射。

（3）手术和放射联合治疗：局部病灶较大，先做术前放射治疗待病灶缩小后再做手术。术后放射治疗对手术治疗后有盆腔淋巴结转移、宫旁转移或阴道有残留病灶，可消灭残存癌灶，减少复发。

（4）化学药物治疗：用于较晚期病灶大或复发者的手术前及放射线治疗前的综合治疗。常用药物有顺铂、多柔比星、氟尿嘧啶、环磷酰胺等。

1）环磷酰胺：200~400mg，氟尿嘧啶500mg，静脉注射，共10日。

2）多柔比星：每次60mg/m²，共3周。

3）晚期可用顺铂50mg/m²，加长春新碱0.2mg/m²，加多柔比星30mg/m²。

2. 中医治疗

（1）辨证治疗

1）湿热瘀毒

主症：白带增多，或黄白相间，或如米泔水，或如黄水，或如脓性，或黄色带下，秽臭难闻，口干咽燥，下腹疼痛，宫颈局部见癌灶感染、坏死，舌淡红或有瘀点，苔黄腻或薄腻，脉弦数。

治法：清热解毒，活血化瘀。

方药：黄连解毒汤加减。黄连10g，黄芩98，黄柏12g，栀子9g，土茯苓30g，薏苡仁20g，牡丹皮12g，赤芍12g，紫河车20g，半枝莲20g，白花蛇舌草20g。

加减：腹痛甚者加延胡索15g，香附10g，以行气止痛；若出现白带增多，偶夹血性，性情抑郁心烦易怒，胸胁胀闷，喜叹息，少腹隐痛，口干欲饮，舌苔薄，脉细弦等症，为肝郁化火，宜疏肝解郁、利湿解毒，可以丹栀逍遥散加减治疗（牡丹皮12g，栀子9g，柴胡9g，当归12g，白芍12g，白花蛇舌草30g，半枝莲25g，板蓝根15g，郁金12g，甘草6g）。

用法：水煎服，每日1剂。

2）肝肾阴虚

主症：白带增多，或阴道不规则流血，或白带夹血，头晕目眩，腰骶疼痛，手足心热，口干便秘，舌红嫩，苔薄少或光剥，脉细数。

治法：滋肾养肝，清热解毒。

方药：六味地黄丸加减。熟地黄20g，山药15g，山茱萸12g，茯苓15g，泽泻15g，牡丹皮12g，黄柏15g，紫河车15g，夏枯草15g，白花蛇舌草15g，甘草6g。

加减：阴道不规则流血量多者，可加仙鹤草12g以止血。

用法：水煎服，每日1剂。

3）脾肾阳虚

主症：带下量多，质稀薄，秽臭不重，崩中漏下，腰脊酸楚，头晕目眩，倦怠乏力，形寒畏冷，纳减便溏，舌胖，边有齿印，苔薄，脉沉细无力。

治法：温肾健脾，益气固涩，佐以清热解毒。

方药：附子理中汤合四神丸加减。熟附子10g，人参15g，白术12g，干姜10g，紫河车15g，白花蛇舌草25g。

加减：带下量多、气臭，加薏苡仁20g；阴道流血量多，加乌贼骨15g，仙鹤草15g，以止血。

用法：水煎服，每日1剂。

（2）验方

1）生白芍、醋柴胡、炒白术各 10g，昆布、海藻各 15g，全蝎 6g，蜈蚣（研末、冲服）2 条，香附 15g。水煎服，每日 1~2 剂。

2）皂角刺 18g，黄芪、当归、生地黄、金银花、连翘各 12g，全蝎、天花粉各 9g，川黄连、赤芍、甘草各 6g，木鳖子 18g。水煎服，每日 1 剂。

3）丹参、茜草、阿胶（溶化分冲）、黄芪各 15g，紫花地丁、沙参、楮实子、制龟甲、海螵蛸各 30g，制乳香、制没药、皂角刺、白蔹、甘草各 9g。水浓煎，2 日服 1 剂，共分 6 次服。

（3）中药灌肠：桃仁、三棱各 15g，莪术 12g，穿山甲 10g，夏枯草 20g，王不留行 10g，生龙骨、生牡蛎、枳实、陈皮、海藻、昆布各 15g。煎取药液约 200mL，每日分 2 次保留灌肠。

（4）中药外用

1）乳香、没药各 20g，儿茶 10g，血竭 6g，冰片 10g，蛇床子 12g，雄黄 10g，麝香 1g，白矾 50g，硼砂、硇砂各 10g。将上药制成粉，外敷，每日 1 次。

2）天南星制成栓剂，每粒含药 10g，放在宫颈内，每 2 日上药 1 次。

3. 药物禁忌

（1）环磷酰胺

1）不宜与氯霉素合用：氯霉素可阻止环磷酰胺在体内转变成有效产物，对抗环磷酰胺的抗癌作用。

2）不宜与巴比妥类药物合用：巴比妥类药物（如苯巴比妥、戊巴比妥等）能干扰环磷酰胺的代谢，二者合用可增强环磷酰胺的毒性。

3）不宜与别嘌醇、氯喹合用：别嘌醇、氯喹可增强环磷酰胺的骨髓毒性。

4）不宜与长春新碱合用：环磷酰胺与长春新碱合用，可降低环磷酰胺的抗癌作用，故环磷酰胺一般不宜与长春新碱合用。如二者必须合用时，应先用长春新碱。

5）不宜与丹参合用：动物实验证明，复方丹参制剂以不同途径给药，均能促进恶性肿瘤的转移；当其与环磷酰胺合用时，在抑制肿瘤生长方面均未显示明显的增效作用。

（2）长春新碱：不宜与谷氨酸、辅酶 A 合用：谷氨酸、辅酶 A 可拮抗长春新碱的抗癌作用。

（3）丝裂霉素：不宜与其他对造血功能有损害的药物合用。丝裂霉素对骨髓有抑制作用，可引起白细胞和血小板下降。因此，在应用丝裂霉素时不宜同时应用其他对造血功能有损害的药物，如甲氨蝶呤、环磷酰胺等。可与维生素 B_6、维生素 B_4、辅酶 A 合用，以降低其副作用。

五、围绝经期综合征

【概述】

围绝经期是指从卵巢功能开始衰退至绝经后 1 年。在这段时间内，由于卵巢功能衰退，内分泌变化所引起的一系列躯体和精神心理症状，一般在 45～55 岁。可干扰妇女正常生活，影响身体健康及工作。正确对待和处理好这一时期的生理变化，对妇女健康的影响和提高妇女后半生的生活质量有着重要意义。

1. 病因

围绝经期的最早变化是卵巢功能衰退，然后才表现为下丘脑和垂体功能退化。此时期卵巢渐趋停止排卵，雌激素分泌减少，而促性腺激素分泌增多。绝经后，卵巢几乎已不能分泌雌激素，但仍分泌雄激素；促性腺激素水平逐渐升高，由于卵泡刺激素（FSH）升高较黄体生成素（LH）显著。老年期雌激素稳定于低水平，促性腺激素也略下降。

（1）卵巢的变化：绝经后妇女卵巢体积缩小，其重量仅为性成熟期妇女卵巢的 1/3～1/2。卵巢门血管硬化，动脉分支减少。卵巢皮质变薄，原始卵泡几乎已耗尽，遗留的少数卵泡对促性腺激素刺激又不敏感，以致卵泡成熟发生障碍，不再排卵。

（2）性激素：围绝经期由于卵巢功能衰退，雌激素分泌逐渐减少，孕激素分泌停止，卵巢间质虽能分泌雄激素，由于卵巢内缺乏芳香化酶，不能在卵巢内转化为雌激素，因此绝经后妇女体内仅有低水平的雌激素。与育龄妇女相反，其中雌酮均值高于雌二醇均值。雌酮升高主要是由来自肾上腺皮质及卵巢的雄烯二酮经周围组织中芳香化酶转化的结果，而雌酮、雌二醇也可相互转化。转化的部位主要在肌肉和脂肪，肝、肾、脑等组织也可促使转化。

（3）促性腺激素：绝经后由于雌激素水平下降，诱导下丘脑弓状核和室旁核脉冲式分泌促性腺激素释放激素至门脉循环，进而刺激垂体释放卵泡刺激素和黄体生成素；同时，由于卵泡产生抑制素减少，也使卵泡刺激素和黄体生成素水平升高。其中卵泡刺激素升高较黄体生成素更显著，绝经后 2～3 年达最高水平，约持续 10 年，至老年期下降。

（4）催乳激素：由于雌激素具有肾上腺能耗竭剂的功能，可抑制下丘脑分泌催乳激素抑制因子（PIF），从而使催乳激素浓度升高。绝经后雌激素水平下降，下丘脑分泌 PIF 增加，致使催乳激素浓度降低。

（5）促性腺激素释放激素：绝经后促性腺激素释放激素的分泌增加与黄体生成素相平行，说明下丘脑和垂体间仍保持良好功能。

（6）抑制素：绝经期妇女血抑制素浓度下降，较雌二醇下降早且明显，可能成为反映卵巢功能衰退更敏感的标志。

2. 临床表现

（1）月经紊乱：绝经前半数以上妇女出现月经紊乱，多为月经周期不规则，持续时间长及月经量增加，系无排卵性周期引起。致生育力低下，但有意外妊娠可能。围绝经期及绝经后妇女出现异常子宫出血，一定要警惕子宫内膜癌的发生，应取子宫内膜做活检。此外，尚需考虑宫颈癌、子宫息肉或肌瘤可能。

（2）全身症状

1）潮热：为围绝经期最常见症状，表现为面部和颈部皮肤阵阵发红，伴有烘热，继之出汗，一般持续 1 ~ 3 分钟。症状轻者每日发作数次，严重者十余次或更多，夜间或应激状态易促发。

2）自主神经失调症状：常出现心悸、眩晕、头痛、失眠、耳鸣等。

3）精神神经症状：围绝经期妇女往往感觉注意力不易集中，并且情绪波动大。表现为激动易怒、焦虑不安或情绪低落、抑郁、不能自我控制等情绪症状，记忆力减退也较常见。

4）泌尿生殖道症状：主要表现为泌尿生殖道萎缩症状，出现阴道干燥、性交困难及反复阴道感染，排尿困难、尿痛、尿急等反复发生的尿路感染。

5）心血管疾病：绝经后妇女易发生动脉粥样硬化、心肌缺血、心肌梗死、高血压和脑卒中。因绝经后雌激素水平低下，使血胆固醇水平升高，各种脂蛋白增加，而高密度脂蛋白/低密度脂蛋白比率降低。

6）骨质疏松：绝经后妇女骨质吸收速度快于骨质生成，促使骨质丢失变为疏松，围绝经期过程中约 25% 的妇女患有骨质疏松症，其发生与雌激素下降有关。

7）皮肤和毛发的变化：雌激素不足使皮肤胶原纤维丧失，皮肤皱纹增多加深，皮肤色素沉着，出现斑点，皮肤营养障碍易发生围绝经期皮炎、瘙痒、多汗、水肿，暴露区皮肤经常受日光刺激易致皮肤癌。

3. 辅助检查

（1）血清卵泡刺激素值及雌二醇值测定：应检查血清卵泡刺激素及雌二醇值了解卵巢功能。绝经过渡期血清卵泡刺激素 > 10U/L，提示卵巢储备功能下降、闭经；卵泡刺激素 > 40U/L 并且雌二醇值 < 10 ~ 20pg/mL，提示卵巢功能衰竭。

（2）氯米芬兴奋试验：月经第五日口服氯米芬，每日 50mg，共 5 日，停药第 1 日测血清卵泡刺激素 > 12U/L，提示卵巢储备功能降低。

（3）X 线检查：表现出骨质疏松。

【饮食宜忌】

1. 饮食宜进

（1）饮食原则

1）宜进食清淡易消化的食物：由于围绝经期综合征患者既有性腺功能减退，又有消化腺功能减退，故应以清淡易消化的食物为宜。

2）宜进食富含优质蛋白的食物：围绝经期综合征患者宜进食富含优质蛋白的食物，如鸡蛋、牛奶、猪瘦肉、鱼、大豆及其制品。因为这些食物蛋白质含量高，易于机体吸收利用，以修复组织，提供血液生成的营养成分。

3）宜进食富含钙、铁、铜的食物：围绝经期综合征患者宜进食富含钙、铁、铜的食物，如牛奶、豆类、海鲜、海米、虾皮、绿叶蔬菜、水果、干果等，以补充因雌激素不足而引起的缺钙和失血过多而致的贫血。

4）宜进食富含 B 族维生素、维生素 C 的食物：因为 B 族维生素具有维持神经健康和促进消化的作用，如调节自主神经、促进食欲、增强机体抵抗力；维生素 C 可促进铁的吸收，降低微血管脆性，除有益于纠正贫血外，也能增强机体的抗病能力。故围绝经期综合征患者宜进食富含 B 族维生素、维生素 C 的食物，如全麦、糙米、豆类、猪瘦肉、新鲜蔬菜和水果等。

5）宜进食具有降血压、降血脂作用的食物：围绝经期综合征患者宜进食具有降血压作用的食物，如玉米、绿豆、芹菜、洋葱、莲子、百合、山楂等；具有降血脂作用的食物，如糙米、高粱面、玉米面、多纤维蔬菜、水果、豆类及其制品等。以预防因血压、血脂升高而致的动脉硬化及冠心病等。

6）宜进食具有补肾作用的食物：中医学认为，围绝经期综合征是肾气渐衰，天癸将竭，阴阳失衡所致。故围绝经期综合征患者宜进食具有补肾作用的食物，如猪肾、核桃仁、黑芝麻、山药、桑葚、甲鱼等。

7）宜进食具有抗衰老作用的食物：蜂乳、花粉、大豆及其制品、花生、黑芝麻、核桃仁、牛奶、银耳、香菇、新鲜蔬菜、水果、鱼类及瘦肉等，能增强人体免疫功能，且具有延缓衰老的作用。

8）宜进食富含微量元素硼的食物：因骨骼是由钙、磷构成的，如果饮食中缺少含硼的食物，钙质就会大量消耗，加重骨质疏松。研究表明，给绝经的妇女额外补充少量硼，其体内的雌激素水平明显增加，骨骼里钙的流失量减少，而且体内的镁、磷也保存得多些。多食含硼的食物可减慢阴道萎缩的进程，亦可减轻围绝经期综合征的症状，故围绝经期综合征患者应注意多选择富含微量元素硼的食物，如苹果、花生等。

9）宜食木耳、燕窝、百合，莲子、枸杞子、枸杞头、桑椹、甲鱼、鸭肉、淡菜、牡蛎肉、蚌肉、乌贼鱼、阿胶、西施舌、鳆鱼。

此外，更年期妇女出现肝肾阴虚、内热偏旺的症候群时，还宜服食芝麻、首乌、海参、鳗鲡、蛤蜊、猪肾、猪心、蜂王浆、马奶、西洋参、沙参、当归、藕、食用菌、各种内河鱼、新鲜蔬菜水果以及植物油等。若兼有肝热偏重者，还宜吃些菊花脑、芹菜、马兰头、黄瓜、丝瓜、绿豆、荷叶、番茄、菠菜、胡萝卜、菊花、决明子等。

10）对于停经前月经频繁，经血量过多，并因此引起贫血，出现面色苍白、气短、头晕、眼花、全身乏力等症状的妇女，最好采用生理价值高的动物性蛋白质，如牛奶、鸡蛋、动物内脏和瘦的牛、羊、猪肉等，木耳加红糖炖服可治疗妇女月经过多，此外多吃苹果、梨、香蕉、橘子、山楂、鲜枣以及菠菜、油菜、甘蓝、太古菜、西红柿、胡萝卜等。食欲较差可用红枣、桂圆加红糖，做成红枣桂圆汤。或用红枣、赤小豆、糯米做成红枣小豆粥，亦可用红枣、莲子、糯米煮粥食用，均可收到健脾、益气、补血的效益。

11）有浮肿、血压升高、头晕心慌和失眠等大脑皮质和自主神经功能失调现象的更年期女性，应多吃粗粮（小米、玉米、麦片等）、蕈类（蘑菇、香菇）、动物的肝肾、瘦肉、牛奶、绿叶蔬菜和水果等；宜低盐饮食，有条件时吃些安神降压食品，如猪心、芹菜叶、红枣汤、红果制品、酸枣、桑椹等。

12）有的女性停经后发胖，血胆固醇增高，并有动脉硬化现象，应控制体重。蛋白质食物可用牛奶、瘦肉、鱼虾、豆制品等。最好多吃鱼和豆制品，烹调要用植物油，植物油不仅能促进胆固醇的代谢，还能供给人体多种不饱和脂肪酸，如亚油脂、亚麻油酸、花生四烯酸等。植物油中以葵花籽油、豆油、芝麻油、玉米油、花生油较好。

（2）饮食搭配

1）百合与冰糖、粳米：百合与冰糖、粳米搭配熬成百合粥，有润肺调中、镇静止咳、清热养阴的功效，对神经衰弱、慢性支气管炎、围绝经期综合征等有辅助治疗作用。

2）黑木耳与大枣：黑木耳与大枣都有补气养血的功效，搭配食用，能滋阴活血、补气养血。适于贫血、肺结核、月经不调、围绝经期综合征等患者食用。

3）莲子与龙眼肉：莲子能养心安神、补中益气、补肾固精；龙眼肉亦是传统的滋补佳品，能养血安神、补脾益胃。二者搭配食用，其补中益气、养心安神功效增强，对围绝经期综合征有一定治疗作用。

4）银耳与大枣：银耳性平、味甘，能滋阴润肺、养胃生津、补肾益精、强心健脑；大枣含有植物甾醇、皂苷，有镇静催眠、养血安神作用。二者搭配食用，具有滋阴降火、补脾养心之功效，对围绝经期综合征有一定治疗作用。

（3）药膳食疗方

1）酸枣仁、生地黄各30g，粳米100g。将酸枣仁加水研碎，取汁100mL，生地黄煎汁100mL，粳米煮成粥后加酸枣汁和生地黄汁即可。趁热食粥，每日1次。可补阴清热、安神除烦。

2）沙参20g，冬虫夏草10g，净乌鸡1只。将乌鸡去内脏，加水适量，与前两味一起煎汤。饮汤，食肉，每日1次。可滋肾潜阳。

3）将羊肾1对剖开洗净，淫羊藿20g洗净后切片，与羊肾一同放入锅内，加适量清水，先用旺火烧开，再用小火炖煮30分钟，待羊肾熟烂后，去淫羊藿，加入精盐和胡椒粉适量调味，淋上麻油即成。可温补脾肾。

4）先将党参15g、红枣10枚洗净，入锅，加适量水，煎煮30分钟，再加入肉桂3g，煎煮5分钟；去渣取汁，趁热加入红糖10g即成。上、下午分服。可温补脾肾。

5）将新鲜羊肉200g洗净，切成小块，与淘洗干净的粳米100g和葱3根，生姜2片，精盐适量一同放入沙锅中，加水1000mL，用大火烧开后转用小火煎煮，至肉烂粥稠时即成。早、晚分食。可温补脾肾。

6）将金橘5个洗净后去籽，捣烂。萝卜半个洗净，切丝榨汁。将金橘泥、萝卜汁混匀，放入蜂蜜，调匀即成。上、下午分服。可疏肝解郁、理气化痰。

7）将羊肉250g洗净后切成约1cm的方丁，放入碗中，加入鸡蛋清1只，湿淀粉、精盐适量，拌匀。大葱洗净后劈成两半，切成1cm长的段。炒锅上灶，放入植物油250mL（实耗约20mL）烧至六成热，先下羊肉丁划散，再放入葱段25g炒匀，迅速倒入漏勺。锅内留适量底油，放入羊肉丁、大葱段、精盐、酱油、黄酒，在大火上翻，用湿淀粉勾芡，淋上麻油，装盘出锅即成。佐餐随意食用。可温补脾肾，适于女性更年期综合征，证属脾肾阳虚。

8）将茉莉花20朵摘去蒂，漂洗干净。粳米100g淘洗干净。取锅放入清水、粳米，煮至粥将成时，加入茉莉花、白糖，再略煮即成。早晚分食。可疏肝解郁、理气化痰。

9）将代代花 8 朵洗净，与绿茶 3g 一同放入茶杯中，倒入沸水中冲泡即成。代茶频饮。一般可连续冲泡 3～5 次。可疏肝解郁、理气化痰。

10）将黑芝麻 20g 拣去杂质，淘洗干净，晒干，入锅，微火炒熟出香，趁热研成细末，备用。将粟米 100g 淘洗干净，放入沙锅，加水煮沸后，改用小火煨煮成黏稠粥，调入黑芝麻细末，拌和均匀，即成。早、晚分食。可滋阴肝肾、润肠通便。

11）将鸭肉 200g 洗净，切成片。海参 50g 用水泡发透，洗净，切片，与鸭肉片一同放入沙锅内，加适量水，先用大火煮沸，再改用小火炖煮 2 小时，至鸭肉熟烂，加精盐，调匀即成。佐餐随意食用。可滋补肝肾。

12）将枸杞子 10g，白菊花 3g 拣去杂质，洗净，晒干或烘干，与莲心 1g，苦丁茶 3g 同放入杯中，用沸水冲泡，加盖焖 10 分钟，即可开始饮用。代茶频饮。一般可冲泡 3～5 次。可滋阴肝肾、宁心安神。

13）先将鲜百合 50g 用清水浸一昼夜。酸枣仁 15g 水煎，去渣取汁，用药汁把百合煮熟，饮汤吃百合。每日 1 剂，宜睡前服。可清心、养阴、安神，适于证属阴虚火旺，症见虚烦不眠。

14）山萸肉 15g，糯米 50g，白糖适量同入沙锅内，加适量水，用小火熬至粥稠即可，调味食用。晨起空腹服，每日 1 剂，可连服 10 日。可温补肾气。

15）先将黄豆用水泡胀、滤起，将猪蹄 1 只刮洗干净，再加水同炖至猪蹄、黄豆 100g 酥烂；打入鸡蛋 1 个，煮熟，连汤分餐食用，每周 1 次。可滋阴养血。

16）先将生地黄、黄精（制）各 30g 水煎，去渣取汁，用药汁加适量水煮粳米 100g 为粥。早、晚分服，每日 1 剂。可滋阴补肾。

17）取燕窝 3g 用 50℃的温水浸泡至松软，沥干水分，撕成细条待用。用清水约 250mL，将冰糖 30g 烧开融化，以纱布滤除杂质。然后把冰糖水倒入锅中下燕窝，再用小火炖熟即成。每日服用 1 次。可生津养血，用于证属精血不足，症见口干咽燥、头晕眼花等。

18）将酸枣仁（捣碎）30g 用纱布袋包，羊肉 60g 切片，与粳米 50g 同入火锅，加水 1000mL 煮粥，粥熟后加适量红糖调味；睡前温服，每日 1 剂。可温阳补肾、养心安神。用于证属肾阴阳俱虚，症见虚烦不眠。

19）黑木耳，红枣，粳米，冰糖。做法：木耳 30g 水发后，撕成小块，红枣 20 枚沸水泡后，取核切丁，加糖渍 20 分钟。木耳与粳米 100g 熬成粥，入红枣丁、冰糖 150g，再煮 20 分钟即可饮用。可健脾化湿、益气补血。用于证属脾虚湿困，气血不足，症见贫血、白带增多。

20）将糯米 50g，灵芝 50g，小麦 60g 分别洗净，再将灵芝切成小块用纱布包好。锅上火，放入适量水，烧开，加入糯米、小麦煮粥，再烧开后，放入灵芝包继续烧煮，用小火煮至糯米、小麦熟透，加入白砂糖 30g 即成。可补气益血、养心安神。用于气血不足，身体羸弱。还可调解神经，降血脂，降血压，治贫血，提高机体的免疫功能。

21）熟地黄、何首乌各 30g，洗净；猪瘦肉 250g 洗净，切块。把全部用料放入沙锅，加清水适量，武火煮沸后改文火煲 2 小时，调味供用。可滋阴补血、乌发养颜。用于血虚之月经过少，症见月经不调，经行量少或数月不行，头晕眼花，腰酸脚软，甚至崩漏，也可用于血虚之头发早白，面色枯槁，皮肤粗糙。

22）仙灵脾 18g，当归 9g，栀子 9g，紫草 5g，珍珠母 30g，加水煎汤，去渣取汁，加糖适量搅匀。每日 1 剂，分 2 次温服，连服 1 周。可温肾益阳、清热平肝。用于表现为上热下寒者。

23）将酸枣仁（捣碎）30g 用纱布包扎，羊肉 60g 切片，与粳米 50g 同时放入锅，加水 1000mL 煮粥。粥熟后去掉纱布袋，再加红糖适量调匀。温热睡前服用，每日 1 次。用于证属肾阴阳两虚，症见头晕耳鸣、健忘、午寒午热、烘热汗出、恶风、腰酸冷痛。

24）取银耳 50g 用温水泡发，除去蒂头，洗净撕开。红枣 100g 以温水泡发，洗净瓣破。两味药入锅加水适量，煎煮至红枣、银耳熟烂，成羹状。放入冰糖溶化搅匀，出锅晾温。上为 1 日量，分顿食用。可连服数周。可滋阴降火、补脾养心。用于阴虚火旺，症见潮热、出汗、心烦失眠、乏力心悸。

25）取菊花 10g，山楂 15g 除去杂质，草决明子 15g 除去杂质捣碎。将三味药加水适量，煎煮 40 分钟，去渣取汁，兑入白糖 30g，晾温。上为 1 日量，代茶饮。连服 10 日为 1 个疗程。可清肝活血、益阴潜阳。用于血压高、心烦头晕、胸闷不适、大便秘结等女性更年期综合征，证属阴虚阳亢。

26）将猪肾 1 对剖开，去臊洗净，人参 3g，防风 10g，薤白 3g 研面入肾内。先将粳米 100g 入锅加水煮粥，粥将熟时入猪肾，莫搅动，慢火久煮。下葱白 3 茎即可。上为 2 日量，空腹喝粥吃肉。可益气养血补肾。用于肾气亏虚、乏力腰酸、头晕耳鸣、潮热出汗等病症。

27）取猪肝 100g 除去筋膜，洗净切片，加水适量煎煮至猪肝熟，打入鸡蛋 2 枚，加入豆豉、葱白少许，出锅晾温。上为 1 日量，吃猪肝、鸡蛋，喝汤，经常食用。可养血益肝明目。用于视物昏花、目睛干涩等，属肝虚血亏。

28）先将淫羊藿 30g，桂圆肉 12g，山药 25g 加水煎汤，去渣取汁，再下面条 150g 煮熟，入调料煮沸即可。当主食顿食，连服 7 日为 1 个疗程。可补肾壮阳、强筋骨。用于腰膝萎弱、关节酸楚、筋骨拘挛等女性更年期综合征，证属肾阳亏虚。

29）将茯苓、莲子各 100g 共研成粉，每次服 15g，每日 2 次，在每两餐之间空腹时用温开水送服。宜常服。可健脾养心安神。用于症见神疲懒言、食欲不佳、情绪抑郁寡欢。

30）将益智仁 5g 研为细末，用粳米 50g 煮粥，粥熟后将益智仁末及盐少许调入，稍煮片刻，待粥稠停火。分早、晚温服，连用 10 日为 1 个疗程。可补脾益肾、缩尿固脱。用于绝经前后出现的腹中冷痛、便溏尿频，甚或遗尿等，证属脾肾阳虚。

31）将海狗肾 60g 焙干后研为细面备用。每次服 3g，每日 2 次，用温酒水适量送服。可温肾壮阳、补精益髓。用于精神抑郁、情绪低落、乏力腰酸、性冷淡为主，证属肾阳虚，命门火衰。

32）先把海参60g浸透，剖洗干净，切片加水煮烂，再与粳米100g，葱、姜适量共煮为稀粥，米熟时入盐调味即可。上为1日量，分顿佐餐食，经常食用。可养血润燥、补肾益精。用于绝经后，精血衰少、虚弱乏力、腰酸腿困、潮热出汗、皮肤干燥等症。

33）粳米60g，核桃仁20g，芡实、莲子各18g加水1000mL，煮至粥浓稠即成。每晚1次，经常服食。可温补肾虚、固肾缩泉。用于证属肾阳虚，症见夜尿偏多。

34）将宰杀好的童子鸡1只去内脏，剁去鸡爪，洗净把鸡腿放在翅下，在沸水中烫一下，捞出洗净放入瓦盅。再加入干桂圆肉100g，黄酒100mL，葱、姜、盐适量，加4碗水，隔水蒸炖1小时，取出葱、姜即可食用。可养心安神、益精髓。用于症见心悸，健忘，失眠，多梦，注意力不集中，疲倦，耳鸣。

35）将党参30g，茯苓15g，酸枣仁10g熬汤，调入砂糖30g，代茶频饮。可健脾补气、养心安神、益阴敛汗。用于气阴两虚型，症见心神不宁、口干口渴、少气懒言、烦躁失眠。

36）将莲子18g水发后去心，然后将胡桃仁20g，芡实18g分别洗净，同入锅内，加水适量，粳米60g煮粥至烂熟即成。早餐食用，每日1剂。可温补脾肾，用于腰膝酸软、神疲乏力、尿频、便稀等。

37）将新鲜毛豆角500g洗净放入沙锅中，加入太子参10g，黄芪10g，兑入适量水，用小火炖煮至熟。剥皮吃豆，经常佐餐食用。可养气血、补脾肾。用于肾阳虚而出现乏力、气短、少食、面黄肌瘦等症。

38）先将黄芪30g，夜交藤30g，当归12g，桑叶12g，三七6g，胡麻仁10g放入沙锅内，加水煎熬成汁，去渣用汁；小麦100g淘洗干净；大枣10枚洗净。锅上火，加水适量，放入小麦、大枣烧开，用小火煮粥，煮至将熟时，倒入六味药汁，加入白糖适量，稍煮即成。可益气养血、宁心安神。用于表现为精神恍惚，时常悲伤欲哭，不能自持，失眠多梦。

39）百合、熟地黄各30g洗净，鸡蛋2只煮熟去壳。把全部用料放入锅，加清水适量，武火煮沸后，改文火煲1小时，汤成下蜜糖适量调服。可养阴清热、宁心安神。用于阴亏内热型，症见乍寒乍热、心神不安、失眠多梦、五心烦热、精神恍惚，或月经先后无定期，经色鲜红，量多或少。

40）先将鲜百合50g用清水浸泡一夜，取生熟枣仁各15g水煎去渣，用其汁将百合煮熟加入白糖少许即可。上为1日量，吃百合喝汤，连服1周。可清心安神、养阴润燥。用于心肾不交，阴虚津亏之女性神经症、癔病等症。

41）将鲜生地黄30g洗净后切碎，加水3000mL，煎至2000mL时去渣，加洗净捣烂的百合60g，煮至糊状后，入捣烂的鸡蛋黄3个拌匀，煮沸，加入白糖适量，分2次温服。用于心肾不交型女性失眠，烦躁，易怒。

42）鲜生地黄30g，加水300mL，煎至200mL后去渣留汁，入百合60g（捣碎），煮至糊状后，再入鸡蛋黄2个搅匀，加入白糖调味即成。分2次温服，每日1剂。可养心阴、安心神。用于证属心肾不交，症见心烦不寐、头晕健忘、腰酸腿软。

43）将干合欢花 30g（鲜品用 50g）、粳米 50g 分别洗净后，一起放入锅内，加清水适量，小火煮粥，待粥将熟时，调入红糖适量，继续煮至粥稠即成。每日 2 次，早、晚餐食用。可解郁、安神、活血。用于烦躁易怒，或虚烦不安、失眠健忘。

44）草决明子 20g，紫地榆 20g，桑枝 20g，加水煎汤，煎 30 分钟，去渣取汁。上为 1 日量，分 2 次代茶饮，连服 10 日为 1 个疗程。可舒肝通络、补肾降逆。用于月经停闭，身体不适，头痛头晕，心烦潮热，大便秘结等属肝郁肾虚者。

45）将桂圆肉、莲子肉各 15g，红枣（去核）5 枚，糯米 50g 一起放入沙锅，加水 5 碗，煮至烂熟成粥，加入白糖适量搅匀即可食用。可养心宁神、健脾益气。用于证属心脾两虚，症见心神不宁、心悸、健忘、气短懒言、面黄肌瘦、大便溏泄、食欲不佳。

46）将仙灵脾 15g，仙茅、桂圆肉各 10g 洗净，用纱布包裹；羊肉 250g 洗净，切小块。把全部用料一起放入锅，加清水适量，武火煮沸后，文火煮 3 小时，去药包，调味即可随意饮用。可温肾壮阳。用于肾阳虚型，症见面色晦暗，面目、四肢浮肿，烘热汗出，汗后恶寒，食少便溏，尿意频数，月经先后不定期，经量或多或少，带下清稀等。

2. 饮食禁忌

（1）忌食辛辣食物：如辣椒、咖喱、芥末、花椒、大蒜、葱、姜、韭菜、胡椒等，能刺激大脑皮质兴奋，使本已兴奋的神经进一步亢进，同时又会伤津耗液，从而加重烦躁激动、潮热汗出等症状。

（2）忌食具有提神作用的食物：咖啡、可可、白酒、浓茶、可乐饮料、巧克力等具有刺激神经兴奋的作用，食用后会加重失眠。此外，由于体内雌激素水平下降，可导致骨质疏松，过食咖啡、浓茶、可乐饮料等可增加钙从尿中丢失，从而加重骨质疏松。

（3）忌食煎炒食物：围绝经期综合征以阴虚内热型居多，凡是经过油煎炸或高温烤炒的食物，如油条、炸猪排、炸牛排、油炸花生、油炸豆瓣、烤羊肉串、烤鸭、烤鸡、炒花生、炒瓜子、炒香榧子、炒蚕豆、炒黄豆、怪味豆等，食后会损伤阴液，加重内热，使口干咽燥、手足心热等症状更为突出。

（4）忌食热性食物：围绝经期综合征以阴虚内热型居多，如食用狗肉、羊肉及五香牛肉、咖喱牛肉干、虾、鹿肉、公鸡肉、麻雀、香菜、带鱼、龙眼肉、荔枝、杏、李、橘子等热性食物，食用后会加重内热而出现烘热、失眠、口渴等一系列症状，不利于本病的治疗。

（5）忌食过咸食物：由于围绝经期综合征患者既有性腺功能减退，又有消化腺功能减退，故应以清淡易消化的食物为宜，切忌食用过咸食物，如咸菜、咸肉、火腿、香肠、豆酱等，以防钠水潴留而出现水肿。

（6）忌食高糖、高脂肪食物：因围绝经期综合征患者的胆固醇、三酰甘油和致动脉粥样硬化脂蛋白升高，抗动脉粥样硬化脂蛋白降低，故围绝经期综合征患者应少进食白糖、甜点心及含糖饮料等，以预防肥胖、糖尿病的发生；同时应禁食肥肉、动物肝脏、各种蛋黄、鱼子、猪脑、牛脑、羊脑等高脂肪、高胆固醇食物，以防动脉硬化及冠心病的发生。

【药物宜忌】

1. 西医治疗

（1）甲丙氨酯（甲丙氨酯）每次 200～400mg，每日 3 次，口服；羟嗪（安他乐）每次 25～50mg，每日 3 次，口服。

（2）精神抑郁者，哌甲酯（利他林）每次 5mg，每日 2 次，口服；或异卡波肼（闷可乐）每次 10mg，每日 2 次，口服。

（3）谷维素每次 10～20mg，每日 3 次，口服；或用更年康治疗。

（4）激素替代疗法：要掌握好适应证和禁忌证。雌激素替代适用于具有雌激素水平低下症状或体征，而无禁忌证者。禁忌证有妊娠、不明原因的子宫出血、血栓性静脉炎、胆囊疾病、肝脏疾病、乳腺癌、血栓性疾病。倍美力，自月经第五日开始服用，每日 1 粒，连服 21；尼尔雌醇，每半个月服 1 片；妇炎宁 1 粒，放阴道，每晚 1 次，连用 7 日。

2. 中医治疗

（1）辨证治疗：本病的主要病机在于肾的阴阳失衡，或因肾阴虚不能涵养心肝，致心肝气火偏旺；或因阴虚及阳虚，心脾失调所致。治疗当以滋肾为主，偏于阳虚的，予补阳调脾。

1）偏阴虚

主症：月经后期，量少，或先期，量多，色红，质稠，烦躁失眠，五心烦热，头晕耳鸣，腰膝酸软，大便干燥，舌红少苔，脉细数。

治法：滋阴宁神。

方药：左归饮加减。熟地黄、山药、枸杞子、山茱萸各 10g，钩藤、紫贝齿各 15g，炒酸枣仁 12g，莲子心 3g。

加减：脾胃不和，兼见胃脘胀痛、大便溏薄、神疲乏力者，去熟地黄，加佛手片 6g，炒白术 10g，茯苓 15g。

用法：水煎服，每日 1 剂。

2）偏阳虚

主症：月经后期，量少，色淡无血块，心烦少寐，纳差，腹胀，大便溏薄，神疲乏力，面浮足肿，形寒肢冷，舌淡，苔薄白，脉沉细无力。

治法：温肾扶阳。

方药：右归丸加减。干地黄、山茱萸、枸杞子、党参、白术、茯苓各 10g，淫羊藿、仙茅、陈皮、炮姜各 6g，钩藤、紫贝齿各 12g，远志 9g。

用法：水煎服，每日 1 剂。

（2）验方

1）玄参、丹参、党参、天冬、麦冬各 10g，生地黄 15g，熟地黄 12g，柏子仁、酸枣仁各 10g，远志 5g，当归、茯苓各 10g，浮小麦 15g，白芍 10g，延胡索 6g，牡蛎 15g，五味子、桔梗各 10g。水煎服，每日 1 剂。用于养心安神、益阴镇静。

2）夜交藤 30g，炒酸枣仁 15g，茯苓、合欢皮、石菖蒲各 10g，柴胡 12g，生地黄、麦冬、五味子、陈皮、甘草各 10g。水煎服，每日 1 剂。用于滋肾养心、疏肝安神。

3. 药物禁忌

（1）服镇静剂

1）忌饮茶：因茶叶含有鞣酸、咖啡因及茶碱等成分，镇静剂如地西泮、氯氮䓬等药物，与茶水同服可降低药效，故服镇静剂期间忌饮茶。

2）忌饮酒：有资料表明，嗜酒者左半脑的密度小于不饮酒者，长期饮酒可导致脑组织疏松、大脑的重量下降，甚至出现脑部脱水和脑萎缩，从而诱发和加重本病。此外，在服地西泮、咪达唑仑、丁螺环酮、佐匹克隆等药物期间饮酒，会增加乙醇对机体的毒性，甚至发生中毒反应。

3）劳拉西泮不宜与乙胺嘧啶合用：因二者合用可影响肝功能。

4）咪达唑仑、丁螺环酮慎与中枢镇静药合用：因咪达唑仑、丁螺环酮与中枢镇静药（如苯巴比妥、氯丙嗪等）合用，有相加的抑制作用，故应慎重。

5）劳拉西泮、咪达唑仑忌与含氰苷的中药同服：劳拉西泮、咪达唑仑与含有氰苷的中药如枇杷仁、桃仁、苦杏仁等同服，可能造成呼吸中枢抑制，进而损害肝功能，甚至有些患者会死于呼吸衰竭。

6）溴化钠不宜与朱砂及含朱砂的中成药合用：因溴化钠属还原性的药物，与朱砂及含朱砂的中成药合用，可生成有毒的溴化汞而导致药源性肠炎。

7）忌服用安眠药：失眠为神经衰弱患者的主要症状，患者常服用安眠药（地西泮、氯氮䓬等）来治疗。但安眠药在肝、肾代谢，长期服用可出现肝肾损害，如肝区痛、水肿、黄疸、尿少、血尿、蛋白尿等。另外，安眠药久服，还会出现胃肠道症状，如恶心、腹胀、纳差、便秘等，亦可引起蓄积性中毒，表现为精神不振、记忆力下降、反应迟钝等。最重要的是耐药问题，患者开始服用时，1 片或 2 片可能就有效，但长期服用，服大剂量也可能无效，突然停药后，反跳症状更严重。

（2）可乐定

1）不宜与三环类抗抑郁药合用：三环类抗抑郁药（如丙米嗪、阿米替林等）具有阻断 α 受体的药理活性，可对抗可乐定的降血压作用。

2）不宜与 α、β 受体阻滞剂合用：α、β 受体阻滞剂（如柳胺苄心定）与可乐定合用，可使其降血压作用减弱。

3）不宜与普萘洛尔合用：可乐定与普萘洛尔合用可相互增强作用，故对一般高血压患者两药合用应慎重，严重高血压患者亦应短期合用。另有二者并用致死的报道，应予以注意。

4）不宜与镇静和抗组胺药物合用：可乐定与镇静和抗组胺药物合用，其中枢抑制作用相互增强。因此，可乐定与镇静和抗组胺药物合用应慎重。

（3）维生素 D

1）不宜用米汤送服：米汤中含有一种脂肪氧化酶，能溶解和破坏脂溶性维生素，如果在米汤中加入鱼肝油，容易破坏鱼肝油中的维生素 A、维生素 D。

2）不宜食用黑木耳：黑木耳中含有多种人体易于吸收的维生素，服用维生素 D 时食用黑木耳可造成药物蓄积；此外，木耳所含的某些化学成分对合成的维生素 D 也有一定的破坏作用。

3）不宜与液状石蜡合用：维生素 D 与液状石蜡合用，维生素 D 易被溶解于液状石蜡中不被吸收，从而使血药浓度降低，疗效减弱。如必须合用，则可先服维生素 D，2 小时后再服液状石蜡。

4）不宜与苯巴比妥、苯妥英钠合用：苯巴比妥和苯妥英钠均具有酶诱导作用，能使维生素 D 代谢率增高，从而影响钙的平衡。

5）不宜与考来烯胺合用：考来烯胺是阴离子交换树脂，对维生素 D 有干扰作用，二者合用会使维生素 D 疗效减弱。

6）不宜与新霉素合用：新霉素可减少维生素 D 的吸收，降低维生素 D 的疗效。

（4）忌用中枢神经兴奋药物：由于围绝经期综合征患者大脑皮质易于兴奋，神经系统偏于亢进，故应避免使用中枢神经兴奋药物，以免加重病情。

（5）忌长期服用止痛药：神经衰弱患者常服索米痛片、阿司匹林等以缓解头痛症状。但长期服用此类药物也会出现肝肾功能损害，如肾乳头坏死、血压升高、夜尿多、贫血、白细胞和血小板减少等，有时还会出现胃溃疡。因此，神经衰弱患者忌常服止痛药。

（6）忌长期大量应用雌激素：围绝经期综合征患者使用己烯雌酚、雌二醇药物的时间不宜过长，剂量不宜过大，否则可引起子宫内膜过度增厚，腺体变形或肝脏损害。另外，服己烯雌酚剂量过大易引起恶心、呕吐、厌食等胃肠道反应，故宜晚上临睡前服用或与维生素 B_6 同服，以减轻胃肠道反应。此外，雌激素可加速绝经前乳腺癌的生长，对同时患有乳腺癌者，应禁用雌激素或含有雌激素的药物。凡合并血栓栓塞（既往有血栓栓塞史和血栓栓塞倾向）、心血管疾病、高脂血症、肝脏病、卟啉病、原发性高血压等疾病的患者亦应禁用雌激素。

（7）忌用燥热之品：由于围绝经期综合征以阴虚内热型居多，故在用药进补时，应尽量避免燥热之品，如红参、肉桂、附子、附片、干姜、鹿茸及十全大补丸、双龙补膏等，以免加重病情。

（8）忌用麻黄及麻黄类中药：因麻黄有麻黄碱，有明显的中枢神经兴奋作用，易引起失眠，加重本病症状。

第五章 其他疾病

一、老年性白内障

【概述】

老年性白内障是各种白内障中发病率最高的，多见于 40 岁以上的人，年龄愈大发病率愈高。

1. 病因

关于老年性白内障的病因，学说很多。大致与以下因素有关，即生理老化，代谢衰退。营养不良，包括全身和局部，尤其是局部营养不良。晶状体蛋白被蛋白分解酶分解，全身代谢紊乱，长期紫外线、红外线损伤等。

另外老年人晶状体老化、许多酶活力减低以及还原氧化系统异常（如谷胱甘肽及抗坏血酸减少）等与晶状体发生混浊密切相关。总之，老年性白内障的发生是多种因素综合的结果。

2. 临床诊断

（1）症状：老年性白内障的症状为无痛性视力逐渐减退。通常在初起常无视力变化。晶状体混浊皮质影响到瞳孔区时，视力模糊。有时出现近视，近视力有改善，甚至可不需戴花镜看书。这种近视是由于晶状体凸度增加和晶状体核密度屈光指数明显增高。因混浊和透明皮质纤维相间，光线通过时产生不规则屈折，出现单眼复视、多视现象，成熟期时视力下降只余光感。

（2）体征和检查：表现为瞳孔区不同程度的混浊，从轻度不均匀混浊到完全呈乳白色。按临床发展过程分为四期。

1）初起期：混浊从赤道部开始，呈楔形，尖端向中央，楔形混浊数量逐渐增多，呈车辐状。在裂隙灯下容易观察到，眼底镜检查可见到在红光反射背景中有楔形或车辐状暗影。

2）肿胀期：楔形混浊继续发展，增宽增长，并吸收水分进入晶状体内，晶状体肿胀，皮质间形成水隙。肿胀的晶状体推虹膜向前，前房变浅。因仍有部分皮质透明，在斜照法检查时，可见不同宽度虹膜阴影。由于前房变浅，房角变窄和瞳孔阻滞可继发青光眼。

3）成熟期：此时晶状体肿胀消退，恢复原来体积，前房恢复到正常深度。晶状体完全混浊，斜照法虹膜阴影消失。此时为手术摘出的最佳时期。

4）过熟：在成熟期未治疗，晶状体水分继续丢失，使其体积缩小，晶状体囊皱缩，囊内皮质液化乳化，但核仍保存，棕黄色的核在液化的皮质中，随体位变动，通常多沉于下方，在瞳孔区可见到核的赤道部。

（3）并发症：肿胀期白内障可使眼压升高，继发青光眼。过熟期白内障易引起晶状体半脱位，继发性青光眼，晶状体皮质过敏性色素膜炎等。

【饮食宜忌】

1. 饮食宜进

（1）饮食原则

1）宜多饮水：每日至少饮水 1500mL。

2）宜植物性蛋白质：豆浆、豆腐、豆腐干、豆腐皮、豆芽等都含优质蛋白，而且胆固醇少，患白内障的老年人宜多食。

3）宜含维生素 C 较丰富的蔬菜、水果：蔬菜有四季豆、大白菜、菜心、芥菜、苋菜、蒜苗、西红柿等；水果有柑、橘、橙、杏、桃、李子、柚、柠檬、柿子、大枣、山楂、龙眼肉等，宜多食。

4）含锌多的食物：如动物肝、肾、心及牛奶、鸡蛋、鳝鱼、鲫鱼、牡蛎、蛤蜊、蟹、黄鱼、带鱼、墨斗鱼等。这些食物的含锌量较高，老年性白内障患者宜选食。

（2）饮食搭配

1）黄精 15g，枸杞子 9g，菊花 3g，珍珠母 18g，陈皮 9g，红糖适量，水煎服。每日 1 剂，连服 10 ~ 15 日。

2）怀山药 30g，夜明砂、菟丝子各 9g，用布包好，加水 5 碗煎成 3 碗，去渣后入粳米 60g，红糖适量，煮成粥。每日 1 剂，连服 15 ~ 20 日。

（3）药膳食疗方

1）枸杞桑椹汤：枸杞子 30g，桑椹子 60g。水煎服食。每日 1 剂，连食数周至数月，或时时服食。适于腰酸、眩晕、耳鸣属肝肾阴血亏虚之眼目昏糊、视力减退之早及中期老年性白内障。

2）虾仁炒猪肝：虾仁 50g，猪肝 150g，竹笋 50g。虾仁洗净，放碗中，加适量料酒、葱花、精盐、姜末拌匀。猪肝洗净，切片。竹笋洗净，切片。油锅烧热，入猪肝翻炒片刻捞起。油锅重新烧热，加入虾仁及拌料，急火翻炒，加少量清水，并入笋片、猪肝片，炒至熟，再加精盐、味精、酱油、红糖调味，湿淀粉勾芡。每日 1 剂，时时服食。适于腰酸腿软、眩晕乏力属肝肾亏虚之老年性白内障。

3）胡萝卜豆奶：胡萝卜 100g，黄豆粉 30g，柠檬汁 100mL。胡萝卜洗净，切碎，捣烂，放入榨汁机榨汁，滤取液汁。黄豆粉加水适量，调匀入锅，煮 3 分钟，纱布过滤。豆奶、胡萝卜汁、柠檬汁同入杯中，混合均匀。每日分早晚 2 次饮服，时时饮服。适于各型老年性白内障。

4）番茄苹果牛奶：番茄 150g，苹果 150g，鲜牛奶 200mL，蜂蜜 10mL。番茄洗净，去蒂，切小块；苹果洗净，切小丁。同入榨汁机榨汁，滤取液汁。鲜牛奶放锅中，小火煮沸，加入蜂蜜，拌匀，倒入盛番茄、苹果汁杯中，搅匀饮服。每日分早晚 2 次服，时时饮服。适于各型老年性白内障。

5）猪胆丸：猪苦胆 10 个（摘出后不经水），小刀剖开，让胆汁流入小铜勺中，微火煎干，做成小丸如菜籽大，每日早晚每眼各放入 1 丸，连用数日或间隔使用。适于口苦咽干、腰酸、耳鸣、舌红属肝肾阴虚型老年性白内障，脘胀便溏、形寒肢冷者不宜服食。

2. 饮食禁忌

（1）忌食油腻肥厚食物：研究表明，高脂血症患者的白内障发生率显著增高，这是因为高脂血症患者的血液呈高黏滞状态，血液流动较正常人缓慢，致使产生营养障碍；同时，高脂血症患者多有动脉硬化，动脉硬化可造成房水屏障的功能障碍，使晶状体营养失调，代谢失常。因此，白内障患者应忌食猪油、黄油、鸡蛋黄、动物内脏、全乳、冰淇淋等。

（2）忌高糖饮食：白内障是糖尿病患者最常见的并发症之一，且易引起失明。一旦发现患有糖尿病即应节食，尤其是限制糖的摄入，对各种糖果甜食要禁食，对各种淀粉食物，每日也应严格限制摄入量，以避免加重糖尿病，诱发白内障。

（3）忌食辛辣食物：中医学认为，老年性白内障多因肝肾精血亏损，不能涵养双目而致。若大量进食葱、蒜、辣椒或油炸食物，能耗损阴精，加重双目失养，故忌多食。

（4）忌饮酒：酒对视力有很大损害，可导致火旺痰凝，加重晶状体浑浊和视物模糊，使病情加剧，故老年白内障患者应严禁饮酒。

（5）其他禁忌：忌用铜炊具烧水煮汤。

【药物宜忌】

1. 西药治疗

本病以手术治疗为主。目前尚无有效治疗药物。

（1）药物：市售一些药物可于初起期试用，有否阻止混浊进展、延迟视力损害作用，尚待证明。这些药物包括白内停、白可明，谷胱甘肽滴眼液。每日 4 次滴用。这些药物都是针对晶状体某一方面代谢功能不良和补充晶状体内含量，以利晶状体保持其透明度。另外碘化钠、碘化钾、维生素 C 等也可局部滴眼或全身试用。

（2）手术治疗：成熟期白内障治疗主要是手术治疗。常用的手术方法有白内障囊内摘出术、囊外摘出术、针拨术和针拨套出术等术式，白内障针拨术是将已成熟的白内障拨离瞳孔区，使患眼复明的手术方法。

2. 中医治疗

辨证治疗：

（1）肝肾不足

主症：目生云翳，视物模糊，腰膝酸软，头晕乏力，耳聋耳鸣，舌质淡红，脉沉弦细。

治法：补益肝肾。

方药：石斛夜光丸。

方解：方中人参、炙甘草，茯苓、山药培补中宫，生地黄、熟地黄、麦冬、天冬、菟丝子、枸杞子、五味子、牛膝、肉苁蓉、石斛益阴填精，壮水之主，生养肝木，以治"阴弱不能配阳"；原方中还有蒺藜、菊花、川芎、枳壳、防风、青葙子、决明子理肝气，疏风热；杏仁利肺气，黄连、羚羊角、犀角清肝息风。全方合用，共成滋阴明目、平肝息风之功。全方中滋补肝肾是治其本，清泻肝火是治其标，调肝气、祛风热、利肺气是为疏导，配伍周到，切合老年性白内障的病机，是治疗未成熟老年性白内障的代表方剂。

加减：对肝肾不足者，也可服用杞菊地黄丸、明目地黄丸、磁朱丸等成药。

用法：水煎服，每日 1 剂。

（2）气血两亏

主症：全身乏力，食欲不振，纳差，食少，头晕目眩，视物昏花，健忘多梦，舌质淡，苔白，脉沉细。

治法：健脾益气，养血安神。

方药：益气聪明汤加丹参、枣仁、茯神、当归等。

加减：若脾肾阳虚，治宜培土益肾，方药予明目大补汤。

用法：水煎服，每日 1 剂。

（3）血虚肝旺

主症：头目眩晕，目赤干涩，视物模糊，舌红苔少、脉弦细数。

治法：滋阴降火，育阴潜阳，养血明目。

方药：益阴肾气丸加珍珠母、枸杞子。

用法：水煎服，每日 1 剂。

3. 药物禁忌

（1）忌服铁剂：饮茶水时，亦应忌服铁剂（如硫酸亚铁片）。

（2）忌用附子、干姜、细辛、麻黄、肉桂：可加剧肝肾阴亏不能上养目窍，使睛明失聪，故白内障患者应忌用。

二、闭角型青光眼

【概述】

闭角型青光眼是由于前房角突然关闭而引起眼内炎急剧升高的眼病。

1. 病因

由于房角急性关闭而导致眼压骤然上升所致，房角关闭的原因与下列因素有关。

（1）解剖结构异常：原发性闭角型青光眼的眼球有着其特征性的解剖结构，即前房浅（尤其是周边前房），角膜（相对）较小，晶状体相对较大、较厚，位置相对靠前（随着年龄增长尤其明显），房角窄，眼球轴较短，使得眼前段结构拥挤，晶状体前表面和虹膜紧贴的面积增大，增加了瞳孔阻滞力，容易使已狭窄的房角发生关闭、阻塞。此外，少数病例存在高褶虹膜、睫状突前旋、晶状体韧带松弛等因素。

（2）促发因素：情绪波动，过度疲劳，近距离用眼过度，暗室环境，全身疾病等。

（3）促发机制：因促发因素刺激直接或间接通过内分泌系统引起眼部自主神经功能紊乱，交感－副交感系统失去平衡，导致瞳孔散大加重瞳孔阻滞，或睫状肌调节痉挛，顶推虹膜根部向前，或因瞳孔大小变化而使周边虹膜触碰、摩擦小梁组织，眼局部血管舒缩功能失调，共同导致了狭窄的房角关闭、闭塞，促发青光眼发病。

2. 诊断要点

（1）症状：发病急骤，眼红、疼，视力急剧下降，伴有头痛、恶性、呕吐等全身症状。

（2）主要体征：眼部混合性充血，角膜水肿、雾状混浊，前房变浅，瞳孔散大，对光反射消失，眼压升高，视网膜动脉搏动等。

（3）青光眼三联征：角膜后色素性沉着物（KP）虹膜节段性萎缩，晶状体前囊下灰白色斑点状，粥样混浊（青光眼斑）。这些征象一般出现在眼压急剧升高而持续时间较长的情况下，即使眼压下降后也不会消失，作为急性大发作的标志遗留下来。

【饮食宜忌】

1. 饮食宜进

（1）饮食原则

1）宜食易消化、富含维生素的食物：如花生、蛋黄、植物油等都含有较丰富的维生素；猪瘦肉、粗粮、大豆及其制品富含维生素 B_1；动物肝脏、蔬菜及水果等含有维生素 A、维生素 C、维生素 B_{12}，宜多食。

2）宜食健脾、养心、安神的食物：如赤小豆、薏苡仁、黄花菜、丝瓜等有明显的健脾作用，可减少眼球内液体的潴留；莲子心、小麦片、核桃仁等有养心安神的功效。青光眼患者宜多食用。

3）易食富含纤维素的食物：便秘会引起身体中毒，影响正常血液循环，同时也会促使眼内房水分泌量增加而引起眼压升高。因此，青光眼患者应多食富含纤维的食物，如蘑菇、海带、蚕豆、绿叶蔬菜和水果等。

（2）饮食搭配

1）大蒜和洋葱：宜多吃，大蒜有清热、杀菌的作用，洋葱清热、解毒，两者同用还有抗血栓作用。

2）蜂蜜和甘油：蜂蜜和甘油属于高渗剂，服后能使血液渗透压增高，加快眼内水分吸收，促使眼压降低，起到缓解症状和治疗的效果。急性青光眼患者可 1 次口服蜂蜜或 50% 甘油 100mL；慢性患者可用蜂蜜或甘油，每次口服 50mL，每日 3 次。

（3）药膳食疗方

1）白菊花羊肝汤：羊肝 60～90g，谷精草、白菊花各 12～15g，水煎服。每日 1 剂，连服数剂。

2）黑芝麻地黄汤：生石决明 18g，生地黄 15g，桑叶、黑芝麻（布包）各 9g，白糖适量，水煎服。每日 1 剂，连服 6～7 剂。

3）赤小豆粥：赤小豆30g，金针菜30g，加水煎煮，待豆熟烂后加蜂蜜3匙，当点心，每日服食1次。

4）生地黄粳米粥：生地黄15g，青葙子9g，陈皮6g，粳米60g。前3味加水煎汤，去渣后入粳米煮粥食。

用法：水煎服，每日1剂，连服7~8剂。

5）蜂蜜液：纯蜂蜜适量。第一次服100mL，以后每次饮50mL，每日3次，连续服至症状消除，适于青光眼急性发作者。甘油也可服。便溏者不宜多服。

6）鲎鱼肉：鲎鱼肉（或卵）适量，煮熟调味服食。每日1次，约食150g，连食7~10日。适于青光眼眼压、血压升高，头痛、眩晕、恶心、呕吐等症状者（鲎产于太平洋，浙江以南近岸浅海常见，头胸甲呈半月形，腹甲略呈六角形，尾呈剑状，供食用或作肥料）。患有喘咳、疮癣者应慎食。

7）槟榔汤：槟榔9~18g。水煎服。每日1剂，连续服至眼压正常。服后轻度腹痛、呕吐、腹泻者为正常反应。无反应者宜增量，严重反应者应减量。适于各种青光眼眼压增高者。神疲乏力、气短脱肛、内脏下垂属气虚下陷者不宜服食。

8）羊肝汤：羊肝100g，谷精草15g，白菊花15g。水煎服，每日1剂，连服数日。适于头痛、目赤、口渴、咽痛之风热上扰型，耳鸣、眩晕、面赤、门苦、烦躁易怒之肝火上炎型青光眼。胸闷泛恶、苔腻之痰火上扰型和食少便溏、畏寒肢冷之脾胃虚寒型青光眼不宜多食。

2. 饮食禁忌

（1）忌食辛辣，刺激性食物：如蒜、韭菜、生姜、辣椒、芥末等，食后可伤肝损眼，加重病情，影响疗效，在治疗过程中应忌食。

（2）忌饮酒：中医学认为，长期饮酒和吸烟会造成视神经病变和加重症状，故青光眼患者应禁忌。

（3）忌饮水多：茶水、牛奶、咖啡等饮料忌饮太多，一般24小时内进水量应限制在2000mL之内。亦忌一次饮水过多，特别是睡觉前，否则会使血液呈低渗状态，易导致较多的水分进入眼内，使眼压升高。

（4）忌食动火食物：羊肉、莲子等动火食物应忌食，以免助火上炎眼目。

（5）忌暴饮暴食：饮食无节制，可造成中枢神经调节障碍，机体内环境平衡失调，房水增多，排出障碍，从而诱发青光眼，故青光眼患者应禁忌。

（6）忌食油腻食物：过多食入煎、炸、熏、烤而油腻的食物，会造成胃中积热蕴滞，由内热偏盛、湿热蕴于脾胃，熏蒸肝胆，痰火上扰清窍而发病，故青光眼患者忌多食。

【药物宜忌】

1. 西医治疗

（1）降低眼压

1）频点缩瞳剂：常用1%毛果芸香碱、15分钟1次频繁点眼，眼压下降后或瞳孔恢复正常大小时逐步减少用药次数，最后维持在 3 次/日。

2）高渗脱水利：50% 甘油 50～100mL，异山梨醇口服液 40～50mL/次，3 次/日或 20% 甘露醇溶液 1.0～1.5g/（kg·d）

3）其他局部降眼压药物：碳酸酐酶抑制剂如 2% 多佐胺、1% 布林佐胺滴眼液 3 次，β 受体阻滞剂如 0.5% 噻吗洛尔、0.25% 倍他洛尔、2% 卡替洛尔、0.3% 美替洛尔等滴眼液，可选择一种 2 次/日。

（2）手术治疗：如药物能控制眼压后，应尽早手术治疗，根据眼压及房角关闭范围情况，选择眼内或眼外引流手术治疗。

2. 中医治疗

辨证治疗：

（1）肝气郁结

主症：目珠胀痛，额角偏痛，头眩不适，鼻根酸痛；多因思虑愤怒或劳倦之后发病。望睛珠气色，见抱乾赤红，瞳神散大，黑睛呈哈气状混浊；患者自见灯光周围似彩虹环绕。若病情进展，则眼痛更甚，头痛如劈，目胀欲裂，视力骤减，并伴周身恶寒发热，恶心呕吐，瞳神气色浊而不清，手触睛珠，坚硬如石。

治法：疏肝解郁。

方药：加味逍遥饮加减。

方解：原方为逍遥散加牡丹皮、栀子，具有疏肝解郁，健脾和营之功效。方中当归、白芍养血柔肝，柴胡疏肝解郁，助少许薄荷以增强发散条达之功；茯苓、白术、甘草培补脾土，煨姜与归、芍相配，意在调和气血，养血以明目；牡丹皮、栀子以清虚热。

加减：如兼血虚甚者，加熟地黄、女贞子；若肝郁化火，热极生风者，去生姜、薄荷，加夏枯草、钩藤、羚羊角。

用法：水煎服，每日 1 剂。

（2）肝肾阴虚

主症：眼涩不适，头痛目胀视物昏蒙，多为年迈体弱，久病不愈而致视力日减，视野窄缩，甚者睛珠变色，不辨三光。

治法：补益肝肾，滋阴降火。

方药：知柏地黄丸。

方解：方中以熟地黄之滋补肾水，以泽泻之宣泄肾浊，以萸肉之温涩肝经，以牡丹皮之清泻肝火，以山药之收摄脾经，以茯苓之淡渗脾湿，三阴并治，寓泻于汗，加知母、黄柏，以泻相火、清虚热。

加减：如兼肝火旺者，加石决明、牡蛎；眉棱骨痛者，加白芷、羌活；睛球赤而胀痛明显者，加茺蔚子、延胡索；瞳神散大者加五味子、白芍。

用法：水煎服，每日 1 剂。

（3）肝胆火炽

主症：除眼部证候外，尚有耳鸣眩晕，面红颧赤，口苦咽干，胸胁灼痛，烦躁易怒，舌红苔黄，脉弦而数。

治法：清泻肝火，下利湿热。

方药：龙胆泻肝汤加减。

方解：方中龙胆草大苦大寒，泻肝胆实火，除下焦湿热；黄芩、栀子苦寒泻火，木通、车前子、泽泻清利湿热。火盛必劫阴液，故用生地黄、当归滋养肝血，使邪去而正不伤；柴胡调达肝气，甘草和中解毒，并协调诸药，原方加入羚羊角、钩藤以息风。

用法：水煎服，每日1剂。

（4）痰火头风

主症：痰火上扰者，头痛如劈，除眼部症状同上外，兼见胸闷泛恶，舌苔厚腻，脉濡滑。

治法：清肝息风，除湿化痰。

方药：绿风羚羊饮加减。

方解：方中羚羊角平肝息风，清热明目；黄芩、知母清肝泻火；防风、细辛、桔梗祛风通络，通目中玄府；大黄活血清瘀，引热下行；玄参养阴清热；茯苓、车前子利水清热，引热下行。

加减：眼胀痛剧烈者，加龙胆草、夏枯草以泻肝火；加木通、泽泻以清热、利水，引热外出；加菊花、钩藤以助息风。

用法：水煎服，每日1剂。

（5）脾胃虚寒

主症：眼胀头痛，睛珠红赤较轻，干呕吐涎，食少神疲，四肢不温，舌淡苔白，脉沉而细。

治法：温中散寒，除湿化痰。

方药：吴茱萸汤加减。

方解：方中吴茱萸温中祛寒，下气降逆；以干姜、人参补虚，以制虚寒；生姜暖脾，以胜湿浊；加之半夏温化寒痰，陈皮燥湿化痰，白芷祛风止目痛，川芎活血祛风。

用法：水煎服，每日1剂。

以上证候方药，虽然对原发性闭角型青光眼的各期均可辨证论治，但鉴于该病来势迅猛，如治之不当或延误时机，往往后果不堪设想，而目前中药的临床研究和实验研究表明对高眼压能否控制，尚难定论，因此以上治则方药只能作为西药治疗的配合，在高眼压情况下，不宜单独使用，更不宜以此延误手术治疗的时机。

3. 药物禁忌

（1）乙酰唑胺

1）忌饮啤酒：服用乙酰唑胺后饮啤酒可发生味觉障碍。

2）忌低钙饮食：长期服用乙酰唑胺易引起肾结石的绞痛，为预防发生，故低钙饮食。

3）忌与苯妥英钠合用：长期联用，可引起药物性骨软化症。

4）忌与乌洛托品合用：乙酰唑胺使尿碱化，可抑制乌洛托品转化具有活性作用的甲醛，降低疗效。

5）忌与降糖药合用：可干扰降糖药作用，出现高血糖。

（2）毛果芸香碱：不宜与阿托品、颠茄、复方氢氧化铝、东莨菪碱合用，因这些药物具有散瞳作用，可对抗毛果芸香碱缩瞳作用。

（3）20%甘露醇：不可与氯化钾、头孢菌素类配伍。

（4）抗胆碱药等：不宜与阿托品、颠茄、复方氢氧化铝、东莨菪碱、溴丙胺太林、双嘧达莫等合用，因有扩瞳作用，增加房水或使房水流通受到阻力，使眼压增高。

（5）解热镇痛药：忌与索米痛片、复方阿司匹林合用。因可掩盖青光眼急性发作的症状，随便服用等于火上浇油，故应忌用。

三、慢性化脓性中耳炎

【概述】

慢性化脓性中耳炎是一种常见而有时危及生命的疾病，为中耳黏膜、黏膜下层或深至骨膜、骨质的慢性化脓性炎症，常与慢性乳突炎同时存在。

1. 病因

（1）急性化脓性中耳炎未及时治疗或治疗不当。

（2）抵抗力弱或病菌毒力强，如急性传染病史。

（3）鼻咽部及其邻近器官炎症反复发作。

（4）致病菌常见革兰阴性杆菌，如变形杆菌、铜绿假单胞菌、大肠杆菌、金黄色葡萄球菌等。

2. 临床表现

可分为 3 型。

（1）单纯型：最常见。多于反复发作的上呼吸道感染时，致病菌经咽鼓管侵入鼓室所致，故可称咽鼓管鼓室型。病变局限于中耳黏膜，以黏膜增厚、圆细胞浸润为主。若有过敏因素，可有肉芽或息肉形成。

（2）骨疡型：又称坏死型或肉芽型，多由急性坏死性中耳炎迁延而来，组织破坏较广泛，病变深达骨质，听小骨、鼓环、鼓窦周围组织可发生坏死；黏膜上皮破坏后，局部有肉芽组织或息肉形成。

（3）胆脂瘤型：此型并非为真正肿瘤。由鼓膜及外耳道表皮长入鼓室后，上皮反复脱落并层层堆积而成，故称此为继发性胆脂瘤；如因松弛部内陷囊袋而形成者，则为原发性胆脂瘤。

【饮食宜忌】

1. 饮食宜进

（1）饮食原则

1）宜高蛋白饮食：如猪瘦肉、鸡蛋、牛奶、鱼、豆类等宜食用，以增强机体的抵抗力及抗炎能力。

2）宜食含多种维生素的食物：维生素 C、维生素 D、维生素 E、B 族维生素及叶酸尤为重要。宜多食新鲜蔬菜、水果，品种要多样，粗细粮要合理搭配。

3）宜食含钙、磷丰富的食物：如牛奶、鱼、虾、猪瘦肉、蔬菜、虾皮等。

4）当据证分别给予具有清热解毒、消肿止痛、祛腐生肌、清肝降火、托毒排脓、清营凉血等作用之食品：如马齿苋、橄榄、蕹菜、绿豆、萝卜、丝瓜、豆腐、胡桃、黄鳝等。

5）宜适量多饮水和清凉饮料。

（2）药膳食疗方

1）扁豆山药薏苡仁汤：白扁豆 30g，生薏苡仁 30g，怀山药 20g，红糖适量。同煮烂熟，红糖调味服食。每日 1 剂，连食 1～2 周。适于脾虚湿阻之慢性化脓性中耳炎。急性期发热者不宜服食。慢性期便艰者或舌光红者亦不宜多食。

2）田螺汁：田螺 1 个。清水漂养 2～3 日，将盖挑开，放入冰片少许，片刻后收集田螺渗水。滴患耳，每次 2～3 滴，每日滴 3～5 次。适于慢性单纯型中耳炎。

3）矾胆散：猪胆 1 个，枯矾 15g（枯矾系明矾用铁勺焙化而成）。猪胆汁加入热枯矾内，待凉后研成细末，将粉末吹入耳中。每日 1 次，连用 3～5 日。适于急性中耳炎及慢性中耳炎发热期。

4）蛋黄油：鸡蛋黄 2 个，冰片粉 1.2g。熟蛋黄放铜勺中，文火熬令蛋黄尽化为油，用油与冰片粉和匀。揩去耳内脓水，滴油入耳。每日 3～4 次，连滴 3～5 日。适于慢性中耳炎流脓不止。

5）韭菜汁：韭菜适量。洗净后捣烂，绞取汁。滴耳每次 2～3 滴，每日 3～5 次，连滴 3～5 日。适于慢性中耳炎。

6）鲤鱼胆汁：新鲜鲤鱼胆汁适量。双氧水洗净耳内脓水，滴入新鲜鲤鱼胆汁。每日 1 次，滴后用棉球塞耳，连滴 3～5 日。适于急慢性中耳炎。

2. 饮食禁忌

（1）忌食辛辣、刺激性食物：如辣椒、生姜、韭菜等食后可助热毒，生疮疖，使炎症扩散，加重病情，故应忌食。

（2）忌食腥膻发物：如鱼、虾、蟹等食后可加重病情，故应忌食。

（3）忌饮酒：可使局部炎症渗出，不易愈合，故应禁忌。

（4）忌食坚硬、油腻食物：坚硬食物咀嚼时因需用力牵拉致使疼痛增加；油腻食物不易消化，影响患者康复，故应忌食。

（5）忌食腌制食物：因食用腌制食物易致炎性渗出，不利于疾病康复，应忌食。

【药物宜忌】

1. 西医治疗

（1）一般治疗

1）及时、应用足量抗生素控制感染：务求彻底治愈，防止发生并发症或转为慢性。头孢类抗生素中可选用一代头孢菌素头孢拉啶、头孢唑林，成人 1.0g，静脉滴注每日 2～3 次；二代头孢中的头孢呋辛钠 1.5g，静脉滴注，每日 2 次。静脉滴注入鼓膜穿孔后，可行脓液细菌培养及药敏试验，参照结果调整用药。

2）应用减充血剂喷鼻：如 1% 麻黄碱滴鼻液 0.4mL 点双鼻腔每日 2～3 次，也可同时予以糠酸莫米松鼻喷剂或氟替卡松鼻喷剂 100μg 喷鼻，每日 1 次，以减轻鼻咽黏膜肿胀，恢复咽鼓管功能。

3）注意休息，清淡饮食：对于全身症状重者予支持治疗，小儿呕吐、腹泻时，应注意补液，并注意纠正电解质紊乱。

（2）局部治疗

1）鼓膜穿孔前：可给以 1% 苯酚甘油滴耳剂 0.3mL 滴耳，每日 3 次，消炎止痛。

2）鼓膜穿孔后：先用 3% 过氧化氢滴耳液彻底清洗外耳道脓液，再滴入洛美沙星或氧氟沙星滴耳剂 0.5mL 滴耳，每日 3 次，当脓液已减少，炎症逐渐消退时，可用硼酸酒精滴耳液 0.3mL 滴耳，每日 3 次。

（3）手术治疗：鼓膜切开或鼓室成形术。

2. 中医治疗

辨证治疗：

（1）肺经蕴热

主症：耳内流脓，时轻时重，脓由白转黄，无臭，耳痛。鼓膜穿孔，鼓室黏膜充血，听力稍减退，呈传音性聋，可有头痛，鼻塞流涕，咽痛，咳嗽，苔白或微黄而腻，脉滑数。

治法：清肺化浊，行气通窍。

方药：辛夷清肺饮或苍耳子散加减。

加减：头痛加川芎、白芷；鼻塞加菖蒲、路路通；脓多加天花粉、败酱草。

用法：水煎服，每日 1 剂。

（2）肝胆郁热

主症：耳内胀堵感，黄脓黏稠，可有臭味，耳痛，鼓膜穿孔，鼓室黏膜充血肿胀，听力减退，呈传导性耳聋，夜不能寐，大便干燥，舌质红，苔黄，脉弦数。

治法：清利肝胆郁热。

方药：龙胆泻肝汤加减。

加减：脓多加蚤休、蒲公英；耳胀痛加夏枯草、珍珠母；便干加全瓜蒌、大黄。

用法：水煎服，每日 1 剂。

（3）脾经湿热

主症：耳流脓，量多、质黄稠，脓液有臭味，耳疼，鼓膜穿孔，听力下降，肢体困倦，食欲不振，小便黄，舌红，苔黄腻，脉滑数或濡数。

治法：清脾泻热，利湿祛浊。

方药：黄芩滑石汤或甘露消毒丹加减。

加减：湿重加车前草、茯苓。

用法：水煎服，每日 1 剂。

（4）脾气虚弱

主症：耳流脓，缠绵不断，脓稀薄无臭味，全身倦怠乏力，大便时溏，面色萎黄无华，唇舌淡白，舌质淡，苔薄白、脉细弱。

治法：健脾益气，清利湿浊。

方药：参苓白术散或补中益气汤加减。

加减：头晕加当归、熟地黄；湿重加木通、泽泻。

用法：水煎服，每日1剂。

3. 药物禁忌

（1）忌用链霉素：链霉素与其他氨基糖苷类抗生素（如庆大霉素、卡那霉素等）具有耳毒作用，可增加对第八对脑神经的损害，引起耳聋等不良反应。

（2）忌用新霉素：内耳损伤开始为高音调听力丧失，以后很快发展为耳聋，内耳损害是永久的，有时伴有前庭功能失常。

（3）氯霉素

1）不宜与利福平合用：可使氯霉素血药浓度下降64%～85%。

2）不宜与碱性药物合用：不宜与氯霉素同服，以免氯霉素分解失效。

3）不宜与骨髓抑制药合用：与氯霉素联用可加剧骨髓抑制，甚至发生不可逆性后果。

4）不宜与氢氧化铝合用：可延缓胃排空速率，使氯霉素的吸收降低。

5）不宜与口服降糖药合用：氯霉素抑制肝微粒体酶活性，降低口服降糖药代谢，增强降血糖作用，两药联用易发生低血糖反应。

四、带状疱疹

【概述】

带状疱疹（HZ）是水痘－带状疱疹病毒（varicella－zos－ter virus，VZV）引起的急性炎症性皮肤病。

1. 病因

本病由水痘－带状疱疹病毒引起，病毒通过呼吸道黏膜进入人体，经过血行传播，在皮肤上出现水痘，但大多数人感染后不出现水痘，是为隐性感染，成为带病毒者，此种病毒为嗜神经性，在侵入皮肤感觉神经末梢后可沿着神经移动到脊髓后根的神经节中，并潜伏在该处，当宿主的细胞免疫功能低下时，如患感冒、发热、系统性红斑狼疮以及恶性肿瘤时，病毒又被激发，致使神经节发炎、坏死，同时再次激活的病毒可以沿着周围神经纤维再移动到皮肤发生疱疹，在少数情况下，疱疹病毒可散布到脊髓前角细胞及内脏神经纤维，引起运动性神经麻痹，如眼、面神经麻痹以及胃肠道和泌尿道的症状。

VZV属疱疹病毒，为嗜神经病毒，VZV原发感染后约有70%的儿童在临床上表现为水痘，约30%的人为隐性感染，二者均为带病毒者。

2. 诊断要点

（1）病史：发病前多有传染病、恶性肿瘤、红斑狼疮、外伤、过劳、神经系统障碍性病史，以及放射治疗、使用某些药物（如砷剂、免疫抑制剂）的病史。

（2）季节：好发于春秋季节。

（3）年龄：成人多见。

（4）好发部位：好发生于肋间神经、颈部神经、三叉神经及腰骶部神经分布区的皮肤。

（5）皮疹特点：沿着神经分布区域发生不规则红斑，继而出现多数成群聚集的粟粒至绿豆大小的丘疱疹，迅速变为水疱，内容透明澄清，疱壁紧张发亮。部分患者仅仅出现神经痛而不见皮损，称无疹型带状疱疹；局部仅出现红斑、丘疹，不发生水疱，症状轻，病程短者呈不全性或顿挫型带状疱疹。

（6）前驱症状：出疹前先有轻度发热，疲倦无力，全身不适，食欲不振以及局部皮肤感觉过敏、灼热感或者神经痛等前驱症状。2～5 日出现皮损。但亦有无前驱症状即发疹者。

（7）神经痛：是本病的特征之一，一般在神经痛的同时或稍后即发生皮疹，亦有在神经痛 4～5 日后才出现皮疹，因此误诊为心绞痛、溃疡病、胆道或肾绞痛、阑尾炎、肋肌痛或早期青光眼等，神经痛程度轻重不等，与皮疹严重程度亦无平行关系。儿童患者常无疼痛或疼痛很轻，年老体弱者疼痛剧烈，甚至难以忍受。治疗后神经痛在年轻患者中少见，但 50 岁以上患者，至少 50％ 的患者在皮损完全消退后仍遗留有神经痛，此种后遗神经痛可持续数月之久。

【饮食宜忌】

1. 饮食宜进

（1）饮食原则

1）宜清淡，少盐饮食：可减少患处渗出液，如饮绿叶菜汁、西红柿汁、胡萝卜汁等，不但可增强上皮组织的抵抗力、防止感染，还可调节生理功能，减少皮肤变态反应，宜常食。

2）宜食清热利湿、凉血解毒食物：在日常饮食中选择一些具有清热、利尿、凉血作用的食品。例如，黄瓜有清热利水解毒之功效，芹菜清热利湿，茭白清热除烦，丝瓜清热凉血，冬瓜清热利水湿，莲藕凉血生津利尿，还可给予清热食物，如绿豆、赤小豆、苋菜、荠菜、马齿苋、莴笋等。并适当补充猪瘦肉、牛肉等。

3）宜用植物油烹调：如用香油、菜籽油、花生油、豆油等，这样可提高血中不饱和脂肪酸的含量，有利于促进疱疹痊愈。

（2）饮食搭配

1）粳米荷叶粥：粳米、鲜荷叶合用清暑热，利水湿，散风解毒。用于头额、头皮等处出现的丘疹或疱疹。

2）薏苡仁桂花粥：薏苡仁淀粉、白糖、桂花各少许合用。清热利湿，健脾和中。

适用于头皮出现疱疹者。

3）粳米冬瓜粥：粳米，冬瓜合用。清热利湿，解毒生津。

（3）药膳食疗方

1）马齿苋薏苡仁粥：薏苡仁30g，鲜马齿苋60g，红糖适量。将马齿苋、薏苡仁洗净，加适量水熬至米快熟时，加入红糖调味服食。每日1剂，连食1～2周，适于湿热型带状疱疹见皮疹呈水疱、苔腻等。疱疹已干枯结痂、舌光红者不宜食用。

2）荸荠调蛋清：荸荠5个，鸡蛋1个，荸荠捣烂，调以蛋清，涂患处。每日3次，连涂3～5日。适于热盛毒重见局部灼热疼痛，口渴烦躁等。

3）黄花菜马齿苋茶：黄花菜、马齿苋各30g。将黄花菜、马齿苋淘洗干净，放入铝锅内加水适量，煮沸，待凉饮服。每日1剂，连饮数日。适应证同"荸荠调蛋清"。形寒、便溏者不宜多食。

4）蒲公英粥：蒲公英40～60g，粳米50～100g。将蒲公英切碎，洗净，加水适量煎煮20～30分钟，取药汁，然后加入粳米同熬成粥，每日1剂，连食数日至数周。适应证同"荸荠调蛋清"。口淡形寒者不宜多食。

5）茶叶散：老茶树叶适量，浓茶水少许。老茶树叶研成细末，浓茶水调匀，涂患处，每日2～3次，连涂数日。适用于气滞血瘀型带状疱疹，见疱疹干涸结痂，脱落而疼痛不止，舌质紫暗者。

6）蕹菜油膏：蕹菜、菜油适量。蕹菜去叶取茎，新瓦上焙焦后，研末，用菜油调成膏。患处用浓茶水洗净后，涂此油膏。每日3次，直至痊愈。适用于肝火炽盛型见局部充血、疼痛剧烈、口苦咽干之带状疱疹。

2. 饮食禁忌

（1）忌食辛辣刺激食物：湿疹患者忌饮浓茶、咖啡、酒，忌吸烟，勿吃辛辣和刺激性食物。酒、烟、浓茶等的刺激，可使瘙痒加剧，使湿疹皮损难以痊愈。葱、蒜、生姜、辣椒、花椒等味辛，性热，耗阴助阳，对湿疹是一种刺激，故应忌食。

（2）忌食发湿、动血、动气食物：中医学认为，皮肤湿疹应忌食发疹之食物，如竹笋、芋头、牛肉、葱、姜、梨、蒜、韭菜鱼蟹等；动血之物，如山慈菇、胡椒等；动气之物，如羊肉、莲子、芡实等。

（3）忌多食糖：血糖高是葡萄球菌生长繁殖的条件之一，可造成皮肤感染、溃烂，而且常复发，久治不愈，因此不宜多吃糖。

（4）忌多食盐：盐的主要成分是氯和钠，过多的钠能使体内积液太多。而婴儿皮肤角质层较薄，末端毛细血管丰富，内皮含水和氧化物较多，较易发生变态反应，故患儿食物应忌多食盐。

【药物宜忌】

1. 西医治疗

（1）一般治疗：因疼痛需要适当卧床休息，病变处覆盖洁净辅料以隔离外来机械刺激、减少触痛，并尽可能地保持水疱的完整。

（2）系统药物治疗

1）抗病毒药物：应尽早应用，常用药物：阿昔洛韦口服，每次200mg，每日5次，5~10日1个疗程或400mg，每日3次，5日1个疗程；伐昔洛韦1000mg每日3次，7日1个疗程；泛昔洛韦500mg，每日3次，7日1个疗程。肾功能减退者需要减量。

2）止痛：止痛可选用多种止痛剂，如吲哚美辛、对乙酰氨基酚、布洛芬等；亦可以选用卡马西平每片0.1g，初时每次服半片，逐渐增至每日3次，每次1片，止痛效果明显。

3）营养神经药物：常用药物：维生素 B_1 10mg，每日3次，口服；维生素 B_{12} 0.15mg，肌内注射，每日1次。

4）糖皮质激素：应用有争议，多认为早期使用可降低宿主炎性反应，减少组织损伤，尤其对防止持久性脑神经麻痹和严重的眼部疾患有积极意义。一般从中小剂量开始（<1mg/kg），以病情逐渐减量、疗程越短越好。年老体弱或免疫功能低不主张使用。病程在7日内的健康老年患者，每日口服30mg泼尼松，可分3次口服，也可以顿服，疗程7日。有研究学者通过临床观察研究，证实泼尼松与西咪替丁200mg，每日4次联合应用，疗效比单用维生素 B_{12} 等优异，能减少疼痛和脱痂时间。

（3）局部治疗

1）口内黏膜病损：若有糜烂溃疡，可用消毒防腐类药物含漱、涂布，如2%~2.5%四环素液、0.1%~0.2%氯已定或0.1%高锰酸钾液含漱；5%金霉素甘油糊剂或中药西瓜霜、锡类散局部涂搽、撒布，0.1%碘苷液涂布，具有抗病毒作用。

2）口周和颌面部皮肤病损：疱疹或溃破有渗出者，用纱布浸消毒防腐药水湿敷，可减少渗出，促进炎症消退，待渗出并结痂后可涂少量3%阿昔洛韦软膏或酞丁胺软膏局部涂擦。

3）物理疗法：①紫外线：以中波紫外线（UVB）照射皮损处，促进皮损干涸结痂；②红外线或超短波：照射患处，有助于缓解疼痛。

2. 中医治疗

辨证治疗：

（1）热重于湿

主症：局部皮色鲜红，水疱疱壁紧张，灼热刺痛明显，自觉口苦咽干，口渴，纳差，烦躁易怒，大便干结，小便黄赤，舌质红，苔黄，脉弦滑数。

治法：清热利湿，泻火解毒。

方药：龙胆泻肝汤加减。

用法：水煎服，每日1剂。

（2）湿重于热

主症：皮疹淡红，起黄白水疱，疱破流水，疼痛略轻，口不渴或渴不欲饮，纳差，大便溏，舌质红，苔黄白厚腻，脉濡滑带数。

治法：健脾利湿，清热解毒。

方药：除湿胃苓汤加减。

用法：水煎服，每日1剂。

（3）气滞血瘀

主症：少数患者皮疹消退后，局部疼痛不止，舌质暗，苔白，脉滑。

治法：活血化瘀，理气止痛，佐以清热解毒。

方药：当归、桃仁、赤芍、川芎、红花、生地黄、延胡索、川楝子、郁金、香附、栀子各10g，板蓝根、紫草各15g，生甘草6g。

用法：水煎服，每日1剂。

以上3型痛重时可加延胡索、炙乳香、炙没药；皮损在头面部加野菊花；在上肢加片姜黄；在胸部可加柴胡；在下肢可加牛膝。

3. 药物禁忌

（1）禁用糖皮质激素：糖皮质激素可抑制机体网状内皮系统合成干扰素，并使人体参与吞噬作用的白细胞减少，以致使静止的病毒重新激活，并在体内繁殖、扩散，加重病情，甚至造成血性疱疹，促使病情恶化。

（2）忌盲目用药：出疹早期较难诊断，在医生诊断后方可用药，特别是不典型的病例，未诊断明确盲目口服药物或外搽用药，常可使病情加重。

（3）忌用滋阴药物：水痘治疗时忌用滋阴药物，以免使湿热难除，不易痊愈。

（4）忌用燥热药物：水痘以毒热为主，切不可用燥热或温阳之品（如桂枝、附子、干姜、鹿茸等），以免造成热毒亢盛而伤阴。

（5）抗组胺药

1）忌饮酒：酒能增加抗组胺药的镇静作用，增加不良反应，故一般在服用该药期间应避免饮酒或含乙醇饮料。

2）忌与酸化尿液的食物同服：服用苯海拉明期间，如果过多食用酸化尿液的食物（如肉、鱼、蛋、乳制品等），可使离子型药物重吸收减少，排泄增加，可降低疗效。

3）赛庚啶不宜与苯丙胺同时应用：苯丙胺为中枢兴奋药，可减弱赛庚啶的镇静作用，两者应避免合用。

五、湿疹

【概述】

湿疹是由多种内外因素引起的皮肤炎症反应性疾病，皮疹形态多样，瘙痒剧烈，易复发。本病为常见病多发病，可发生于任何年龄，男女均发病。皮疹可泛发任何部位，亦可局限某一处。本病有急性、亚急性、慢性等三种类型。一年四季均可发病，常冬重夏轻，亦可夏重冬轻。

1. 病因

湿疹的发病原因很复杂，内在因素与外在因素相互作用而诱发本病。往往是多种内外因素同时致病，有的患者一般健康状况正常，尚不能立即找出可疑致病因素。主要因素有以下两个方面。

（1）内在因素：内在因素的种类很多，如慢性消化系统疾病、胃肠道功能性障碍、慢性酒精中毒、肠寄生虫病；精神紧张、情绪变化，失眠、疲劳；感染病灶、新陈代谢障碍及内分泌功能失调等，均可产生湿疹或加重病情。

（2）外在因素：外在因素主要指生活环境中的物理和化学物质等刺激因素。各种化学物质，如药物、油漆、染料、肥皂、化妆品；物理刺激，如日光、紫外线寒冷、潮湿、炎热、干燥、摩擦、纤细异物（动物皮毛、玻璃丝、麦芒）等，均可诱发湿疹。

2. 临床表现

（1）根据皮损表现分类

1）急性湿疹：可发生于体表任何部位，常见于头面、耳后、四肢远端、手、足露出部位及阴囊、女阴、肛门等处，多对称分布。初发病时可见多数散布的水肿性红斑，边界不清，在红斑上发生小丘疹、丘疱疹或小水疱；或在早期出现大量的红丘疹、丘疱疹或小水疱，密集成群，边界不清。由于搔抓或摩擦，其皮疹顶端破后呈明显点状渗出及小糜烂面，浆液不断渗出。此时若处理不当，可引起全身泛发性湿疹。一般经2～3周皮疹减退，渗出减少或停止，逐渐趋于痊愈。

自觉瘙痒剧烈，进食鱼虾海味，饮酒，肥皂洗、热水烫等均可使皮损加重，痒感增剧，甚则影响睡眠。

2）亚急性湿疹：急性湿疹皮疹减退后，未得到进一步适当处理，则转为亚急性湿疹。皮损炎症较轻，以小丘疹、鳞屑和结痂为主，仅有少数疱疹或小水疱，轻度糜烂渗出或有或无。自觉仍有不同程度瘙痒。

3）慢性湿疹：慢性湿疹由亚急性湿疹逐渐转变而来，也可一发病即为慢性湿疹，其主要病变是患处皮肤增厚、浸润，棕红色或暗红色。表面粗糙，覆有少量鳞屑，或呈苔藓样变，有时亦有丘疹、丘疱疹散在，抓破后仅有轻度渗出结痂。病变处常有色素沉着，亦有色素脱失。慢性湿疹可发生于身体任何部位，常见于小腿、手、足、腘窝、肘窝、外阴、肛门等处。可急性发作，多数者病程长，反复发作，经久不愈。自觉不同程度瘙痒。

（2）根据湿疹发生部位分类：湿疹常发生于某一定部位，临床表现也有一定的特异性，兹分述如下：

1）耳部湿疹：多发生在耳后皱襞处，表现为红斑、渗液，有皲裂及结痂。有时带脂溢性。常两侧对称。

2）乳房湿疹：多见于哺乳的妇女。乳头、乳晕及其周围呈棕红色皮损，边界清楚，糜烂，结痂，在乳头与其部皲裂、疼痛。肥胖妇女或垂乳者，常于乳房下皱褶处发生潮红或糜烂渗出。

3）脐窝湿疹：脐窝处呈现鲜红或暗红色斑，表面湿润，有渗液及结痂，边界清楚，很少波及脐周皮肤。

4）阴囊湿疹：急性发作时，阴囊皮肤水肿，潮湿或有糜烂、渗出，结痂。多数呈慢性，阴囊皮肤皱纹深阔，浸润肥厚，呈橘皮或核桃壳状，干燥，覆有鳞屑，色素加深，间或有部分色素脱失。自觉瘙痒剧烈。病程较长，常数月、数年不愈。

5）女阴湿疹：大小阴唇及其附近皮肤浸润肥厚，境界清楚。较少发生红斑、糜烂、渗出。因剧烈瘙痒而经常搔抓，大阴唇皮肤可呈苔藓样变，有时可见部分色素脱失斑。

6）肛门湿疹：肛周皮肤湿润潮红、糜烂，亦可散在少量丘疹，或肛门黏膜皱襞肥厚皲裂。奇痒难忍。

7）手部湿疹：好发生于掌面、手背，可侵及腕部和手指。常对称发生。掌面皮损为局限性浅红、黄褐色斑，上有较厚硬皮屑，易干燥皲裂。手背多为钱币状浸润肥厚的暗红斑，或为苔藓状斑片，覆有少量鳞屑。手指见少量丘疹、水疱。甲周皮肤肿胀潮红，甲小皮有上脱现象，甲板变厚不规则。自觉不同程度瘙痒。

8）小腿湿疹：多发生于胫前或侧面，常对称分布。皮损多为局限性棕红色斑，有密集的丘疹或丘疱疹，破后有糜烂、渗出，结痂，日久则皮损变厚，色素沉着。自觉瘙痒。

（3）并发症：急性湿疹可合并毛囊炎、疖、局部淋巴结炎等。

【饮食宜忌】

1. 饮食宜进

（1）饮食原则

1）宜清淡而富有营养饮食：如鸡蛋、牛乳、瘦肉、豆浆等。

2）宜食性偏凉兼利湿作用食物：如绿豆、薏苡仁、赤小豆、油菜、丝瓜、鲜藕、苋菜、慈菇、黄瓜、冬瓜、茭白、西瓜、绿茶等。

3）宜选食含锌丰富食品：如花生、胡桃、胡萝卜、马铃薯、香蕉、苹果等。

（2）药膳食疗方

1）马齿苋汤：马齿苋250g，洗净切碎，煎汤服食，每日1剂，连食5～7剂，适用于湿疹瘙痒剧烈、局部潮红渗出多者。形寒、肢冷、便溏者不宜多食。

2）泥鳅汤：新鲜泥鳅30g，水煮去渣。少量食盐调味，饮汤。每日1剂，连食5～7剂，用于脾虚见皮损色不红、渗液少、胃纳不佳、舌淡胖、大便溏者。腹胀痛者不宜服食。

3）桑椹百合汤：桑椹30g，百合30g，大枣10g，青果9g，共煎汤，每日1剂，连服1～2周。适用于局部渗液少、干燥脱屑、色素沉着、皮肤增厚者。便溏者不宜多食。

4）绿豆海带粥：绿豆30g，海带15g，粳米50g。将海带洗净切丝，和绿豆、粳米一起，加水常法煮粥，食用时可加少量白糖调味。每日早晚温热服食，连食数周。适用于局部渗液多者。皮损干燥、结痂脱屑者不宜食用。

5）蕹菜荸荠汤：取蕹菜30g，荸荠10个，玉米须15g，将前3味洗净，荸荠去皮，共加水煎汤服。每日1剂，连饮数日。适用证同"桑椹百合汤"；形寒肢冷、便溏者不宜多服。

6）外搽方：苦瓜叶，丝瓜叶各适量，晒干，切碎研细末，与青鱼胆汁搅和，再与菜油调匀，搽于局部，每日2～3次，直至疹退。适于各种湿疹瘙痒。

7）外搽绿豆膏：取绿豆粉、麻油适量，将绿豆粉炒呈黄色，放凉，同麻油调匀，敷患处。每日 1 次，连用数周。适于干燥型湿疹。

2. 饮食禁忌

（1）不宜食易引起过敏食物：即中医所说发物，如海鲜、虾、蟹、香菇、蘑菇、笋、蚕豆、咸菜等。

（2）忌食辛辣刺激类食物：如辣椒、蒜、咖啡、浓茶等，以免加重病情。牛肉、羊肉性热，亦不宜食。

（3）不宜食过于油腻、肥甘之物：油腻、肥甘之物易生湿，如：奶油、甜点、冰淇淋、肥肉等。

【药物宜忌】

1. 西医治疗

（1）内服药物

1）抗组胺类药物：选用这类药物以止痒，如苯海拉明、异丙嗪、氯苯那敏、赛庚啶、去氯羟嗪，曲吡那敏等，因湿疹多在晚间瘙痒加剧，故最好晚餐后及睡前各服 1 次。必要时可 2 种配合或交替使用。对有精神障碍或睡眠不佳者，可酌用镇静剂如氯丙嗪、奋乃静、甲丙氨酯及水合氯醛等。急性或亚急性泛发性湿疹，可静脉注射5%溴化钙、10%葡萄糖酸钙或 10%硫代硫酸钠溶液，每日 1 次，每次 10mL，10 次为 1 个疗程。

2）维生素：维生素类药物可以配合治疗，常用的有维生素 B 族、维生素 C。

3）皮质类固醇激素：皮质类固醇激素如泼尼松、地塞米松等，对消除炎症、止痒及减少渗出的作用较快，但停药后很快复发，而且再用其他药物，其疗效也明显减低。所以，除非严重急性泛发性湿疹可选用外，一般湿疹尽可能不用。滥用激素类药物，不仅可以引起"反跳"，还有可能导致不良后果。如老年湿疹患者滥用此类药物后，易发展成继发性红皮病。

（2）外用药物

1）急性湿疹糜烂、渗出明显者：可用3% ~4%硼酸水或1%醋酸铅或醋酸铝溶液冷湿敷，当糜烂面收敛、渗出减少后，可改用氧化锌糊剂包扎。

2）亚急性湿疹无渗出者：可撒粉剂、涂氧化锌洗剂、炉甘石洗剂，也可外涂皮质激素制剂如醋酸曲安西龙霜、氟轻松软膏等。若有轻度渗出，亦可用氧化锌糊包扎或涂氧化锌油。

3）慢性湿疹：其皮损较薄或轻度糜烂、少量渗出者，可用煤焦油糊剂，松馏油糊剂外涂；若皮损干燥肥厚者，可用5% ~10%煤焦油软膏、黑豆馏油软膏；若皮损肥厚或呈苔藓样变，长期不退，可将焦油制剂加入适当浓度的皮质激素，疗效更好。皮质激素的硬膏外贴亦有较好疗效。

2. 中医治疗

辨证治疗：

（1）湿热浸淫

主症：发病急，病程短。皮疹可发生于体表任何部位，可见红斑、斑丘疹、丘疹、丘疱疹、水疱、糜烂、渗水等多种形态，相继出现，或几种同时出现；伴剧烈瘙痒，口苦或口干，便干溲黄，舌质红，苔薄黄根腻或黄腻，脉滑数或弦滑。

治法：清热利湿。

方药：龙胆泻肝汤加减。

方解：方中龙胆草、栀子、黄芩清热，生地黄凉血，车前子、木通、泽泻利湿，甘草调和诸药。通常不用柴胡、当归。

加减：热重于湿者，加重清热药剂量，重用生地黄并加牡丹皮以增强凉血清热作用；湿重于热者，适当加重利湿药剂量，尚可加冬瓜皮、滑石、苍术以加强祛湿作用。此后，均可加白鲜皮，地肤子等止痒药物。若有继发感染者，酌情加金银花、连翘、蒲公英、败酱草等药以清热解毒。

用法：水煎服，每日1剂。

（2）脾湿偏盛

主症：发病慢，病程较长。皮疹为浅红丘疹或斑丘疹，鳞屑及结痂，或偶见丘疱疹，小水疱，小片糜烂，伴面色萎黄，食欲不振，大便溏薄，舌质淡，苔薄白或腻，脉濡滑。

治法：健脾除湿。

方药：除湿胃苓汤加减。

方解：方中白术、苍术、厚朴、茯苓、陈皮健脾，猪苓，泽泻、木通、滑石祛湿，肉桂以温煦脾阳，栀子兼清湿蕴所化之热，防风祛风散表，甘草调和诸药。本证病情变化缓慢，属虚证，因此重在调脾健脾，多宜守方施治。

加减：纳呆者，加炒麦芽、佩兰、草豆蔻；腹胀便溏者，加炒枳壳、大腹皮；瘙痒不止者，加蛇床子、地肤子。

用法：水煎服，每日1剂。

（3）阴伤湿恋

主症：病程日久，反复不愈。皮疹常局限一处或几处，略有浸润，轻度肥厚，色暗红或灰垢色，皮肤粗糙，局部渗水旷日持久，或其外围有少数丘疹、丘疱疹，也可见抓痕，结痂；伴瘙痒，睡眠不实，精神疲惫，或咽干口干，舌质红少津，苔光或有剥脱苔，脉细滑或细数。

治法：滋阴除湿。

方药：滋阴除湿汤加减。

方解：方中生地黄、当归、玄参、丹参滋阴养血，茯苓、泽泻祛湿，白鲜皮、蛇床子止痒。

加减：阴虚明显者，重用生地黄、玄参，加何首乌；阴伤耗血者，生地黄改熟地黄，加白芍；湿象明显者，重用茯苓、泽泻；夜寐难眠者，加酸枣仁、夜交藤、煅龙牡；咽干口干者，加麦冬、玉竹。

用法：水煎服，每日1剂。

（4）风湿瘀阻

主症：病程日久，反复不愈。皮损常局限一处或几处，浸润肥厚明显，或呈苔藓样改变，表面覆有细薄鳞屑，兼有色素沉着或色素脱失，常伴剧烈瘙痒。

治法：搜风祛湿，化瘀通络。

方药：除湿活血丸。

方解：方中用防风、防己、羌活、独活、荆芥、蝉蜕祛风，丹参、泽兰、王不留行、赤芍、川芎活血化瘀，黄柏、苍术除湿，僵蚕、地龙、皂刺搜风通络止痒。

用法：水煎服，每日1剂。

3. 药物禁忌

（1）抗组胺药

1）慎与中枢抑制药合用：抗组胺药（如异丙嗪、苯海拉明）能加强中枢抑制药（如地西泮、巴比妥类等）的作用，同时也加重不良反应。故需要合用时宜减少用量。

2）慎与阿托品、三环类抗抑郁药合用：因抗组胺药能加强阿托品和三环类抗抑郁药（如丙米嗪等）的抗胆碱作用及其不良反应。故两者合用应慎重，确需合用时应注意减量。

3）忌与平肝息风中成药并用：平肝息风中成药，如密环片、天麻片、止痉散、五虎追风散等，具有降血压、抗癫痫、抗惊厥和镇静作用，若与抗组胺药物并用，可产生药理性拮抗而降低治疗效果。故一般不宜合用。

4）慎与单胺氧化酶抑制药合用：单胺握拳化酶抵制药（如呋喃唑酮、帕吉林、苯乙肼、异卡波肼等）与抗组胺药（如异丙嗪）合用，可加重抗组胺药的不良反应。

5）不宜与成瘾性镇痛药药合用：抗组胺药（如异丙嗪）能增强成瘾性镇痛药（如吗啡、哌替啶等）的呼吸抑制作用，所以两者不宜合用。

（2）异丙嗪

1）不宜与活性炭或白陶土合用：由于白陶土、活性炭具有吸附作用，合用会妨碍异丙嗪的吸收，降低疗效。

2）不宜与防己碱合用：有实验证明，它们合用虽可产生协同镇痛作用，但有蓄积现象，可加重不良反应。

（3）苯海拉明

1）忌食用过酸食物：服苯海拉明时如过食酸化尿液的食物，如肉、鱼、蛋类、乳制品等，可使离子重吸收减少，排泄增加，以至疗效降低。

2）禁与酸化尿液的药物合用：苯海拉明与酸化液药物如氯化铵、枸橼酸等合用，由于重吸收减少，排泄增加，可使疗效降低。

（4）葡萄糖酸钙

1）禁与洋地黄类药同用：钙剂可加强洋地黄类药物的毒性，出现心律失常，两者禁同时应用。

2）不宜与四环素及喹诺酮类药物合用：钙剂与四环素及喹诺酮类药物合用，可形成复合物而影响后者的吸收。如必须同用时，应间隔1小时以上。

3）其他禁忌：不可与两性霉素、硫酸镁、头孢菌素类、新生霉素、妥布霉素、克林霉素、泼尼松龙、肾上腺素、脂肪乳及叶酸等配伍。

（5）维生素 C

1）忌食吃动物肝脏：维生素 C 是一种烯醇结构的物质，易氧化破坏，如遇到微量金属离子，如铜、铁离子，会迅速氧化，特别是铜离子能使维生素 C 氧化速度加速 1000 倍以上。动物肝脏中含铜丰富，能催化维生素 C 氧化，使其失去生物功能，降低药效，所以在服用维生素 C 时忌食动物肝脏。

2）忌食过碱食物：维生素 C 属于酸性药物，如在服用维生素 C 期间过食碱性食物（菠菜、胡萝卜、黄瓜、苏打饼干等）可引起酸碱中和，而降低维生素 C 的药效。

3）忌食富含维生素 B_2 的食物：维生素 C 是六碳糖衍生物，其分子中有 2 个衍醇式羟基，很容易离解出氢离子，所以它具有一定的酸性和很强的还原性，极易被氧化。维生素 B_2 具有一定的氧化性，在服用维生素 C 时，若多食富含维生素 B_2 的食物如猪、牛、羊肝、牛奶、乳酪、酸制酵母、蛋黄等，则维生素 C 已被氧化，两者同时失去药物效应，达不到补充维生素的目的。

（6）忌用过敏药物：对药物有反应者，应记住该药物名称，避免再次使用，如青霉素、磺胺类药等。

（7）忌滥用抗生素：如没有合并感染不要随意使用抗生素，以免损伤机体。

（8）忌盲目用药：湿疹病程较长，病情易反复，有些人治疗心切，未经医生诊疗，就口服药物或涂搽药物，结果使病情加重，甚至遍及全身，如滥用激素类药物或药膏。